AESTHETIC ANATOMY & PHYSIOLOGY

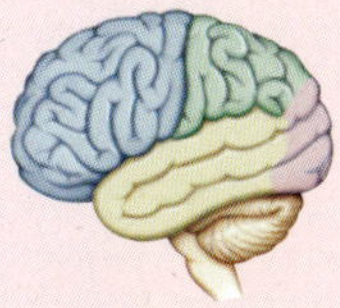

미용인을 위한

NEW 해부생리학 개정판

김기영 / 김봉인 / 김영희 / 김은영 / 김주리
신규옥 / 정선희 / 정인경 / 주은령 / 최성임

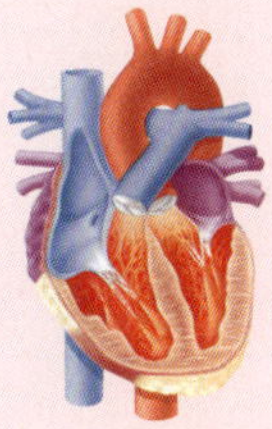
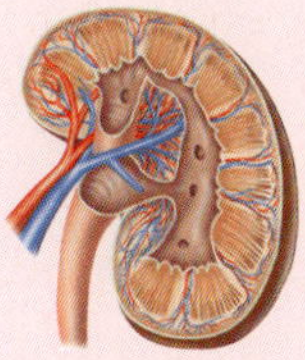
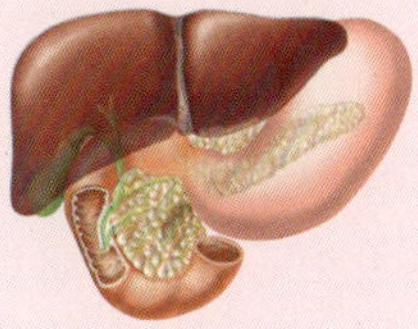

메디시언 PEARSON

Authorized Translation from the English language edition
entitled **ANATOMY & PHYSIOLOGY FOR HEALTH PROFESSIONS**:
AN INTERACTIVE JOURNEY, 4nd Edition, 0135060773
by **COLBERT, BRUCE J.; ANKNEY, JEFF; LEE, KAREN T.,**
published by Pearson Education, Inc, publishing as Prentice Hall, Copyright ' 2020

**KOREAN language edition published by PEARSON EDUCATION KOREA LTD,
and JI-GU PUBLISHING Copyright ' 2022**

서 문

이 책을 집필하면서 학생들이 해부생리를 재미있게 배울 수 있도록 하는 데 역점을 두었습니다. CD와 Website를 통해서 책에서 배운 내용을 복습할 수 있으며, 이를 통해 시각적으로 학습효과를 높이도록 하였습니다.

해부생리는 헬스전문가로 활동하기 위해 꼭 습득해야 하는 주요 과목입니다.

본 교재와 CD/Website는 사실의 단순암기를 지양하고 자료의 학습을 증진시키는 것을 목표로 만들어 졌습니다. 많은 경우 학생들은 많은 양의 정보를 단순히 암기할 뿐이어서 기억이 오래가지 못합니다. 이러한 지식은 단순히 시험만을 위한 준비가 되기 쉽습니다.

암기만으로는 습득한 지식을 자기 것으로 소화하여 임상에서 필요로 하는 참된 지식으로 만들기가 쉽지 않습니다.

임상에서 환자를 치료하다 보면 신체의 거의 모든 부분이 질병에 노출되며, 따라서 어떻게 신체의 여러 부분이 상호작용을 맺고 기능하는가를 이해하는 것이 중요합니다.

사랑하는 사람의 심장이 정지되었는데, 간호사가 "6개월 전에 CPR을 배웠는데 지금은 어떻게 하는지 모르겠습니다."라고 말한다면 얼마나 어처구니없는 일일까요!

이 책은 자료의 학습을 증진시키기 위해

첫째, Study skills을 삽입하였으며, 책 뒷부분에 있는 Study success companion에 스트레스 관리법을 포함시켰습니다.

둘째, 본 교재는 해부생리를 더욱 생생하게 배우도록 하기 위해 내용의 서술을 마치 옆에서 내용을 설명하고 있는 것과 같은 문체로 서술하였습니다.

끝으로, 시각학습 및 관련된 학습의 효과를 높이기 위해 여러 형태의 box를 추가하였습니다.

본 교재가 적절히 사용되어 강의하시는 교수님만큼이나 중요한 역할을 하게 되기를 바랍니다.

저 자

머리말 PREFACE

지금까지 해부생리학 분야에는 훌륭한 교재들이 다수 출판되었고, 그 교재들 나름대로 특성을 가지고 있으나, 극히 제한된 시간에 광범위하게 수강해야 하는 미용 관련학과로서는 너무 두껍고 무겁기 때문에 책의 무게에 짓눌려서 학구열이 저하되는 점을 안타깝게 여겨 이번에 필자들은 부담없이 학습할 수 있도록 쉽고 다양한 시각적인 자료를 삽입한 외국서적을 번역하여 우리 실정에 맞도록 수정 · 보완하였습니다.

이 책의 특징은 이해에 도움이 되도록 그림과 도표를 원색화하여 실었으며, 해부생리를 더욱 생동감있게 배우도록 하기 위해 내용의 서술을 마치 옆에서 설명하고 있는 것과 같은 문체로 서술하였습니다.

이 책의 구성은 인체구조와 기능에 대한 포괄적이며 총체적인 내용을 총 17단원으로 나누어 설명하였으며, 각 단원마다

첫째, 학습목표를 제시하여 학생들이 그 장에서 학습해야 할 내용에 대한 개념적 지도를 그리도록 하였으며,

둘째, 주요 용어는 고딕체로 표시하고,

셋째, 임상적용사례를 제시하여 학생들이 임상적용이 가능하도록 하였습니다.

넷째, 미용인에게 요구되는 해부생리의 내용을 대폭 개정하였습니다.

본 교재에서는 가장 최근에 수정보완된 새 용어를 사용하였으며, 구용어와의 혼란을 줄이기 위하여 구용어와 영어 원문도 삽입하여 교수님들은 물론, 학생들이 더 쉽고 친숙하게 접근할 수 있도록 하였습니다.

끝으로 이 책이 새롭게 번역되어 출간될 수 있도록 해주신 지구문화사/메디시언 사장님 이하 직원 여러분들께 감사드리며, 특히 자료정리부터 원고 교정까지 세심하게 보아주신 집필자 여러분께 감사드립니다.

임인년 새 봄에

저자 일동

차례

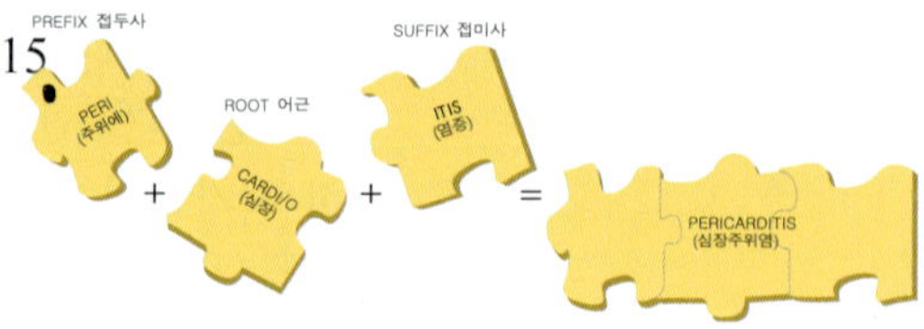

PREFIX 접두사
PERI
(주위에)
+
ROOT 어근
CARDI/O
(심장)
+
SUFFIX 접미사
ITIS
(염증)
=
PERICARDITIS
(심장주위염)

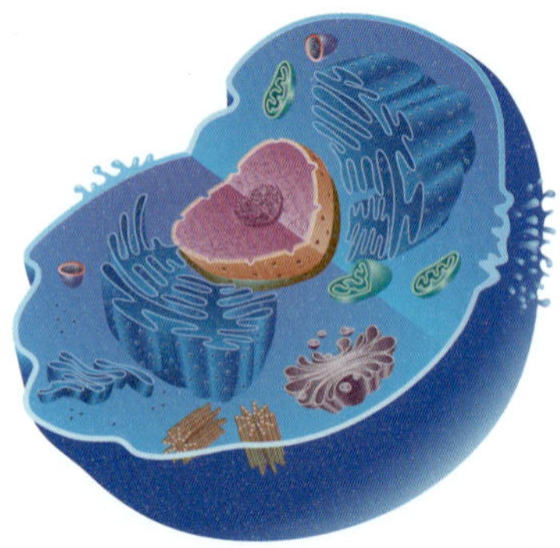

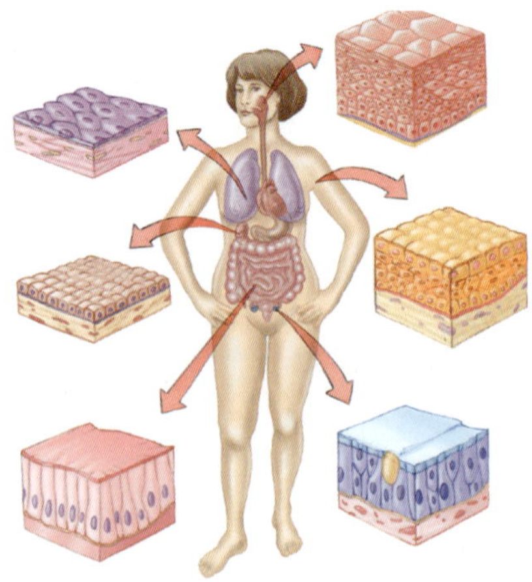

CHAPTER 5 뼈대계통 The Seletal System

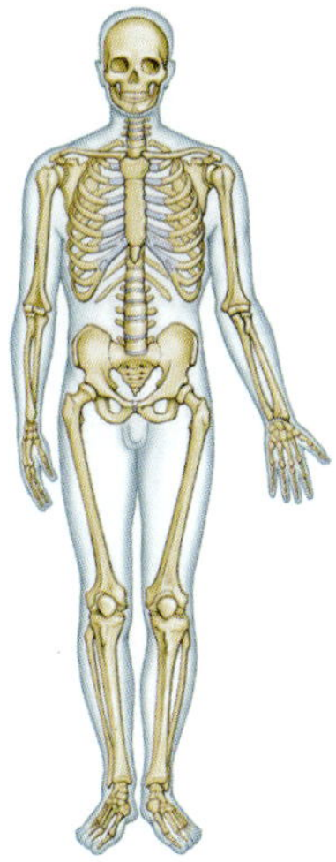

CHAPTER 6 근육계통 The Muscular System

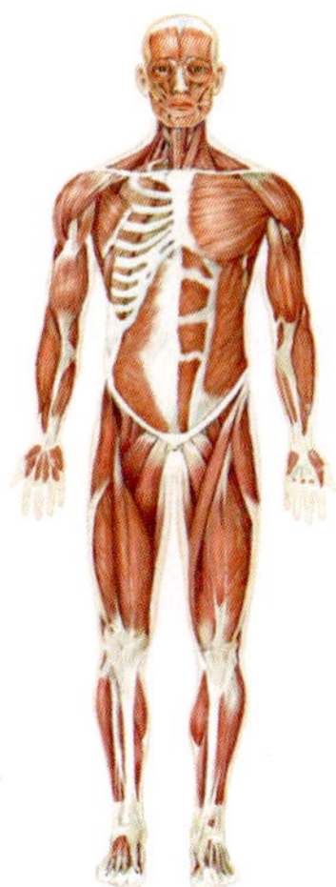

CONTENTS

CHAPTER 9 신경계통 The Nervous System

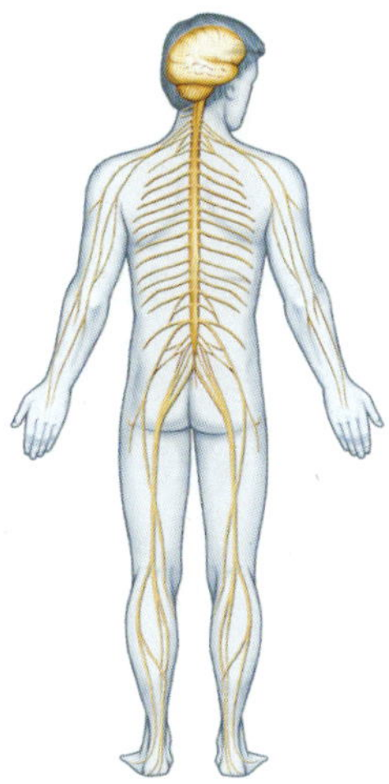

CHAPTER 10 내분비계통 The Endocrine System

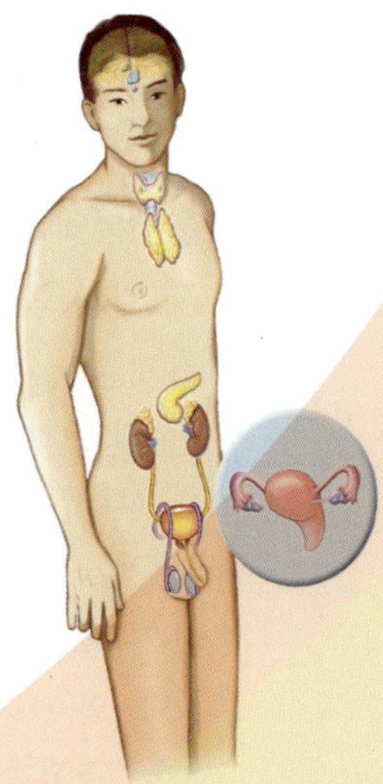

CONTENTS

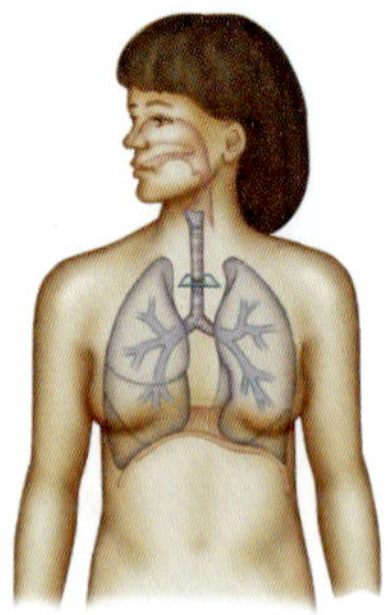

CHAPTER 14 림프계통과 면역계통 The Lymphatic and Immune System

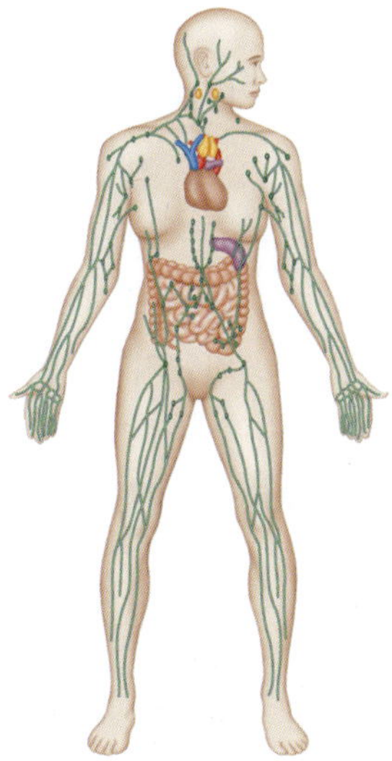

CHAPTER 15 소화기계통 The Gastrointestinal System

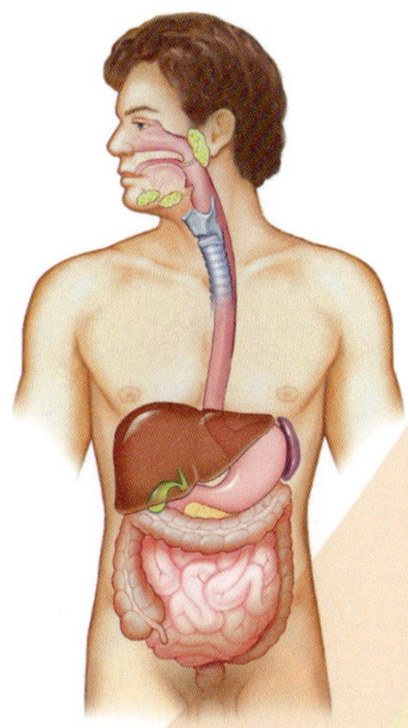

CONTENTS

CHAPTER 16 비뇨기계통 The Urinary System

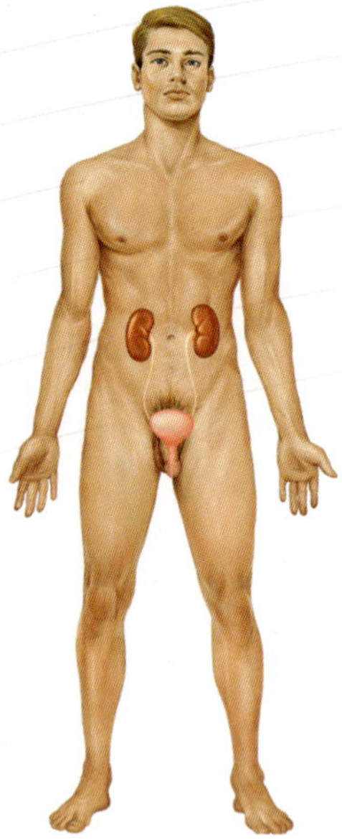

CHAPTER 17 생식기계통 The Reproductive System

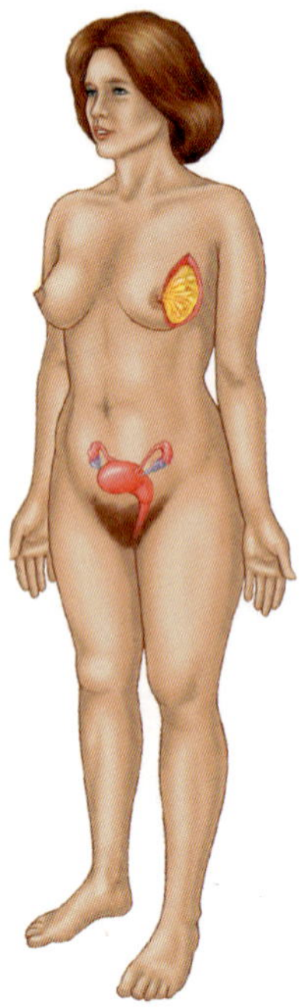

Prologe

Chapter 1

해부생리학

들어가기

낯선 곳을 여행할 때 성공적인 여행을 위한 가장 중요한 조건은 그 지역의 언어를 이해하는 것이다.

해부생리학에 기초를 둔 의학용어는 매우 중요한 언어이다.

이 장에서 의학용어의 기초를 다지면 해부생리학에 관한 이해를 높일 수 있을 뿐만 아니라 그 지식들이 또한 의학용어와 깊은 관련이 있다는 사실도 알게 될 것이다.

이 장에서는 의학용어가 갖는 구조적 특성을 파악하여 의학용어의 기본이 되는 해부생리학 용어의 뜻을 이해하고 앞으로 사용하게 될 많은 용어들에 대한 기본 개념을 형성하게 될 것이다.

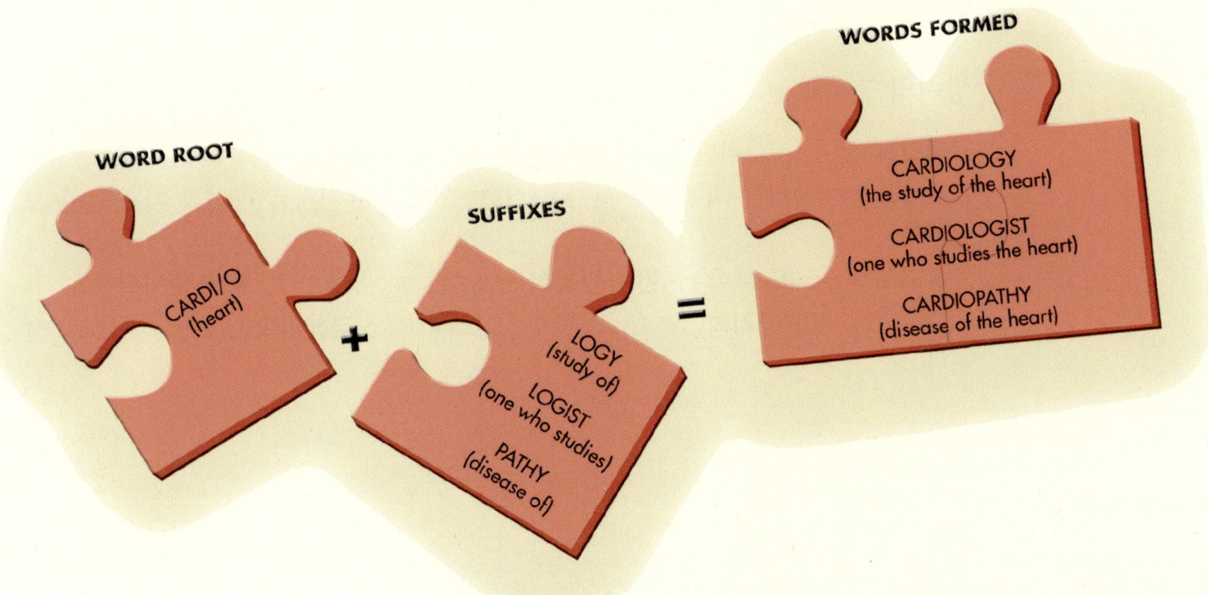

학습목표 LEARNING OBJECTIVES

- 해부생리학과 관련된 용어를 이해할 수 있다.
- 의학용어를 해부생리학과 관련지어 이해할 수 있다.
- 항상성(homeostasis)의 개념과 중요성을 설명할 수 있다.
- 동화작용과 이화작용을 비교할 수 있다.

해부학과 생리학이란 무엇인가?

해부학 Anatomy

해부학이란 동 · 식물, 특히 인체의 내 · 외적 구조나 형태를 연구하는 학문이다.

인체는 수많은 일들을 수행할 수 있는 복잡하고 놀라운 구조로 이루어져 있으며, 해부학이란 용어는 '절개한다'는 뜻을 가진 그리스어에서 파생되었다. 인체 골격을 이루는 뼈를 연구하는 학문은 해부학적 견지에서 보면 인체의 해부학적 틀을 만들어 내려는 노력이라고 할 수 있다.

생물학을 좀더 세분하여 세포생물학과 식물생물학 및 동물생물학으로 구분하는 것과 같이 해부학은 크게 **현미해부학**(microscopic anatomy)과 **육안해부학**(macroscopic anatomy, gross anatomy)으로 구분된다.

현미 해부학은 현미경과 같은 확대 기구를 이용하여 인체의 구조를 관찰하는 학문으로 예를 들면, 세포학이나 조직학 등이 현미 해부학에 속한다.

육안 해부학은 눈으로 관찰할 수 있는 인체의 구조에 대한 학문이다. 예를 들면, 방사선 촬영으로 부러진 뼈나 뼈의 변형 등을 관찰할 것이다.

생리학 Physiology

생리학(physiology)이란 인체를 구성하는 다양한 구조들의 기능과 활성을 연구하는 학문이다. 생리적 과정은 우리가 숨쉬고, 생명을 유지하는 방법과 기전 등을 포함한다.

생리학의 주요 분야는 **인체생리학**(human physiology), **동물생리학**(animal physiology), **세포생리학**(cellular physiology), 그리고 **신경생리학**(neurophysiology) 등이다.

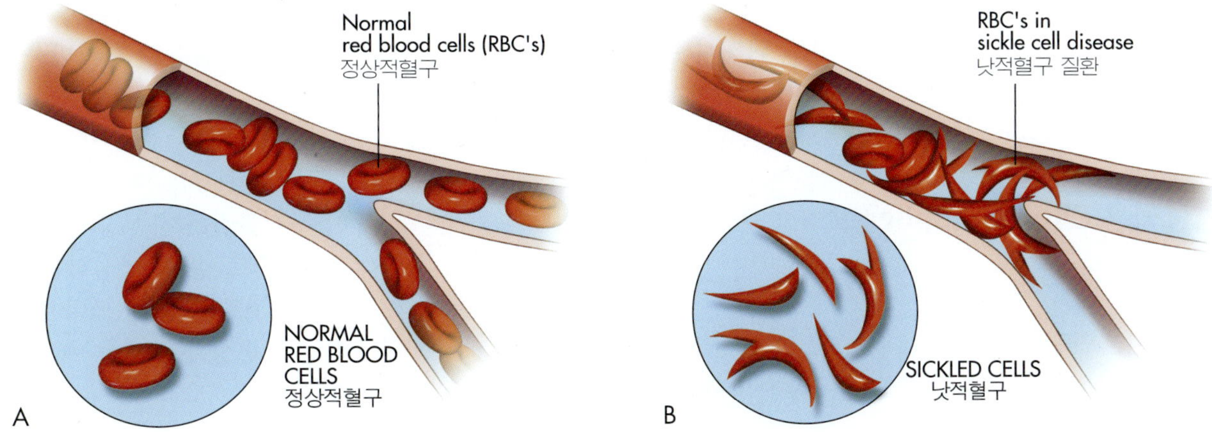

〈그림 1－1〉 A. 정상적혈구 : 원형의 도넛 모양으로, 혈액 속에서 이동하기 용이하다. B. 낫적혈구 : 적혈구의 모양이 낫모양으로 작은 혈관을 통과하기 어려워 혈류 순환을 저해한다.

해부학과 생리학은 공동학문 Putting it all together

해부학과 생리학은 공동학문이다. 해부학과 생리학은 밀접히 관련돼 있으므로 세포나 뼈의 기능과 연관된 해부학적인 구조와 함께 공부하여야 한다.

해부학은 인체의 구조에 초점을 두는 반면, 생리학은 인체의 다양한 기능이 일어날 때에 해부학적 형태가 어떻게 변하는지를 연구한다. 예를 들어, 해부학에서는 적혈구의 형태를 연구하고 생리학에서는 적혈구가 우리 인체에 어떻게 산소를 운반하는지에 대해 연구한다.

〈그림 1–1〉은 낫적혈구성 빈혈(sickle cell anemia) 질환의 적혈구 모양이다. 해부학적으로 기형인 적혈구는 생리학적 문제, 즉 산소를 운반하는 문제에 영향을 미치게 된다. 그러므로 해부학과 생리학 두 가지 학문을 복합적으로 접근해야 인체를 올바르게 이해할 수 있다.

해부학과 생리학은 임상의학의 기초가 되며 정상적인 구조와 기능을 이해할 때 질병을 이해할 수 있다. 질병에 대해 연구하는 학문은 **병리학**(pathology) 또는 병태생리학이라 한다.

해부학과 생리학 학습을 위한 기본 개념

대사 Metabolism

다른 나라를 여행해 보면 문화와 관습의 차이가 존재한다는 것을 알게 된다. 각 나라의 문화는 독특하기도 하지만, 또한 서로 유사한 점을 가지고 있다. 해부학과 생리학도 이와 비슷하다.

우리는 생존이나 활력을 위해 어떤 기능을 공유한다. 즉, 인간은 성장하고 생식하고 움직이기 위해서 음식을 필요로 한다. 음식은 몸안에서 복잡한 화학반응을 일으키는데, 이런 화학반응을 **대사**(metabolism)라고 부른다. 대사는 두 개의 상반된 과정으로 구분된다.

> ## 임상적용 Clinical Application
>
> **대사증후군 또는 증후군 X** Metabolic syndrome, or syndrome X
>
> 미국 성인 인구의 약 1/4이 대사증후군 또는 증후군 X로 알려진 새로운 질병에 직면하고 있다. 이 증후군의 환자는 다음 5가지 상태 중 3가지 증상을 보인다.
>
> 고혈당(hyperglycemia : 혈중 포도당 수치가 높다), 고혈압(hypertension : 혈압이 높다), 비만(obesity : 비정상적 비만), 고지혈증, HDL저하.
>
> 이 증후군을 앓고 있는 사람은 당뇨병과 심장 발작 및 뇌졸중의 위험이 증가하며, 이는 기본적으로 잘못된 식습관과 운동 부족에서 비롯된다.

동화작용(anabolism)은 간단한 구성물질에서 성장 및 생산을 위한 물질을 생성하는 반응, 즉 아미노산이 모여서 단백질을 형성하는 것을 예로 들 수 있다.

이화작용(catabolism)은 복잡한 물질을 좀더 간단한 물질로 분해하는 과정이다.

즉, 에너지로 사용하기 위하여 음식을 분해하여 간단한 벽돌분자 화합물로 만드는 것을 이화작용이라고 부른다.

항상성 Homeostasis

인체는 생명을 유지하기 위하여 내 · 외적 환경에 대해 항상 일정한 수준을 유지하면서 적절히 적응해야 한다. 세포가 살아 남기 위해서는 적정 온도와 균형 있는 산소공급, 그리고 적절한 영양 등이 제공되는 환경을 필요로 한다. 또한 심박동률과 혈압은 인체가 적합하게 기능하도록 항상 일정한 영역 내에서 유지되어야 한다.

항상성(homeostasis)이란 내적인 환경을 일정하게 유지하려는 생리적 과정을 말한다. 생존이란 항상성을 유지하려는 인체의 능력에 의존하므로 항상성을 유지하는 것은 안정적인 내적 환경을 유지하려는 인체 기관들의 적응력과 관련된다.

항상성 기전은 센서에 의해 조절되는 실내 온도에 비유해 볼 수 있다.

온도가 설정되면 센서는 너무 추울 때는 집안에 열을 가하도록 하고 너무 더울 때는 집을 시원하게 해준다. 이렇게 외부 온도를 감지해서 실내 온도를 일정하게 유지해 주는 것을 되먹임 고리(feedback loop)라고 하며, 특히 자극(외부 온도)에 대해 반응하는 경우를 음성되먹임 고리(negative feedback loop)라고 한다.

인체 역시 내 · 외적 환경을 감지하여 반응하는 음성되먹임 고리를 가지고 있으며 항상성을 유지하기 위하여 끊임없이 적응한다.

〈그림 1-2〉를 보면, 뇌의 시상하부는 체온을 조절하는 곳이다. 매우 추운 환경에서 시상하부가 춥다는 자극을 감지하면 인체내 내부환경의 온도를 37°C(98.6°F)로 유지하기 위하여 열을 발산하는 생리적 과정, 즉 몸이 떨리기 시작하고 근육활동을 증가시키는 과정을 실행한다.

열의 손실이 대부분 말초에서 일어나기 때문에 먼저 말초 혈관이 수축되고, 혈액은 피부 표면에서 더 깊숙이 들어감으로써 체온이 일정하게 유지된다. 물론, 두꺼운 코트를 입고 모자를 쓰는 것도 추운 환경에 대한 스트레스를 줄이고 외부 온도를 따뜻하게 해서 추위를 견디는 좋은 방법이다.

반대로 온도가 48.8°C(120°F) 이상이라면 너무 덥다고 감지하여 체온을 내리기 위한 생리적 과정을 실행하게 된다.

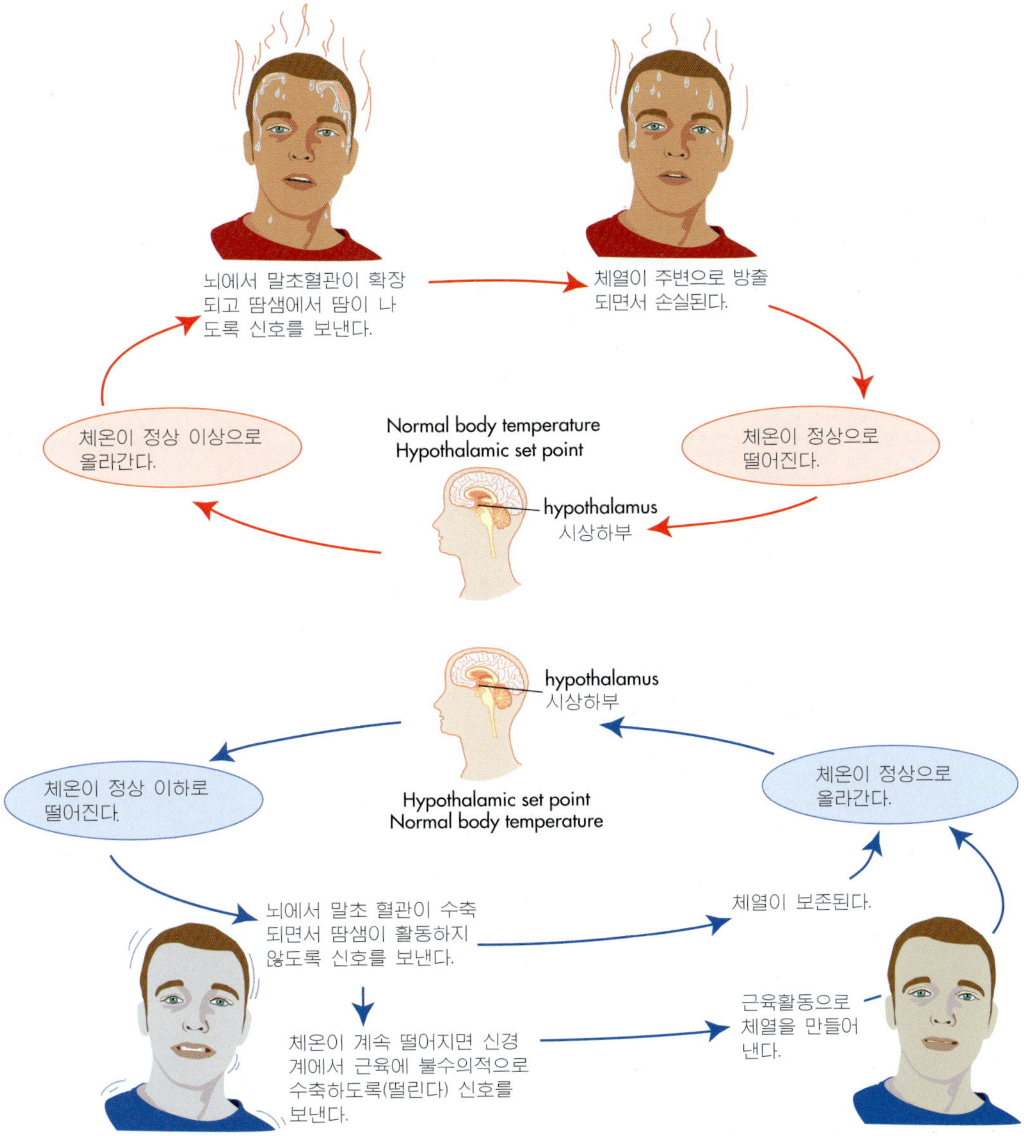

〈그림 1-2〉 항상성은 정상체온(37°C 또는 98.6°F)을 유지시킨다.

이 과정에서는 외부 환경 속으로 체열을 발산하기 위하여 말초 혈관이 확장되고 땀이 나도록 조절한다. 임상에서 환자들이 고열 증상을 보일 때 정상 체온으로 열을 내리기 위하여 얼음 팩을 쓰거나 목욕을 시키는 것도 항상성 원리에 의해 치료를 하는 사례로 볼 수 있다.

인체에서는 양성 되먹임(positive feedback)도 일어날 수 있는데, 인체를 일정하게 조절하는 대신 이상적인 정점으로 변화시키는 과정이다. 양성 되먹임의 예로, 분만 시에 일어나는 자궁 수축현상을 들 수 있다. 분만의 준비가 되었을 때, 시상하부는 뇌하수체 후엽에서 옥시토신 호르몬(oxytocin hormone)을 분비하도록 한다. 옥시토신은 자궁의 수축을 증가시킨다.

임상적용 Clinical Application

'breaking' a fever

보통 열(fever)은 병원체에 대하여 저항하는 과정에서 발생하므로 신체의 생존 기전으로 알려져 있다. 왜 열이 지속되면 땀이 나며(체온이 증가하고), 열이 내려가는가? 시상하부가 더 높은 온도를 설정하게 하면 신체는 이 온도에 도달하기 위해 더 많은 열을 만들도록 대사를 증가시키고, 일단 열이 발생하면 시상하부는 온도가 정상적인 범위 내에서 유지되도록 설정을 바꾼다. 이때부터 신체는 땀을 배출하여 차갑게 함으로써 지나친 열을 빨리 없애는 일을 시작한다.

자궁이 수축됨에 따라 자궁 내 압력이 높아져 아이가 산도로 움직이게 된다. 이 때에도 시상하부에서는 계속 신호를 보내므로 옥시토신의 양이 많아지면서 자궁의 수축은 점점 더 강해진다.

이렇게 자궁 내 압력이 높아질수록 시상하부에서는 더 많은 옥시토신을 분비하도록 신호를 보내고 다시 자궁 수축이 더 강해지는 과정이 반복된다. 시상하부에서 옥시토신 분비를 증가시킴으로써 나타나는 자궁 수축은 아이가 나올 때(정점)까지 지속된다.

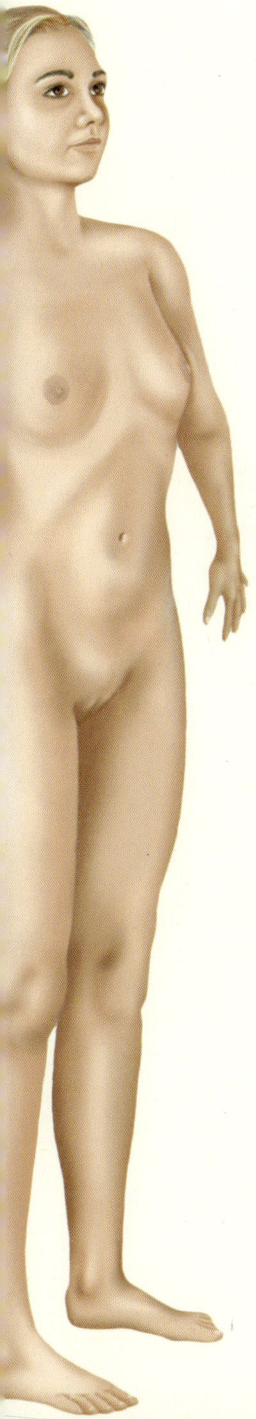

Reading the Map

Chapter 2

인체도

인체도의 이해

이 장에서는 1장에서 익힌 기본적인 의학용어와 해부생리학의 개념을 튼튼히 하기 위해서 다양한 그림을 통하여 더 많은 해부학적 지식을 소개할 것이다.

이 장에서 보여주는 인체의 외부 그림 및 내부 그림들은 다양한 분야에서 유용한 자료로 이용될 수 있으며, 새롭게 소개될 인체의 방향과 부위에 관한 의학용어들은 인체 장기를 학습하는 데 있어서 필수적인 기초 지식으로 활용될 것이다.

학습목표 LEARNING OBJECTIVES

- 다양한 인체의 자세를 설명할 수 있다.
- 인체의 면 및 방향과 관련된 용어를 정의할 수 있다.
- 인체의 체강과 그 안의 장기를 설명할 수 있다.
- 복부의 해부학적 구역을 설명할 수 있다.
- 다양한 인체 부위에 관해 설명할 수 있다.

인체도 The map of the human body

지도를 이용하고 이해하려면 동 · 서 · 남 · 북처럼 방향을 나타내는 용어를 먼저 이해해야 한다. 다행히 학자들은 인체 방향에 관한 표준화된 용어를 만들었으며, 인체를 구역과 절단면 및 몸안으로 나누어 기술함으로써 해부학적 특징을 논하는 데 있어서 더 쉽고 빠르게 접근할 수 있게 하였다.

인체에 대한 해부학적 지표는 참고할 지점을 알려준다. 예를 들면, 해부학적 지표로서 척수는 인체의 중앙을 나타낸다.

> 2-1
>
> 건강진료와 관련된 가쪽자세(lateral position)인 트렌델렌버그 자세(Trendelenburg), 심스체위(Sims position), 배횡와위(dorsal recumbent) 및 쇄석위(lithotomy position) 등이 CD-ROM에 소개돼 있다.

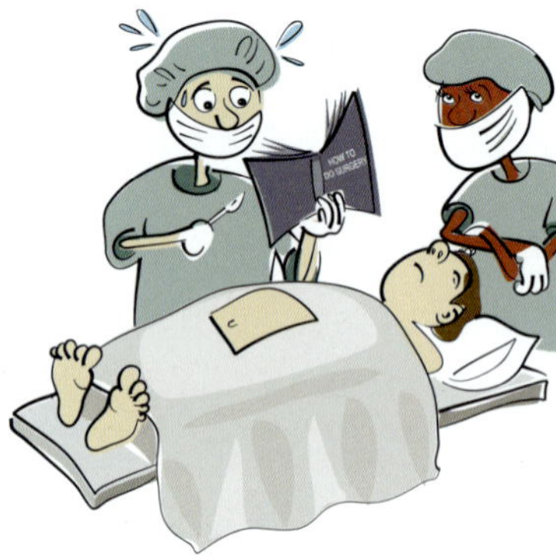

만약 환자가 "배가 아파요."라고 호소한다면, 그 말은 의료진에게 많은 정보를 알려 준다. 우선 통증의 유형과 부위를 알 수 있기 때문에 질병의 원인을 찾는 과정이 보다 용이해진다. 일반적으로 배 부분의 통증은 궤양, 심장 발작, 막창자꼬리염, 소화불량 및 간질환 등을 포함한 다양한 원인의 지표가 된다. 이와 같이 실무자가 인체의 부위를 정확히 알고 있다면 환자의 문제점을 찾아내는 데 큰 도움을 줄 수 있다.

인체 자세 Body Position

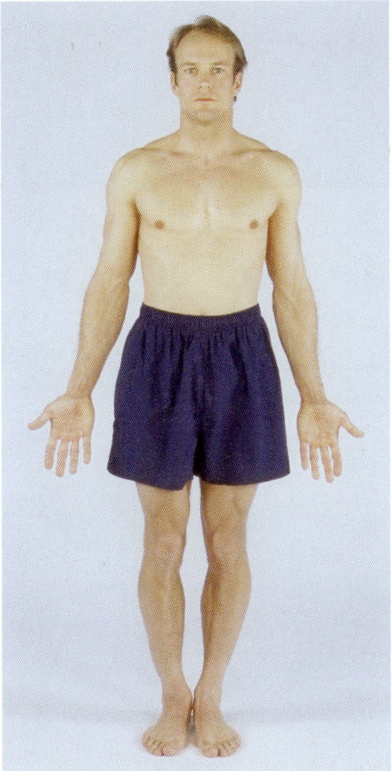

〈그림 2－1〉 해부학적 자세

인체는 다양한 자세를 취할 수 있기 때문에 여러 가지 방향을 가지고 있다. 해부학자들은 인체의 다양한 방향을 표준화하기 위하여 **해부학적 자세**(anatomical position)를 만들었다.

해부학적 자세란 〈그림 2–1〉에서 보듯이 사람이 똑바로 서서 얼굴은 앞을 향하고 발을 나란히 하며 팔은 옆으로 늘어뜨려 손바닥을 앞쪽으로 향하는 자세를 말한다.

또 다른 인체 자세로, 임상에서 환자를 사정하고 치료할 때에 주로 이용되는 **엎드리기 자세**(prone position)와 **바로눕기 자세**(supine position) 그리고 **파울러 자세**(반좌위, Fowler's position) 등이 있다.

바로눕기 자세는 등을 바닥에 대고 얼굴을 위로 향하는 자세이며, 엎드리기 자세는 배와 가슴을 바닥에 대고 얼굴을 아래쪽으로 향하는 자세이다.

파울러 자세는 침대의 각도를 45~60도로 올린 채 기댄 자세이다. 이 자세는 환자의 호흡을 용이하게 하거나, 또는 환자가 침상에서 밥을 먹거나 이야기할 때 활용되는 자세이다(그림 2–2 참조).

인체의 면과 방향에 관한 용어 Body planes and Directional Terms

면은 인체나 장기를 단면으로 분리하고 그림으로 형상화한 것이다.

〈그림 2–3〉에서 볼 수 있는 **가로면**(횡단면, transverse plane) 또는 **수평면**(horizontal plane)은 인체를 **위**(superior)와 **아래**(inferior)로 나누는 면이다. 이것을 신체의 절단(cross-sectioning)이라고 부르기도 한다. 종종 조직이나 기관 표본의 내부구조를 더 조사하기 위해 절단하기도 한다.

〈그림 2–3〉에서는 횡단면에 의해 표시되는 방향 용어를 설명하고 있다. 그림의 위쪽(머리쪽)은 머리를 포함한 인체의 윗부분을 의미하며, 아래쪽(꼬리쪽)은 머리에서 먼 방향으로서 인체의 아랫부분을 의미한다.

이렇게 인체의 어느 부분이든지 위쪽과 아래쪽으로 표현할 수 있다. 즉, 발목을 중심으로 한다면 무릎은 발목보다 위쪽에 있다고 표현한다. 반대로 무릎을 중심으로 표현한다면 발목은 무릎보다 아래쪽에 있다고 표현한다.

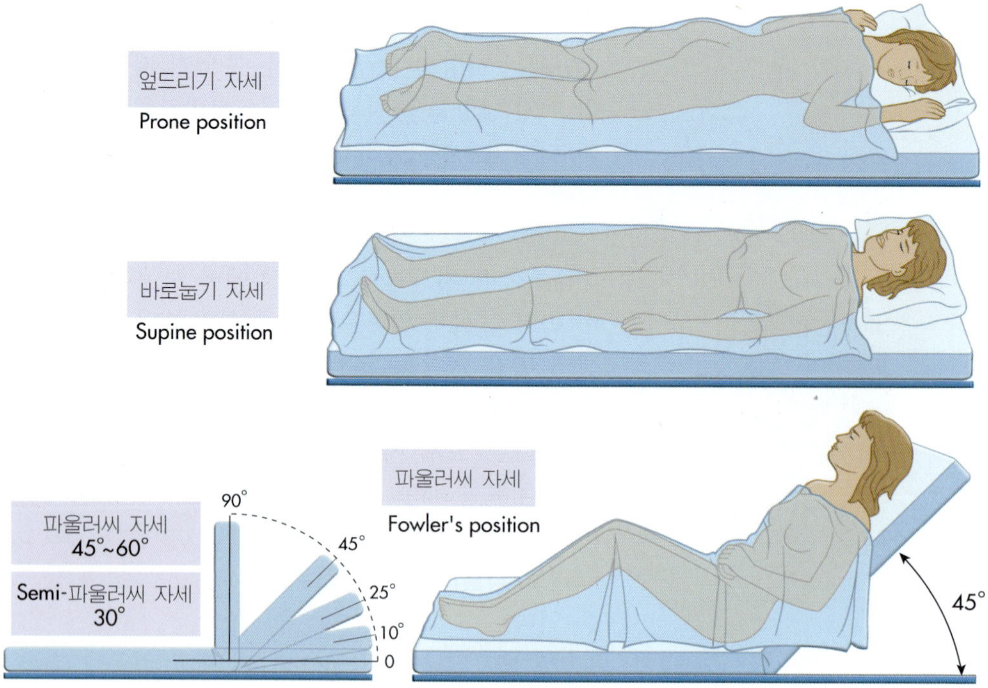

〈그림 2－2〉 일반적 환자자세

정중면(median plane) 또는 **정중시상면**(midsagittal plane)은 인체를 오른쪽과 왼쪽으로 이등분하는 면이다. 〈그림 2-4〉는 **정중(시상)면**과 관련된 면과 방향용어를 보여 준다. **안쪽**(medial)은 인체의 정중앙 또는 정중앙에 가까운 부분이다.

가쪽(lateral)은 정중앙에서 멀어지는 부위를 말한다.

이마면(frontal plane) 또는 **관상면**(coronal plane)은 인체를 앞뒤로 나누는 면이다.

앞쪽(anterior) 또는 **배쪽**(ventral)은 신체의 앞쪽 또는 전방을 말하고, **뒤쪽**(posterior) 또는 **등쪽**(dorsal)은 신체의 뒤쪽 또는 등쪽을 말한다.

〈그림 2-5〉는 관상면과 관련된 방향을 나타내고 있다.

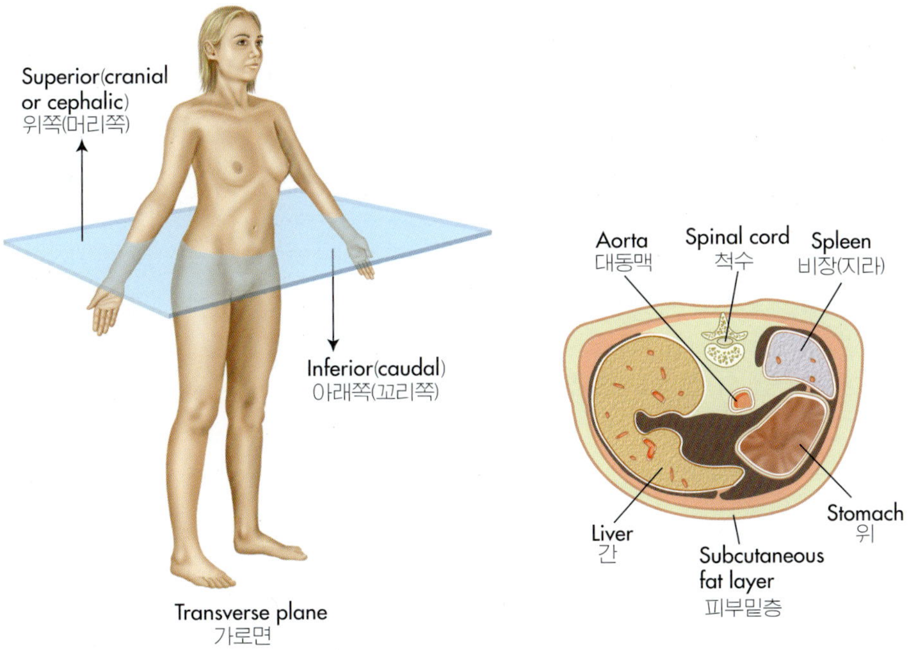

〈그림 2 – 3〉 가로면과 상복부 부분의 수평면

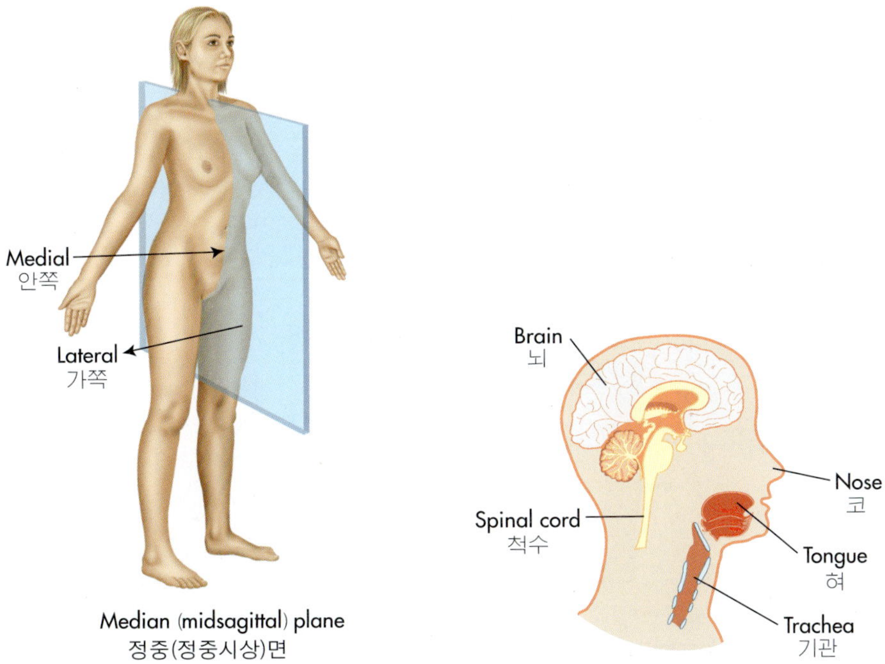

〈그림 2 – 4〉 정중시상면과 머리의 시상면

임상적용 Clinical Application

오른쪽과 왼쪽을 어떻게 알고 있는가?

해부생리학에서 사용하는 방향에 관한 표준화된 용어들은 임상에서도 중요한 의미를 지닌다. 가령, 왼쪽과 오른쪽과 같은 단순한 방향용어가 중요할 때가 있다. 즉, 외과전문의가 다리를 절단할 환자의 오른쪽 다리에 tag을 붙이도록 지시를 받았을 때 자신을 기준으로 하여 환자의 오른쪽 다리에 tag을 붙인다면 환자의 왼쪽 다리에 붙인 결과가 되어 이는 엄청난 재앙을 가져 온다. 특히 지시받은 사항을 전달할 때 항상 왼쪽과 오른쪽은 행위자 중심이 아니라 환자 입장에서 표현되어야 한다.

2-2

인체의 내부를 시각화하여 이용하는 Ultrasound와 MRI 및 기타 진단을 위한 영상 기술에 대한 내용은 CD-ROM에서 볼 수 있다.

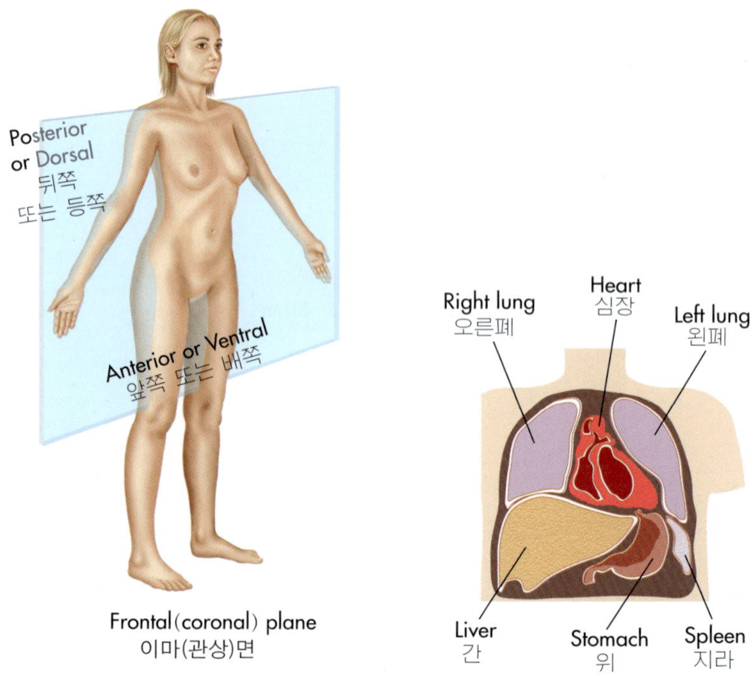

〈그림 2-5〉 가슴과 상체의 관상면

그밖의 방향 용어들 Additional Directional Terms

가까운쪽(proximal)은 신체의 기준지점에서 가까운 신체 지점(부위)이다. 그 반대는 **먼쪽**(distal)으로 신체의 기준지점에서 멀리 떨어져 있는 부위이다. 어깨를 기준으로 한다면 팔꿈치는 어깨에서 가까운 쪽, 손가락은 어깨에서 먼 쪽이 된다.

바깥쪽(external)은 겉쪽, **속쪽**(internal)은 안쪽을 의미한다. **얕은쪽**(superficial)은 체표면 혹은 체표면에 가까운 부위이고, **깊은면**(deep)은 체표면에서 먼 부위를 의미한다. **중심**(central)은 신체의 중앙 주변의 부위이고 **말초**(peripheral)는 팔 · 다리쪽이나 중심부에서 더 멀리 떨어진 부위이다(표 2–1 참고).

임상적용 Clinical Application

중심청색증 대 말초청색증 Central cyanosis versus peripheral cyanosis

청색증(cyanosis)이란 혈중 산소 저하가 원인이며 피부가 푸른색으로 변하는 상태이다. 말초청색증은 손가락과 발가락이 푸른색으로 되며, 환자의 상태에 따라 산소요법이 필요한 경우도 있다. 피부가 검은 사람의 경우에는 말초청색증을 감별하기가 어렵다. 몸통과 구강 내부가 푸른색으로 변하는 중심청색증은 보다 더 심각한 상태이다. 〈그림 2–6〉은 중심청색증과 말초청색증의 그림이다.

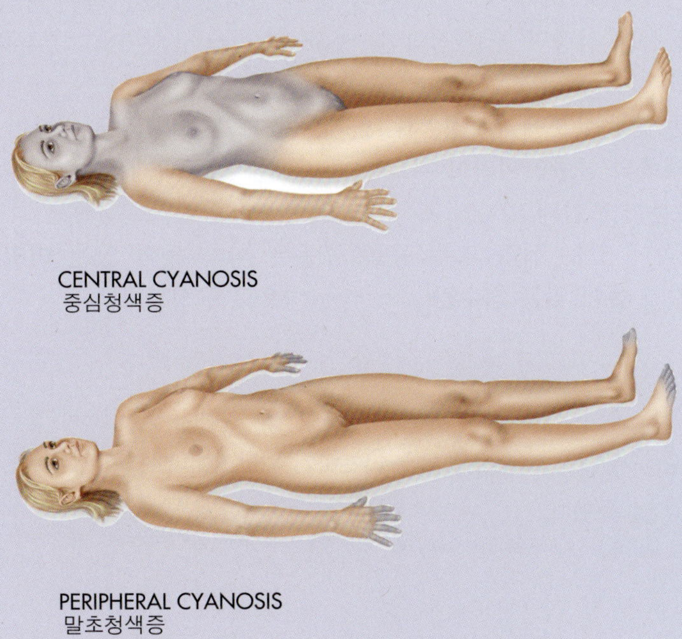

〈그림 2 – 6〉 중심청색증과 말초청색증의 차이

〈표 2－1〉 방향 용어

약어	의미	용례
가까운 쪽(proximal)	가까운 지점	손목은 손가락보다 몸쪽에 있다.
먼쪽(distal)	멀리 떨어져 있는 지점	손가락은 어깨보다 먼쪽에 있다.
바깥(external)	겉 부분	제세동기는 가슴의 바깥면에 사용한다.
속(internal)	안쪽	사고로 인해 속부분이 상해를 입는다.
얕은(superficial)	몸의 표면	칼로 인해 얕은 부분이 다쳤다.
깊은(deep)	몸의 표면보다 훨씬 아래	환자는 전기톱에 의해서 깊은 상처를 입었다.
중심(central)	몸의 중심부위	환자는 가슴 중심에 통증이 있다.
말초(peripheral)	주변부위, 변두리	발의 말초가 부어 있다.

인체의 체강 Body cavity

인체는 내부 장기를 보호하기 위하여 크게 두 개의 공간을 갖고 있는데, 등쪽에 있는 공간을 등쪽안(dorsal cavity)이라고 하며 앞쪽에 있는 공동을 배쪽안(ventral cavity)이라고 한다.

〈그림 2-7〉은 이 공동에 관한 그림이다. 앞쪽의 커다란 공동은 두 개의 중요한 공동, 즉 **가슴안**(thoracic cavity)과 **배골반안**(abdominopelvic cavity)으로 나누어진다.

가슴안에는 심장과 허파 및 큰 혈관이 들어 있다. 심장은 작은 공동 안에 담겨 있는데, 그 공동을 심장막 공간(심막안, pericardial cavity)이라고 부른다.

배골반안은 윗배 부분에 위, 장, 간, 쓸개, 이자 및 지라 같은 소화기를 포함하고 있다. 그 아래쪽의 골반안이라고 부르는 공간에는 비뇨기계통과 생식기계통 및 큰창자의 끝 부분이 포함돼 있다.

인체의 등쪽에 있는 뒤쪽 또는 등쪽 공동은 뇌가 들어 있는 **머리뼈안**(cranial cavity)과 척수가 들어 있는 **척수안**(spinal cavity)으로 구성된다.

> 2－3
>
> 몸 안의 개념과 인체의 영역을 강조하기 위한 drag-and-drop 연습은 CD-ROM에서 볼 수 있다.

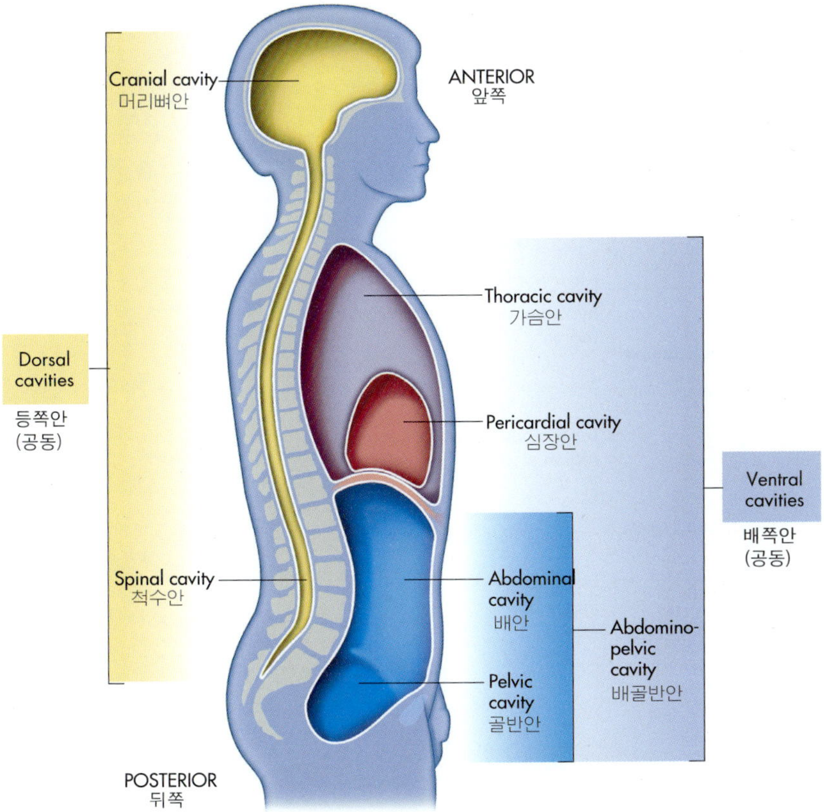

〈그림 2-7〉 인체의 주요 안(강)

인체의 구역 body regions

인체의 배 구역은 많은 장기가 모여 있는 곳이다. 해부학자들은 이 구역을 〈그림 2-8〉처럼 구분하고 있다. **명치부위**(epigastric region)는 배꼽부위의 위쪽에 있고 오른 · 왼 **갈비밑부위**(hypochondriac)는 명치 부위의 양쪽 옆에 있는 부위로, 갈비뼈 아랫부분이 여기에 포함된다.

중앙의 **배꼽부위**(umbilical region)는 배꼽이 있는 부위이다. 이 부분의 옆부분은 오른쪽과 왼쪽 **옆구리부위**(lumbar region)로, 허리뼈부위가 여기에 해당된다. 두덩부위(hypogastric region)는 배꼽부위 아래 부위이고, 그 옆에 오른쪽과 왼쪽 **샅굴부위**(iliac region) 또는 **샅부위**(inguinal region)가 있다.

샅부위는 넓적다리와 몸통이 만나는 곳으로 샅고랑부위(서혜부)라고도 한다.

임상에서는 보다 실질적인 방법으로 배 구역을 구분하는데, 흔히 해부학적 사분역을 사용한다.

〈그림 2-9〉에 제시된 사분역은 복통의 위치를 설명하는 데 도움을 준다. 사분역 안에 들어 있는 장기를 알고 있으면, 통증을 호소하는 환자가 안고 있는 문제의 실마리를 찾아내는 데 도움이 된다.

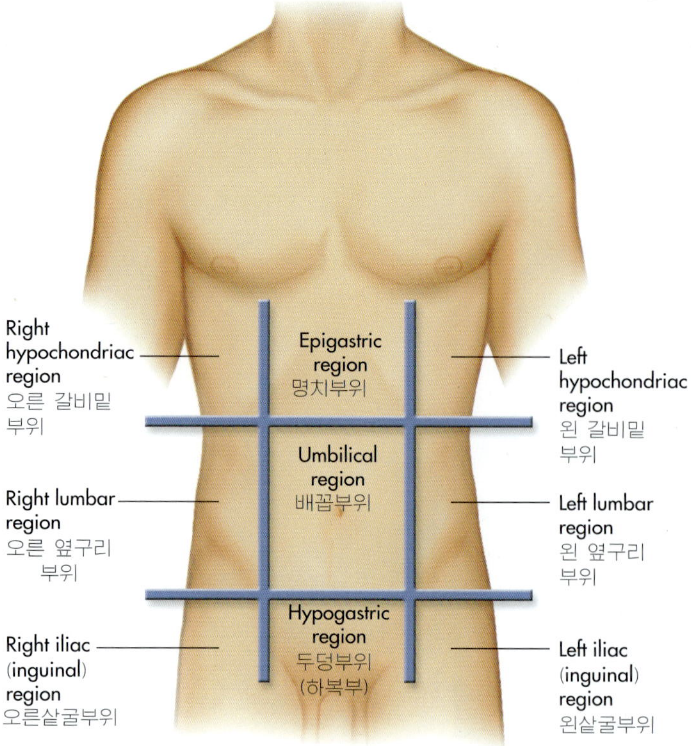

〈그림 2－8〉 복부의 9분역

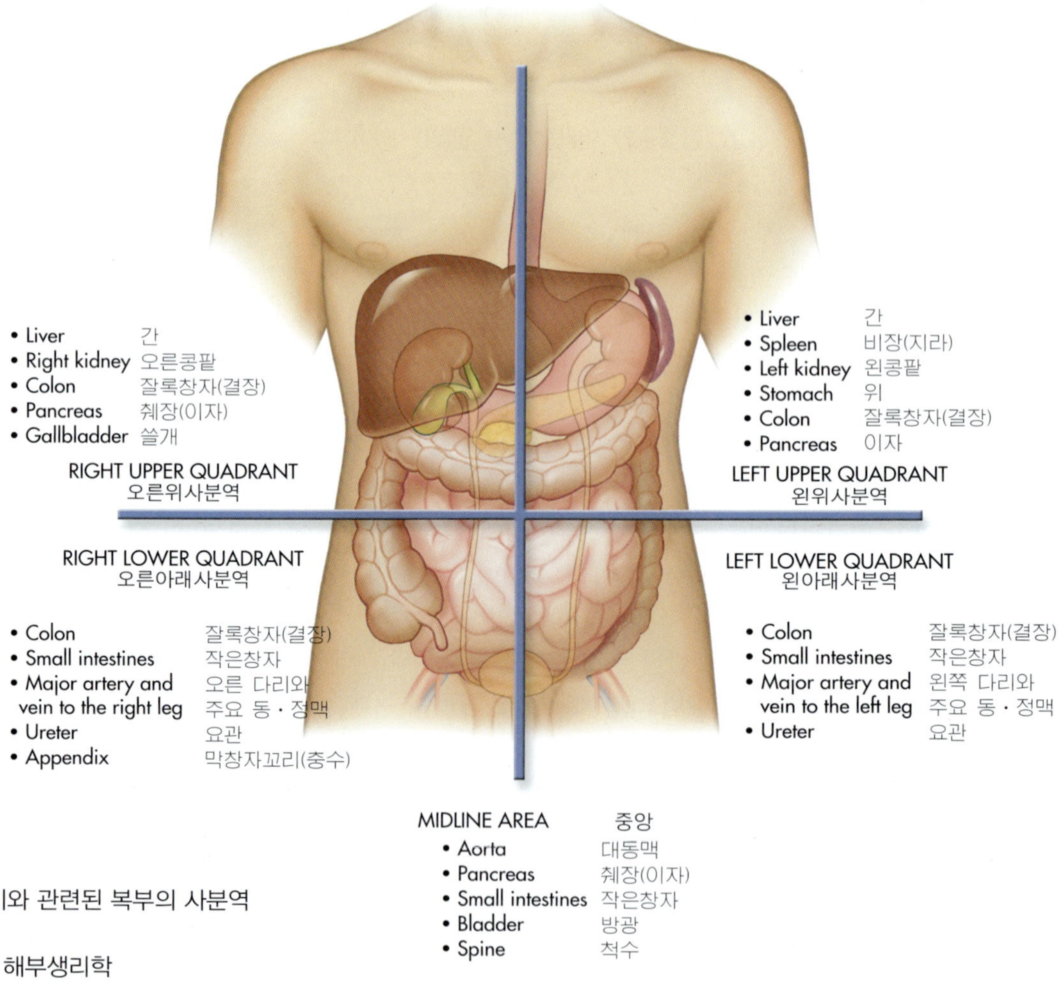

〈그림 2－9〉 장기와 관련된 복부의 사분역

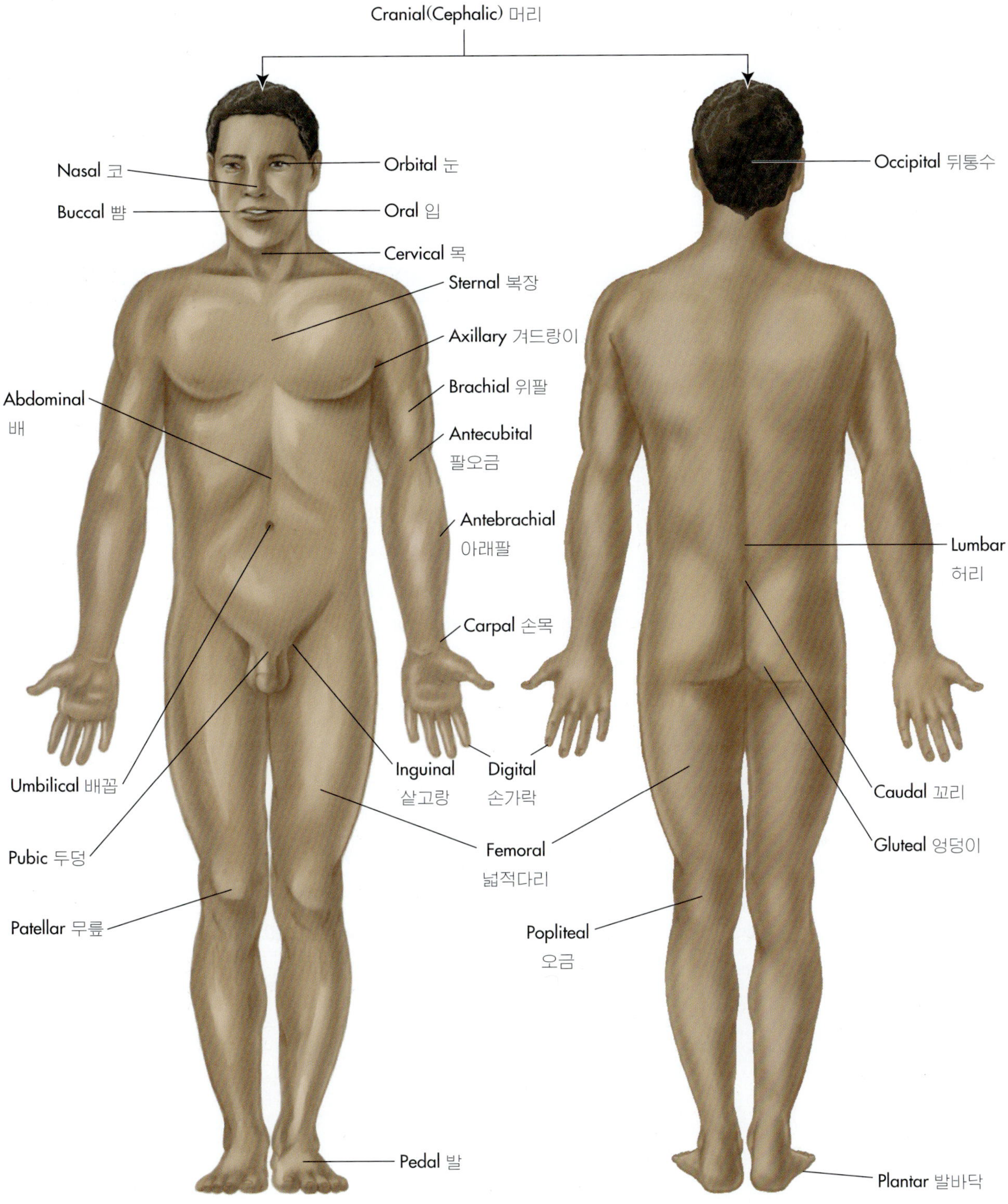

〈그림 2－10〉 인체의 앞쪽과 뒤쪽

예를 들어 오른아래사분역에서 압통을 호소한다면 막창자꼬리염의 증상일 수 있고, 오른위사분역의 통증을 호소한다면 간이나 쓸개의 병변일 수 있다.

인체의 구역과 위치를 더 구체적으로 나타낼 수 있다. 〈그림 2-10〉은 일반적인 인체 부위로 뒷장에서도 논해질 것이다. 〈표 2-2〉에는 다양한 인체 부위를 표현하는 의학적으로 중요한 용어들이 소개돼 있다.

〈표 2－2〉 인체 영역과 부위의 예

인체 영역	부위	의학적 적용
antebrachial	아래팔	손목과 팔꿈치 사이
antecubital	팔꿈치앞부위	채혈에 사용되는 부위
axillary	겨드랑이	체온을 잴 수 있는 부위
brachial	위팔	혈압을 측정하는 부위
buccal	뺨	청색증을 측정하는 부위
carpal	손목	손목굴 증후군(carpal tunnel syndrome)
cervical	목	목 부위 상해 시에 목 지지대(ceruical collar)가 필요한 부위
digital	손가락	산소포화도 측정 부위
femoral	넓적다리	CPR이 효과가 있는지, 맥박을 확인하는 부위
gluteal	볼기 부위	엉덩이 주사 부위
lumbar	허리	장시간 차를 탔을 때 통증이 자주 옴
nasal	코	분무 형태로 투약할 수 있음
oral	입	약물의 주된 투입 경로
orbital	눈	상해는 시야에 손상을 줌
patellar	무릎	운동으로 인한 상해가 자주 올 수 있음
pedal	발	심장 문제를 가진 환자는 부종이 있음
plantar	발바닥	사마귀(plantar wart)는 통증이 심함
pubic	두덩부위	이(body lize)가 발견됨
sternal	복장뼈	CPR 시 사용되는 부위
thoracic	가슴	심장과 허파 소리를 들을 수 있는 부위

Reading the Map

Chapter 3

세포

인체의 기초요소

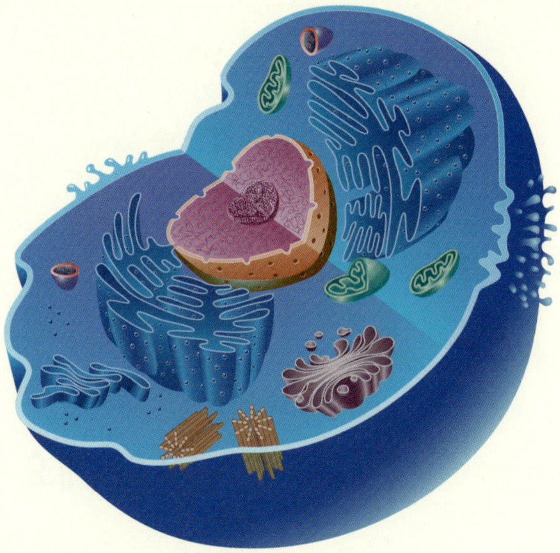

도시는 구조와 체계의 복잡한 결합이며, 벽돌이나 시멘트벽은 건물들의 기본구조를 이룬다. 인체도 마찬가지로 구조와 체계의 복잡한 결합이고, 세포는 인체의 기초요소가 된다.

건물의 각 부분들이 각기 다른 종류, 모양, 크기를 가지고 있듯이 세포도 종류, 모양, 크기가 다양하며 혈구세포, 피부세포, 신경세포 등 그 기능도 각기 다르다. 우리는 이 장에서 이러한 세포들에 대해 자세히 배울 것이다.

도시는 시멘트벽이 기본구조이지만, 시멘트벽이 존재하려면 모래 · 석회 · 물 등 콘크리트를 만들기 위한 재료들이 필요하다. 세포들 또한 여러 부분들로 이루어져 있고, 세포가 살아가기 위해 필요한 구체적인 기능들을 수행하는 세포기관이라는 작은 세포조직들을 필요로 한다.

좀더 자세히 설명하면, 비슷한 형태의 세포들은 동일한 기관에서 함께 작용하는 조직(건물)을 형성하고 기관들은 계통(거리)을 이룬다.

예를 들어, 심장세포들은 심장조직을 형성하고 심장조직은 심장기관을 형성하며 심장기관은 순환계의 부분이 된다. 마침내, 계통들은 인체를 구성하여 함께 활동한다. 이렇게 보면 인간의 몸은 마치 도시와 같다.

학습목표 LEARNING OBJECTIVES

- 세포 구조의 명칭을 서술할 수 있다.
- 세포 내에 있는 각 소기관의 기능을 설명할 수 있다.
- 세포분열 과정을 설명할 수 있다.
- 세포 내에서 일어나는 능동적 이동과 수동적 이동을 서술할 수 있다.
- 세포운동에 필요한 구조를 설명할 수 있다.
- 세균(bacteria), 바이러스(virus), 곰팡이(fungi) 및 원충(protozoa)을 구별할 수 있다.

세포의 개요 Overview of cells

세포(cell)는 화학물질들과 구조들로 형성된 단위이다. 세포는 모든 살아 있는 것들에서 볼 수 있으며, 어떤 기관들은 단지 세포 하나만으로 구성되어 있다.

실제로 우리 몸 안에 있는 대부분의 세포들은 미시적인 크기, 즉 '느낌표(!)'의 점 크기의 1/3~1/13에 해당하지만, 어떤 신경세포는 60cm 또는 그 이상이나 된다.

인체를 '벽돌로 지은 건물'로 가정하면, 세포가 벽돌 모양이라는 생각이 들 수도 있을 것이다. 하지만 세포는 평평하거나 둥글거나 가늘거나 불규칙한 모양 등 그 형태가 매우 다양하다.

인간의 몸에 있는 약 7조 5억 개의 세포들은 크기와 모양과 하는 일이 다르며, 주로 생명유지에 필요한 과정들(소화, 호흡, 생식, 움직임, 열과 에너지 생성 등)을 행하기 위해 함께 일한다.

〈그림 3-1〉은 전형적인 세포의 주요 구성요소를 나타낸 것이다. 이 요소들 하나하나에 대해 자세히 알아보자.

세포의 구조 Cell Structure

인체의 세포들은 모양 · 크기 · 역할 면에서 다양하지만, 공통적인 특징을 갖고 있다. 앞에서 말했듯이, 세포는 인체라는 건물을 이루는 벽돌이라고 할 수 있다.

세포를 더 잘 이해하기 위해서, 세포를 적절한 기능을 하는 다양한 체계 · 구조 · 기관들을 갖고 있는 작은 도시라고 가정해 보자. 거의 모든 인체 세포들은 핵(적혈구는 제외), 세포소기관(organelles), 세포질(cytoplasm), **세포막**(cell membrane)을 가지고 있으며, 각각의 구성요소는 특정 용도를 지니고 있다.

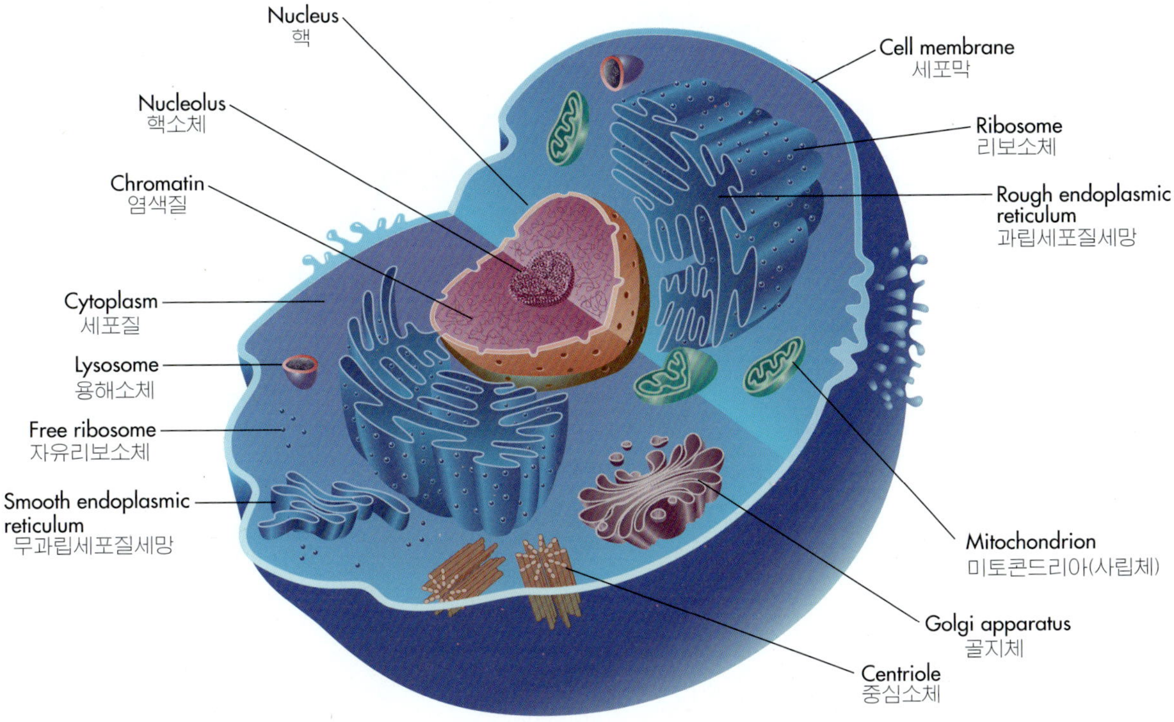

〈그림 3－1〉 세포의 구성요소

세포막 Cell Membrane

세포막은 일정한 모양을 갖추고 세포의 내용물들을 고정시켜 주는 경계면이라고 정의할 수 있다.

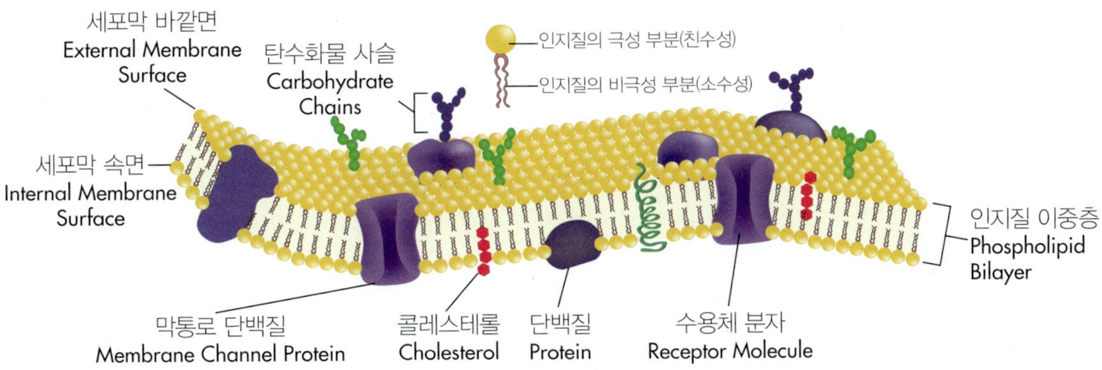

〈그림 3－2〉 세포막 구조 : 인지질 이중층

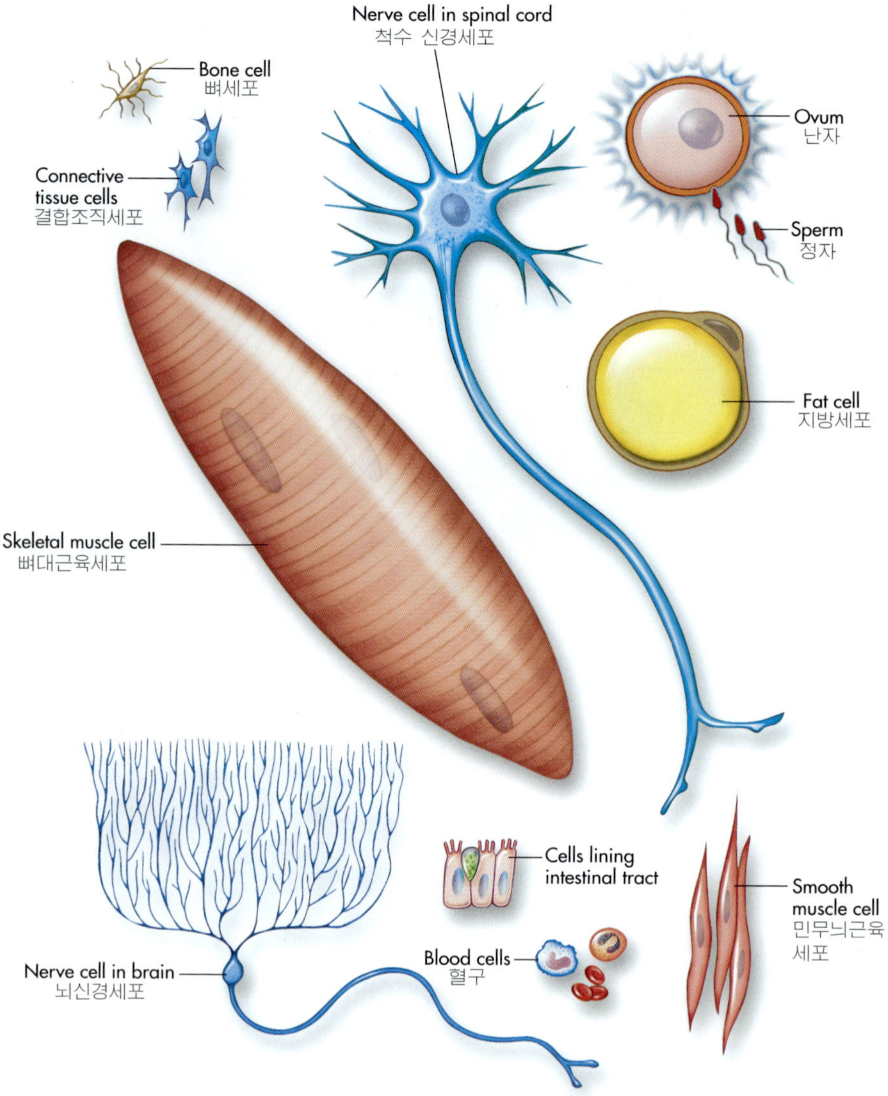

〈그림 3 – 3〉 인체 내에 있는 세포의 여러 형태

세포막은 또한 보호막 역할을 한다. 도시가 번성하기 위해서는, 사람과 물질들이 도시 안팎으로 이동할 수 있어야 한다. 마찬가지로 세포 안팎으로도 물질이 드나들 수 있어야 한다. 세포막은 물질의 이동에 중요한 역할을 하고 있으며, 특히 특정 물질만 이동할 수 있도록 한다는 것은 흥미로운 사실이다. 통과할 대상을 선택하는 성질 때문에 세포막은 선택적 투과성(또는 반투과성) 막이라고 불린다.

이러한 특성으로 인해 외부 세포가 개체에 나타나면(이식된 기관 등), 몸에서 발생한 신호에 의해 세포는 세포막을 이용해 그 외부세포를 공격한다.

이 모든 임무를 맡고 있는 세포막의 두께는 정작 1인치의 3/10,000,000밖에 안 되며 각 세포는 모양과 기능에 관계없이 자신의 구조를 보전하고 생존하기 위해 세포막을 가지고 있다. 〈그림 3-3〉은 인체 내에 있는 다양한 세포들의 형태를 보여 주고 있다.

세포막을 통한 이동 Transport Methods

세포막을 도시의 경계면으로 가정했을 경우에, 어떻게 물질들이 경계면을 지나갈 수 있는지에 대해 알아보자. 이동 방법은 크게 두 가지, 즉 **수동적 이동**(passive transport)과 **능동적 이동**(active transport)으로 나뉜다.

수동적 이동은 외부 에너지를 필요로 하지 않는다. 요요(yo-yo)가 손 위에서 줄이 풀리면서 아래로 떨어질 때 에너지를 필요로 하지 않는 것과 비슷한 원리이다. 반면, 능동적 이동은 에너지를 필요로 하는데, 요요를 앞으로 던질 때 팔에 에너지가 필요한 것과 같다.

수동적 이동 Passive transport

수동적 이동은 4가지 종류로 나뉜다.

- 확산(diffusion)
- 촉진확산(facilitated diffusion)
- 삼투현상(osmosis)
- 여과(filtration)

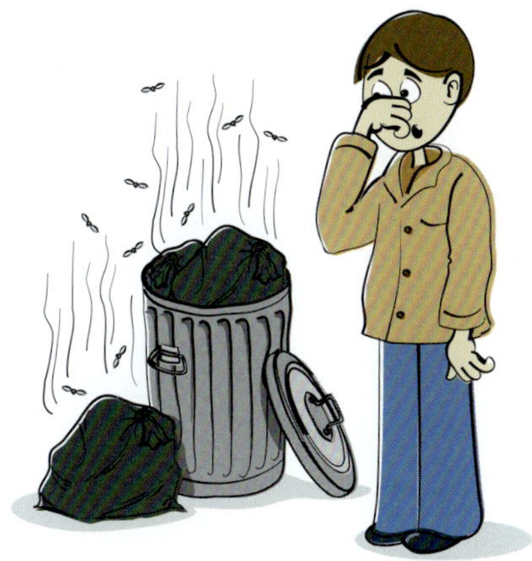

확산(Diffusion) 확산은 수동적 이동의 가장 일반적 현상으로, 물질의 농도가 높은 곳에서 낮은 곳으로 이동하는 것이다. 예를 들어, 물병에 주스 가루를 넣으면 전체 농도와 색깔이 같아질 때까지 퍼지는 현상이 확산이다. 또 다른 예로, 교실에 향수를 뿌린 학생이 있으면, 고농도인 학생에게서 저농도인 교실 전체로 향수 냄새가 퍼지게 된다. 이런 농도 간의 차이를 농도경사(concentration gradient)라고 한다.

확산은 허파에서 혈액 속으로 산소가 이동하는 데 필요하다. 또한, 혈액에서 허파로, 더 나아가서 노폐물(이산화탄소)을 몸 밖으로 이동시키는 데에도 필요하다. 이 과정은 13장 '호흡기계'에서 자세히 다룰 것이다. 〈그림 3-4〉는 확산의 예이다.

촉진확산(Facilitated Diffusion) 촉진확산은 확산의 변이로서 물질이 막을 통과할 때 도움을 받는 것이다. 이는 농구 게임을 할 때 다른 선수의 도움을 받아 골을 넣는 경우로 비유할 수 있다. 인체에서 확산하는 데 도움을 받아 공을 넣는 물질의 예로는 포도당을 들 수 있다.

그렇다면 도움을 받는데 왜 수동적 이동이라고 하는가? 그 이치는 포도당이 막을 통과하려고 할 때 회전문을 만나면 쉽게 통과할 수 있는 것과 같다. 일단 포도당이 문 앞으로 가면, 빠르게 밀리게 되어 막을 통과하게 된다. 〈그림 3-4〉는 촉진확산을 나타낸 것이다.

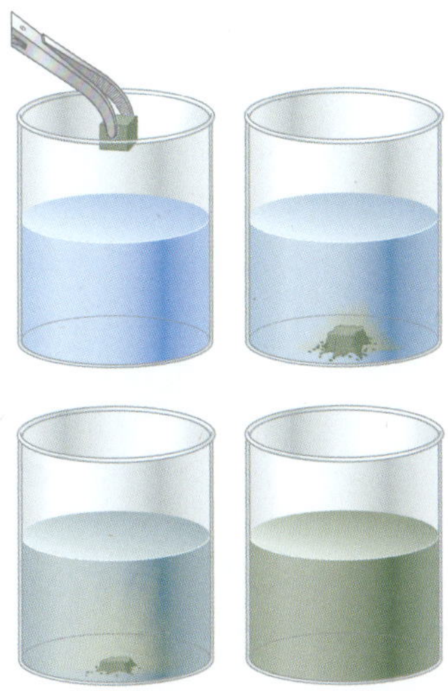

〈그림 3-4〉 확산의 두 가지 사례

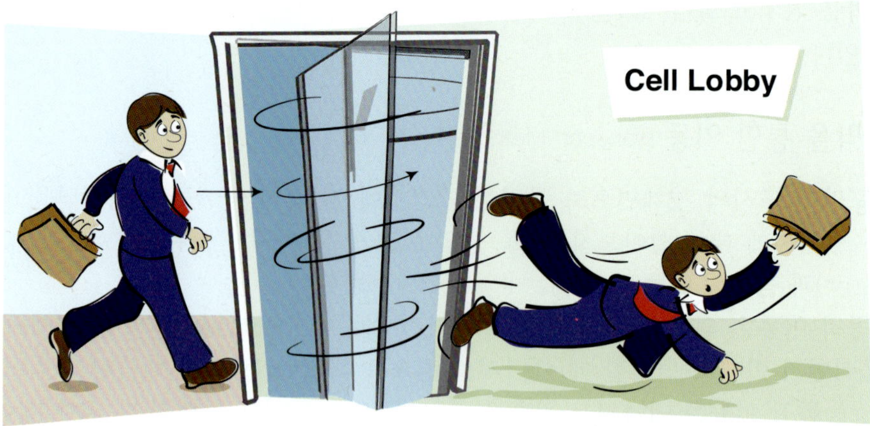

〈그림 3 – 5〉 촉진확산

삼투현상(Osmosis) 삼투압은 수동적 이동의 또 다른 형태로, 물(용매)이 물질의 농도를 같게 하려고 선택적 투과성 막을 지나가는 현상이다. 자연은 평형과 조화를 선호하기 때문에 막을 중심으로 양쪽의 농도가 같아질 때까지 물은 막을 통과하여 낮은 농도에서 높은 농도로 이동하려고 한다. 항상 염두에 두어야 할 것은, 물은 농도경사에 맞추어서 이동한다는 사실이다(그림 3–6 참조).

정확히 말해서, 고농도의 물질이 물을 당기는 힘을 **삼투압**(osmotic pressure)이라고 한다. 물에 녹아 있는 물질은 **용질**(solute)이라고 하는데, 용질의 농도가 클수록 삼투압이 커져서 물을 더 가져오게 된다.

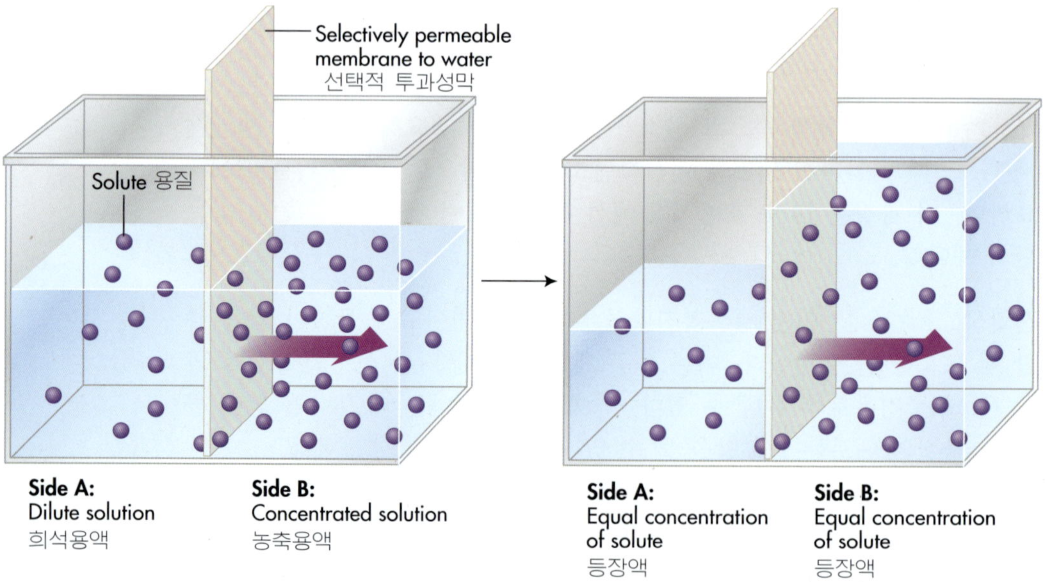

〈그림 3 – 6〉 삼투현상

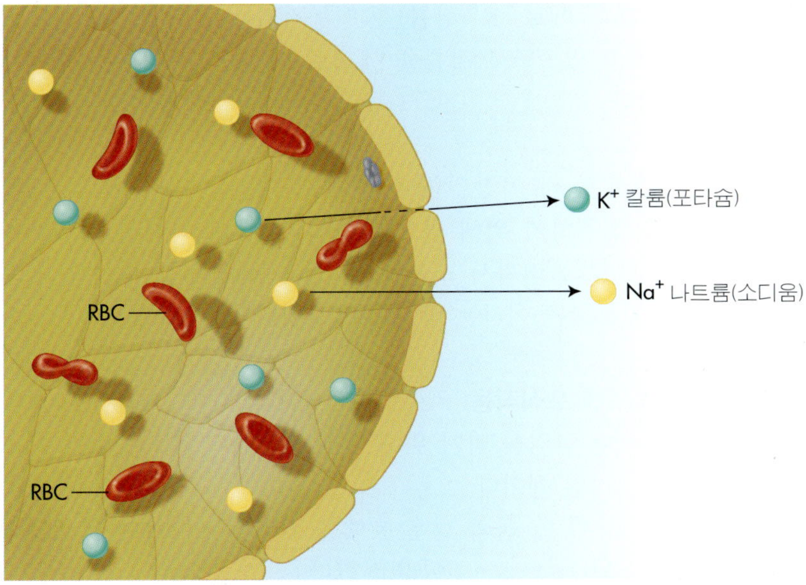

〈그림 3－7〉 콩팥 내에서 이뤄지는 여과과정 : 전해질인 나트륨이나 칼륨 같은 더 작은 용질은 세포막을 통과하지만, 크기가 큰 혈구단백질 세포들은 정상적으로 통과하지 못한다.

여과(Filtration) 여과는 수동적 이동의 마지막 형태이다. 여과는 물을 끌어당기는 삼투압과 다르게 압력에 의해 용해된 물질들이 막을 통과하는 것이다. 여과를 일어나게 하는 압력은 많은 사람이 한 사람씩만 통과 가능한 문을 통과하거나, 물총의 방아쇠를 당길 때 발생하는 압력과 유사하다.

인체에서 주로 공급해 주는 힘으로는 심장의 펌프질이 있는데, 이 힘에 의해 혈액이 신장으로 흘러서 여과가 일어날 수 있다. 이에 대해서는 16장 '비뇨기계'에서 자세히 다룰 것이다. 〈그림 3–7〉은 여과과정을 나타낸 것이다.

능동적 이동 Active Transport

능동적 이동은 아래와 같이 세 가지 종류로 나뉜다.

- 능동적 이동펌프(active transport pumps)
- 세포내이입(endocytosis)
- 세포외배출(exocytosis)

능동적 이동펌프(active transport pumps) 능동적 이동펌프는 물질을 이동시키기 위해 아데노신 3인산(ATP)이라는 분자 형태의 에너지를 필요로 한다. 에너지가 필요한 이유는 이 과정이 이미 고농도의 물질을 소유한 곳으로 물질을 보내야 하기 때문이다. 이는 이미 꽉 찬 가방에 물건을 더 넣으려는 것과 같아서, 많은 압력(에너지)을 필요로 한다.

우리 세포에서 일어나는 흔한 예로, K^+(칼륨)을 이동시키는 것이 있다. 세포는 이미 많은 양의 칼륨을 가지고 있으므로 칼륨을 세포로 더 넣기 위해서는 에너지를 사용해서 밀어 넣어야 한다.

세포 내 이입(endocytosis) 세포 내 이입은 물질이 세포막을 통과하기에 너무 클 때 세포가 액체나 음식물을 섭취하기 위해 필요한 방법이다. 그 과정은 세포막이 섭취하려는 물질을 막의 일부로 둘러싸서 소포 또는 액포(vesicle)를 형성한 다음 세포막에서 떨어져서 세포 안으로 들어가는 방식으로 진행된다.

그 물질이 고체 입자일 경우엔 **포식작용**(phagocytosis)이라고 한다. 백혈구가 몸에 감염을 막기 위해 박테리아에 작용하는 것이 대표적인 예이다.

반면, 물과 같은 용액을 섭취할 경우에는 **음세포작용**(pinocytosis)이라고 한다.

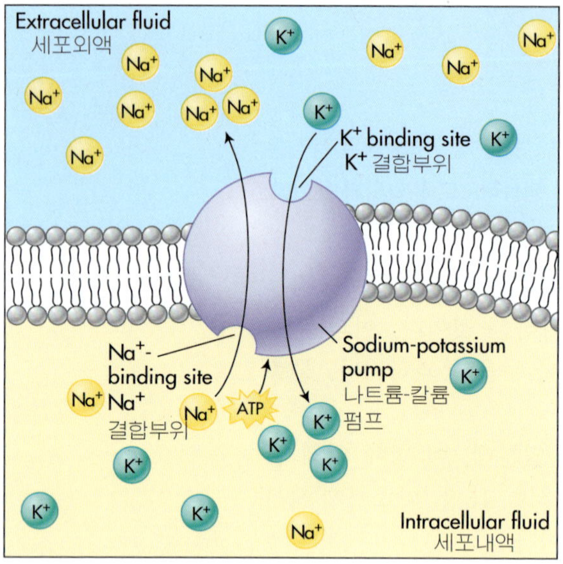

ACTIVE TRANSPORT PUMP
능동수송펌프

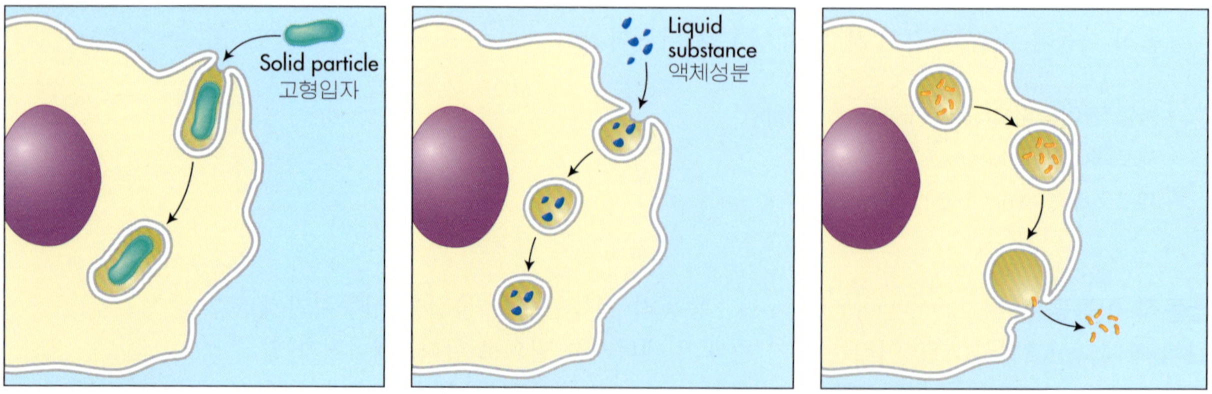

PHAGOCYTOSIS
포식작용(식세포작용)

PINOCYTOSIS
포음작용(음세포작용)

EXOCYTOSIS
세포외유출

〈그림 3－8〉 세포 내 · 외의 능동수동의 종류

세포외 유출(exocytosis) 세포가 물질을 밖으로 내보내는 경우가 세포외유출이다. 어떤 세포는 세포 밖에서 필요로 하는 물질을 만들어서 내보낸다. 일단 물질이 만들어지면, 막에 의해 둘러싸여 소포를 이루어 세포막 쪽으로 이동한다.

이 소포가 세포막과 융합하여 물질이 세포 밖으로 방출되는 것이다. 〈그림 3–8〉은 능동적 이동의 다양한 유형들을 나타낸 것이다.

세포질 Cytoplasm

생물들은 생존하기 위해서 균형 잡힌 환경을 요구한다. 예를 들어, 인간은 산소와 질소가 알맞게 혼합된 공기, 해양생물은 알맞은 염도의 바닷물, 닭의 배아는 달걀의 흰자를 필요로 한다. 마찬가지로, 세포 안쪽은 생존을 위해 특별한 환경을 필요로 하는데, 이를 **세포질**(cytoplasm)이라고 한다.

〈표 3 – 1〉 세포이동방법

종 류	정 의
수동적 이동 Passive Transportation **(에너지가 필요하지 않음)**	
확산 diffusion	물질의 농도가 높은 곳에서 낮은 곳으로 이동하는 것
촉진확산 facilitated diffusion	회전문을 통한 이동처럼 물질의 확산 중 막을 통과할 때에 도움을 받는 것
삼투현상 osmosis	물이 물질의 농도를 같게 하기 위하여 선택적 투과성 막을 지나가는 현상으로, 막을 중심으로 양쪽의 농도가 같아질 때까지 물은 낮은 농도에서 높은 농도로 막을 통과하려고 함
여과 filtration	용해된 물질이 막을 통과하는 것
능동적 이동 Active Transport**(에너지가 필요함)**	
능동적 이동펌프 active transport pumps	물질을 이동시키기 위하여 ATP라는 분자 형태의 에너지가 필요함(고농도의 물질을 소유한 곳으로 다시 물질을 보내는 과정이기 때문이다)
세포 내 이입 endocytosis	물질이 세포막을 통과하기에 너무 클 때 세포가 액체나 음식물을 섭취하는 방법
포식작용(식세포작용) phagocytosis	세포막이 섭취하려는 물질이 고체일 경우 물질의 막을 둘러싸서 소포 혹은 액포를 형성하여 섭취하는 것
음세포작용 pinocytosis	섭취하려는 물질이 물 같은 액체일 경우
세포 외 유출 exocytosis	세포의 밖으로 물질이 이동하는 것

핵 Nucleus

핵은 '세포의 뇌'로 알려져 있다. 세포를 도시에 비유한다면, 핵은 시청에 해당된다. 시청에서 도시의 모든 기관들에게 지시를 내리는 것처럼, 핵도 세포내 소기관들에게 활동들을 지시한다. 시청이 도시의 핵심 기능을 담당하기 때문에 시청을 공격이나 피해로부터 보호하는 것이 중요하다.

따라서 문에 금속탐지기를 설치하고 경비원을 배치하는 것처럼 핵도 마찬가지다. 핵은 이중막으로 둘러싸여 있고 핵 내외로 물질이 통과할 수 있는 구멍(pores)을 가지고 있다.

또한 시청은 도시의 기능을 유지하고 보완하기 위해 청사진을 수립하며, 무분별한 건축을 규제한다. 세포의 핵도 '청사진'과 '건축 규정'을 가지고 있다. **염색질**(chromatin)은 핵 안에 있는 물질로 DNA(deoxyribonucleic acid)를 포함한다. DNA는 새로운 세포 생성을 위한 청사진을 갖고 있다. 염색질은 점차 유전자(genes)를 포함하는 염색체로 변하는데, 유전자는 유전적인 특징을 결정하게 된다.

핵 안에서 섬유성 물질로 구성되어 둥근 모양을 갖고 있는 것을 핵소체라고 한다. 핵소체의 주요 기능은 **리보핵산**(ribonucleic acid; RNA)을 합성해서 리보소체(ribosomes)를 형성하는 것이다. 그렇다면 청사진은 있는데, 우리에게 필요한 물질들은 어디에 있는 것일까? 무엇이 이 물질들을 얻는 역할을 하는 것일까?

리보소체와 중심체(centrosomes)가 그 역할을 한다. 〈그림 3-11〉은 세포막, 세포질, 핵과 핵소체를 보여 주고 있다. 이제 계속해서 세포의 안쪽 구조에서 구체적인(세포소기관) 기능들을 알아보자.

> 세포핵
>
> 진핵세포에 존재하는 대형의 구상 내지는 타원형의 구조. 세포의 여러 가지 활동을 규정하는 유전자를 내부에 포함한다. 단순히 핵이라고 하는 경우가 많다. 적혈구를 제외하고 거의 모든 세포에 존재하며 보통 핵의 수는 하나로 핵막, 염색질, 핵소체, 핵형질로 구성되어 있다. 특히, 염색질에는 유전자의 본체인 DNA가 포함되어 있으며 RNA, 단백질의 합성을 이용하여, 세포의 기능을 조절하고 있다.

리보소체 Ribosomes

리보소체(리보솜)는 세포질에서 둥둥 떠 있거나 소포체에 존재하는 세포소기관이다. RNA로 구성되어 있고 효소와 세포 복구 및 생식에 필요한 단백질들의 생성을 돕는다. 비유하자면, 리보소체는 건물 리모델링이나 복구에 필요한 재료 공급자들에 해당된다.

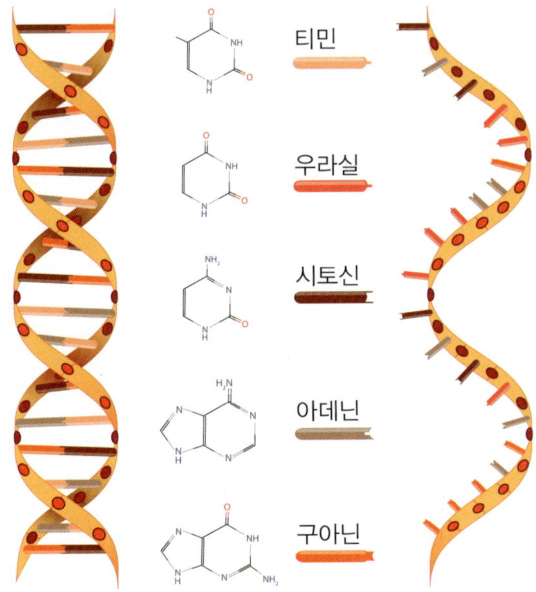

〈그림 3－9〉 DNA와 RNA 구조

염색체 chromosome

염색체(chromosome)는 색깔(color)을 뜻하는 그리스어 크로마(chroma)와 몸(body)을 의미하는 소마(soma)의 합성어로, 특정염색약을 흡수해서 현미경으로 관찰할 때 구별이 가능하기 때문에 염색체라고 명명했하였다. 특히 체세포분열이나 감수분열과 같은 세포분열 중에 뚜렷하게 응축된 염색체를 쉽게 관찰할 수 있다. 진핵생물의 세포내에 모양과 크기가 같은 염색체는 보통 2개씩 존재하는데 이를 상동염색체(homologous chromosome)라고 한다.

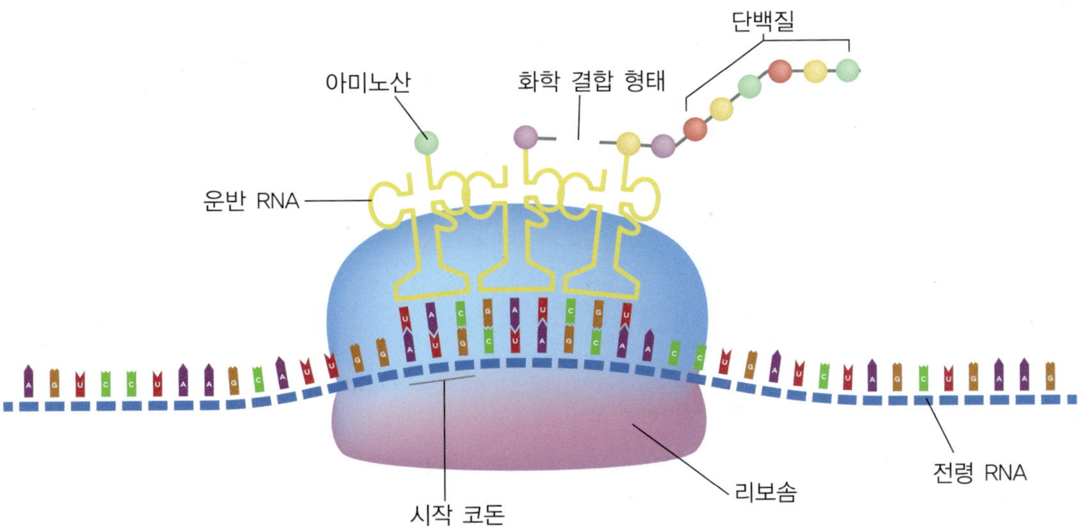

〈그림 3－10〉 단백질 합성

중심체 Centrosomes

도시에서 낡은 건물을 대체하려면 새로운 건물이 필요하다. 세포 역시 새로운 구조를 위해 건물 계약자를 필요로 하는데, **중심체**(centrosomes)가 이 역할을 한다. 중심체는 세포분열에 관여하는 **중심소체**(centrioles)를 가지고 있다.

세포분열과 생식에 관한 내용은 세포에 대한 설명이 끝난 후에 다룰 것이다. 중심소체는 관 모양이고 주로 짝을 이루고 있다. 〈그림 3-11〉은 핵, 핵소체, 리보소체, 중심체를 나타내고 있다.

미토콘드리아 Mitochondria

만약 도시에 전기가 없다면 어떻게 될지 상상할 수 있겠는가? 아마 모든 것이 정지될 것이다. **미토콘드리아**(mitochondria)는 아주 작은 콩 모양의 소기관으로 발전소 역할을 하는데, 우리 몸에서 세포의 복구 · 이동 · 생식을 위해서 필요로 하는 에너지 중 95%를 공급한다.

도시가 더 많은 에너지를 필요로 할수록 더 많은 발전소가 세워지듯이 활동이 왕성한 세포에는 더 많은 미토콘드리아가 존재한다. 예를 들어, 매우 활동적인 간세포(liver cells)는 미토콘드리아를 2,000개나 가지고 있다. 정자세포는 꼬리로 헤엄치기 때문에, 꼬리 주변에 단 하나의 코일처럼 꼬인 미토콘드리아를 가지고 있다. 미토콘드리아에 있는 특별한 효소는 산소를 얻는 데 도움이 되고 에너지 생산에도 쓰인다. 도시에서는 대부분 전기를 사용하지만, 세포는 미토콘드리아에서 형성된 ATP를 사용한다.

세포질세망 Endoplasmic Reticulum

도시에 도로망이 갖춰져 있듯이 세포질에는 세포질세망이 연속적인 경로로서, 접혀진 막을 형성하고 있다. 소포체는 두 가지 형태로 나뉘는데, 그중 하나는 표면에 리보소체가 있어서 사포 같은 표면을 가지고 있는 **과립세포질세망**(rough endoplasmic reticulum)으로, 여기서 단백질이 합성된다. 일단 단백질이 합성되면, 골지체(Golgi apparatus)로 보내진다.

또 다른 형태는, 리보소체가 없는 매끄러운 표면을 가지고 있어서 **무과립세포질세망**(smooth endoplasmic reticulum)이라고 한다. 무과립세포질세망은 지질(lipids)과 스테로이드(steroids)를 합성한다. 이들은 비포장도로와 포장도로, 정육점과 식품공장으로 비유할 수 있다(그림 3-11 참고).

골지체 Golgi apparatus

도시에는 트럭이 많은 공장들이 있는데, **골지체**(golgi apparatus)는 공장들과 아주 비슷하다. 이 소기관은 막으로 된 납작한 주머니를 쌓아 놓은 것처럼 보인다. 골지체는 소포체에서 받은 단백질을 가공하여 저장한다.

골지체의 일부는 단백질을 둘러싸서 소기관 밖으로 내보내기도 하는데, 이것은 단백질을 배출하려는 쪽으로 세포막이 작용할 때에 일어나는 것이며 세포외배출작용의 예이다.

기관을 구성하는 세포들은 높은 단계의 배출 또는 저장을 동반하므로 많은 골지체를 필요로 한다. 침샘(salivary glands)과 이자샘(pancreatic glands)은 많은 골지체를 포함하는 세포들로 구성된 기관의 예이다.

용해소체 Lysosomes

모든 도시에서는 쓰레기가 발생하는 즉시 제거되어야 한다. 세포도 마찬가지다. **용해소체(리소좀,** lysosomes)는 세포 사이에 있는 잔해와 노폐물 제거를 담당하는 강력한 효소를 가지고 있는 입자이다. 용해소체는 다양한 기능을 하는데, 식세포작용(phagocytosis)을 통해서 해로운 박테리아를 파괴시키기도 한다.

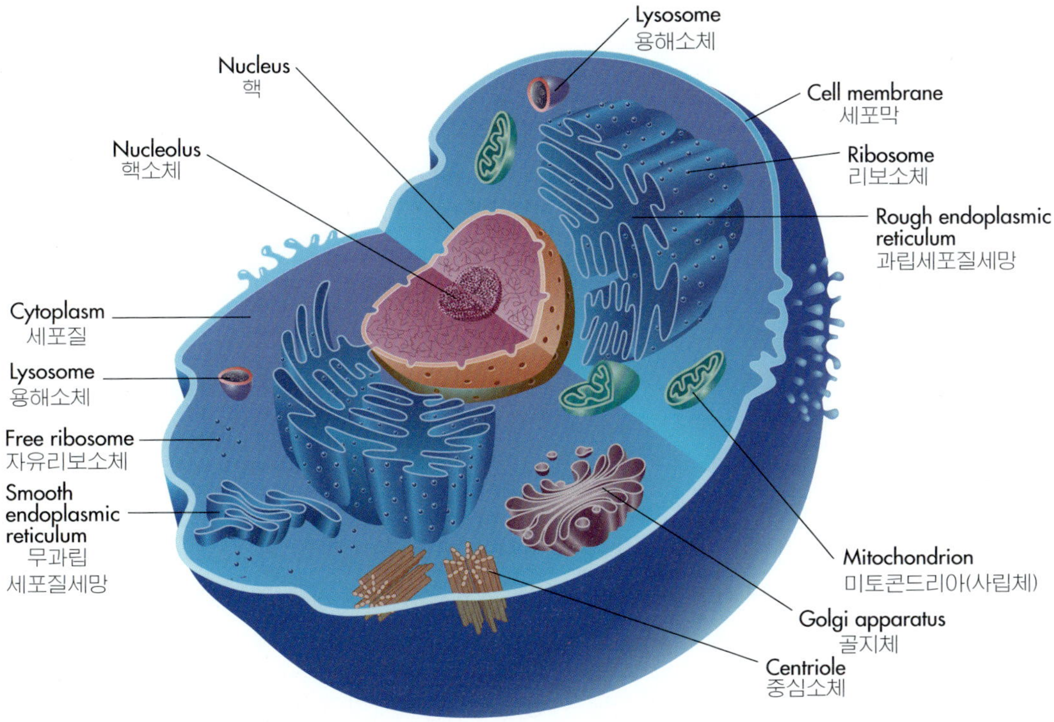

〈그림 3 – 11〉 세포 소기관

그 밖의 다른 기관들 Other Interesting Parts

뼈와 비슷한 **세포뼈대**(cytoskeleton)는 미소관과 서로 연결된 '가는 섬유'들이 그물형태로 되어 있으며, 세포와 세포 내부로 신호를 전달해 준다.

골지장치에서 형성된 입자들은 작은 트럭들과 같이 물질들을 싣고 세포 안의 다른 곳이나 세포막으로 이동해 그 물질들을 내려놓는다.

물이 가득 채워져 있는 큰 통에 수상도시를 짓는다고 가정해 보자. 어떻게 새로운 위치로 이동하겠는가? 몇몇 세포들은 이 문제를 편모(flagella)로써 해결한다. 채찍 모양의 꼬리 같은 편모는 올챙이의 꼬리와 비슷한 방식으로 세포 안에서 움직이게 해준다.

미래에는 새로운 방법으로 사람과 물건들을 수송할 것이다. 예를 들어, 도시에 공항에 설치되어 있는 움직이는 보도(moving side walks)가 생길지도 모른다. 이와 비슷하게 어떤 세포에서는 수송문제를 섬모(cilia)를 통해서 해결하고 있다. 섬모는 짧고, 현미경으로만 볼 수 있을 정도로 작으며, 세포의 바깥쪽 표면에 머리카락처럼 돌출되어 있다.

섬모는 휘어지면서 주어진 방향으로 세포를 이동시킨다. 이 움직임은 공연에서 밴드의 멤버가 관중 속으로 뛰어든 다음에, 관중들의 팔에 의해 웨이브처럼 움직이면서 이동하는 것과 유사하다. 이것은 우리가 매일 먼지 입자와 세균을 들이마시는 데도 허파를 깨끗이 유지할 수 있는 방법이기도 하다.

체세포분열 mitosis

세포생식(cellular reproduction)은 새로운 세포를 만드는 과정으로, 한 세포가 두 세포로 나누어지기 때문에 세포분열(cell division)이라고도 한다.

세포가 또 다른 세포를 만드는 방식 중에서 정자와 관련 없이 한 세포에서 똑같은 세포를 만드는 것을 **무성생식**(asexual reproduction)이라고 한다. 동물세포, 식물세포, 박테리아 중 상당수는 무성생식을 통해 자손을 낳는다.

인체를 구성하는 세포는 **진핵세포**(eukaryotic cell)에 해당된다. 진핵세포는 핵, 세포 소기관과 핵 안에 염색체를 가지고 있다. 앞에서 언급한 바와 같이 세포의 유전적 물질인 DNA가 염색질로 뭉쳐서 염색체를 이룬다. 세포에 대한 지시사항들은 염색체가 옮겨 주기 때문에 모든 세포는 생식 후에도 완전한 세트를 지니고 있어야 한다.

이러한 지시사항에는 세포가 몸에서 작용하는 방법과 생식 계획이 포함된다. 세포가 염색체를 박테리아처럼 하나만 가지고 있든지 또는 인간처럼 46개를 가지고 있든지 간에 모든 염색체는 세포분열이 일어나기 전에 복제되어야 한다.

박테리아의 간단한 세포분열을 살펴보자. 박테리아 세포는 핵과 소기관이 없고, 생식은 이분법(binary fission)을 통해 매우 간단하게 일어난다. 즉, DNA를 쉽게 복사하고 세포질을 나눈 다음에 몸이 반으로 나뉜다.

좀더 복잡한 세포생식을 하는 진핵세포는, 더 많은 단계를 거쳐서 분열이 일어난다. 사람의 경우, 46개 염색체를 모두 복사해야 하고, 모든 세포가 염색체 46개와 소기관을 가져야 하기 때문이다. 새로 생긴 세포들이 올바른 수의 유전적인 물질들을 갖기 위해 염색체가 나뉘는 과정을 **체세포분열**(mitosis)이라고 한다. 체세포분열은 진핵세포가 무성생식하는 유일한 방법이다.

세포주기 The Cell Cycle

진핵세포의 생애, 즉 **세포주기**(cell cycle)는 크게 두 기간으로 나뉘며, 그중에 **사이기**(interphase)가 대부분을 차지한다. 사이기 동안에는 세포가 분리되지 않고 필요한 물질들을 비축하며 DNA복제와 새로운 세포기관 형성과 같은 세포분열을 위한 준비과정이 진행된다. 다음으로 세포주기의 짧은 부분이면서 실제로 세포분열이 일어나는 **유사분열기**(mitotic phase, 체세포분열기)가 있다.

유사분열기에는 유전적인 물질이 나뉘는 유사분열과 세포질이 둘로 나뉘는 **세포질분열**(cytokinesis)이 일어난다. 이 중에서 유사분열은 진핵세포의 세포분열 중 가장 복잡한 과정이다.

유사분열은 다시 **전기**(prophase), **중기**(metaphase), **후기**(anaphase), **종기**(telophase)의 4단계로 나뉜다.

〈그림 3–12〉는 이 모든 과정 및 단계를 전체적으로 나타내고 있다.

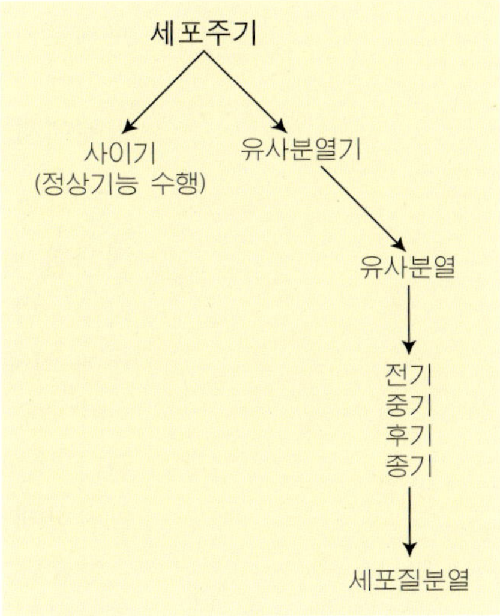

〈그림 3 – 12〉 세포주기의 흐름도

유사분열 단계 The phases of mitosis

네 가지 단계를 〈그림 3–13〉을 참조하면서 하나씩 알아보자.

1. 전기(prophase) : 핵이 사라지고 염색체가 나타나며 초기 방추사가 형성된다.
2. 중기(metaphase) : 염색체가 세포 중앙에 정렬한다.
3. 후기(anaphase) : 염색체가 나뉘고 방추사가 염색체를 당겨서 분리시킨다.
4. 종기(telophase) : 염색체가 세포 끝쪽으로 가고, 방추사가 사라지며, 핵이 다시 생긴다.

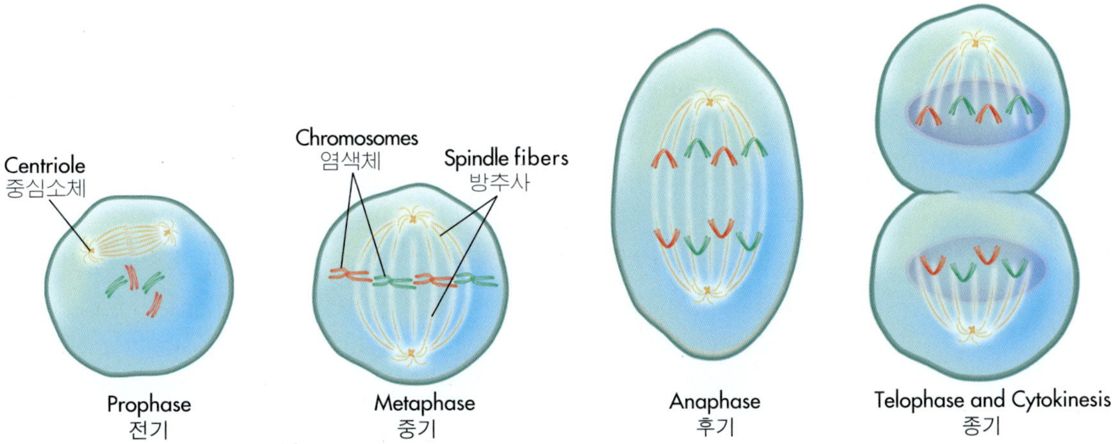

〈그림 3 – 13〉 유사분열

세포질분열은 종기와 동시에 일어나고 이때 세포가 반으로 분리된다. 모세포에서 두 개의 딸세포가 형성된 것이다. 따라서 진핵세포의 무성생식인 유사분열은 모세포가 동일한 두 개의 딸세포로 분화되는 과정이다.

인체에서 유사분열 mitosis in your body

무성생식인 유사분열은 다양한 목적을 위해 일어난다. 언제라도 인체의 세포가 대체될 필요가 있으면 유사분열이 그 세포를 대체시켜 준다. 그중에서 뼈 · 상피 · 피부 · 혈구세포 등은 정기적으로 대체된다. 손상된 조직의 복구와 재생도 유사분열에 의해 이뤄진다.

만약에 손가락이 베이면 피부는 콜라겐에 의해 점차적으로 원래 조직으로 대체된다. 이때 유사분열이 손상되거나 파괴된 세포를 대체하기 위해 상처 주위에서 활발하게 일어난다. 부러진 뼈도 같은 방법으로 대체된다.

성장도 유사분열에 의해 일어난다. 성장할 때 뼈의 길이는 운동에 의해 근육량이 증가하면서 길어지는데, 대부분의 조직이 커지는 것은 조직이나 기관에서 일어나는 세포의 유사분열에 의한 것이다. 유사분열이 없으면 인체는 성장하지 못하고, 늙거나 손상된 세포는 대체되지 못할 것이다.

유성생식은 유사분열과는 다르다. **감수분열**(meiosis)은 생식을 위해 세포분열이 일어나는 것을 가리킨다. 이 과정은 17장 '생식계'에서 자세히 다룰 것이다.

임상적용 Clinical Application

유사분열 Mitosis run amok

건강한 인체에서 세포는 질서 있는 형태로 성장한다. 즉, 적절한 성장비율로 세포의 수와 모양이 결정되며, 세포가 일렬로 정렬하여 성장한다. 반면에 어떤 상태는 인체의 안팎에 변화를 주어 세포의 성장에 큰 변화를 일으킨다. 그로 인해 세포의 성장은 광범위하고 무제한적이 되며 너무 많은 세포가 만들어져서 덩어리나 종양을 초래한다.

종양은 양성과 악성으로 구분된다. 양성종양(benign tumors)은 생명이 위험하지는 않으며, 천천히 성장한다. 암이라고 부르는 악성종양(malignant)은 성장이 빠르고 정상세포 조직 속으로 보다 넓게 침윤된다. 암(cancer)은 '꽃게'(crab)에 비유할 수 있다. 암세포는 꽃게의 집게발과 다리처럼 정상세포 속으로 퍼져 나간다. 또한 암종의 일부가 혈류나 림프계를 타고 다른 곳으로 갈 수 있으므로 인체의 다른 장기에서 새로운 암종이 성장할 수도 있다. 암세포가 이렇게 퍼져 나가는 것을 전이(metastasis)라고 한다. 인체에 치명적인 폐암은 폐암이라고 진단 받았을 때 이미 오래 전부터 전이가 진행된 상태인 경우가 있는데, 이런 경우에는 암이 이미 간과 뇌 및 다른 장기에 전이되어 생존이 어려울 수 있다.

The Inside Story

Chapter 4

조직과 계통

인체의 내부

앞 장에서 인체의 기초를 이루는 세포에 대하여 학습하였다. 이 장에서는 비슷한 세포들의 모임인 조직에 대해서 학습할 것이다.

조직은 다양한 세포들이 특정기능을 수행하기 위하여 모여진 것으로 그 기능과 형태에 따라 결합조직, 근육조직, 신경조직, 상피조직으로 구분된다.

기관(장기)은 다양한 조직으로 구성되며, 대표적인 기관으로는 심장, 허파, 위, 간, 콩팥 등이 있다.

이 장에서는 구체적으로 학습할 조직, 기관, 계통에 대한 개요를 제공할 것이다.

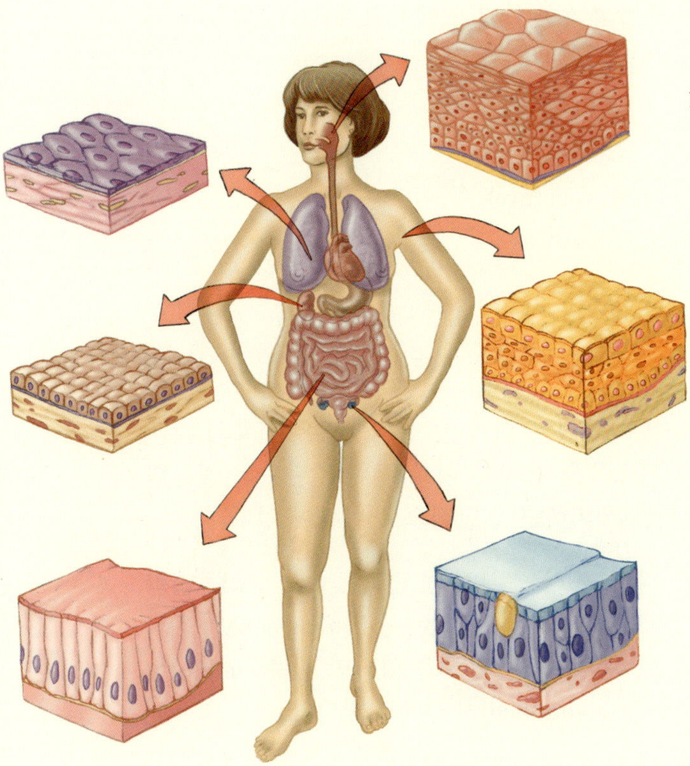

학습목표 LEARNING OBJECTIVES

- 세포, 조직, 기관, 계통의 관계를 설명할 수 있다.
- 4가지 중요한 조직을 익힐 수 있다.
- 다양한 인체의 막에 대하여 설명할 수 있다.
- 3가지 중요한 근육조직을 설명할 수 있다.
- 신경조직의 중요한 요소를 설명할 수 있다.
- 신체 계통의 중요한 기능을 설명할 수 있다.

조직의 개요 Overview of Tissues

인체에는 각기 다른 기능을 하는 다양한 세포들이 있기 때문에, 조직의 구조(모양이나 크기)도 기능에 따라서 달라진다. 이제 인체의 다양한 조직을 알아보자.

조직의 종류 tissue types

조직(tissue)은 특정한 기능을 수행하기 위해서 비슷한 세포들이 모여 있는 집단이다. 세포를 벽돌이라고 보면, 이 벽돌들이 특이한 패턴으로 쌓여서 다양한 기능을 가지는 건물의 벽(조직)을 만들어 낸다고 생각하면 이해하기가 쉽다. 인체가 필요로 하는 기능에 따라 조직의 종류는 무척 다양하다.

다음은 4가지 중요한 조직이다.

- 상피(epithelial)
- 결합(connective)
- 근육(muscle)
- 신경(nervous)

상피조직 epithelial tissue

냉장고 안에 음식을 보관하기 위해 그릇을 싸는 랩처럼, 상피조직은 신체의 많은 부분을 둘러싸고 있다. 이 조직 안의 세포들은 형태를 이루기 위해 단단히 결합된 얇은 판과 같으며, 창자(bowel)의 상피를 제외하곤 일반적으로 혈관이 없다.

상피조직을 세포의 모양과 배열에 따라 좀더 구분하면 **편평**(squamous), **입방**(cuboidal), **원주**(columnar) 또는 늘어나면서 모양이 변하는 이행(transitional) 등의 상피로 나눌 수 있다. 같은 세포들이 한 개의 층을 이루고 있으면 단층(simple)상피라고 하며, 많은 층을 이루고 있으면 중층(stratified)상피라고 한다.

중층은 **중층원주상피**(stratified columnar)처럼 맨 바깥쪽의 세포 종류에 따라 이름이 붙여진다. 조직의 기능에 맞게 세포들은 제각기 필요한 모양으로 배열된다. 예를 들어, 허파(lungs)의 단층편평세포(simple squamous cells)는 허파와 혈액 사이에서 산소의 이동을 쉽게 하기 위해 얇고 편평하게 디자인되어 있다.

〈그림 4-1〉은 상피조직의 위치와 종류를 보여 준다.

막(membranes) 막은 일반적으로 신체 전반에 걸쳐서 특수한 기능을 수행하기 위해 종이와 같은 형태로 이루어져 있다. 막을 기관으로 구분하기도 하지만, 여기에서는 간단히 '조직'으로 설명하고자 한다. 상피막(epithelial membranes)은 상피조직층과 결합조직층으로 구성된다. 상피막은 일반적으로 〈표 4-1〉에서 보는 것처럼 3가지 종류로 구분된다.

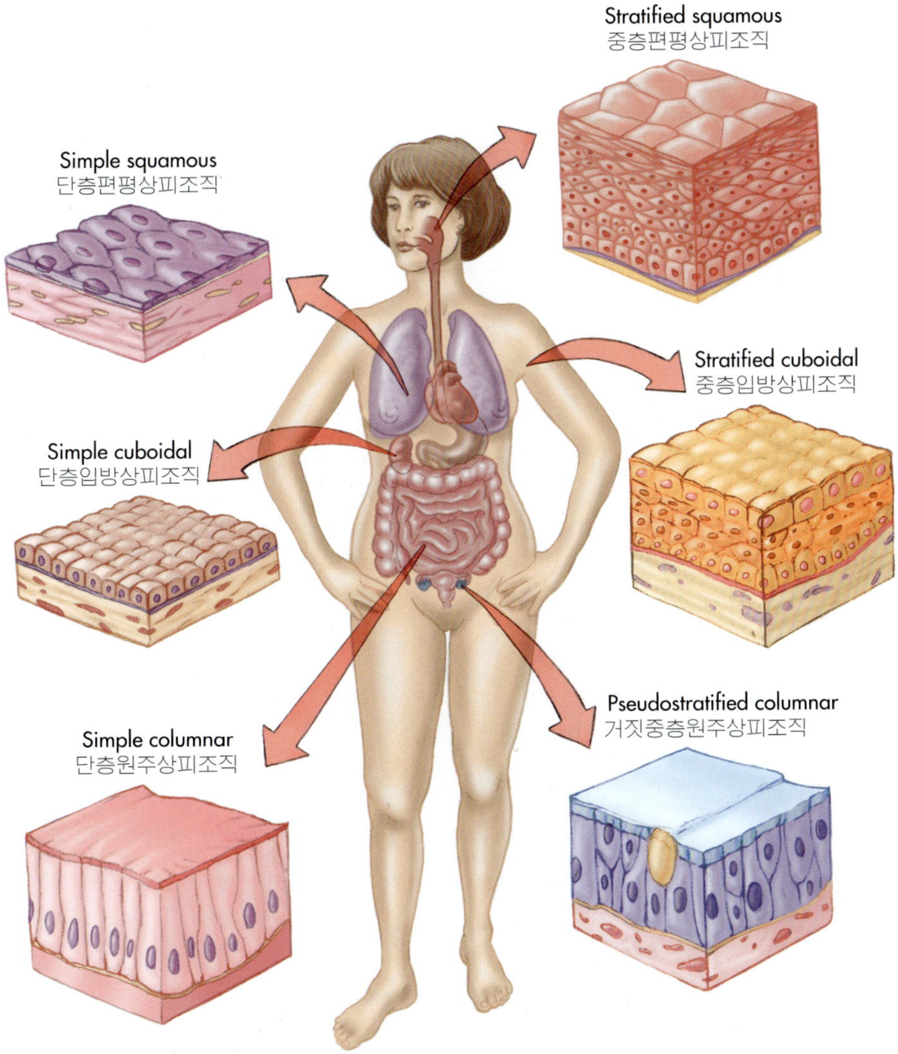

〈그림 4-1〉 세포의 구성요소

〈표 4 - 1〉 상피막(Epithelials Membranes)의 종류

상피막	기능
1. 피부(cutaneous)	• 선박을 덮는 방수포와 같은 기능을 한다. • 피부(skin)는 외피계통의 중요한 기관이다. • 무게는 총 체중의 약 16% 정도이다. • 피부는 눈에 보이는 큰 장기(organ)이다.
2. 장액막(serous)	• 두 개의 층으로 이루어져서 층 사이에 공간이 있다. • 벽측(parietal)과 내장측(visceral)으로 구분한다.
• 벽측(parietal)	• 장기가 있는 강(cavities)의 벽과 맞닿아 있다. • 장액을 만들고, 다른 조직과 장기의 마찰을 줄인다(이런 윤활작용이 없으면, 심장박동이나 호흡 때 불편함을 느낀다).
• 내장측(visceral)	• 각각의 장기를 싸고 있다. • 장액을 생산하고, 다른 조직과 장기의 마찰을 줄인다.
3. 점액막(mucous)	• 소화관과 호흡기계통, 그리고 비뇨생식기계통처럼 외부로 열려 있는 입구를 싸고 있다. • 점액을 만드는 세포를 포함하므로 점액막이라고 한다(점액은 자동차의 윤활유처럼 작용하거나 다른 목적을 위해 분비된다).

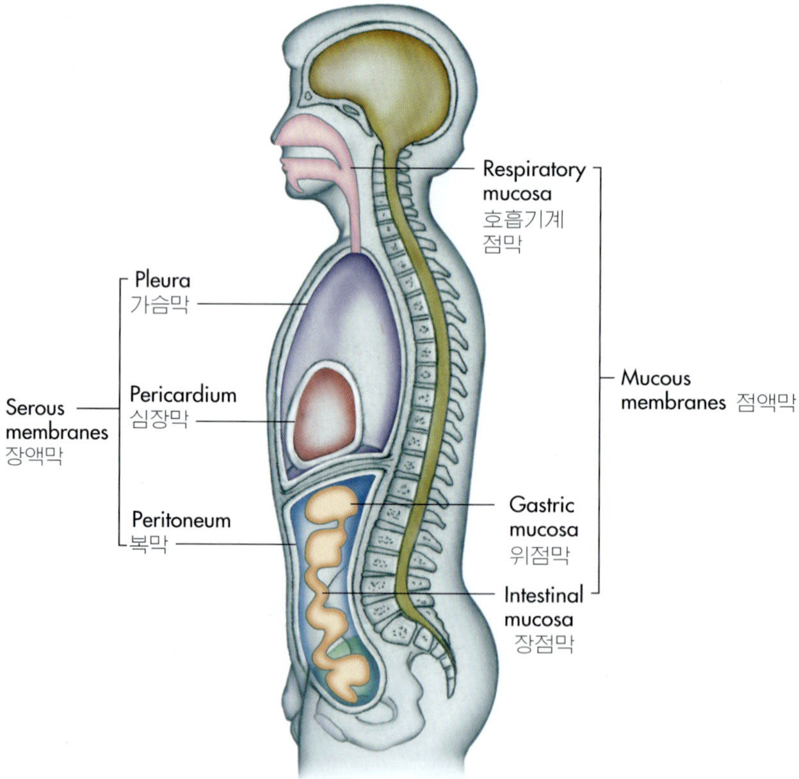

〈그림 4 - 2〉 장액막(serous)과 점액막(mucous membranes)의 위치

결합조직 connective tissue

결합조직은 기관, 뼈, 신경, 근육, 막, 그리고 피부 등 신체 전반에 걸쳐서 가장 많이 볼 수 있는 조직이다. 결합조직은 구조물의 구조를 유지하고 지지하는 역할을 한다. 자세히 살펴보면, 성긴결합조직(areolar tissue)은 장기를 붙잡아 두고, 다른 결합조직과 함께 구조를 유지시킨다. 지방(fat)도 지방조직(adipose tissue)으로 알려진 결합조직에 포함된다.

날씬한 몸매를 위해서 지방을 빼려고만 하는 사람들이 많지만 적당한 지방은 우리 몸의 기능을 위해 필요하다. 결합조직 중에는 치밀하게 짜여져서 밧줄과 비슷하게 생긴 힘줄(tendon)과 인대(ligament)가 있으며, 이것들은 치밀결합조직(dense connective tissue)으로 구성되어 있다.

피부 또한 외부의 충격에 대해 보호작용을 하기 위해 치밀결합조직으로 이루어져 있다. 〈그림 4–3〉을 보면, 다양한 결합조직의 모양과 그것들이 발견되는 신체의 위치를 알 수 있다.

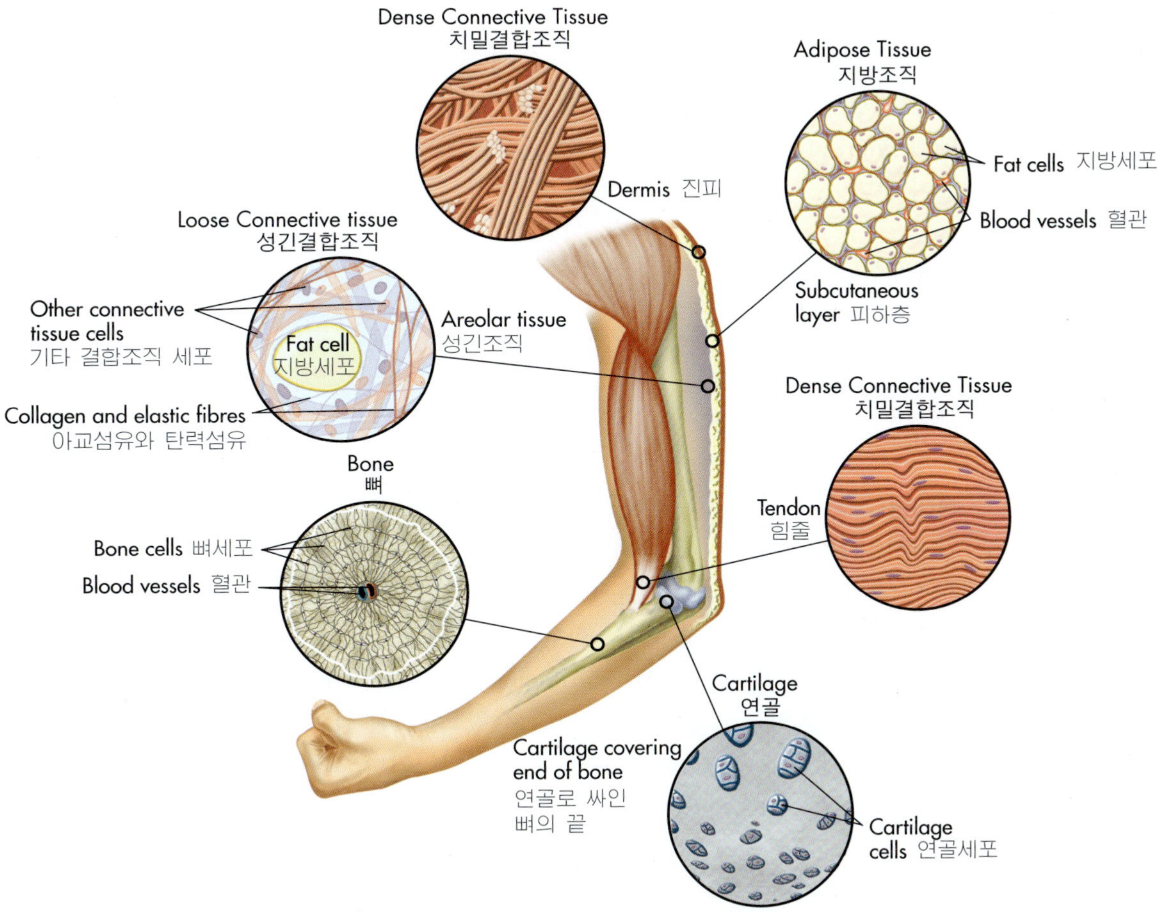

〈그림 4 – 3〉 결합조직의 형태와 위치

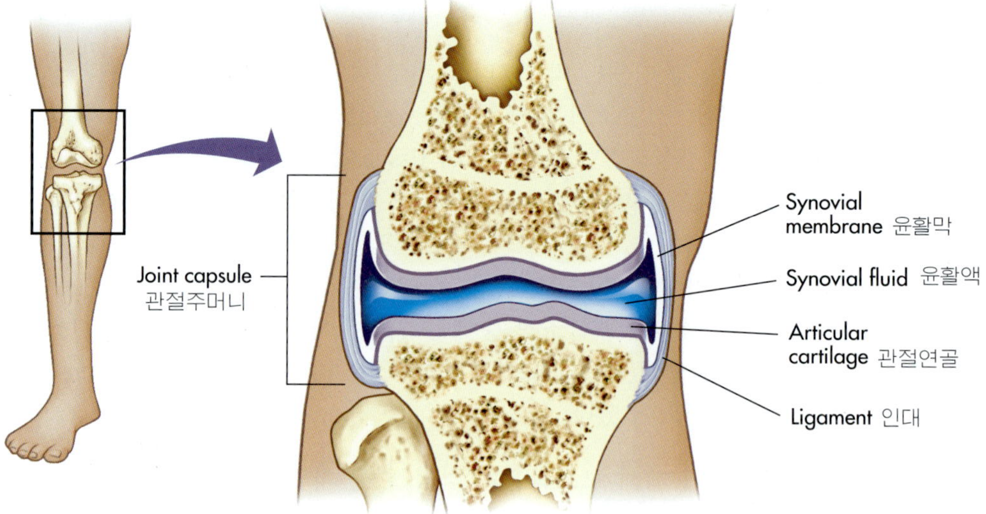

〈그림 4－4〉 윤활관절

결합조직과 관련된 막(membrane) 중에 윤활막(synovial membrane)은 뼈와 뼈 사이의 관절에서 발견되는 중요한 막으로 관절이 움직일 때 마찰을 줄이기 위해 윤활액(synovial fluid)을 생산한다. 〈그림 4–4〉는 윤활관절(synovial joint)과 윤활막을 보여 준다.

근육조직 muscle tissue

근육조직은 신체에 움직임을 제공한다. 이런 조직의 형태는 스스로 짧아지는 힘, 즉 수축력(contractility)를 가지고 있다. 근육조직은 3가지 종류가 있다. 바로 **뼈대근**(skeletal), **심장근**(cardiac), **민무늬근**(smooth)이다.

뼈대근(skeletal muscle) 뼈대근(줄 모양 때문에 무늬근이라고도 함)은 뼈에 붙어 있어서 수축과 이완 시에 움직임을 제공한다. 근육은 적어도 2개 이상의 점에서 2개 이상의 뼈와 연결되어야 운동할 수 있다. 또한, 신체의 입(mouth)과 같은 개구부의 열리는 크기를 조절하기도 한다.

뼈대근이 없다면 복화술사(ventriloquist)처럼 입을 다물고 말해야 할 것이다. 뼈대근을 이루는 세포는 많은 핵을 가지고 있으며, 긴 섬유같은 모양이다. 이런 근육은 우리의 생각대로 수축과 이완을 하여 움직이거나 말을 할 수 있게 해 주므로 수의근(voluntary muscle)이라고 한다.

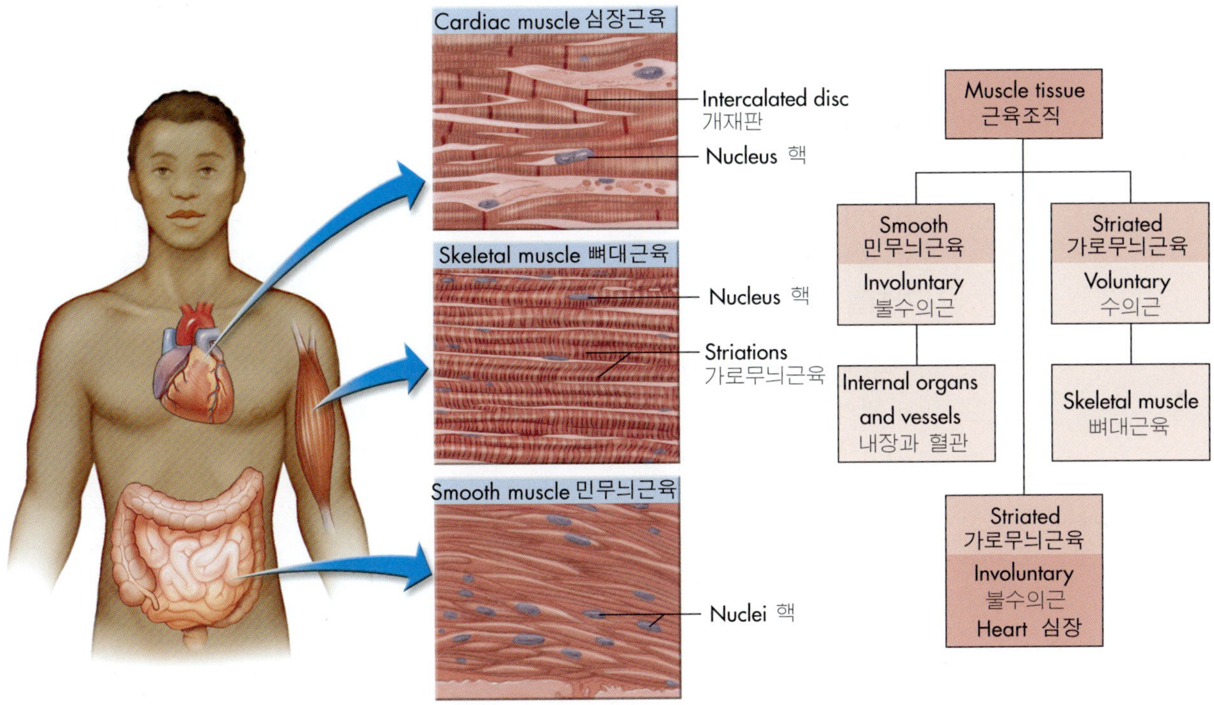

〈그림 4－5〉 3가지 근육조직

심장근(cardiac muscle) 심장근은 심장의 벽에서 볼 수 있다. 심장은 의지와 상관없이 수축할 수 있는 불수의근(involuntary muscle)이다.

심장을 이루는 세포는 좀더 효율적인 수축을 위해 세포끼리 단단히 맞물려져(interlock) 있다.

근막(Fascia muscle) 근막은 결합조직의 일종으로 근육과 같은 신체 내부의 구조물을 보호하고 지지하는 역할을 한다. 근막은 피부와 근육 사이에 위치하며 온몸에 걸쳐 분포하나 각 부위에 따라서 강도나 두께의 차이가 있다. 근막은 신체의 모든 근육을 머리에서 발끝까지 서로 이어 주는 삼차원의 거미줄 망과 같은 강인한 결합조직막이다.

근막의 위쪽으로는 피하지방, 진피, 표피 순으로 덮여 있으며 근막의 아래쪽은 근육이다. 근막은 이 두 공간 사이에 위치한다. 근육을 싸고 있는 근막 마사지는 근육의 피로회복이나 유연성을 좋게 한다.

민무늬근(smooth muscle) 민무늬근은 소화기계통－내장근(visceral)이라고도 불린다－이나 혈관같이 속이 빈 장기의 벽을 이루고 있다. 소화되는 음식을 의식적으로 움직일 필요가 없기 때문에 불수의근에 속한다. 세포는 뼈대근처럼 길거나 섬유처럼 보이지도 않는다. 그리고 오직 한 개의 핵만을 가진다.

신경조직 nervous tissue

신경조직은 신체 내·외에서 일어나는 정보를 빠르게 전달하거나, 근육이나 분비선을 작동시키는 메신저의 역할을 한다.

신경세포(nerve cell)는 2가지 종류로 나뉜다. **뉴런**(**신경세포,** neuron)은 정보를 전달하고, **아교세포**(glia)–혹은, 신경아교세포(neuroglia)–는 신경세포를 지지하고 돕는다. 이들은 나뭇가지처럼 정보를 세포체(cell body)로 받아들이는 부분인 **가지돌기**(dendrites)와 세포체에서 정보를 전달하는 축색(axon)으로 구성된다.

뇌(brain)와 척수(spinal cord)를 싸고 있는 막은 **뇌척수막**(meninges)이라고 한다. 이 막에는 많은 신경세포가 말이집(myelin sheath)이라고 부르는 절연층으로 싸여 있다. 〈그림 4–6〉은 두 가지 신경세포의 형태를 보여 준다.

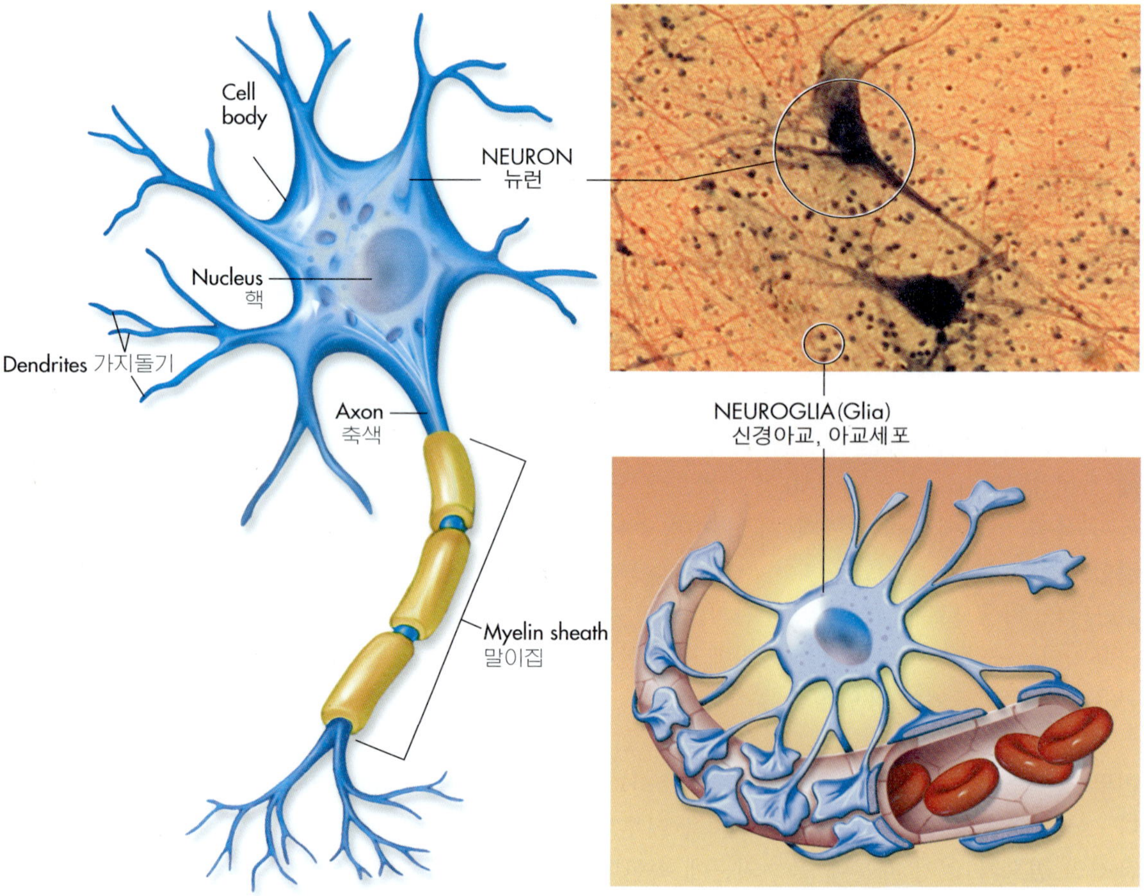

〈그림 4–6〉 2가지 신경세포의 형태

임상적용 Clinical Application

흑색종 melanoma

흑색종은 피부암으로 최근 수십 년간 빠르게 증가해 온 질병이다. 흑색종이 중요한 몇 가지 이유가 있다.

첫째, 사망률이 높다. 피부암 환자 사망자수의 75%가 흑색종이며, 25~29세의 사람들에게 가장 흔하게 발생한다. 1935년에 1500명당 1명이 흑색종이라는 진단을 받았으나, 현재는 그 수가 약 75명당 1명으로 늘어났다.

둘째, 예방이 가능한 암 중 하나이다. 햇볕에 피부를 과도하게 그을리거나 노출시키는 것은 피부암 발생의 확률을 높인다. 특히 창백한 피부, 파란눈, 갈색이나 빨간 머리카락을 가진 사람의 발병확률이 높다. 또한 아동기에 햇볕 때문에 생긴 화상은 성인기에 흑색종을 일으킬 확률을 증가시킨다. 과도한 태양광선으로부터 피부를 보호하는 것이 예방의 열쇠이다.

기관 organs

기관은 두 개 이상의 조직이 어떤 일을 수행하기 위해 모여 있는 상태이며, 심장, 허파, 위, 간, 콩팥은 신체에서 볼 수 있는 기관들이다.

심장 같은 기관은 하나의 조직으로 되어 있고 허파는 한 쌍의 조직으로 되어 있는데, 흥미로운 점은 한 쌍으로 된 기관(허파나 콩팥)들은 하나의 기관만 건강해도 생존에 지장이 없다는 것이다.

일반기관과 생명기관(vital organ)의 차이를 이해하는 것도 매우 중요하다. 생명기관은, 그 기관이 없으면 생존할 수 없는 중요한 장기이다. 반면에 막창자꼬리(appendix), 지라(spleen), 그리고 쓸개(gallbladder)는 없어도 생존할 수 있다. 일부 한 쌍으로 된 생명기관은 한쪽이 손상되거나 제거되어도 생존할 수 있다. 허파와 콩팥이 아주 좋은 예이다. 〈표 4-2〉는 신체의 다양한 기관들을 보여준다.

계통 systems

계통은 뼈대계통, 근육계통, 외피계통, 신경계통, 내분비계통, 감각계통, 순환기계통, 호흡기계통, 소화기계통, 비뇨기계통, 생식기계통으로 11가지의 계통으로 분류한다(표 4-2 참조). 본서에서는 순환기계통을 심혈관계통과 림프 및 면역계통으로 분류하여 기술하였다.

〈표 4 – 2〉 인체의 계통(systems)과 기관(organs)

<table>
<tr><td rowspan="4">뼈대계통</td><td>뼈</td><td>몸통뼈대, 머리뼈, 척추, 가슴우리, 팔다리뼈대, 팔뼈대, 다리뼈대, 골수</td></tr>
<tr><td>연골</td><td>유리연골, 섬유연골, 탄력연골</td></tr>
<tr><td>관절</td><td>섬유관절, 연골관절, 윤활관절</td></tr>
<tr><td>인대</td><td></td></tr>
<tr><td>근육계통</td><td colspan="2">골격근, 민무늬근, 심장근, 힘줄(건)</td></tr>
<tr><td>외피계통</td><td colspan="2">피부, 모발, 땀샘, 피지샘, 손 · 발톱</td></tr>
<tr><td>신경계통</td><td colspan="2">중추신경계통, 뇌척수말초신경계통, 몸신경계통, 자율신경계통, 교감신경계통, 부교감신경계</td></tr>
<tr><td>내분비계통</td><td colspan="2">뇌하수체, 시상하부, 솔방울샘, 갑상샘, 부갑상샘, 가슴샘, 부신, 이자, 정소, 난소</td></tr>
<tr><td>감각계통</td><td colspan="2">눈, 귀, 코, 혀</td></tr>
<tr><td rowspan="2">순환기계통</td><td>심혈관계</td><td>심장혈관, 동맥, 정맥, 모세혈관, 대동맥, 대정맥, 폐동맥, 폐정맥, 혈액, 혈장, 적혈구, 백혈구, 혈소판</td></tr>
<tr><td>림프계</td><td>림프관, 림프절, 비장, 가슴샘, 편도, 파이어판, 점막 관련 림프조직</td></tr>
<tr><td>호흡기계통</td><td colspan="2">비강, 인두, 후두, 기관, 기관지, 허파(폐)</td></tr>
<tr><td rowspan="2">소화기계통</td><td>소화관</td><td>입, 인두, 식도, 위, 작은창자, 샘창자, 공장, 회장, 큰창자, 맹장, 결장, 곧은창자, 항문</td></tr>
<tr><td>소화샘</td><td>침샘, 이자, 쓸개, 간</td></tr>
<tr><td>비뇨기계통</td><td colspan="2">콩팥, 요관, 방광, 요도</td></tr>
<tr><td rowspan="2">생식기계통</td><td>남성</td><td>고환, 부고환, 정관, 정삭, 요도, 정낭, 전립샘, 망울요도샘, 음낭, 음경, 귀두, 포피</td></tr>
<tr><td>여성</td><td>난소, 자궁관, 자궁질, 질입구, 주름음문대, 음순, 소음순, 젖샘</td></tr>
</table>

The Framework

Chapter 5

뼈대계통

뼈의 구조와 기능

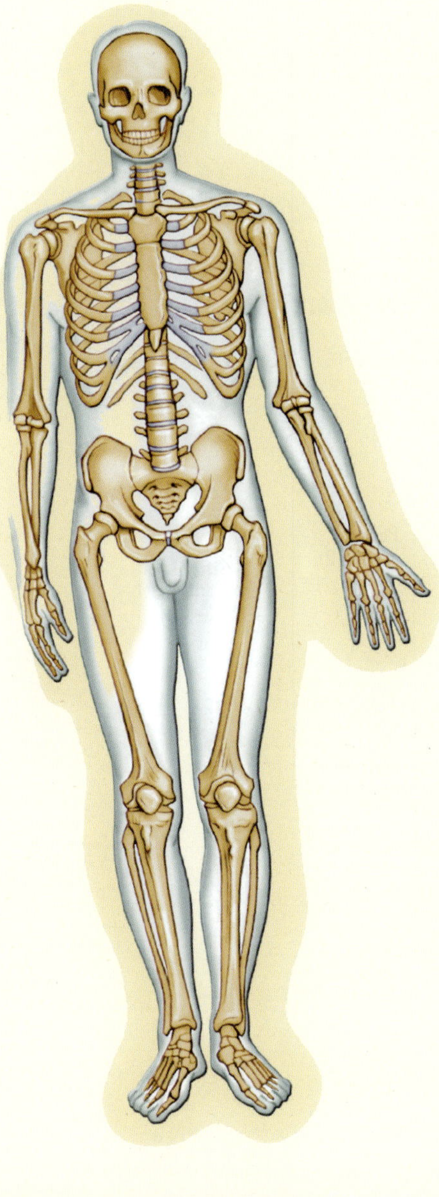

집은 우리를 보호해 주며 잠잘 수 있는 장소를 제공해 준다. 그러나 집을 지탱하는 하부구조가 없다면 집은 금방 무너질 것이다.

인간의 몸도 집으로 생각해 볼 수 있다. 인체의 뼈대와 뼈는 나무로 된 하부구조와 모양과 강도를 제공해 주는 벽에 비유할 수 있다. 뼈대 위에는 근육과 피부가 들어서게 된다.

집의 벽에 붙어서 문이나 창문을 여닫게 해 주는 경첩은 뼈대에 붙어서 몸의 움직임을 가능케 해 주는 관절이나 근육과 같다.

누군가 뼈대의 기능에 대하여 물었을 때, 첫 번째로 생각할 수 있는 것은 무엇인가? 아마 구조를 지지하고 움직임을 만드는 것이라고 대답할 수 있을 것이다.

뼈대를 만드는 뼈는 몸의 연약한 부위를 보호하고, 혈구를 생산하며, 미네랄과 지방을 저장하는 역할을 한다. 이 장에서는 성인의 뼈대에 있는 206개나 되는 뼈의 구조와 중요성 및 연골과 인대, 그리고 관절에 대해 설명할 것이다.

학습목표 LEARNING OBJECTIVES

- 뼈대계통의 기능을 설명할 수 있다.
- 뼈 해부학과 생리학을 이해하고 설명할 수 있다.
- 몸 안에 있는 다양한 뼈의 위치를 이해하고 설명할 수 있다.
- 뼈, 연골, 인대, 힘줄의 차이를 설명할 수 있다.
- 다양한 관절과 몸의 운동의 종류를 설명할 수 있다.
- 뼈대계통의 일반적인 질환을 설명할 수 있다.

뼈대계통 개요 More Than The Bare Bones About Bones

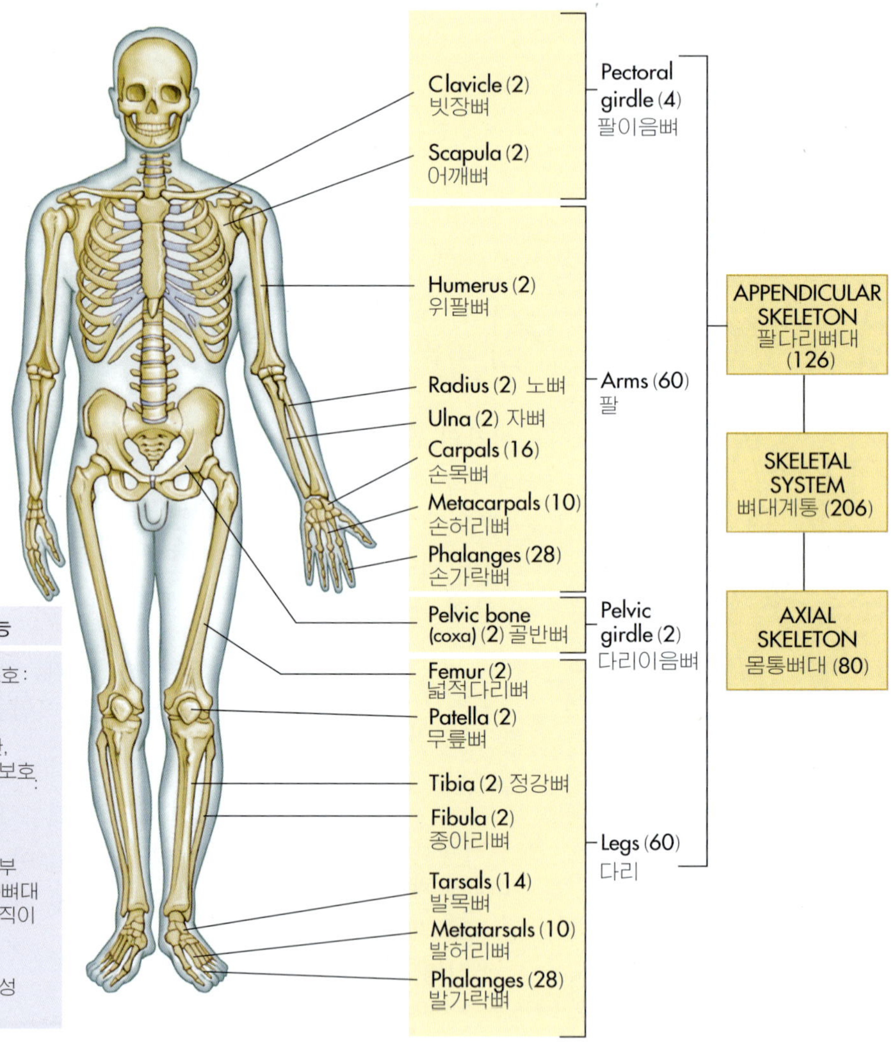

기관	일차적인 기능
뼈(206), 연골, 인대	지지, 연부조직 보호: 미네랄 저장
몸통뼈대 머리뼈, 척추뼈, 엉치뼈, 갈비뼈, 복장뼈	뇌, 척수, 감각기관, 흉강내 연부조직 보호, 하지 위에 체중을 지지
팔다리뼈 사지와 지지하는 뼈	사지의 위치와 내부 지지대 제공, 몸통뼈대를 지지하거나 움직이는 기능 수행
골수	일차적인 혈구 생성 장소

〈그림 5－1〉 뼈대계통

뼈의 기능

빌딩의 철골구조와 같이 인체를 지지해 주는 것이 뼈대이다. 뼈대는 신체에서 단순히 구조를 이루거나 지지하는 역할뿐만 아니라 뇌와 같은 장기를 보호하고 칼슘이나 인(P) 같은 미네랄을 저장하며, 근육과 함께 움직임을 돕고, 혈구세포를 생산한다. 뼈대계통은 뼈(bones), 관절(joints), 인대(ligaments)로 구성된다.

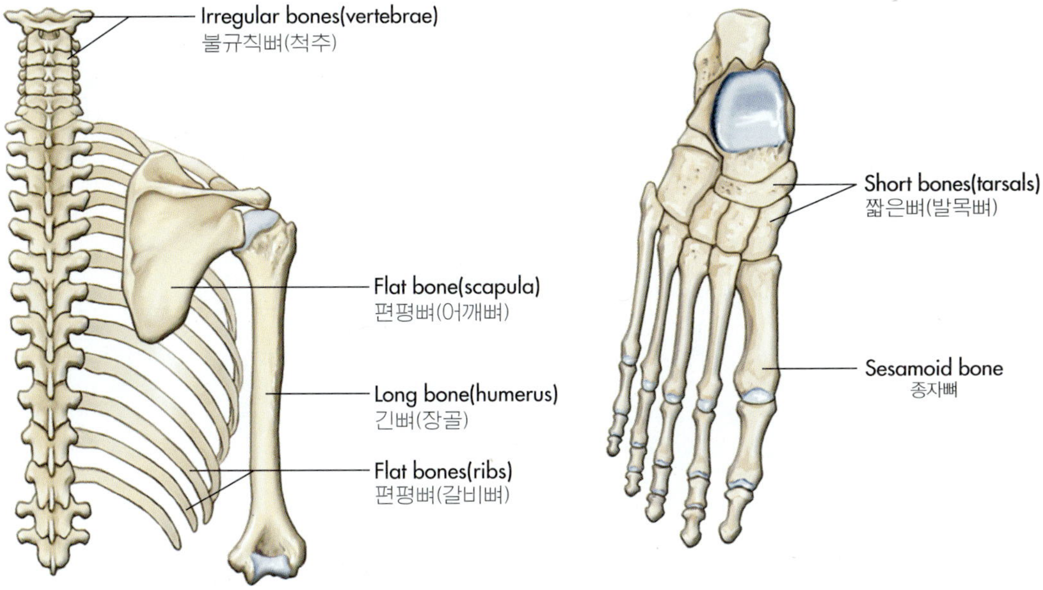

〈그림 5 – 2〉 다양한 뼈의 형태

일반적인 뼈의 분류 General Bone Classification

뼈대의 주요 구성요소는 뼈이다. 뼈는 칼슘이나 인과 같은 미네랄 등으로 구성되어 있어서 생명이 없는 듯이 여겨지기 쉬우나 사실은 활발하게 성장하며 스스로를 재구성하기도 한다. Skeleton의 본뜻이 그리스어의 '말라 버린 몸'에서 유래한 것은 아이러니가 아닐 수 없다.

뼈는 다음과 같이 분류한다.

- 긴뼈
- 짧은뼈
- 편평뼈
- 불규칙뼈

긴뼈는 팔과 다리에서 발견되며, 너비에 비해 길이가 긴 뼈를 가리킨다. 짧은뼈는 손목과 발목에서 발견되며, 너비와 길이가 거의 같다. 편평뼈는 편평하거나 커브의 형태로 되어 있는 얇은 형태의 뼈이다. 머리뼈, 갈비뼈, 복장뼈(sternum) 등이 이에 해당된다.

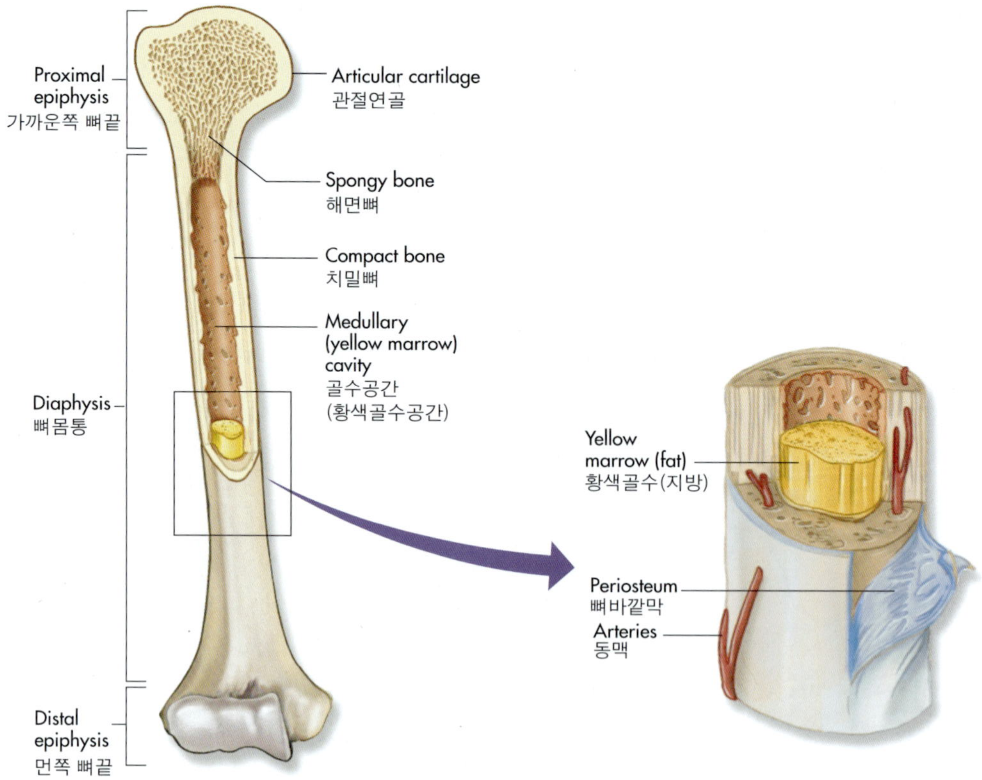

〈그림 5－3〉 긴뼈의 기본 구조

불규칙뼈는 퍼즐의 일부처럼 불규칙적이며 뼈와 뼈를 이어 줄 때에 필요한 형태로 되어 있다. 엉치뼈와 척추뼈가 이에 해당된다. 〈그림 5-2〉는 다양한 형태의 뼈를 보여 준다.

뼈의 구조 Structure of Bone

〈그림 5-2〉에 소개된 긴뼈를 보면서 뼈의 전체적인 구조를 확인해 보자. 뼈는 **뼈바깥막**(periosteum)이라는 섬유질로 된 두꺼운 결합조직으로 덮여 있으며, 그 표면에는 혈액과 영양분을 뼈세포에 공급해 주는 혈관과 림프관과 신경이 분포해 있다. 뼈바깥막은 인대와 건이 부착되는 지점이다. 긴뼈의 양끝으로 갈수록 그 크기가 커진다. 각 뼈의 끝은 **뼈끝**(epiphysis)이라고 하며, 뼈끝과 뼈끝 사이를 **뼈몸통**(diaphysis)이라고 한다.

뼈몸통은 비어 있다. 이 공간을 **뼈골수공간**(medullary cavity)이라고 하는데, 골수를 보관하는 역활을 수행한다. 뼈 골수는 황색과 적색의 두 가지가 있다. 황색골수는 지방을 많이 포함하며, 다량의 혈액 손실 시에 적혈세포의 생산을 돕기 위해 적색골수로 변환되기도 한다.

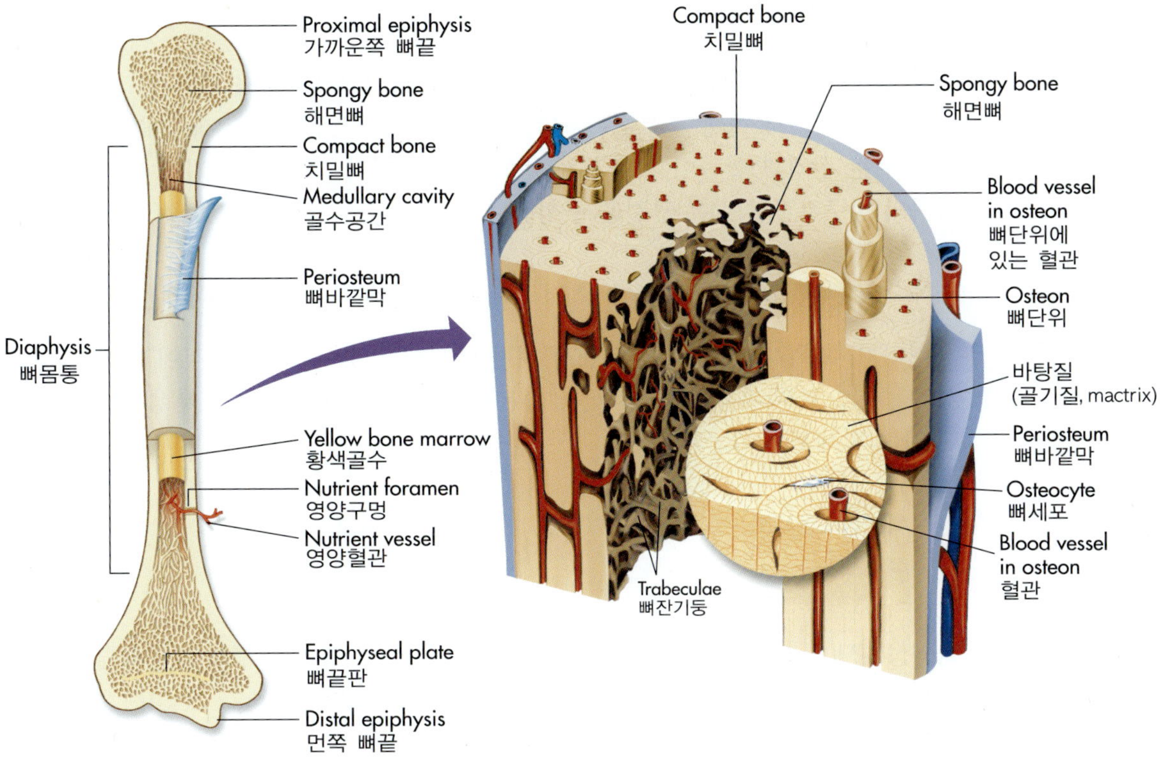

〈그림 5－4〉 치밀뼈와 해면뼈의 비교

뼈조직 Bone Tissue의 종류

뼈는 조직에 따라 치밀뼈와 해면뼈의 두 종류로 나뉜다.

치밀뼈(compact bone)는 긴뼈의 축과 다른 뼈의 바깥을 구성하며 밀집도가 높고 단단하다. 자세히 관찰해 보면, 치밀뼈는 단단한 물질로 되어 있는 것을 알 수 있는데, 그것이 뼈를 치밀하고 단단하게 만들어 준다. 이 물질들은 뼈단위(osteon) 혹은 하버시안계(Haversian systems)라고 부르는 아주 미세한 실린더 형태의 단위를 구성하며, 각각의 단위는 혈관 주위에 원의 형태로 형성된 성숙한 뼈세포(Osteocytes)를 가진다. 성숙한 뼈세포 주위는 단백질섬유, 칼슘 그리고 기타의 미네랄로 채워져 있다. 뼈단위는 뼈세포에 충분한 산소와 영양분을 공급하기 위해 혈관과 연결되어 있으며, 혈관 옆을 서로 평행하게 지나간다.

해면뼈(spongy bone)는 치밀뼈와 다르다. 하버시안계 대신에 막대기처럼 생긴 **뼈잔기둥**(Trabeculae)에 해면뼈의 조직이 달라붙어 있으며, 기둥 사이의 불규칙적인 구멍이 스펀지 모양을 만든다. 해면뼈는 뼈바깥막과 비슷하게 생긴 뼈속막(endosteum)과 함께 줄지어 있어서, 뼈를 더 가볍게 하고 적혈세포를 생산하는 적골수에게 공간을 제공한다(그림 5–4).

뼈의 표면 구조 Surface Structure of Bones

뼈의 표면을 자세히 관찰해 보면, 다양한 형태의 울퉁불퉁한 부위를 발견할 수 있다. 일반적으로 돌출된 부위는 근육 · 인대 · 힘줄의 부착점을 제공해 주고, 들어간 부위는 신경과 혈관이 지나가는 통로 역할을 한다. 또한 들어가고 나온 부위는 엉치의 절구관절과 같은 관절을 구성한다.

뼈의 성장과 재생 bone Growth And Repair [막내뼈되기 · 연골속 뼈되기]

'뼈되기' 혹은 '뼈생성'은 신체에서 뼈가 생성되는 것이다. 뼈는 길이 성장과 두께 성장을 함으로써 우리 몸의 무게를 충분히 버틸 수 있도록 한다. 뼈성장과 관련된 네 가지의 세포는 다음과 같다.

- 뼈생성촉진세포
- 뼈모세포
- 뼈세포
- 뼈파괴세포

뼈생성촉진(Osteoprogenitor) 세포는 뼈막, 뼈내막, 치밀골의 중앙관에서 발견되는 분화되지 않는 세포이다. 뼈를 형성하는 세포인 **뼈모세포**(Osteoblasts)는 분화되지 않는 뼈생성촉진세포로부터 생기며, 뼈 본래의 형태를 가지게 하는 칼슘과 기타 미네랄을 분비한다. **뼈세포**(Osteocytes)는 뼈모세포가 성숙한 것이다.

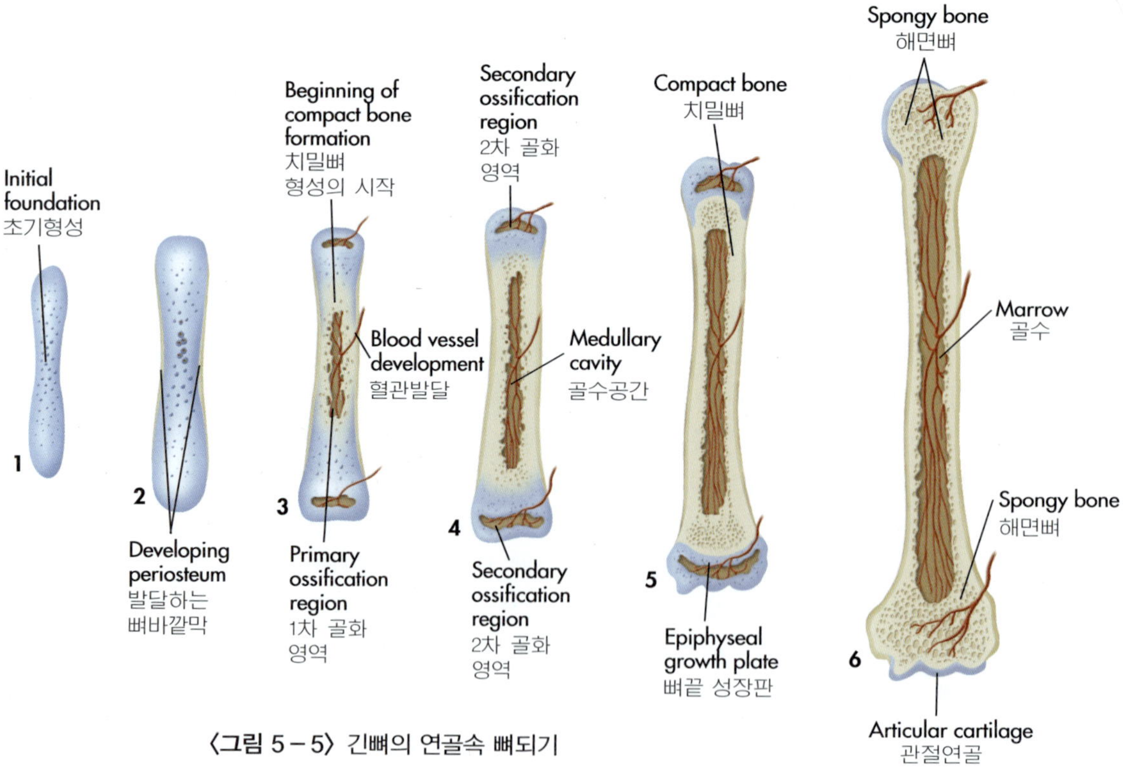

〈그림 5 – 5〉 긴뼈의 연골속 뼈되기

뼈모세포는 스스로를 칼슘망으로 둘러싼 다음에 성숙한 뼈세포가 된다. 따라서 뼈는 뼈생성촉진세포에 의해 만들어져서 뼈모세포가 된 후, 스스로를 뼈망으로 둘러쌈으로써 성숙한 뼈세포가 되는 과정을 거쳐서 형성된다.

뼈는 계속해서 뼈를 생성할 뿐만 아니라 오래된 뼈를 파괴해야 한다. 이러한 일은 **뼈파괴세포**(osteoclast)가 담당한다.

뼈파괴세포는 단핵세포라고 부르는 백혈구의 일종으로 적골수에서 발견된다. 놀랍게도 뼈파괴세포의 일은 뼈 재료를 파괴하여 칼슘과 인이 혈액 속으로 들어가게 돕는 것이다. 뼈파괴세포는, 말하자면 주택 리모델링 회사의 직원과 같은 역할을 한다. 뼈파괴세포는 벽돌공과 같이 새로이 바깥벽을 만들기 위해 벽돌을 깔며, 리모델링을 하기 위해 안쪽부터 벽을 부수는 일을 한다. 뼈파괴세포의 일은 뼈의 성장과 재생에 아주 중요하다.

뼈의 성장과 발전은 내막/연골내뼈되기를 통해 자궁 속에서 성장하면서 시작된다. 막내뼈되기는 머리뼈의 발전과 같이, 뼈가 섬유결합조직으로 구성된 두 개의 얇은 판 사이에서 발전하면서 시작된다.

결합조직에서 세포가 뼈모세포로 바뀌고 해면뼈의 기둥과 비슷한 형태를 가진 조직을 형성하면 뼈모세포는 해면뼈 표면 위에 치밀뼈를 만든다.

일단 조직이 뼈모세포를 둘러싸면 뼈세포가 된다. 이런 과정이 머리뼈의 발달과정이다.

골격뼈의 대부분은 **연골속 뼈되기** 과정을 통해 만들어지며, 일단 형성된 연골은 뼈로 대체된다(그림 5–5 참고).

태어나기 몇 개월 전에 이러한 과정이 시작되는데, 뼈막은 연골의 뼈몸통을 둘러싸며 연골은 스스로 분해되기 시작한다. 뼈모세포가 이 부분에 들어와서 해면뼈를 만들며, 이 부분을 주요한 뼈되기 중심부라고 한다.

다른 뼈모세포는 뼈막 아래에서 치밀뼈를 형성하기 시작한다. 이때 뼈파괴세포는 뼈속질 공간을 만들기 위해 뼈몸통의 해면뼈를 파괴한다. 생후, 긴뼈 끝에 있는 뼈끝이 계속해서 성장한다. 즉 태어나자마자 이 부근에서 2차 뼈되기가 해면뼈와 함께 시작된다.

연골의 얇은 둘레가 1차와 2차 뼈되기 중심부 사이에서 **뼈끝 성장판**(epiphyseal growth plate)을 형성한다. 이 부위에서 뼈가 길어지고 두꺼워진다.

10장에서 다시 언급되겠지만, 내분비계통호르몬이 뼈의 성장을 조절하며, 어느 단계에 이르면 성장판이 칼슘화하면서 뼈는 성장을 멈춘다.

연골 Cartilage

연골은 특수한 형태의 밀집된 결합조직으로서 인체가 접힘, 장력, 압력을 견딜 수 있게 해 준다. 뼈와 귀의 일부도 연골로 되어 있다(아마 연골이 아니었더라면 많은 사람들의 귀나 코가 부러졌을 것이다).

연골은 또한 뼈 사이를 유연하게 연결한다. 예를 들면, 복장뼈(흉골)와 갈비뼈 사이의 연골은 가슴이 구부러지는 것을 가능케 하고, 다른 물체와 부딪쳤을 경우에는 갈비뼈가 부러지지 않게 해 준다. 만약 이러한 유연성이 없다면 '깊은 숨쉬기'가 어려울 것이다.

이 놀라운 조직은 뼈와 뼈 사이에서 쿠션 역할도 한다. 〈그림 5-5〉에서 보는 것과 같이, 관절연골은 뼈끝에 위치함으로써 뼈가 움직일 때 충격을 흡수하여 뼈끝이 서로 부딪치는 것을 방지해 준다.

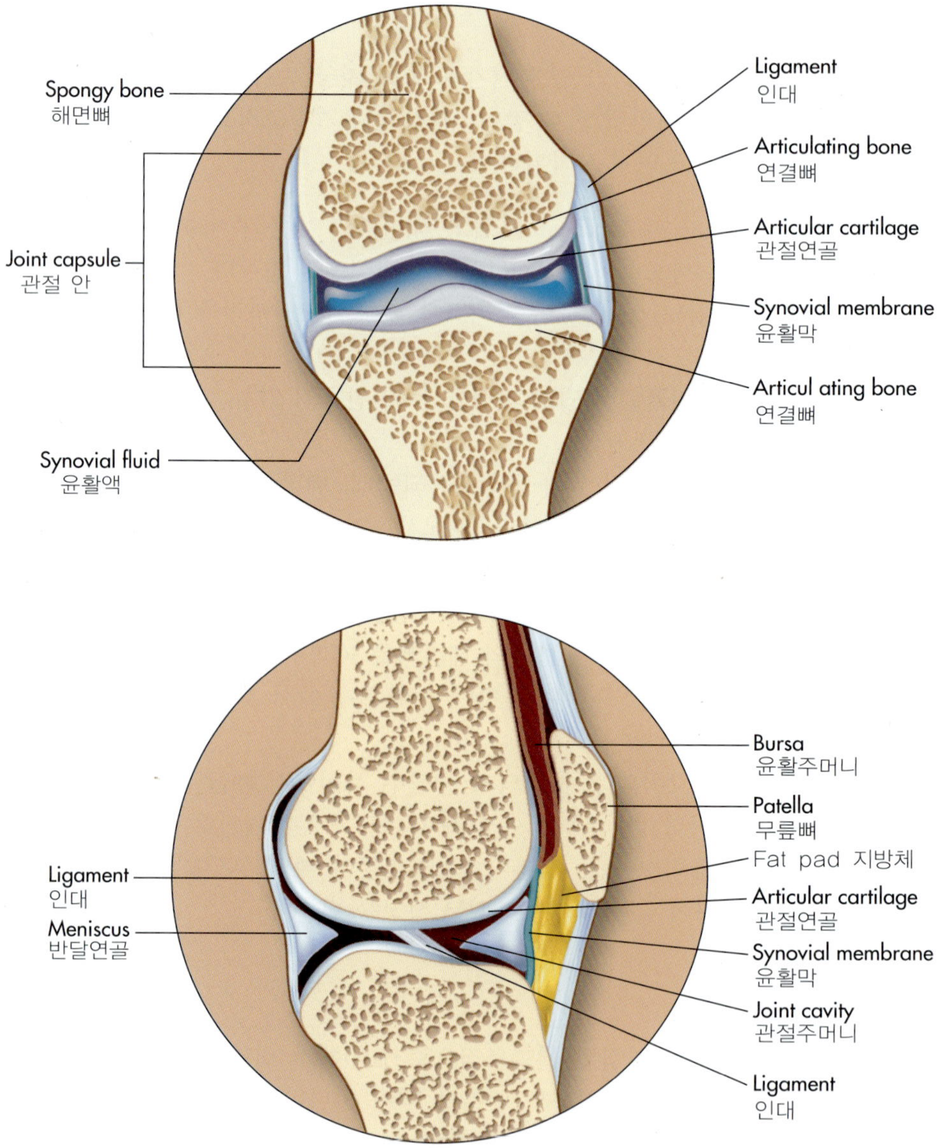

〈그림 5-6〉 긴뼈의 연골내뼈되기

이 부분에는 연골 외에도 **윤활주머니**(bursa)라고 부르는 작은 주머니가 있어서 **윤활액**(synovial fluid)을 담고 있다. 연골과 윤활막이 뼈를 보호한다고 해도 관절은 닳아 없어져서 결국 염증이 생기는데, 이러한 것을 **관절염**(arthritis) 혹은 **뼈관절염**(osteoarthritis)이라고 한다.

관절과 인대 Joints and Ligaments

2개 이상의 뼈가 합쳐져서 **관절**(joint 혹은 articulation)을 이룬다. 관절이 없다면 뼈는 움직일 수 없다. 관절이 움직일 수 있는 것은 다른 형태의 특수한 결합조직인 **인대**(ligament) 덕분이다. 띠처럼 생긴 인대는 뼈와 뼈를 연결하며 무거운 스트레스를 견딜 수 있을 만큼 강하다. 인대와 **힘줄**(tendon)을 혼동하면 안 된다. 인대가 뼈와 뼈를 연결하는 반면, 힘줄은 근육과 뼈를 연결한다.

관절은 연결하는 결합조직에 따라 섬유관절, 연골관절, 윤활관절로 구분되고, 운동 형태에 따라 무축성, 1축성, 2축성, 3축성 4가지로 분류된다.

뼈를 연결하는 결합 조직

섬유관절은 짧은 결합조직에 의해 연결되어 있다. 이 관절은 전혀 움직임이 없거나 혹은 약간 움직일 수 있다. 머리뼈에 있는 섬유관절이 대표적이다.

연골관절은 연골원판에 의해 연결되어 있고, 대표적으로 두덩결합과 갈비뼈와 복장뼈 사이의 관절이다. 이 관절은 전혀 움직일 수 없거나 혹은 약간 움직일 수 있다.

운동 형태에 따른 관절의 분류

뼈의 운동은 윤활관절의 경첩관절, 절구관절, 안장관절, 평면관절, 타원관절, 중외관절 등 여섯 가지 종류로 분류하며, 또 운동의 형태에 따라서는 무축성, 1축성 관절, 2축성 관절, 3축성 관절로 분류하기도 한다.

1) 무축성 관절

회전축이 없는 무축관절이다. 미끄러지는 운동을 하는 활주관절(gliding joint), 평면관절(plane joint)로 운동성이 낮다. 대표적인 예로 손목뼈와 발목뼈 사이의 관절, 견쇄관절(견갑골의 견봉과 쇄골의 원위부 사이의 평면관절)을 들 수 있다.

2) 1축성 관절

한 개의 축을 중심으로 움직이기 때문에 굽힘(굴곡: flexion)과 폄(신전: extension), 뒤침(회외: supination)와 엎침(회내: pronation) 운동만이 가능하다.

① **경첩관절**(hinge joint): 볼록한 면이 오목한 면과 마주하는 구조로 경첩과 같은 모양이다. 대표적인 예로 팔꿈치(주관절)와 무릎관절(슬관절), 손가락의 지절간 관절이 있다.

② **중쇠관절**(pivot joint): 오목하게 패인 뼈에 돌기를 가진 뼈가 세로로 만나 뒤침(supination)과 엎침(pronation) 운동만 가능하다. 대표적인 예로 팔꿈치에서 아랫팔을 엎침과 뒤침을 할 때 요골(노뼈)과 척골(자뼈)이 만나는 근위부의 접점부위, 다리의 정강뼈(경골)와 종아리뼈(비골)의 접점부위를 들 수 있다.

3) 2축성 관절

2개의 축을 중심으로 움직이는 관절[타원관절(ellipsoidal joint)과 안장관절(saddle joint)]로 회전운동[굴곡(굽힘)과 신전(폄), 외전(벌림)과 내전(모음)]이 가능하다.

① **타원관절**(ellipsoidal joint): 볼록한 뼈의 면이 타원모양의 오목한 뼈의 면과 만나는 구조이며, 과상관절(condyloid joint)이라고도 부른다. 대표적인 예로 아래팔 요골(노뼈)과 손목뼈 사이의 손목관절, 손가락의 중수지절 관절을 들 수 있다.

② **안장관절**(saddle joint): 한쪽 뼈의 한 부분은 볼록하게 나와 있고, 다른 쪽 한 부분은 오목하다. 마주하는 뼈도 마찬가지로 한쪽이 볼록하게 나와 있고, 다른 쪽은 오목하게 들어가 있어 이 두뼈의 표면이 서로 들어맞는 구조이다. 대표적 예가 손목뼈인 대능형골과 엄지손가락의 제1중수골(손허리뼈)이 접합하는 관절이다.

4) 3축성 관절

가동관절 중에서 굴곡과 신전, 외전과 내전, 외회전과 내회전의 회전운동이 가능하기 때문에 운동범위가 매우 크다.

- **절구관절**(구상관절 ball and socket joint)은 대퇴골에서 공 모양처럼 볼록하게 튀어나온 대퇴골두(넙다리뼈 머리)가 골반에서 오목하게 들어간 관골구 안에 끼워져 있는 구조로 절구모양과 같다. 대표적 예가 견관절(어깨관절)과 고관절(엉덩관절)이다.

뼈를 이어주는 인대

1) 인대(ligament)

인대는 교원섬유인 콜라겐과 탄력섬유인 엘라스틴의 결합 조직으로 구성된 질긴 섬유끈으로 관절을 에워싸고 뼈와 뼈를 이어주는 역할을 한다. 특히 탄력 섬유는 인대가 일정 정도 신전할 수 있게 한다. 무릎을 지지하는 데는 다섯 가지 인대가 관여한다.

① 안쪽곁인대(내측측부인대, medial collateral ligament)와 가쪽곁인대(외측측부인대, lateral collateral ligament)는 넙다리뼈의 위관절융기(상과, epicondyle)와 정강뼈 및 종아리뼈의 위관절융기에 부착하며 무릎의 좌우 움직임을 예방한다.

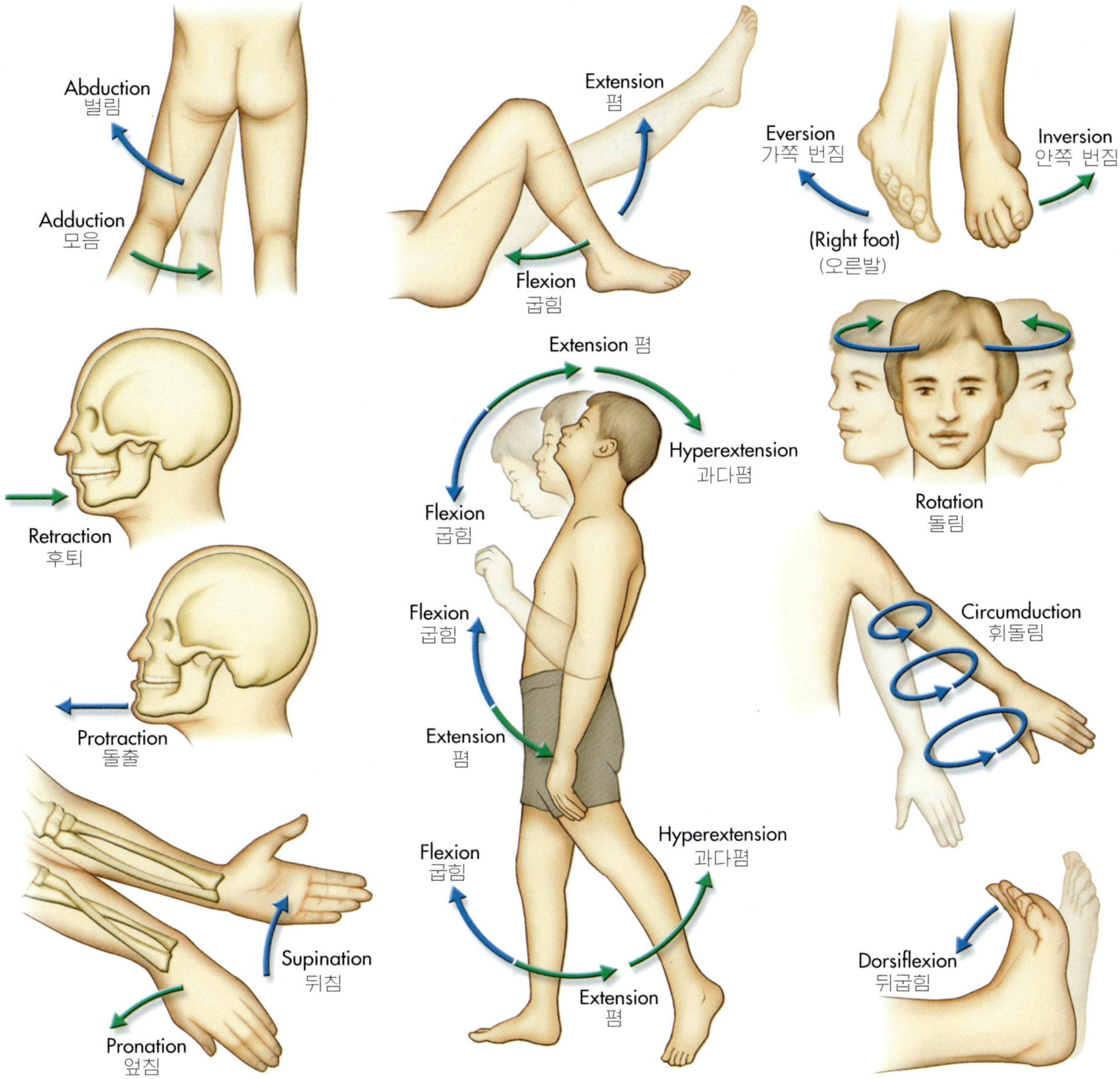

〈그림 5－7〉 관절운동의 종류

② 앞십자인대(전십자인대, anterior cruciate ligament)와 뒤십자인대(후십자인대, posteior cruciate ligament)는 넙다리뼈와 정강뼈에 부착하며 넙다리뼈의 관절융기 사이에서 X자 모양으로 교차되어 앞십자인대는 정강뼈의 앞에, 뒤십자인대는 정강뼈의 뒤에 부착한다. 이 인대는 정강뼈에서 넙다리뼈가 앞이나 뒤로 과도하게 미끌어지는 것을 예방한다.

③ 무릎인대(슬개인대, patellar ligament)는 무릎뼈에서 정강뼈로, 넙다리앞칸의 넙다리네갈래근(대퇴사두근, quadriceps muscle)을 정강뼈의 정강뼈결절(경골조면, tibial tuberosity)에 부착시킨다.

2) 건(힘줄, tendon)

건(힘줄)은 매우 강하고 유연하며 수축성이 없는 치밀한 결합조직(교원섬유인 콜라겐과 탄력섬유인 엘라스틴)으로 근육을 뼈에 붙이는 역할을 한다. 안으로는 미세 섬유조직 다발이 모여 있고, 밖으로는 막이 둘러싸서 건을 보호한다. 기능은 수동적으로 관절을 안정시키고, 근육의 수축력을 이용하여 관절이 움직이도록 한다.

건 주위에 분포된 신경은 근육의 움직임에 반응하여 긴장도를 조절하고, 하중이

〈표 5－1〉 성인의 뼈대

1. 몸통뼈대 axial skeleton		2. 팔다리 뼈대 appendicular skeleton	
a. 머리뼈(두개골 skull)	**22**	a. 팔이음뼈(상지대) pectoral gidle	**4**
뇌머리뼈(뇌두개골 cranial bone)+얼굴머리뼈(facial cranium)	8	어깨뼈(견갑골) scapula	2
이마뼈(전두골) frontal bone	1	빗장뼈(쇄골) clavicle	2
마루뼈(두정골) parietal bone	2	b. 상지뼈(상지골) upper limb	**60**
뒤통수뼈(후두골) occipital bone	1	위팔뼈(상완골) humerus	2
관자뼈(측두골) temporal bone	2	노뼈(요골) radius	2
나비뼈(접형골) sphenoid bone	1	자뼈(척골) ulna	2
벌집뼈(사골) ethmoid bone	1	손목뼈(수근골) carpal	16
안면골 facial bone＝얼굴머리뼈 facial cranium	**14**	손허리뼈(중수골) metacarpal	10
위턱뼈(상악골) maxilla	2	손가락뼈(지골) phalanx	10
입천장뼈(구개골) palatine bone	2	c. 다리이음뼈(하지대) pelvic girdle	**2**
광대뼈(관골) zygomatic bone	2	볼기뼈(관골) coxa	
눈물뼈(누골) lacrimal bone	2	엉덩이뼈(장골) hip bone	
코뼈(비골) nasal bone	2	두덩뼈(치골) pubic bone	
보습이뼈(서골) vomer	1	궁둥뼈(좌골) hip bone	2
아래코선반(하비갑개) inferior nasal concha	2	d. 하지뼈(하지골) lower limb	**60**
아래턱뼈(하악골) mandible	1	넙다리뼈(대퇴골) femur	2
b. 중이뼈(이소골) middle ear bone	**6**	정강뼈(경골) tibia	2
망치뼈(추골) malleus	2	종아리뼈(비골) fibula	2
모루뼈(침골) incus	2	무릎뼈(슬개골) patella	2
등자뼈(등골) stapes	2	발목뼈(족근골) tarsal	14
c. 목뿔뼈(설골) hyoid bone	**1**	발허리뼈(중족골) metatarsal	10
d. 척주뼈(척주) vertebral column	**26**	발가락뼈(지골) phalanx	28
목뼈(경추) cervical vertebrae	7		
등뼈(흉추) thoracic vertebrae	12		
허리뼈(요추) lumbar vertebrae	5		
엉치뼈(천골) sacrum	1		
꼬리뼈(미골) coccyx	1		
e. 가슴뼈(흉곽) thoracic cage	**25**		
갈비뼈(늑골) rib	24		
복장뼈(흉골) sternum	1	합계	**206**개

증가함에 따라 늘어나는데, 과도한 부하가 걸리면 섬유조직 다발이 부하를 지탱하지 못하여 힘줄이 끊어지게 된다.

뼈대 계통 분류

해부학적으로 뼈대는 두 부분으로 나눈다. **몸통뼈대**(axial skeleton)는 가슴뼈, 척추뼈, 목뿔뼈, 중이뼈, 머리뼈로 구성된다. 이 뼈들은 몸 안의 내장을 보호하는 80개로 구성되어 있다. **팔다리뼈대**(appendicular skeleton)는 팔과 다리 엉덩이, 어깨부위의 연결뼈를 포함하여 126개의 뼈로 구성되어 있다.

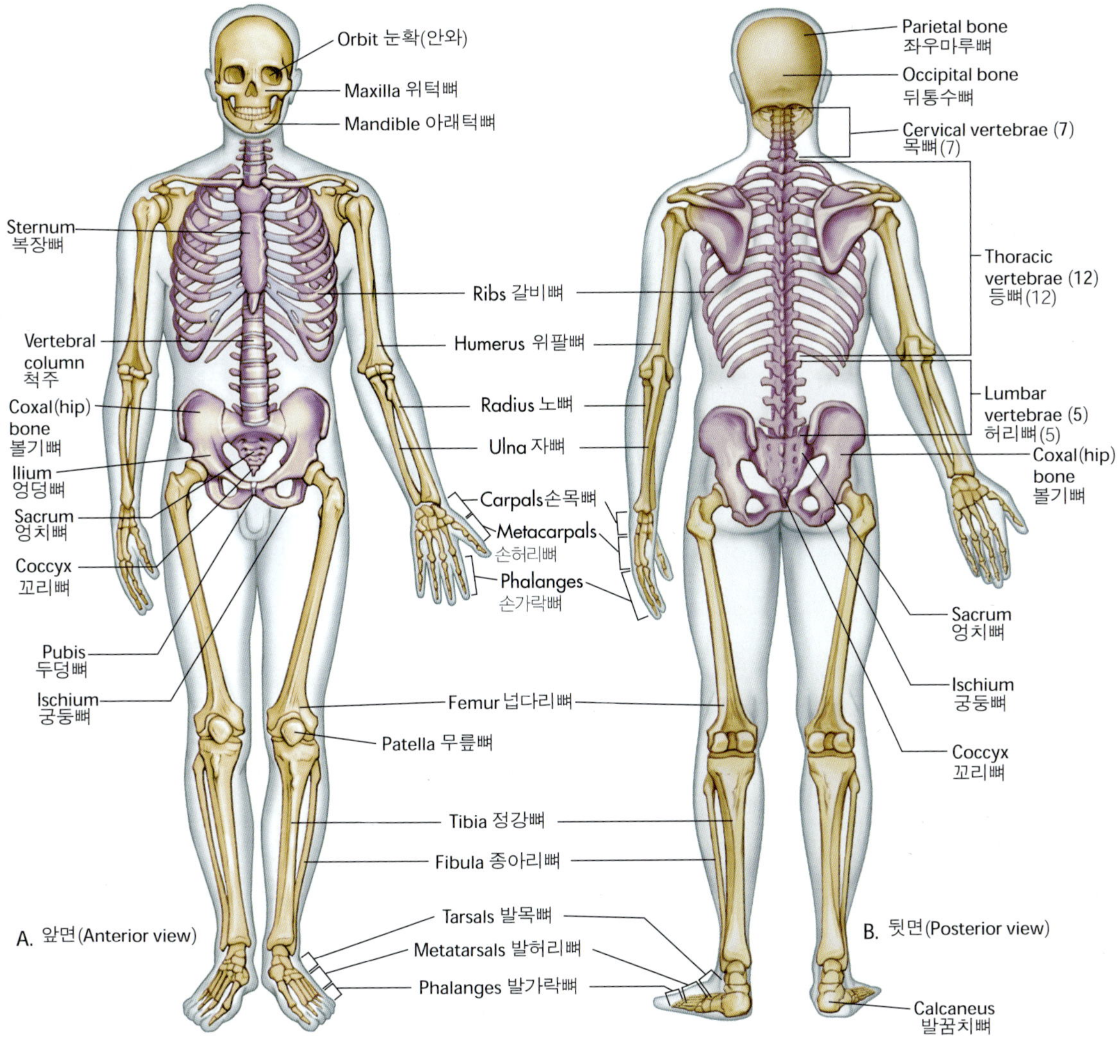

〈그림 5－8〉 사람 뼈대의 앞면과 뒷면

머리뼈 두개골, cranial bone

1) 구조와 형태

머리는 29개의 뼈로 구성되어 있으며, 머리뼈는 뇌머리뼈, 얼굴뼈, 혀의 뼈, 귓속뼈로 크게 네 부분으로 나눌 수 있다. 그 중 머리뼈를 구성하고 있는 것은 22개이고, 한 개는 혀 밑에 있는 목뿔뼈(설골)이며, 나머지 여섯 개는 귓속에 있는 귓속뼈(고실뼈)이다(표 5–2). 뇌머리뼈의 지붕으로는 시상봉합(sagittal suture)이 지나가며, 뇌머리뼈 바닥에는 수많은 구멍(foramen)들이 존재한다. 특히, 큰구멍(foramen magnum)은 뇌와 척수가 서로 연결되어 지나가는 통로이다.

〈표 5 – 2〉 머리뼈(skull)의 구성

뇌머리뼈(총8개)	관자뼈(2개), 나비뼈(1개), 뒤통수뼈(1개), 마루뼈(2개), 벌집뼈(1개), 이마뼈(전두골 1개)
얼굴뼈(총 14개)	광대뼈(2개), 눈물뼈(2개), 보습뼈(1개), 아래코선반(2개), 아래턱뼈(1개), 위턱뼈(2개), 입천장뼈(2개), 코뼈 (2개)
귓속뼈(총 6개)	등자뼈(2개), 망치뼈(2개), 모루뼈(2개)
목뿔뼈(1개)	목뿔뼈

2) 기능

① 뇌머리뼈는 머리덮개뼈와 머리바닥뼈로 구성되고, 뇌를 둘러싸서 보호하며 눈, 코, 귀 등의 특수 감각기관이 들어가 있다.
② 얼굴뼈는 얼굴을 구성하는 뼈로 외형을 나타나게 된다.
③ 소화(식도)와 호흡(기도)의 통로 역할을 하는 입을 구성한다.
④ 치아가 위치한 머리뼈는 음식을 씹는 기능을 수행한다.
⑤ 턱관절을 제외한 머리뼈는 서로 섬유상 관절로 연결되어 있어 뼈와 뼈 사이가 관절 운동을 할 수 없다.

중심축뼈대 축성골격, Axial skeleton

중심축뼈대는 머리, 목, 그리고 몸통으로 구성하는 뼈를 말하며 머리뼈(두개골, cranial bone), 얼굴뼈(안면골, facial bone), 척주(spinal column), 복장뼈(흉골, sternum)와 갈비뼈(늑골, rib), 그리고 목뿔뼈(설골, hyoid bone)이다.

머리뼈대(두개골격, skull)는 8개의 머리뼈와 14개의 얼굴뼈로 구성되어 있으며 머리뼈는 뇌를 보호하고 얼굴뼈는 얼굴표정근(안면표정근, facial expression muscle)이 붙을 장소를 제공한다.

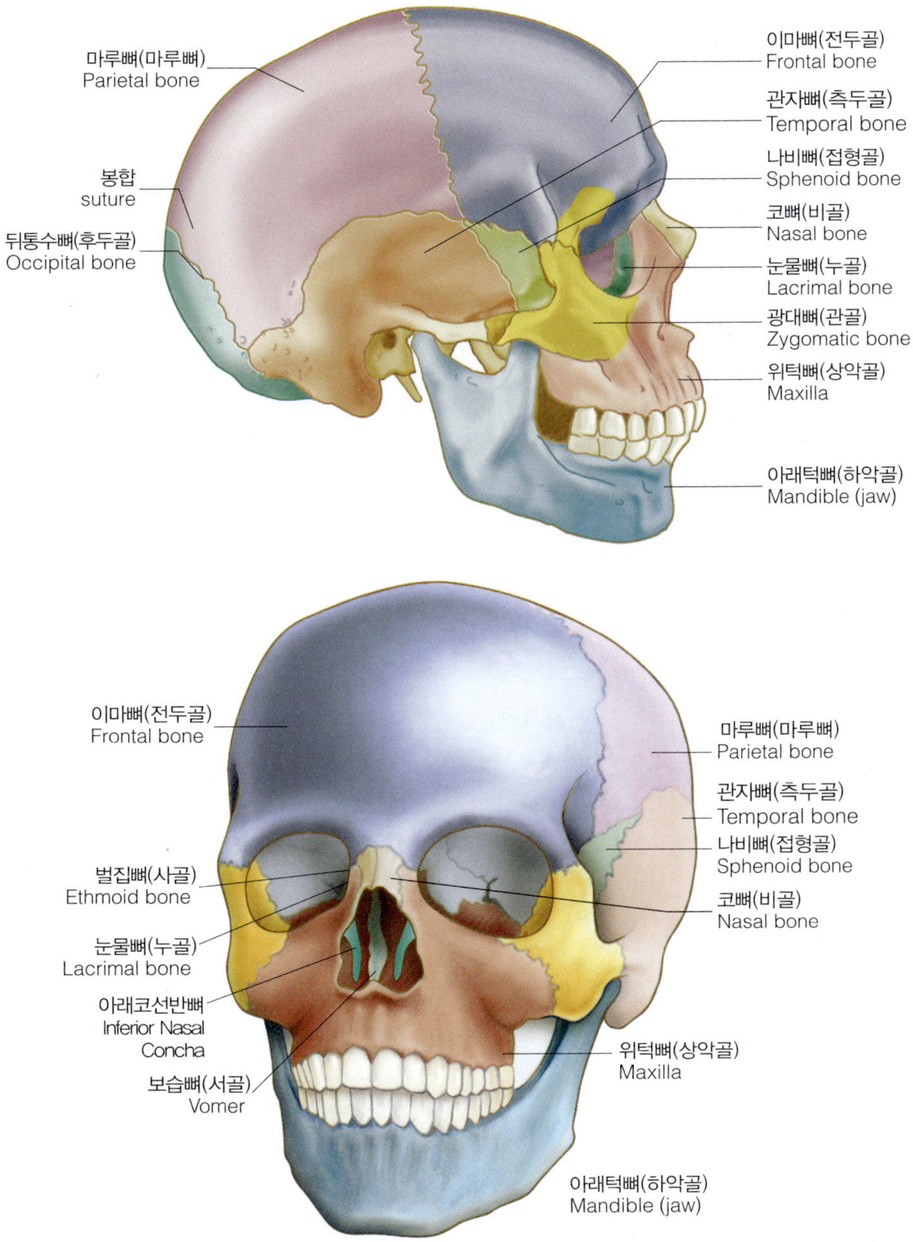

〈그림 5 – 9〉 머리뼈(두개골)

3) 머리덮개뼈

① 이마뼈(전두골)

머리뼈의 앞쪽과 윗벽을 형성하며 비늘부분, 눈구멍부분과 코부분의 세 부분으로 구분되고, 눈확의 윗모서리를 이루는 뼈이다. 관절하는 뼈는 마루뼈, 나비뼈, 벌집뼈, 눈물뼈, 광대뼈, 위턱뼈, 코뼈이다.

얼굴의 앞 윗면을 형성하며 이마에 해당하는 부분으로 태아 발생중에는 좌우 2개이나, 출생시에 하나로 대부분 합쳐진다. 뇌에 의한 고랑(groove), 능선(crest)이 모두 관찰되는 곳으로 이마뼈 능선(frontal crest)의 끝에는 막구멍(foramen cecum)이 있고, 관상봉합이 윗모서리에 있다. 이마뼈 동굴의 모양은 x-ray 촬영으로 개인 식별 하는데 도움이 된다.

② 마루뼈(두정골)

머리뼈의 머리덮개(calvarium)를 형성하며, 이마뼈와 뒤통수뼈 사이에 위치하고 좌, 우 1쌍이 있다. 각각의 뼈는 사각형의 판 모양(quadrilateral)이며. 두 개의 면과 네 개의 가장자리, 네 개의 각으로 구성되어 있다.

③ 뒤통수뼈: 후두골

머리뼈의 뒤쪽 아래쪽에 위치, 4개의 뼈가 합쳐져서 형성 머리뼈 중 유일하게 몸통과 연결되는 뼈(1번째 목뼈와 연결되는 관절면이 있다)이다. 관절하는 뼈는 마루뼈와 시옷봉합, 관자뼈의 꼭지돌기이고, 나비뼈와 바닥을 봉합한다. 큰구멍(으뜸구멍)이 있고, 시옷봉합의 톱니가 심하다.

④ 나비뼈(접형골)

관자뼈의 앞쪽에 자리잡고 있는 나비 모양의 뼈로, 눈확을 이루는 일곱 개의 뼈 중 하나이다. 나비뼈는 관자뼈 앞쪽에 있어서 관자뼈처럼 두 개처럼 보이지만 좌우의 뼈가 연결된 하나의 뼈로 U자 모양이며, 몸통, 큰날개, 작은날개, 날개돌기로 분류된다. 날카로운 돌기와 구멍이 많아서 부서지기 쉽다. 나비뼈 몸통에는 코곁동굴의 하나인 나비뼈동굴이 있고, 코곁동굴은 이마뼈, 위턱뼈, 나비뼈, 벌집뼈에만 있다.

⑤ 벌집뼈

코안(비강)을 뇌로부터 분리하며, 코의 가장 윗부분, 눈확의 사이에 있다. 눈확을 이루는 뼈들 중의 하나이며, 코 뒤의 두 눈알 사이에 위치한다. 앞머리뼈우묵의 바닥, 눈확과 코안의 벽을 구성하며 약하고 복잡하게 생겼다. 단면은 알파벳 E자를 돌려놓은 형태이다. 볏돌기가 위로 튀어나와 있고, 날개모양의 벌집미로가 독특하다.

⑥ 귓속뼈

고막과 달팽이관 사이의 가운데 귀에 위치하고 소리를 전달하는 세 개(망치뼈, 모루뼈, 등자뼈)의 작은 뼈이다. 망치뼈는 망치 모양이고 귓속뼈 중 가장 바깥에 있으며 고막에 직접 연결되어 있다. 모루뼈는 대장간에서 쇠를 두들기는 대 모양이고 망치뼈와 등자리뼈 사이에 있으며, 고막에 직접 연결되지 않는다. 등자뼈는 승마의 발걸이 쇠 모양이고 귓속뼈 중 가장 안쪽에 있으며 달팽이관에 직접 연결되어 있다.

- 망치뼈 : 귓속뼈 중 가장 큰 뼈로 고막에 붙어 있어 고막의 진동을 가장 먼저 감지한다.
- 모루뼈 : 긴다리와 짧은 다리가 있으며 망치뼈와 등자뼈 사이에 위치한다.
- 등자뼈 : 우리 몸에서 가장 작은 뼈이며 안뜰창에 부착되어 있다.

⑦ 관자뼈

머리뼈의 바닥쪽을 구성하고, 마루뼈의 아래, 나비뼈의 뒤, 뒤통수뼈의 앞에 위치한다. 청각기관이 들어 있고, 아래턱뼈와 관절, 광대뼈와 함께 광대활을 형성한다. 쐐기모양의 바위부분(추체골, petrous part)이 특징적이고, 광대돌기(zygomatic process), 붓돌기(경상돌기, styloid process)가 있다. 꼭지부분에는 꼭지돌기(유두상돌기, mastoid process)가 있고, 아래턱과 관절하는 오목한 관절면이 있으며, 바로 뒤에 바깥귓구멍이 있다.

⑧ 목뿔뼈(설골)

하악골과 흉골의 사이에 있는 U자형을 나타내는 작은 뼈이다. 설근중에 있어 다른 뼈와는 접촉(관절)을 가지지 않는 독립된 뼈로 많은 근육이나 인대가 부착되고 있으나, 근육의 경우 설근을 경계로 하여 설골상근(악이복근, 악설골근 등)과 설골하근(흉골설골근, 갑상설골근 등) 등으로 나누고 있다.

4) 머리뼈의 남녀 차이

	남자	여자
얼굴	• 눈썹활(superciliary arch)이 여자보다 뚜렷하다. • 눈확 윗모서리(supraorbital margin)가 완만하다. • 입천장(palate)이 여자보다 더 크다.	• 눈확 윗모서리(supraorbital margin)가 여자는 날카롭다.
아래턱	• 턱끝은 네모꼴이다. • 이가 더 크다.	• 턱끝이 둥글고 뾰족하다.
머리덮개뼈	• 근육이 붙는 능선(특히 뒤통수뼈)이 여자보다 더 발달되어 있다. • 광대활의 뒤쪽 끝이 능선이 되어 바깥귓구멍위로 지나간다. • 꼭지돌기(mastoid process)가 여자보다 더 크다. • 이마뼈동굴(frontal sinus)이 여자보다 더 크다.	• 머리뼈가 작고 매끈하고 가냘프다. • 유년기의 이마의 돌출이 성인에도 유지된다.

봉합 Suture

머리뼈 사이의 섬유관절을 말하며, 이마뼈와 마루뼈 사이의 관상봉합(Coronal Suture), 왼쪽 마루뼈 사이의 시상봉합(Sagittal Suture), 마루뼈와 관자뼈 사이의 비늘봉합(Squamous Suture), 마루뼈와 뒤통수뼈 사이의 시옷봉합(Lambdoid Suture) 등이 있다.

숫구멍 Fontanelle

출생 시 머리뼈의 뼈되기 중심에서 멀리 떨어져 있는 가장자리는 뼈되기가 진행되지 않아, 뼈가 없는 부분이 있는데, 이곳을 숫구멍이라고 한다. 뒷숫구멍(생후 3개월)부터 앞숫구멍(출생 후 약 2년)순으로 뼈되기가 완성되어가며 점점 폐쇄된다.

가슴우리 흉곽, thoracic cage

가슴우리는 뼈와 연골로 이루어진 뼈대계통으로 가슴안(흉강)을 둘러싸고 인체의 중요한 기관들인 폐, 혈관과 신경 · 기관 · 식도 등을 보호하고 팔을 지탱하는 역할을 한다. 전형적인 가슴우리는 12쌍의 갈비뼈, 복장뼈, 갈비연골과 12개의 등뼈로 구성되고, 근육 및 근막, 피부와 같이 가슴벽을 형성한다. 복장뼈(흉골)는 가슴우리 앞벽 가운데에 있는 납작뼈로 빗장뼈(쇄골)와 연결되고 복장뼈자루(흉골자루) · 복장뼈몸통(흉골체) 및 칼돌기(검상돌기)로 나뉜다(그림 5-10). 갈비뼈(늑골)는 가슴우리의 대부분을 형성하고 등뼈에서 복장뼈까지 걸쳐 있으며 12쌍이다. 갈비뼈머리(늑골머리)와 갈비뼈목(늑골목) · 갈비뼈결절(늑골결절) · 갈비뼈몸통(늑골체)으로 나뉘며, 복장뼈와 이어지는 부위는 갈비뼈연골(늑연골)로 되어 있다. 1~7째 갈비뼈를 참갈비(진륵), 8~10째 갈비뼈를 거짓갈비(가륵), 11~12째 갈비뼈를 뜬갈비라고 한다.

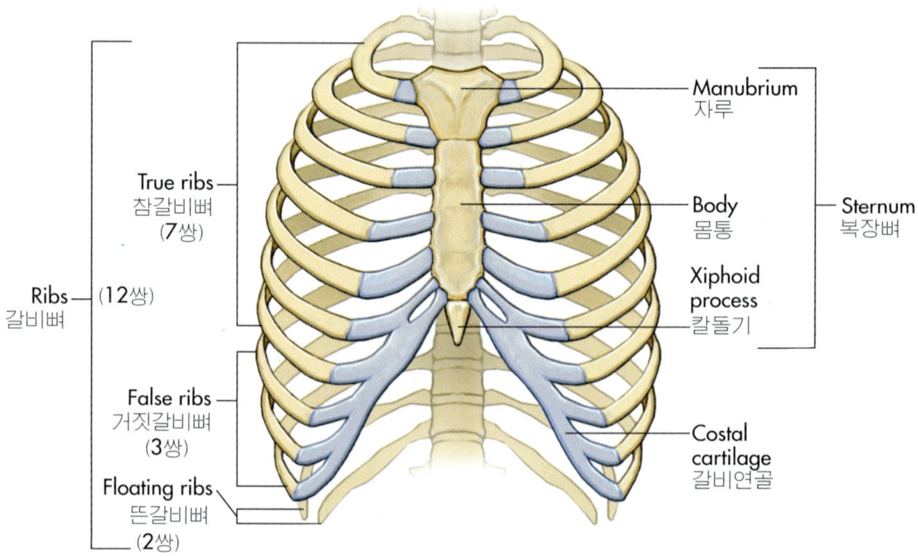

〈그림 5 – 10〉 가슴뼈

가슴우리 thoracic skeleton

갈비뼈(늑골) 24개	• 참갈비뼈(1~7번 갈비뼈) 14개 • 거짓갈비뼈(8~10번 갈비뼈) 6개 • 뜬갈비뼈(11~12번 갈비뼈) 4개
복장뼈(가슴뼈, 흉골) 1개	복장뼈1개

① 위 가슴문

위가슴문은 양쪽의 벽쪽가슴막을 덮고 있는 가슴막위막(두꺼워진 가슴 내 근막)으로 나눠진다. 위가슴문을 지나는 중요 구조물로는 머리, 목 및 팔로 연결되는 중요 동·정맥 및 상완신경총 등이 있으며, 기관, 식도 등의 구조물이 목을 지나 가슴 안으로 들어가게 된다.

위가슴문을 구성하는 뼈는 복장뼈자루, 1번 갈비뼈 및 1번 등뼈이며, 앞쪽이 뒤쪽에 비해 2~3cm 낮은 비스듬한 타원형 구조이다.

② 아래 가슴문

아래가슴문은 위가슴문에 비하여 훨씬 넓은 구조물로 앞쪽은 칼돌기, 앞 옆쪽은 7번 갈비뼈부터 10번 갈비뼈의 갈비연골이 합쳐진 부위, 뒤 옆쪽은 11번 갈비뼈의 전반부와 12번 갈비뼈의 몸통, 뒤쪽은 12번 등뼈로 구성된다.

아래가슴문은 앞쪽으로는 10번 등뼈 높이이며, 양 바깥쪽으로는 갈비뼈가 아래쪽을 향하고 있어서 2번 허리뼈 높이까지 내려오고 뒤쪽으로는 12번 등뼈 높이이다. 흉곽 출구의 아래 경계는 가로막이며, 아래가슴문의 뒤쪽으로 내림대동맥(하행대동맥), 식도, 아래대정맥(하대정맥)이 지나간다.

척추 vertebra

척추는 척주를 형성하는 뼈 구조물로 위로는 머리를 받치고 아래로는 골반과 연결되어 그 사이에 존재한다. 척주는 중추신경에서 나가고 들어오는 정보를 전달하는 척수를 보호한다. 태생기 소아의 척주뼈는 총 33개로 구성되어 목뼈(경추) 7개, 등뼈(흉추) 12개, 허리뼈(요추) 5개, 엉치뼈(천추) 5개, 꼬리뼈(미추) 4개로 구성된다. 성인이 되면 엉치뼈(천추) 5개와 꼬리뼈(미추) 4개가 각각 하나로 합쳐져 천골과 미골을 형성하여 총 26개가 된다.

척추신경은 총 31쌍으로 서로 이웃한 척추뼈고리뿌리들 사이에 있는 척추사이구멍을 통해 가쪽으로 척주관을 빠져 나온다. 뼈손실, 척추원반탈출 또는 관절돌기들 사이에 있는 돌기사이관절의 탈구 등에 의해 척추사이구멍이 막히거나 척추사이 구멍이 좁아드는 병변이 생기면, 이곳을 통과하는 척수신경의 기능에 영향을 미칠 수 있다.

척추 Vertebral column

참척추뼈(총 24개)	목뼈(7개), 등뼈 (12개), 허리뼈 (5개)
거짓척추뼈(총2개)	• 엉치뼈 (1개; 5개의 뼈가 융합됨) • 꼬리뼈 (1개; 4개의 뼈가 융합됨)

척추뼈의 구조와 형태

① **제1목뼈**(제1경추, 환추), 제2목뼈(제2경추, 축추)와 엉치뼈, 꼬리뼈를 제외한 전형적인 척추뼈는 부위에 따라 크기와 모양이 다르나 공통적인 구조를 갖는다.

② 앞쪽에는 척추뼈 몸통(척추체)이 있고 뒤쪽은 척추 줄기(척추경)와 척추뼈 고리판(추궁판)으로 구성된 척추뼈 고리(척추궁) 및 근육부착과 관절연결을 위한 돌기로 이루어져있다.

③ **척추뼈 몸통**은 하중을 지탱하는 부분으로 가장 윗부분과 아랫부분의 딱딱한 뼈는 다른 부분보다 두껍고 둥근 모양이며 인접한 척추뼈 몸통과는 척추원반(척추사이원반, 추간판)으로 연결된다.

④ **척추뼈고리**(척추궁)는 척추뼈구멍(추공)의 벽면을 이루며 척수를 감싸 척수를 보호하며 좌우의 척추줄기, 척추뼈고리판(추궁판)과 각각 2개의 위아래 관절돌기, 양측의 가로돌기(횡돌기), 가시돌기(극돌기) 등 7개의 돌기로 이루어져 있다.

각 척추뼈의 척추뼈구멍이 모여 척주관이 된다.

〈표 5－3〉 목뼈, 등뼈, 허리뼈의 구조 비교

구조	목뼈(C3–C7)	등뼈	허리뼈
몸체	타원형, 작다.	심장형, 경추보다 크다. 상 · 하 갈비오목(늑골와) 있음	신장형, 크다.
가시돌기	짧고 후방으로 돌출, C1, C7 제외하고 2분됨	길고 하방으로 돌출	짧고 후방으로 돌출
척추뼈구멍	삼각형	원형	좁은 삼각형
가로돌기(횡돌기)	가로구멍이 있다.	T11, T12를 제외하고 가로갈비오목이 있다.	앞뒤로 납작함
위관절돌기의 관절면의 방향	후상방	후방, 갈비뼈머리와 갈비뼈 결절	내측 혹은 후방내측
갈비뼈와 관절면	없다.	있다.	없다.
엉치뼈(천골)	정중 엉치뼈능선, 뒤엉치뼈구멍, 엉치뼈곶, 가쪽엉치뼈능선		
꼬리뼈(미골)	꼬리뼈각		

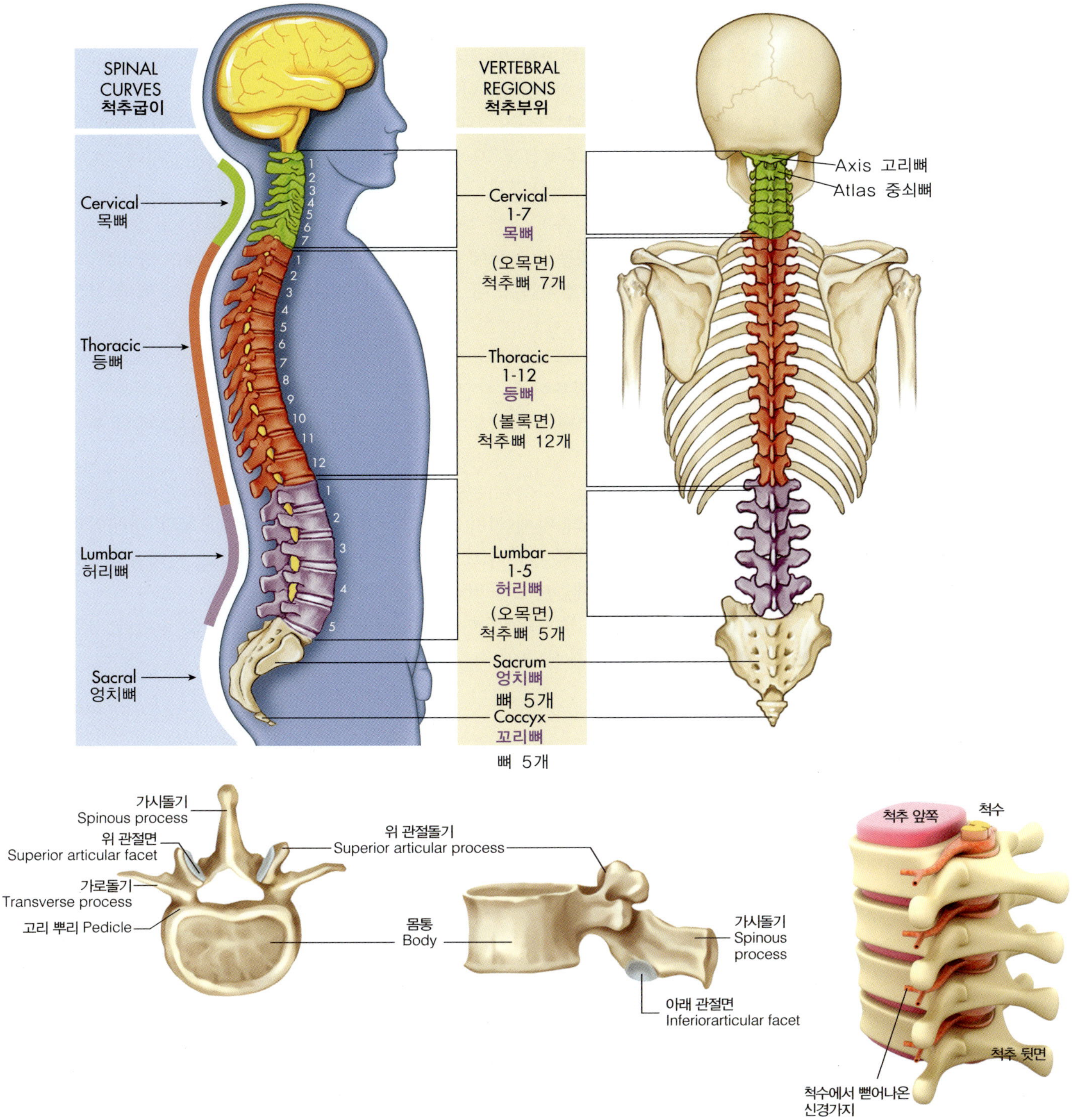
SPINAL CURVES
척추굽이
Cervical
목뼈
Thoracic
등뼈
Lumbar
허리뼈
Sacral
엉치뼈
VERTEBRAL REGIONS
척추부위
Cervical
1-7
목뼈
(오목면)
척추뼈 7개
Thoracic
1-12
등뼈
(볼록면)
척추뼈 12개
Lumbar
1-5
허리뼈
(오목면)
척추뼈 5개
Sacrum
엉치뼈
뼈 5개
Coccyx
꼬리뼈
뼈 5개
Axis 고리뼈
Atlas 중쇠뼈
가시돌기
Spinous process
위 관절면
Superior articular facet
가로돌기
Transverse process
고리 뿌리 Pedicle
위 관절돌기
Superior articular process
몸통
Body
가시돌기
Spinous process
아래 관절면
Inferiorarticular facet
척추 앞쪽
척수
척추 뒷면
척수에서 뻗어나온 신경가지

〈그림 5－11〉 척추와 척수

척추 구성 요소들의 기능

① 속질핵은 충격흡수, 응력평형 및 척추사이원반과 척추뼈몸통 안에 있는 모세혈관 사이의 액체 교환 등의 역할을 한다.
② 섬유테의 기능은 척추뼈몸통을 지탱하여 안정성을 주고 콜라겐 섬유방향이 사선형으로 교차하여 척추뼈몸통 사이에 운동이 가능하도록 하는 것이다. 또한 제어인대로 작용하기도 한다.
③ 속질핵의 모양 유지 및 충격 완화 작용 등을 한다.
④ 초자연골판은 척추뼈몸통의 성장에 관여하며 척추뼈몸통을 보호하고 종말판 중앙의 혈관을 통하여 척추뼈몸통 내 모세혈관과 척추사이원반 사이의 액체 확산에 관여한다.

〈그림 5-11〉에서 볼 수 있듯이 목 부근에 7개, 등 부위에 12개, 허리 부위에 5개, 엉덩이 부위에 5개의 척추뼈가 융합된 형태로 되어 있다. 그리고 끝부위에는 3~5개의 조그만 뼈가 있다.

태어날 때 척주는 태아의 자세(일차 만곡)와 비슷하게 앞으로 오목한 형태이지만, 유아가 걷기 시작하면서 일어나고 머리를 잘 가누게 됨에 따라 반대방향으로 구부러진다. 아동이 2살 때쯤에 2차 만곡이 만들어진다.

2살을 지나면서 척주는 목 부위와 허리 부근에서는 2차 만곡이, 등 부위와 엉덩이 · 꼬리뼈 부근에서는 1차 만곡이 각각 발달한다.

팔다리뼈대 체지골격, appendicalar skeleton

팔

팔은 손을 작용할 수 있는 위치로 이동시키기 위한 마디와 지렛대의 역할을 할 뿐 아니라 여러 관절들을 통해 손을 적절한 위치로 이동시킬 수 있도록 한다. 팔뼈대는 팔이음뼈 4개, 팔뼈 6개, 손뼈 54개의 뼈로 구총 64개이다(표 5-4).

팔뼈

팔은 어깨와 손목 사이를 말하고, 팔꿈치를 중심으로 어깨 쪽을 위팔, 손목 쪽을 아래팔로 구분한다. 위팔은 위팔뼈, 아래팔은 자뼈와 노뼈로 구성된다. 위팔뼈머리는 어깨뼈와 어깨관절을 형성하고 위팔뼈작은머리는 노뼈, 위팔뼈도르래는 자뼈의 팔꿈치머리와 관절을 이루어 팔꿉관절을 형성한다.

〈표 5－4〉 팔뼈대(bones of the upper limbs)

팔이음뼈 4개		빗장뼈 2개, 어깨뼈 2개	
팔뼈 6개		위팔뼈 2개, 노뼈 2개, 자뼈 2개	
손뼈 54개	손목뼈 16개	손목뼈 근위열 4×2=8개	손배뼈 2개, 반달뼈 2개, 세모뼈 2개, 콩알뼈 2개
		손목뼈 원위열 4×2=8개	큰마름뼈 2개, 작은마름뼈 2개, 알머리뼈 2개, 갈고리뼈 2개
	손허리뼈 10개	왼쪽 5개, 오른쪽 5개	내측 혹은 후방내측
	손가락뼈 28개	손가락 첫마디뼈 10개	왼쪽 5개, 오른쪽 5개
		손가락 중간마디뼈 4×2=8개	왼쪽 4개, 오른쪽 4개
		손가락 끝마디뼈 5×2=10개	왼쪽 5개, 오른쪽 5개

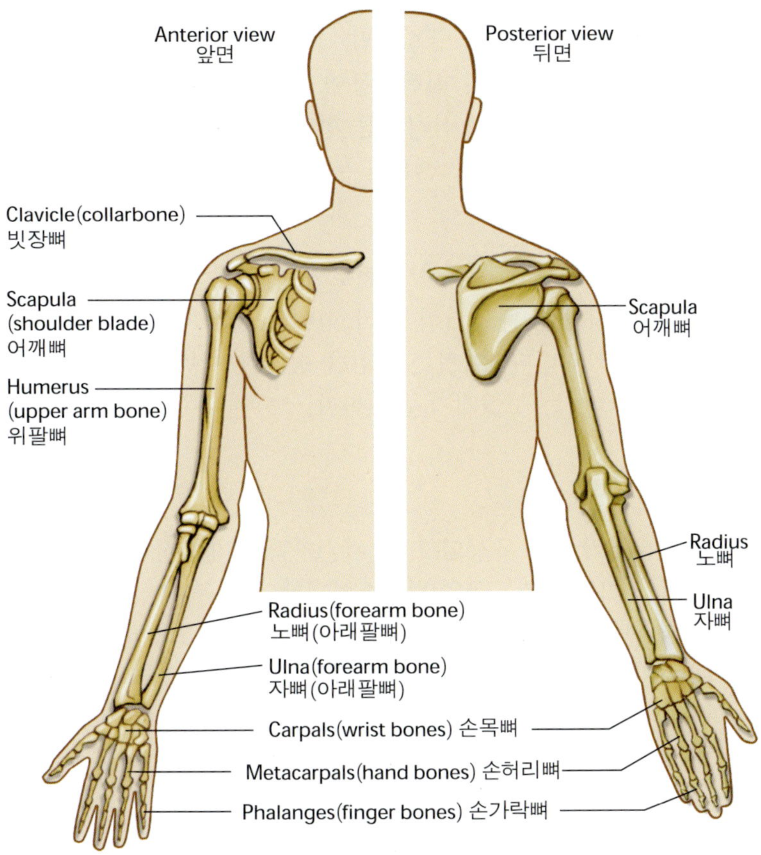

〈그림 5－12〉 팔뼈대

① 빗장뼈(쇄골, clavicle)

빗장뼈는 몸통과 어깨뼈를 연결하여 지지하며, 어깨관절에서 위팔뼈(상완골)가 자유롭게 움직일 수 있도록 지렛대 역할을 한다. 반대로 위팔뼈에서 전달되는 충격을 흡수하기도 한다.

② 어깨뼈(견갑골, scapula)

두 팔과 몸통을 연결하는 뼈로 힘과 움직임을 전달하는 역할을 하고, 골격의 일부를 이루는 커다랗고 편평한 역삼각형 모양의 뼈이다. 어깨뼈는 흉곽의 뒷면에 좌우대칭으로 제2~제7늑골에 걸쳐 있으며 등의 표면에서 만질 수 있다. 앞면은 오목하고 뒷면은 바깥쪽 위로 튀어나와 있는 견봉은 어깨의 정상을 형성하게 된다.

③ 위팔뼈(상완골, humerus)

위팔뼈머리는 어깨뼈와 어깨관절을 형성하고 위팔뼈작은머리는 노뼈, 위팔뼈도르래는 자뼈의 팔꿈치머리와 관절을 이루어 팔꿉관절을 형성한다.

④ 노뼈(radius)

손뼈와 연결되어 손목관절, 위팔뼈(상완골)와 연결되어 팔꿉관절을 형성한다. 팔꿉관절을 기준으로 한 방향으로만 굽힘, 폄, 회전 운동이 가능하고, 손목 관절을 기준으로는 두 방향으로 굽힘, 폄, 회전운동이 가능하다. 노뼈는 자뼈보다 길이가 길고 크기가 더 크며, 아래쪽이 큰 삼각기둥 형태이다. 노뼈는 몸통을 기준으로 위팔과 연결된 부분을 근위부, 손목과 연결된 부분을 원위부라 한다.

⑤ 자뼈(척골, ulna)

자뼈(Ulna)는 삼각기둥 형태로 생긴 긴뼈로 근위부는 넓고, 원위부는 상대적으로 좁다. 근위부에서 자뼈는 뼈돌기인 고리 형태의 팔꿈치머리를 가지고 있어 위팔뼈의 팔꿈치오목에 끼워진다. 이것은 젖힘을 방지하며 위팔뼈도르래와 경첩관절을 형성한다. 원위부 끝에는 붓돌기가 존재한다.

손

손은 다섯 개의 손가락으로 구성되고, 엄지손가락을 제외한 손가락은 한 개의 손허리뼈와 세 개의 손가락뼈로 구성된다. 손허리뼈(중수골)와 손가락뼈(지골) 사이에는 손허리손가락관절이 있으며 손가락뼈 사이에는 몸쪽 및 먼쪽 손가락사이관절이 있다. 손가락의 끝부분에는 손톱이 존재한다. 손목관절(수근관절, 완관절)은 자뼈와 노뼈의 먼 쪽을 비롯하여 8개의 손목뼈와 5개의 손허리뼈 기저부로 이루어진다(표 5-4).

손목뼈

모두 8개로 구성되며 가로로 두 개의 줄을 만들고 세로로 세 개의 줄을 형성한다. 가로줄에서 몸쪽(근위)을 몸쪽 손목뼈줄, 먼쪽을 먼쪽 손목뼈줄이라 한다. 몸쪽 손목뼈줄은 노뼈쪽에서부터 차례로 손배뼈, 반달뼈, 세모뼈의 순서로 놓여있고 세모뼈의 앞쪽에는 콩알 모양의 콩알뼈가 있다.

먼쪽(원위) 손목뼈줄은 노뼈쪽에서부터 큰마름뼈, 작은마름뼈, 알머리뼈, 갈고리뼈 순으로 배열된다. 손목뼈 중 몸쪽 손목뼈줄인 손배뼈, 반달뼈, 세모뼈는 먼쪽 노뼈, 자뼈와 관절을 이루고 이를 손목관절이라 한다. 손목 관절은 손목의 굽힘과 폄 운동에 관여한다.

손가락 뼈

엄지손가락은 두 개의 마디로, 나머지 손가락은 세 개의 마디로 이루어지며 손가락의 끝에는 손톱이 있다. 엄지를 제외한 네 손가락의 뼈들은 세 부분으로 나뉘는데, 아래쪽부터 첫마디뼈(기절골), 중간마디뼈(중절골), 끝마디뼈(말절골)라고 부른다. 엄지에는 중간마디뼈가 없다. 손가락의 앞면과 뒷면에는 굽힘 힘줄과 폄 힘줄이 있으며 양쪽의 바깥면으로는 신경과 혈관이 주행한다. 손가락 각 마디 사이의 관절이 존재하는 부위에는 가로로 손가락간 피부선이 있다.

다리

사람의 몸통 아래에 붙어 몸통을 지탱하거나 이동할 수 있게 해 주는 신체기관으로 서고 앉기, 걷기, 뛰기에 관여한다.

구조

다리의 골격을 이루며, 다리이음뼈(하지대)와 자유다리뼈로 이루어진다.

1. 다리이음뼈 pelvic girdle

볼기뼈(관골, hip bone) 2개의 볼기뼈[무명골, 관골, 엉덩뼈(장골, ilium), 궁둥뼈(좌골), 두덩뼈(치골)의 삼방연골을 통한 결합이 성숙되면서 형성되는 뼈]와 엉치뼈(천골), 꼬리뼈(미골)가 골반을 형성한다.

골반(pelvis) 몸통과 하지를 연결하며, 배 속의 장기를 싸고 있는 뼈이다. 후방으로는 우측과 좌측의 볼기뼈와 엉치뼈가 엉치엉덩관절(천장관절)을 형성하며 결합한다. 전방으로는 두 볼기뼈가 두덩결합(치골결합)을 형성하며 결합하여 고리모양을 이루는데 이를 골반환이라고 부른다.

엉덩관절 엉덩관절(고관절, Hip joint)은 다리와 다리이음뼈를 연결하는 강하고 안정된 윤활관절로 뭇축성(다축성)의 절구공이관절(절구관절)이다. 넙다리머리뼈(대퇴골두)는 공 또는 볼(ball)에 해당하고 비구(관골구)는 절구 또는 소켓에 해당한다. 서 있을 때 몸의 모든 체중이 엉덩관절을 통해 넙다리뼈머리와 넙다리뼈목으로 전달된다.

〈표 5－5〉 남녀 성인 골반의 비교

구 분	여성	남성
일반적 특징	출산을 위한 산도로 작용	강한 근육이 부착되고 무거운 체중을 지탱해야 함
골반출구	넓고 얕으며, 용적은 크다.	좁고 깊으며, 용적은 작다.
입구	넓고 타원형	좁고 심장형
엉덩뼈	넓다.	좁다.
두덩결합	짧다.	길다.
두덩궁	크다 (80~90°)	작다 (50~60°)
폐쇄구멍	삼각형	난형
절구	앞쪽	외측
엉치뼈	넓고 짧고, 덜 구부러짐	좁고 길고, 많이 구부러짐
꼬리뼈	움직임, 덜 구부러짐	덜 움직임, 구부러짐

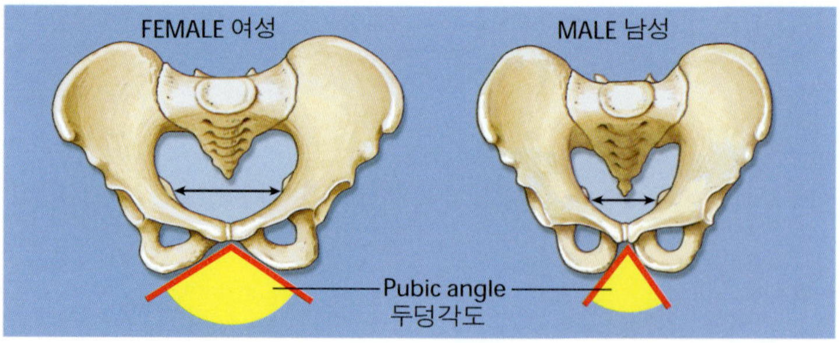

〈그림 5－13〉 골반

2. 자유다리뼈 free bones

넙다리뼈(대퇴골) 몸에서 가장 큰 뼈로 몸통과 두 끝으로 구성되어 있고 볼기에서 다리 밑쪽으로 무게를 전달하는 역할을 한다. 몸쪽끝(proximal)은 넙다리뼈머리, 넙다리뼈머리오목, 넙다리뼈목, 큰 돌기(대전자), 돌기오목, 작은 돌기, 돌기사이능선, 셋째 돌기, 넓적다리뼈몸통으로 구성된다. 넙다리뼈머리는 볼기절구뼈와 관절을 형성하고, 넙다리뼈머리오목은 넙다리뼈머리 인대와 결합한다. 먼쪽끝

(distal)은 무릎관절을 형성하고, 넙다리뼈도르래의 가쪽은 무릎뼈와 관절하고 있다.

무릎뼈(슬개골) 사람의 몸에서 가장 큰 삼각형의 종자골로 넙다리뼈와 만나 넙다리무릎관절을 형성하고, 무릎뼈의 관절면은 타원형이다. 무릎뼈의 몸쪽은 넙다리네갈래근힘줄이 부착되는데 넙다리곧은근은 무릎뼈의 전면에 부착된다. 중간넓은근힘줄은 넙다리네갈래근힘줄의 가장 깊은 층을 이루며 안쪽넓은근힘줄과 가쪽넓은근힘줄에 의해 넙다리네갈래힘줄의 중간층이 형성된다. 근막의 내부는 관절막이 두꺼워져서 넙다리무릎인대를 형성한다. 무릎힘줄은 무릎뼈의 먼쪽에서 시작하여 정강뼈거친면에 부착된다.

정강뼈(경골) 무릎 아래의 다리를 구성하는 종아리뼈보다 더 크고 무릎과 발목을 잇고 있으며, 몸에서 가장 무거운 체중을 받치고 있는 뼈이다.

종아리뼈(비골) 무릎과 발목 사이에 위치하며 종아리를 이루는 뼈로 근육이 붙는 부분을 잇고 발목관절(족관절)을 안정시키는 역할을 한다. 넙다리뼈와 목말뼈(거골) 사이에 있으며, 정강뼈의 뒤가쪽에서 목말뼈의 가쪽에 위치하고 정강뼈보다 가느다랗다. 뼈사이막이 정강종아리 인대결합을 만들어 종아리뼈와 정강이뼈가 연결시킨다.

발목관절 발목관절은 발목뼈 4개, 발허리뼈 5개, 발가락뼈 8개로 구성되고, 종아리 부위와 발을 연결시켜주는 정강뼈와 종아리뼈의 먼쪽끝과 목말뼈로 이루어진다. 윤활관절 중에서 경첩관절에 해당하며, 이 발목관절을 통해 정강뼈에서 목말뼈로 체중이 실린다.

발목관절과 인대

① 관절인대는 안쪽에 있는 강한 안쪽인대와 상대적으로 약한 가쪽인대에 의하여 유지된다.
② 약한 가쪽 인대는 가쪽 발목인대인 앞목말종아리인대, 뒤목말종아리인대, 발꿈치종아리인대에 의해 강해진다.
③ 앞목말종아리인대는 발목을 아래쪽으로 굽혔을 때 발에 체중이 실리면서 접질리는 경우에 발목관절에서 가장 손상이 잘 일어나는 인대이다. 안쪽에는 삼각인대에 의하여 강화되어 있다.
④ 발목관절의 골절은 주로 가쪽 복사뼈의 몸 쪽 2~6cm 정도에서 흔하게 발생한다.
⑤ 미끄러져서 발이 심하게 안쪽으로 꺾이면(안쪽번짐, inversion) 발목인대가 찢어지고, 목말뼈가 가쪽 복사뼈를 향해 기울면서 가쪽 복사뼈에 골절을 일으킨다.

발목뼈 발목뼈는 7개의 뼈로 구성되고, 목말뼈를 통해 발목과 연결된다. 발목과 가까운 근위열 발목뼈에는 족배뼈, 목말뼈, 발꿈치뼈 3개가 있고, 원위열인 발목뼈에는 3개의 쐐기뼈와 1개의 입방뼈가 있다.

발허리뼈 발목뼈와 발가락뼈 사이에 있는 다섯쌍의 발뼈이고, 비슷한 뼈로 손허리뼈가 있다. 발허리는 발의 잘록한 부분이다.

발가락뼈 발가락의 뼈대를 이루는 관절로 연결된 뼈로 엄지발가락에는 중간마디뼈 2개, 나머지 발가락에는 첫마디뼈와 끝마디뼈 각각 3개씩 있다.

〈표 5－6〉 다리뼈대(bones of the lower limbs)

<table>
<tr><td colspan="2">골반(다리이음뼈) 2개</td><td colspan="2">엉치뼈, 꼬리뼈, 볼기뼈 2개, 엉덩뼈, 궁둥뼈, 두덩뼈</td></tr>
<tr><td colspan="2">다리뼈 8개</td><td colspan="2">넙다리뼈 2개, 무릎뼈 2개, 정강뼈 2개, 종아리뼈 2개</td></tr>
<tr><td rowspan="6">발뼈 52개</td><td rowspan="2">발목뼈 14개</td><td>발목뼈 근위열 6개:</td><td>발배뼈 2개, 목말뼈 2개, 발꿈치뼈 2개</td></tr>
<tr><td>손목뼈 원위열 8개,</td><td>안쪽 쐐기뼈 2개, 중간 쐐기뼈2개, 가쪽쐐기뼈 2개, 입방뼈 2개</td></tr>
<tr><td>손허리뼈 10개</td><td colspan="2">왼쪽 5개, 오른쪽 5개</td></tr>
<tr><td rowspan="3">발가락뼈 28개</td><td>발가락 첫마디뼈 10개</td><td>왼쪽 5개, 오른쪽 5개</td></tr>
<tr><td>발가락 중간마디뼈 8개</td><td>왼쪽 4개, 오른쪽 4개</td></tr>
<tr><td>발가락 끝마디뼈 10개</td><td>왼쪽 5개, 오른쪽 5개</td></tr>
</table>

뼈대 관련 질환

우리 몸은 나이가 들수록 연골의 화학적 성분이 변화한다. 푸른 빛을 띠고 유연했던 연골은 부서지기 쉬우며 옕은 노란색을 띤 형태로 바뀐다.

연골의 칼슘화와 굳어지는 현상은, 연골을 더욱 약하게 만든다. 일단 관절연골이 부서지기 쉬운 상태로 변한다면 건강한 연골과 같이 기능할 수 없으며 관절염이 유발된다. **관절염**(Arthritis)은 관절에 염증이 생긴 상태이며, 관련된 인대나 힘줄 또한 탄력성을 잃어서 관절의 가동범위가 줄어드는 것이 특징이다.

뼈의 양 또한 노화와 함께 변화를 겪는다. 50대부터 뼈대는 변화를 겪기 시작한다. 뼈의 파괴가 생성보다 많아지는데, 특히 세포단위에서는 뼈파괴세포가 뼈모세포가 생성되는 것보다 더 많은 뼈를 파괴하므로 결과적으로 전체 뼈의 양은 점점 줄어든다.

현미경으로 뼈의 이러한 과정을 자세히 관찰하면, 뼈에서 점차 구멍이 늘어나는 것을 알 수 있다. 뼈는 점점 가볍고 약해지며 부서지기 쉬운 형태로 변화한다.

남성은 전체 뼈 양의 25% 이하를 잃는 반면, 여성은 평균적으로 35% 가량을 잃는다. 이렇게 뼈의 밀도가 감소하는 것을 골다공증(osteoporosis)이라고 하는데, 최근 들어 아주 심각한 문제가 되고 있다.

〈표 5－7〉 뼈의 질병(Bone Disorders)

분류	예
선천성 질병 congential disorders	비정상적인 척추만곡(척추뒤굽음증, 척추앞굽음증, 척추옆굽음, 입천장갈림증, 휜발
퇴행성 질병 degenerstire disorder	골다공증
감염 infectio	골수염
영양성 질환 nutritional disorders	뼈연화증(비타민 D 부족), 구루병(비타민 D 부족), 괴혈병(비타민 C 부족)
2차성 질환 seandary disorders	내분비계통이상 : 거인증, 뇌하수체 난장이증
외상 trauma	타박상, 골절
종양 tumors	연골육종, 골수종, 뼈육종

골다공증

뼈의 질량과 강도의 감소로 골절이 발생하는 질환으로 주로 폐경기 또는 여성 노인에게서 발견된다. 골 다공증이 발생하는 일반적인 부위는 요골, 척골, 대퇴경부이다.

척추 관련 질환

척추후만증 정상적인 척주는 옆에서 바라보았을 때에 경추부(목쪽)와 요추부(허리쪽)는 앞으로 볼록 나온 모양(전만곡), 흉추부(가슴쪽)와 천추부(엉덩이쪽)는 뒤로 휜 모양(후만곡)을 나타낸다. 그러나, 추체, 추간판 및 주위 근육의 이상으로 인해 이러한 척추의 정상 모양이 아니고 흉부의 후만곡이 증가되어 있거나, 경부와 요부에서 후만 변형이 보일 때를 후만증이라 부른다.

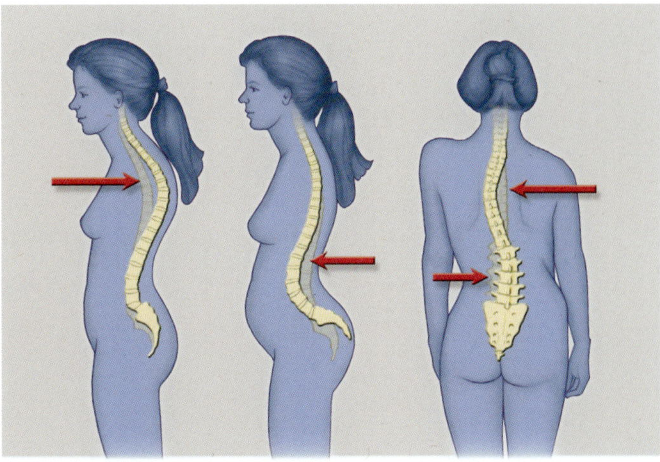

〈그림 5－14〉 척추의 변형 형태

척추전만증 척추 전만증은 정상적으로 존재하는 허리뼈의 전만(앞으로 볼록하게 굽은 척추배열 양상)이 병적으로 증가된 상태를 말한다.

요추전만에 영향을 주는 요인은 몸의 무게중심의 위치, 사무직 근로자의 부적절한 자세나 생활습관 환경들이 있다고 알려졌다. 복부비만이 심하거나 임신을 하여 복부의 하중이 커지면 엉덩관절(고관절)에 과도한 힘이 가해지기 때문에 이러한 힘을 줄이기 위해 상체를 뒤로 젖히는 자세를 취하게 되는데 이 자세가 바로 과도한 허리뼈의 전만곡을 만들어 낸다.

〈표 5－8〉 관절 질환(Joint Disorders)

분류	예
감염 degenerative disorders	퇴행성 질병 골관절염, 임균성 관절염, 류머티즘열, 감염성 관절염, 바이러스성 관절염
염증 inflammation	윤활낭염, 관절염
2차성 질환 seandary disorders	면역계통이상: 류마티스성 관절염, 대사성 관절염: 통풍
부상 trauma	발목과 발부상, 탈구, 엉덩이 관절 골절, 무릎 부상
2차성 질환 seandary disorders	내분비계통이상 : 거인증, 뇌하수체 난장이증
외상 trauma	타박상, 골절
종양 tumors	연골육종, 골수종, 뼈육종

손과 손가락에서 자주 나타나는 질환

손목터널증후군 손목부위에는 손가락을 움직이는 힘줄과 신경이 지나가며 이를 둘러싸고 보호하는 일종의 관(터널)이 있습니다. 손으로 들어가는 신경(정중신경)이 손가락을 움직이는 힘줄인 수근관(손목터널)에 눌려 신경이 압박되어 손저림, 감각저하 등의 증상이 나타나는 질환이다.

염좌 손가락이 삐면서 손가락 관절과 관절을 이어주는 인대가 늘어나거나 손상을 입는 것이다.

염좌와 파열의 차이

염좌(strain)는 관절을 지지해주는 인대가 외부 충격 등에 의해서 늘어나거나 일부 찢어지거나, 근육이 충격에 의해서 늘어나거나 일부 찢어지는 것을 말한다.

파열(rupture)은 인대나 근육의 일부가 아닌 전체가 끊어지는 것을 말한다.

Movement for the Journey

Chapter 6

근육계통

걷고 달리고, 들어올리기

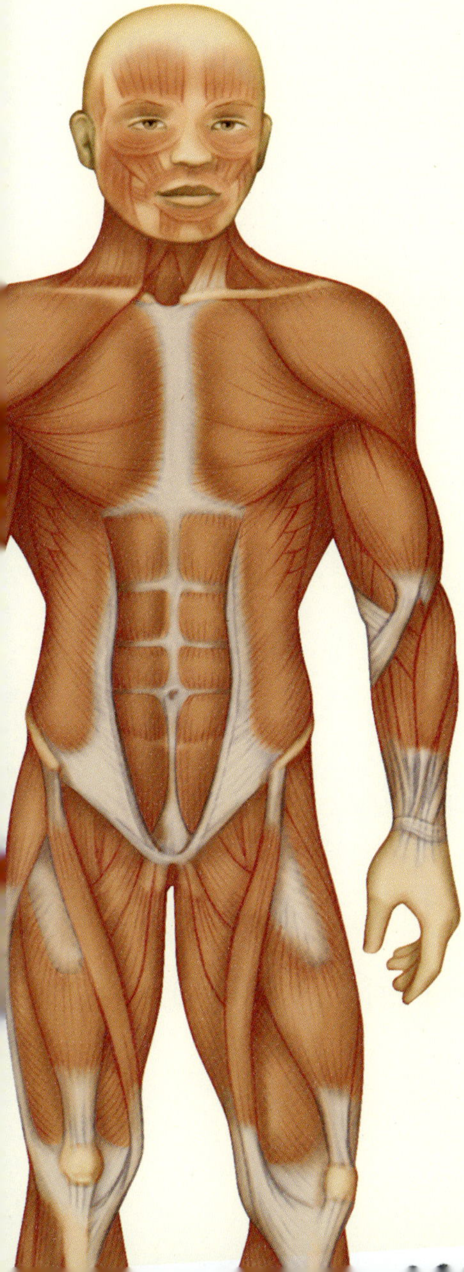

여행할 때, 목적지에 도착하기 위해 우리는 비행기, 기차, 자동차 등을 이용한다. 하지만 어떤 교통 시스템을 이용하든지, 우리는 교통 수단을 이용하기 위해서 몸의 근육계통을 이용해야 한다.

뼈대계통이 신체에 골격을 제공해 주지만 신체는 근육계통과 같이 움직임이나 보행을 허용하는 시스템을 별도로 필요로 한다. 우리에게 가장 익숙한 형태는 걷고, 달리고, 물건을 들어 올리는 것을 가능케 하는 외부 근육의 사용이다.

이러한 형태의 근육은 우리 주위에 있는 여러 곳을 방문할 수 있도록 해 주며, 우리가 이 장을 공부하면서 각 페이지를 넘길 수 있는 것도 이러한 근육 덕택이다. 하지만 운동은 몸 안에서도 필요하다. 이러한 내부 운동은 음식, 공기, 노폐물, 피와 같은 몸 안의 액체성분이 우리 몸 안으로 이동될 때 일어난다.

예를 들면, 더러운 물을 마셨을 경우, 소화기관에 있는 민무늬근육은 급성설사의 형태로 더러운 물을 배출시킨다. 근육계통에 포함돼 있는 우리 몸 안의 특별한 형태의 근육은, 외부 및 내부 운동을 일으킨다.

이 장에서는 외부 및 내부의 운동을 일으키는 데 필요한 여러 종류의 근육을 정의하고 비교하여 설명했다.

학습목표 LEARNING OBJECTIVES

- 이 장을 학습하고 나서 3가지 중요한 근육을 분류할 수 있다.
- 힘줄과 인대의 기능을 설명할 수 있다.
- 수의근과 불수의근의 차이를 설명할 수 있다.
- 뼈대 근육운동의 여러 가지 형태를 설명할 수 있다.
- 근육세포의 구성요소를 확인하고 설명할 수 있다.
- 근육운동에 필요한 화학적 활동을 설명할 수 있다.
- 뼈대근육, 민무늬근육, 심장근육의 활동을 설명할 수 있다.
- 근육계통의 흔한 질환에 대해 설명할 수 있다.

근육계통 개요 Overview of Muscular system

근육은 수많은 기능을 수행하기 때문에 형태와 크기가 다양하며, 근육의 구조는 수행하는 기능에 맞게 만들어져 있다. 근육은 신축성 있는 모든 조직을 칭하는 일반적 용어이다. 인체의 뼈대근육은 대략 650여 개의 근육들로 이루어져 있으며 체중의 약 40~45%를 차지한다.

또한 근육은 신체를 움직이고 자세를 변동시키며 중력에 대항하며 체중을 지탱시킨다. 근육이 수축 시에 이동하는 점을 운동점, 이동하지 않는 점을 고정점, 고정점에 부착하는 점을 기시(origin)점, 운동점에 부착하는 점을 정지(insertion)점이라고 한다.

근육의 종류 Types of muscles

근육은 수의근(가로무늬근, 뼈대근, 골격근)과 불수의근(민무늬근, 평활근), 심근 3가지로 분류된다.

근육 계통의 기능

① 신체 활동

뼈대근육은 모든 신체 부위를 자발적으로 움직이게 한다. 음식으로부터 얻은 화학적 에너지를 운동이라는 물리적 에너지로 바꾸어 힘을 제공하는 몸의 엔진이라고 할 수 있다.

② 자세와 안정성

뼈대근육은 신체의 골격을 안정시켜 적절한 자세를 유지해 준다. 신체의 일부 관절은 약하고 불안정하기에 근육은 이러한 관절을 지지해 주는 역할을 한다.

③ 열 생성

몸에서 생성되는 많은 에너지가 근육에서 소비되는 동시에 높은 신진 대사율의 결과로 근육은 많은 양의 열을 생성한다. 특히 추울 때 근육에 의해 생성된 열은 체온을 유지하는 데 많은 도움이 된다.

④ 순환 작용

심장근육은 신체의 혈액순환에 중요한 역할을 한다. 일정하고 지속적인 심장의 펌프작용을 통해 온몸 구석구석까지 혈액을 공급한다.

⑤ 소화 작용

위장과 같은 기관의 부드러운 근육인 민무늬근육은 음식의 소화과정을 돕는다. 인체에는 총 650개의 근육이 있으며, 체중의 40%를 차지한다.

근육의 유형

뼈대근육, 민무늬근육 및 심장근육 등의 세 가지 유형의 근육이 있다.

민무늬근육은 불수의근이라고도 하며 뼈대근육과 달리 의지에 의해 운동하지 않

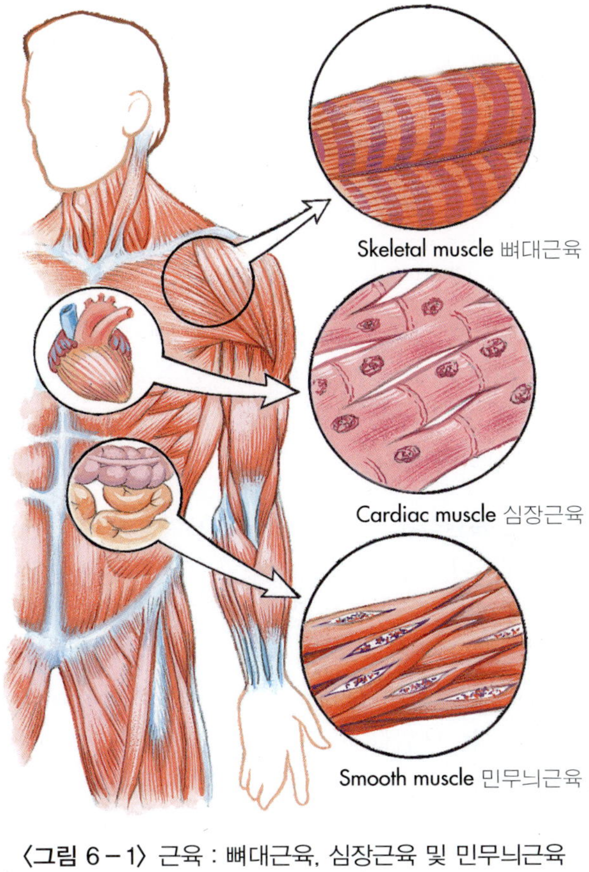

〈그림 6－1〉 근육 : 뼈대근육, 심장근육 및 민무늬근육

고 근육조직에 줄무늬가 없다. 또한 혈관, 기관지 및 내장기관을 구성하기 때문에 내장근육(평활근)이라고도 한다.

민무늬근육은 위나 다른 소화기관에서 꿈틀운동(peristalis)을 일으키며, 또한, 혈관의 직경을 변화시켜서 피의 흐름을 촉진한다(혈관수축, 혈관확장). 허파에 있는 기도의 직경을 변화시켜서 공기의 움직임을 촉진시키는 역할도 한다.

심장근육은 민무늬근육과는 달리 뼈대근육처럼 줄무늬가 있지만 민무늬근육처럼 의지의 통제를 받지 않는다. 이 근육은 심장벽을 만들며 심장을 수축하게 한다.

〈그림 6-1〉에서는 세 가지 종류의 근육을 대비시켜 놓았다.

뼈대근육 Skeletal Muscles

뼈대근육은 운동을 일으키고, 자세를 유지시키며, 열을 발생시킨다. **힘줄**(tendons)은 뼈대근육과 뼈를 연결하고 **인대**(ligaments)는 뼈와 뼈를 연결한다. 어떤 근육은 힘줄 없이 뼈나 연조직에 직접 부착된다. 그러한 근육들은 널힘줄이라고 부르는 넓고 얇은 결합조직을 사용한다. 이러한 종류의 예는 얼굴근육과 혀에서 볼 수 있다.

뼈대근육의 구조 Structure of skeletal muscles

근육의 수축과 이완은 어떻게 일어날까? 어떻게 근육세포가 잘 조화된 근육수축을 일으키는 걸까? 이제부터 근육이 작동하는 방법을 살펴보자.

근육의 기능적 단위 Functional Unit of the Muscle

앞에서 근육을 거시적으로 살펴보았으므로 어깨를 만지기 위해 어떻게 위팔두갈래근이 작동하는지 이해했을 것이다. 이제 이러한 수축이 근육섬유 수준에서 어떻게 정확히 일어나는지를 살펴보자. 근육은 약 30cm 정도 길이의 근육세포라고 부르는 길쭉한 세포로 구성되어 있다.

각각의 근육세포는 **근육원섬유**(myofibril)라고 부르는 기능적 단위를 가지고 있으며, 몇 개의 근육원섬유들이 다발을 이루어서 근육세포를 형성한다.

근육원섬유는 금속 줄로 간주될 수 있으며, 이 다발들이 모여서 케이블을 형성하고 근육분절을 이룬다(그림 6-2의 A).

수축이 일어나기 위해서 각각의 섬유는 근육원섬유마디(sarcomeres)라고 부르는 기능적으로 수축할 수 있는 단위를 여러 개 가지고 있다. 각각의 근육섬유는 이러한 근육원섬유마디의 변형으로 인해 수축할 수 있게 된다.

각각의 근육원섬유마디 단위는 근육잔섬유라고 부르는 굵고 가는 실과 같은 구조를 가지고 있다.

근육섬유의 구조

굵은근육잔섬유는 단백질 **마이오신**(myosin)으로 이루어져 있으며, 가는근육잔섬유는 단백질 **액틴**(actin)으로 이루어져 있다. 근육원섬유마디에서는 Z**선**(Z lines)이라고 부르는 어두운 밴드(뼈대근육에서는 줄무늬근의 모습)에 의해 서로가 분리된 채 굵은근육잔섬유와 가는근육잔섬유가 반복적으로 정렬돼 있다(그림 6-2의 A, B).

〈그림 6-2〉의 (C)는 두 종류의 근육잔섬유가 근육원섬유마디를 짧게 하면서 서로를 향해 미끄러져 들어가 결과적으로는 전체 근육을 수축케 하는 모습을 보여준다. 튜브 안에 튜브가 미끄러져 들어가는 모습을 떠올려 보기 바란다.

미세섬유가 미끄러지고 이에 따라 근육의 수축이 시작되면 근육원섬유마디를 잡아당기기 위해 굵은근육잔섬유머리(마이오신 머리)와 가는근육잔섬유(액틴) 사이에 일시적인 연결부위가 생긴다. 일단 연결부위가 형성되면 마이오신 머리는 회전하고 근육원섬유마디 중앙 부위로 액틴을 끌어당긴다.

근육형질막이 이완될 때 미세섬유는 본래의 자리로 돌아간다. 자동차가 지나갈 수 없게 올려진 개폐식다리를 그려 보면 이해가 쉬울 것이다. 자동차가 지나가기 위해선 — 근육의 수축을 위해 필요한 교차결합과 비슷하게 — 올려진 다리가 다시 내려와야 한다.

중요한 영양분: ATP와 칼슘 Important Ingredients: ATP and Calcium

개폐식 다리가 연결되어 이제 다리를 건너려면 통행료를 내야한다고 생각해 보자. 우리 몸에서 통행료에 해당되는 것은 에너지분자인 ATP(adenosine triphosphate)와 **칼슘**(calcium; Ca)으로 근의 수축과 이완에 필요하다. ATP는 마이오신 머리가 액틴과 교차결합을 형성하고 푸는 데 필요한 에너지를 공급한다.

근육이 이완되면 액틴과 마이오신에서 분리된 칼슘이 근육세포질 그물에 저장된다. 근육세포질 그물은 근육원섬유를 둘러싸고 있는 특수한 구조로서 서로 연결관과 주머니로 이루어져 있다.

근육이 자극되면서 칼슘이 근육세포질그물에서 나오면 액틴 · 마이오신 · ATP가 서로 영향을 주어서 수축을 야기하며, 칼슘이 근육을 떠나서 근육세포질 그물로 돌아오면 교차결합은 해체되고 근육이 이완한다.

신경계통이 근육을 수축하도록 지시하면 이 신호에 의해 근육섬유는 나트륨이온 통로라는 것을 연다. 이 통로를 통해서 나트륨이온은 근육섬유로 흐르는데, 이것이 다시 근육섬유를 흥분시키고 근육세포질그물에서 칼슘이 나오게 만든다.

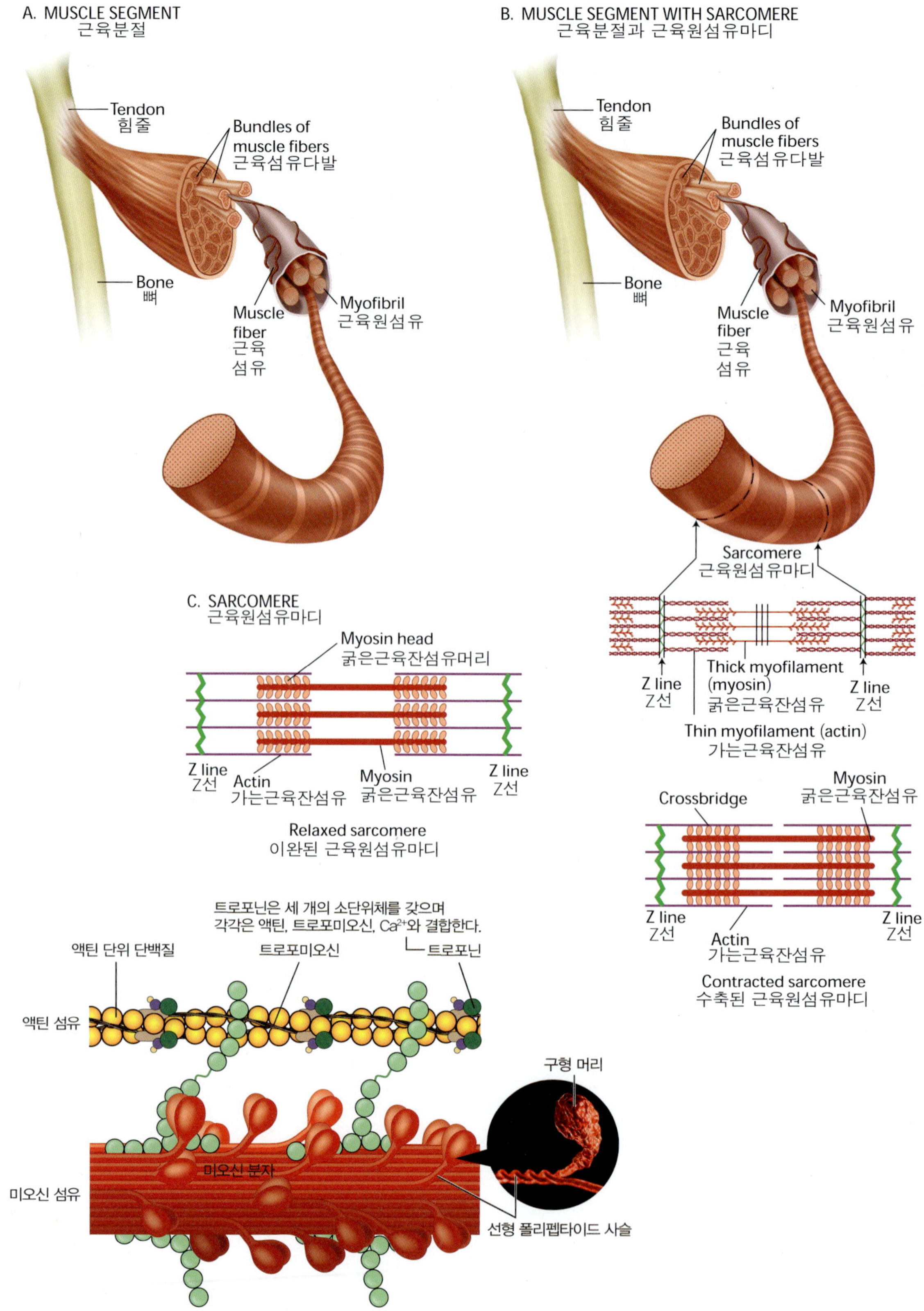
A. MUSCLE SEGMENT
근육분절
Tendon
힘줄
Bundles of muscle fibers
근육섬유다발
Bone
뼈
Muscle fiber
근육 섬유
Myofibril
근육원섬유
B. MUSCLE SEGMENT WITH SARCOMERE
근육분절과 근육원섬유마디
Tendon
힘줄
Bundles of muscle fibers
근육섬유다발
Bone
뼈
Muscle fiber
근육 섬유
Myofibril
근육원섬유
Sarcomere
근육원섬유마디
Z line
Z선
Thick myofilament (myosin)
굵은근육잔섬유
Z line
Z선
Thin myofilament (actin)
가는근육잔섬유
C. SARCOMERE
근육원섬유마디
Myosin head
굵은근육잔섬유머리
Z line
Z선
Actin
가는근육잔섬유
Myosin
굵은근육잔섬유
Z line
Z선
Relaxed sarcomere
이완된 근육원섬유마디
Crossbridge
Myosin
굵은근육잔섬유
Z line
Z선
Actin
가는근육잔섬유
Z line
Z선
Contracted sarcomere
수축된 근육원섬유마디
트로포닌은 세 개의 소단위체를 갖으며
각각은 액틴, 트로포미오신, Ca2+와 결합한다.
액틴 단위 단백질
트로포미오신
트로포닌
액틴 섬유
구형 머리
미오신 분자
미오신 섬유
선형 폴리펩타이드 사슬

〈그림 6 – 2〉 근육의 구조

ATP가 있다면 근육섬유 안에 있는 유리형 칼슘은 마이오신이 액틴과 결합하도록 하는 역할을 한다.

시체가 뻣뻣하게 굳는 현상은 사후경직(rigor mortis)이라고 하는데, 이는 과학으로 설명될 수 있는 정상적인 생리현상이다. 사람이 죽었을 때, 저장된 칼슘은 근육세포질 그물로 되돌아갈 수 없다.

따라서 몸 전체의 근육에 남아있는 칼슘이 근육세포를 수축시키고 몸 전체를 경직시킨다. 교차결합을 해제할 수 있는 ATP가 시체속에서는 존재하지 않으므로 경직이 풀리지 않는다.

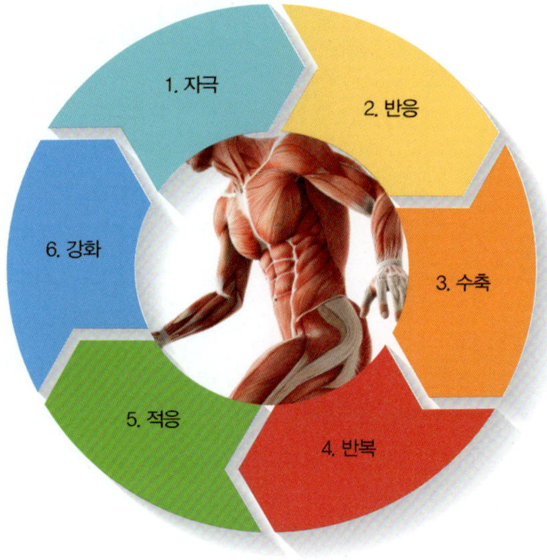

내장근육 혹은 민무늬근육

Visceral Or Smooth Muscle

이 장의 앞에서 간략히 언급한 **민무늬근육**(smooth muscle)을 자세히 살펴보자. **내장근육**(visceral muscle) 혹은 민무늬근육은 심장을 제외한 위, 소화기관, 혈관, 기관지 등의 장기에서 발견되는데, 민무늬근육이 팽창하고 수축하는 능력은 몸 안에서 일어나는 여러 일들에서 중요한 역할을 한다.

예를 들면, 혈압은 혈관의 **확장**(vasodilation)이나 **수축**(vasoconstrict)의 영향을 받는다. 즉, 혈관확장은 민무늬근육이 이완됨으로써 혈관을 크게 만들어서 혈압을 낮추는 것이다. 커진 혈관은 저항을 더 적게 받으므로 혈압이 내려간다. 역으로, 민무늬근육이 혈관을 수축시키면 혈압이 증가한다.

또 다른 예는, 천식 때 기도에 있는 민무늬근육이 수축해 폐에 공기의 진입과 진출을 어렵게 만드는 것이다.

민무늬근육의 특별한 형태는 소화기관에서 발견되는 **조임근**(sphincters)이다. 이 도넛 같은 형태의 근육은 수축과 이완을 반복함으로써 물질이 들어오고 나가는 문 역할을 한다.

위의 조임근은 음식물이 식도로부터 들어오고 소장으로 나갈 수 있도록 해주는 문 같은 역할을 한다. 큰 빵과 같은 것을 삼키다가 목에 걸렸다면 조임근은 음식물이 통과해 위로 들어갈 수 있도록 이완해서 크게 벌어져야 한다. 소화기에 관한 내용은 15장 '소화기계통'에서 자세히 다루기로 한다.

내장근육 혹은 민무늬근육은 불수의근육이며, 뼈대근육과 같이 빨리 수축하지 못한다. 뼈대근육은 일단 자극을 받으면 민무늬근육보다 50배 빠르게 수축한다. 민무늬근육은 활동이 느리고 대사율이 낮아서 보통 양의 혈액 공급을 받으므로 일단 상처가 나면, 스스로 치유되는 경우가 드물고 흉터를 남긴다.

심장근육 Cardiac Muscle

심장근육은 심장의 벽을 형성한다. 심장근육이 수축하면 심방에서 혈액이 분출돼 몸 안에서 돌게 한다. 심장근육은 불수의근이며, 심장근육섬유는 다른 근육보다 조금 짧다. 심장은 죽을 때까지 계속 박동해야 하므로 산소 · 영양분을 공급받고 노폐물을 제거하기 위해 충분한 양의 혈액을 필요로 한다. 따라서 심장근육은 다른 어떤 근육보다 혈액공급이 많은 기관이다.

심장근육섬유는 **사이원반**(intercalated discs)에 의해 서로 연결되어 있다. 이러한 이유로 한 섬유가 수축하면 인접한 섬유도 수축하는데, 이 현상은 도미노효과와 비슷하게 진행된다. 일련의 수축이 일어나면 혈액은 심장 밖으로 나와서 몸속으로 들어간다. 이러한 수축은 심장에 있는 피를 완전히 효과적으로 비운다는 점에서 중요하다. 만약에 모든 사람이 치약을 가운데부터 짜서 사용한다면, 마지막에 튜브에 남겨질 치약 찌꺼기를 생각해 보자. 과연, 효과적인 사용법이라고 할 수 있겠는가?(그림 6–3 참조)

심장근육은 심각하게 손상된 후에는 다시 재생되지 않는다. 이러한 이유로 심한 심장마비를 겪으면 심장조직의 괴사가 온다. 관상동맥으로 가는 혈액이 막힌다면, 심장근육의 손상이 오고 심장에 흉터가 남게 된다.

흉터부위는 건강한 심장근육이 수축하는 것을 돕지 못한다. 만약 흉터부위가 광범위하다면 남은 심장근육만으로는 혈액을 충분하게 펌프질하지 못한다. 흉터조직을 가진 사람은 심장기능이 떨어지고 이로 인해 심각한 장애가 와서 결국 사망에 이를 수도 있다.

근육수축을 위한 에너지원

모든 조직과 마찬가지로 근육도 제대로 기능하기 위해 영양소와 산소 형태의 연료가 필요하다. 우리 몸은 근육에 **글리코겐**(glycogen)이라고 부르는 탄수화물을 저장하여 에너지원으로 전환시킨다.

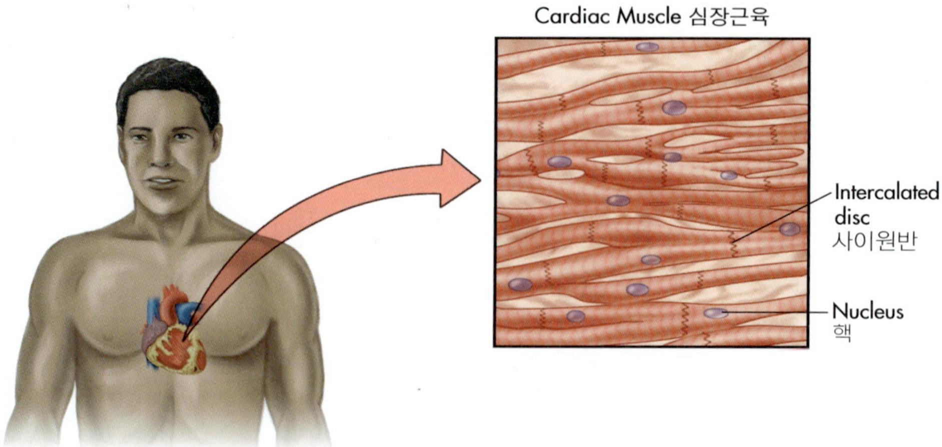

〈그림 6 – 3〉 심장과 사이원반

근육은 필요할 때마다 글리코겐을 **포도당**(glucose)으로 전환시키며, 포도당은 근육이 기능하는 데 필요한 에너지를 분비한다.

다리근육과 같이 사용량이 많은 근육은 지방을 축적해서 에너지원으로 사용한다. 에너지의 분비는 열을 생산하기 때문에 오랫동안 격렬하게 운동하고 나면 몸이 더워진다.

자주 사용하는 근육은 지방을 에너지원으로 사용할 뿐만 아니라 혈액공급이 많다. 이러한 근육들은 장거리 달리기와 같이 인내력을 필요로 하는 곳에서 볼 수 있다. 힘든 일을 하는 근육은 산소가 추가로 제공되므로 진한 색으로 변한다.

손에 있는 근육들은 적은 양의 일만 하므로 적은 양의 혈액공급만 필요로 한다.

이러한 근육들은 포도당을 공급받기 위해 국지적인 혈액공급망을 사용한다. 따라서 옅은 색깔을 띤다. 이러한 근육들은 민첩하지만, 힘을 쓰는 근육이 가지고 있는 지구력은 없다. 장거리를 걸을 때 손을 계속 움직이면 다리근육보다 빨리 움직일 수 있는 반면에 더 빨리 피로해진다.

또 다른 예는 닭에서 볼 수 있다. 닭의 가슴과 날개는 많이 사용되지 않으므로 흰살이다. 하지만 계속 사용하는 다리의 살은 짙은 색깔이다. 이에 비해 딱따구리는 멀리 날아야 하므로 진한 근육을 가지고 있다.

근육수축 에너지

운동은 근육의 수축에 의하여 이루어지는데 근육의 수축에 필요한 에너지는 크게 무산소 과정과 유산소 과정을 통하여 공급된다. 무산소 과정은 ATP-PC 에너지 공급체계와 젖산에너지 공급체계에 의하며 유산소 과정은 산소 공급체계에 의하여 이루어진다.

무산소과정은 산소공급이 원활하지 못할 때 이루어진다. 그 중 ATP-PC 에너지 공급체계는 ATP가 ADT로 분해되면서 에너지를 생성하는데 이 때 ADT는 크레아틴인산(CP)이 분해될 때 생기는 인산(P)과 결합하여 다시 ATP로 되는 과정이고 이 ATP-PC 시스템에 의한 에너지 공급이 고갈되면 근육과 혈액 속에 있는 글리코겐이 우선적으로 사용된다. 글리코겐은 해당 작용이라는 과정을 거치면서 초성포도당으로 분해되며 에너지를 생산하고 다음 단계에서 산소가 불충분하면 젖산으로 전환되는데 이러한 경우를 젖산 시스템이라 한다.

유산소 과정은 산소가 충분할 때 이루어지며 근육에 있는 글리코겐이 이산화탄소와 물로 분해되면서 근수축에 필요한 에너지를 방출함으로써 근육활동을 지속할 수 있게 한다. 이때 산소가 충분하게 공급되지 못하면 근육 중에는 젖산이 축적되며 젖산은 화학적 진행을 방해하며 피로의 원인이 된다.

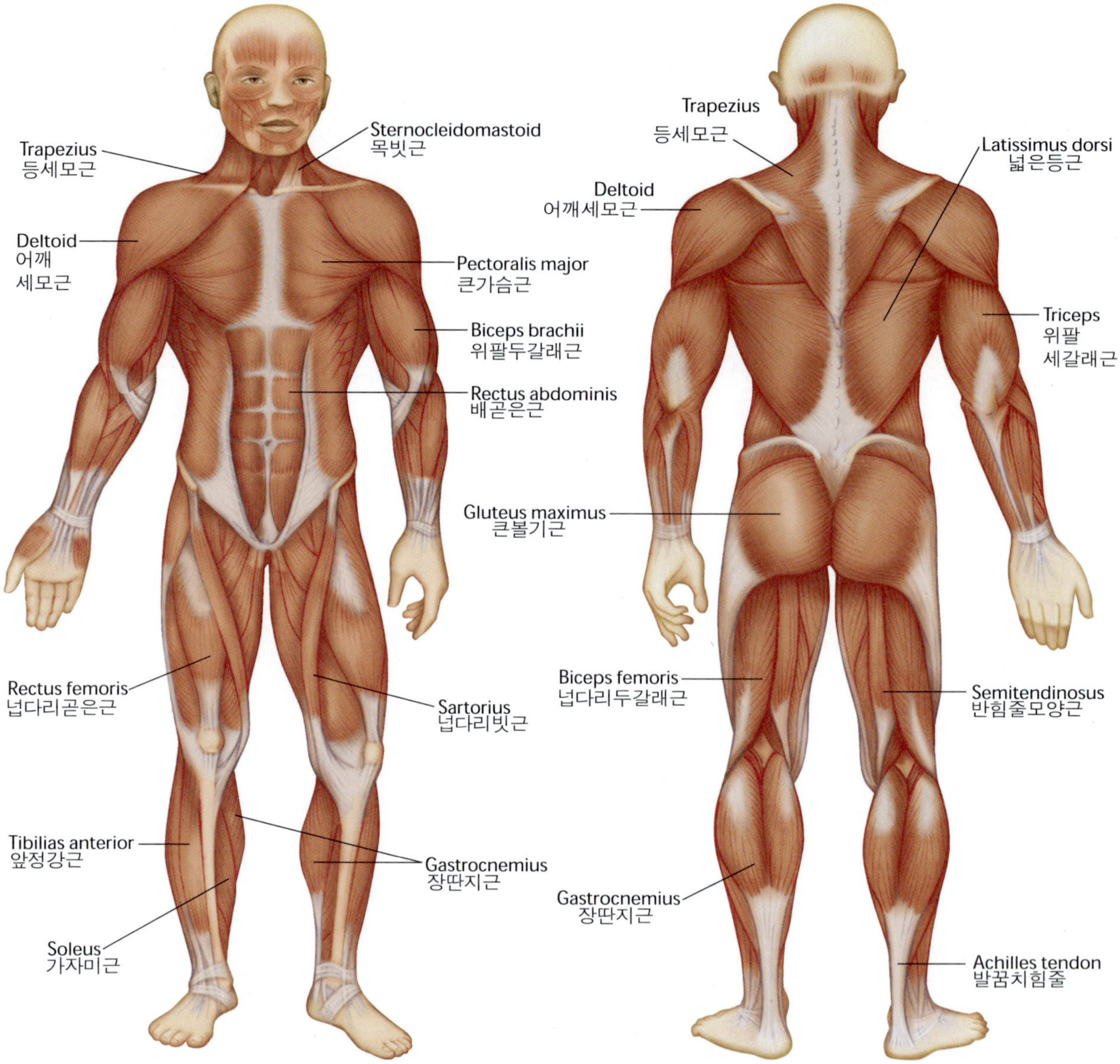

〈그림 6－4〉 주요 근육의 모습

뼈대근육의 분류

뼈대근육은 크게 얼굴뼈대근육군, 앞뒤몸통의 뼈대근육군, 팔뼈대근육군, 다리뼈대 근육군 4가지로 분류 할 수 있다(표 6–1).

〈표 6－1〉 인체를 구성하는 뼈대근육

<table>
<tr><td rowspan="9">얼굴뼈대 근육군</td><td rowspan="3">얼굴근육</td><td>머리덮개근</td><td>뒤통수이마근, 관자마루근</td></tr>
<tr><td>눈주위근</td><td>눈둘레근, 눈썹주름근</td></tr>
<tr><td>입주위근</td><td>입둘레근, 큰광대근, 작은광대근, 윗입술올림근, 볼근, 입꼬리올림근, 입꼬리당김근, 아랫입술내림근, 입꼬리내림근, 턱근, 코주위근, 코중격내림근</td></tr>
<tr><td>씹기근육</td><td colspan="2">관자근, 깨물근, 안쪽날개근, 가쪽날개근</td></tr>
<tr><td>목근육</td><td colspan="2">넓은목근, 목빗근</td></tr>
<tr><td>척추앞근육</td><td colspan="2">긴목근, 긴머리근, 앞머리곧은근, 가쪽머리곧은근</td></tr>
<tr><td>가쪽척추근육</td><td colspan="2">앞목갈비근, 중간목갈비근, 뒤목갈비근</td></tr>
<tr><td>목뿔윗근육</td><td colspan="2">두힘살근, 턱목뿔근, 붓목뿔근, 턱끝목뿔근</td></tr>
<tr><td>목뿔아랫근육</td><td colspan="2">복장목뿔근, 어깨목뿔근, 복장방패근, 방패목뿔근</td></tr>
<tr><td rowspan="4">앞몸통의 뼈대근육군</td><td>옅은가슴부위근육</td><td colspan="2">큰가슴근, 작은가슴근, 앞톱니근, 빗장밑근</td></tr>
<tr><td>깊은가슴부위근육</td><td colspan="2">바깥갈비사이근, 속갈비사이근, 가슴가로근, 갈비올림근, 갈비밑근</td></tr>
<tr><td>배근육</td><td colspan="2">배세모근, 배바깥빗근, 배곧은근, 배속빗근, 배가로근, 허리네모근</td></tr>
<tr><td>등근육</td><td colspan="2">등세모근, 목널판근, 머리널판근어깨올림근, 머리반가시근, 작은마름근, 큰마름근, 머리가장긴근, 목엉덩갈비근, 목가장긴근, 등엉덩갈비근, 등가장긴근, 허리엉덩갈비근,돌림근, 뭇갈래근, 넓은등근, 등가시근, 가시사이근, 가로돌기사이근, 머리가시근, 등반가시근, 목반가시근, 목가시근</td></tr>
<tr><td rowspan="3">팔뼈대 근육군</td><td>어깨근육</td><td colspan="2">어깨세모근, 가시위근, 가시아래근, 큰원근, 작은원근, 어깨밑근</td></tr>
<tr><td>위팔근육</td><td colspan="2">위팔두갈래근, 위팔근, 부리위팔근, 팔꿈치근, 위팔세갈래근</td></tr>
<tr><td>아래팔근육</td><td colspan="2">원엎친근, 노쪽손목굽힘근, 긴손바닥근, 자쪽손목굽힘근, 얕은손가락굽힘근, 깊은손가락굽힘근, 긴엄지굽힘근, 긴노쪽손목폄근, 네모엎침근, 위팔노근, 손뒤침근, 짧은엄지폄근, 긴엄지벌림근, 긴엄지폄근, 짧은오쪽손목폄근, 손가락폄근, 새끼폄근, 자쪽손목폄근, 짧은엄지벌림근, 짧은엄지굽힘근, 새끼벌림근, 짧은새끼굽힘근, 엄지맞섬근, 엄지모음근, 바닥쪽뼈사이근, 등쪽뼈사이근, 벌레근, 새끼맞섬근</td></tr>
<tr><td rowspan="2">다리뼈대 근육군</td><td>엉덩근육</td><td colspan="2">큰허리근, 엉덩근, 작은허리근</td></tr>
<tr><td>볼기근육</td><td colspan="2">중간볼기근, 큰볼기근, 작은볼기근, 넙다리네모근, 넙다리근막긴장근, 궁둥구멍근, 위쌍둥이근, 아래쌍둥이근, 속폐쇄근, 바깥폐쇄근</td></tr>
</table>

다리뼈대 근육군	안쪽다리근육	두덩근, 긴모음근, 큰모음근, 두덩정강근, 짧은모음근
	앞넙다리근육	넙다리빗근, 넙다리곧은근, 안쪽넓은근, 중간넓은근, 가쪽넓은근
	뒤넙다리근육	반힘줄모양근, 넙다리두갈래근, 반막모양근
	종아리 앞근육	앞정강근, 긴발가락폄근, 긴엄지폄근, 셋째종아리근
	종아리가쪽근육	긴종아리근, 짧은종아리근
	종아리뒤쪽의 얕은층근육	장딴지근, 오금근, 긴발가락근, 긴엄지굽힘근, 가자미근, 장딴지빗근, 뒤정강근
	발등 근육	짧은발가락근, 짧은엄지폄근
	발바닥첫째층 근육	엄지벌림근, 짧은발가락굽힘근, 새끼벌림근
	발바닥둘째층 근육	발바닥네모근, 벌레근
	발바닥셋째층 근육	짧은엄지굽힘근, 짧은새끼굽힘근, 엄지모음근
	발바닥넷째층 근육	등쪽뼈사이근, 발바닥뼈사이근

특정부위에 있는 뼈대근육 Skeletal muscles of specific regions

(1) 얼굴근육

① 머리덮개근

근육이름	뒤통수이마근 (후두전두근, occipitofrontalis)
이는 곳(기시점)	• 이마힘살 : 머리덮개널힘줄 • 뒤통수힘살 : 위목덜미선 가쪽 꼭지돌기
닿는 곳(정지점)	• 눈썹과 피부
작용	• 눈썹을 올려 놀란 표정을 지음 • 이마에 주름을 만듦

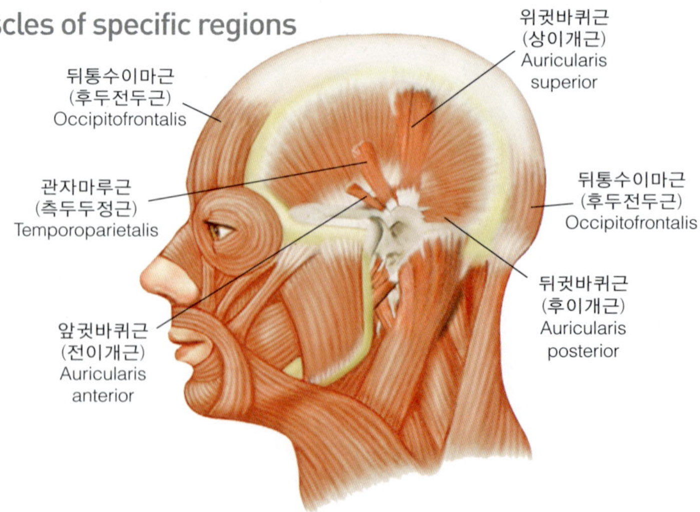

〈그림 6－5〉 머리덮개, 귀주위근육

② 눈주위근

근육이름	**눈둘레근**(안륜근, orbicularis oculi)
이는 곳(기시점)	• 눈확의 안쪽모서리
닿는 곳(정지점)	• 눈 주위 피부
작용	• 눈꺼풀을 조임 • 눈을 감음

근육이름	**눈썹주름근** (추미근, corrugator supercili)
이는 곳(기시점)	• 눈확 위 모서리 안쪽부분
닿는 곳(정지점)	• 눈썹 안쪽의 피부
작용	• 눈썹을 내리고 이마에 주름 형성 • 눈살을 찌푸릴 때 주름을 짓게함

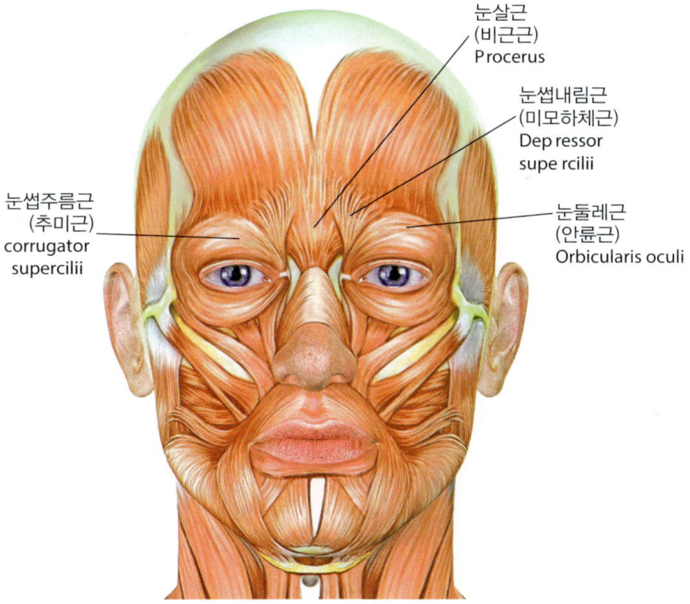

〈그림 6－6〉 얼굴근육 : 눈 주위근육

③ 입 · 코주위근

근육이름	**입둘레근**(구륜근, orbicularis oris)
이는 곳(기시점)	• 입술 주위 근육섬유
닿는 곳(정지점)	• 입술의 피부와 점막
작용	• 입을 닫고 입술을 오므림

근육이름	**입꼬리올림근** (구각거근, levator anguli oris)
이는 곳(기시점)	• 위턱뼈
닿는 곳(정지점)	• 입꼬리
작용	• 입꼬리를 올림

근육이름	**입꼬리당김근**(소근, risorius)
이는 곳(기시점)	• 넓은목근보다 얕은 층의 깨물근 위 근막
닿는 곳(정지점)	• 입꼬리의 피부
작용	• 입꼬리를 당김

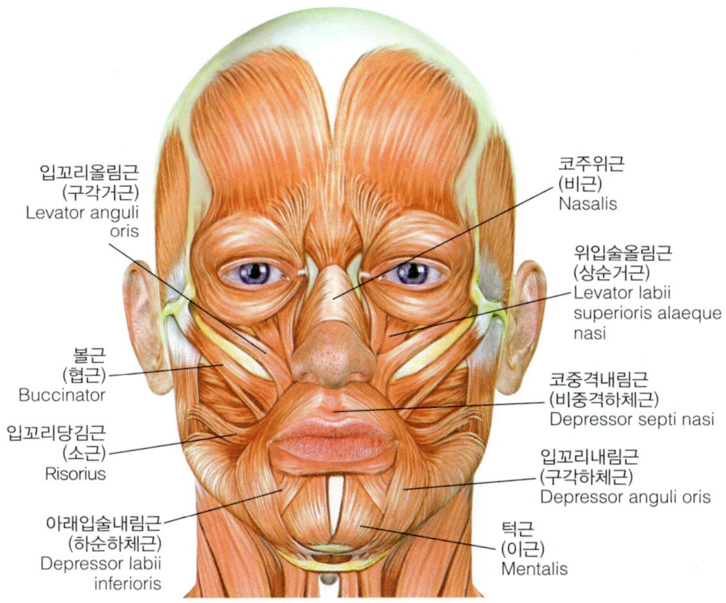

〈그림 6－7〉 얼굴근육 : 코와 입 주위근육

근육이름	**큰광대근** (대관골근, zygomaticus major)
이는 곳(기시점)	• 광대뼈
닿는 곳(정지점)	• 입꼬리
작용	• 입꼬리를 뒤쪽 위로 당김(웃을 때)

근육이름	**위입술올림근** (상순거근, levator labii superioris)
이는 곳(기시점)	• 위턱뼈 이마돌기의 윗부분 광대뼈 눈확면
닿는 곳(정지점)	• 윗입술 가쪽부위
작용	• 윗입술을 가쪽으로 올려 싫은 표정을 지음

근육이름	**볼근**(협근, buccinator)
이는 곳(기시점)	• 위턱뼈와 아래턱뼈
닿는 곳(정지점)	• 입둘레근
작용	• 볼을 압박하여 공기를 내뿜음

근육이름	**아래입술내림근**(하순하체근, depressor labii inferioris)
이는 곳(기시점)	• 아래턱뼈 가쪽면
닿는 곳(정지점)	• 아랫입술의 피부
작용	• 아랫입술을 내리고 가쪽으로 당김

근육이름	**입꼬리내림근** (구각하체근, depressor anguli oris)
이는 곳(기시점)	• 아래턱뼈 빗선 위의 넓은목근
닿는 곳(정지점)	• 입둘레근이나 이곳의 피부
작용	• 입꼬리를 내리고 슬픈 표정을 지음

근육이름	**코주위근**(비근, nasalis)
이는 곳(기시점)	• 위턱뼈 송곳니융기
닿는 곳(정지점)	• 코연골의 널힘줄
작용	• 콧방울을 당김 • 콧구멍을 누름

근육이름	**턱근**(이근, mentalis)
이는 곳(기시점)	• 아래턱뼈의 앞니오목
닿는 곳(정지점)	• 턱 끝의 피부
작용	• 아랫입술을 위로 당기거나 앞으로 내밈

(2) 씹기근육(저작근)

근육이름	**관자근**(측두근, temporalis)
이는 곳(기시점)	• 관자우묵의 바닥 관자근막
닿는 곳(정지점)	• 아래턱뼈의 근육돌기
작용	• 아래턱을 올림 • 아래턱을 내림

근육이름	**깨물근**(교근, masseter)
이는 곳(기시점)	• 얕은 부분 : 광대활의 아래모서리 • 깊은 부분 : 광대활의 안쪽면
닿는 곳(정지점)	• 아래턱뼈의 근육돌기 가쪽면
작용	• 아래턱을 올림

근육이름	**가쪽날개근** (외측익돌근, lateral pterygoid)
이는 곳(기시점)	• 가쪽날개판의 가쪽면
닿는 곳(정지점)	• 아래턱뼈 턱뼈목의 앞턱관절주머니
작용	• 아래턱을 내림 • 관절원반을 앞으로 당김

근육이름	**안쪽날개근** (내측익돌근, medial pterygoid)
이는 곳(기시점)	• 가쪽날개판의 안쪽면
닿는 곳(정지점)	• 아래턱뼈의 턱뼈가지의 안쪽면
작용	• 아래턱을 내밀고 올림 • 씹을 때 치아를 돌림

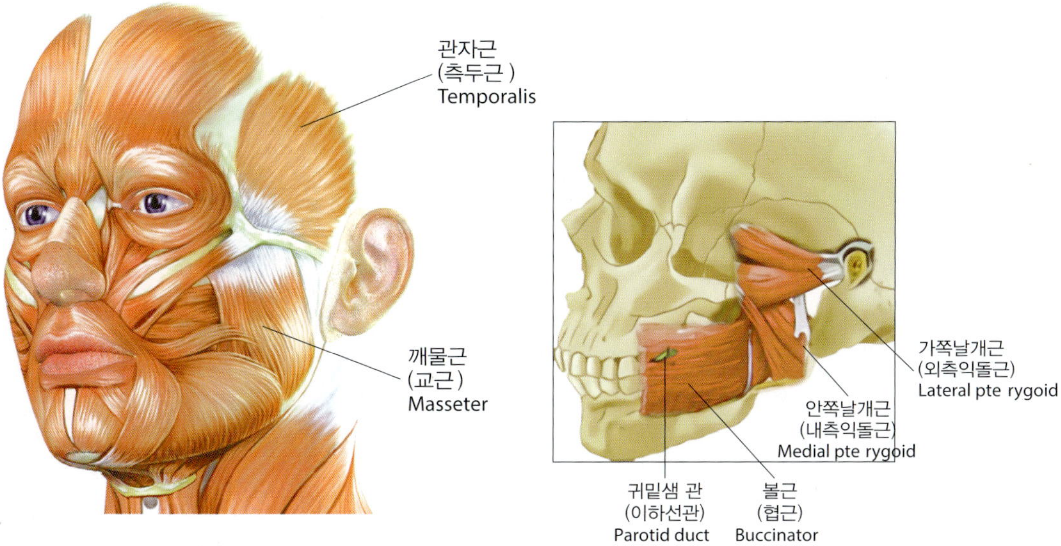

〈그림 6－8〉 얼굴근육 : 씹기 근육

(3) 입천장과 인두

근육이름	**입천장올림근** (구개범거근, Levator veli palatini)
이는 곳(기시점)	• 관자뼈 암석부분의 아래면 • 귀인두관 연골의 안쪽면
닿는 곳(정지점)	• 근육섬유는 정중선으로 아래 안쪽으로 달려 양쪽의 근육섬유가 합쳐짐
작용	• 음식물 삼킬 때

근육이름	**입천장긴장근** (구개범장근, Tensor veli palatini)
이는 곳(기시점)	• 배 모양오목, 나비 뼈 가시 • 귀인두관의 가쪽 부분
닿는 곳(정지점)	• 힘줄은 날개갈고리를 돌아 물렁입천장의 널힘줄에 닿음 • 입천장 뼈의 뒷부분
작용	• 물렁입천장을 긴장시킴 • 음식물 삼킬 때 귀인두관염

근육이름	**목젖근**(구개수근, Musculus uvulae)
이는 곳(기시점)	• 입천장 널힘줄
닿는 곳(정지점)	• 목젖의 점막
작용	• 목젖을 올림

근육이름	**입천장인두근** (구개인두근, Palatopharyngeus)
이는 곳(기시점)	• 물렁입천장
닿는 곳(정지점)	• 방패연골의 뒷 모서리 • 인두의 널힘줄
작용	• 인두를 좁힘 • 인두를 올림 • 코인두를 닫음

근육이름	**붓인두근** (경돌인두근, Stylopharyngeus)
이는 곳(기시점)	• 붓돌기의 안쪽 부분
닿는 곳(정지점)	• 방패연골의 위 뒤쪽 모서리 • 일부의 근육섬유는 인두 수축근과 섞임
작용	• 인두를 올리고 넓힘

근육이름	**귀관인두근** (이관인두근, Salpingopharyngeus)
이는 곳(기시점)	• 귀인두관 인두구멍
닿는 곳(정지점)	• 입천장인두근과 섞임
작용	• 코인두를 좁힘

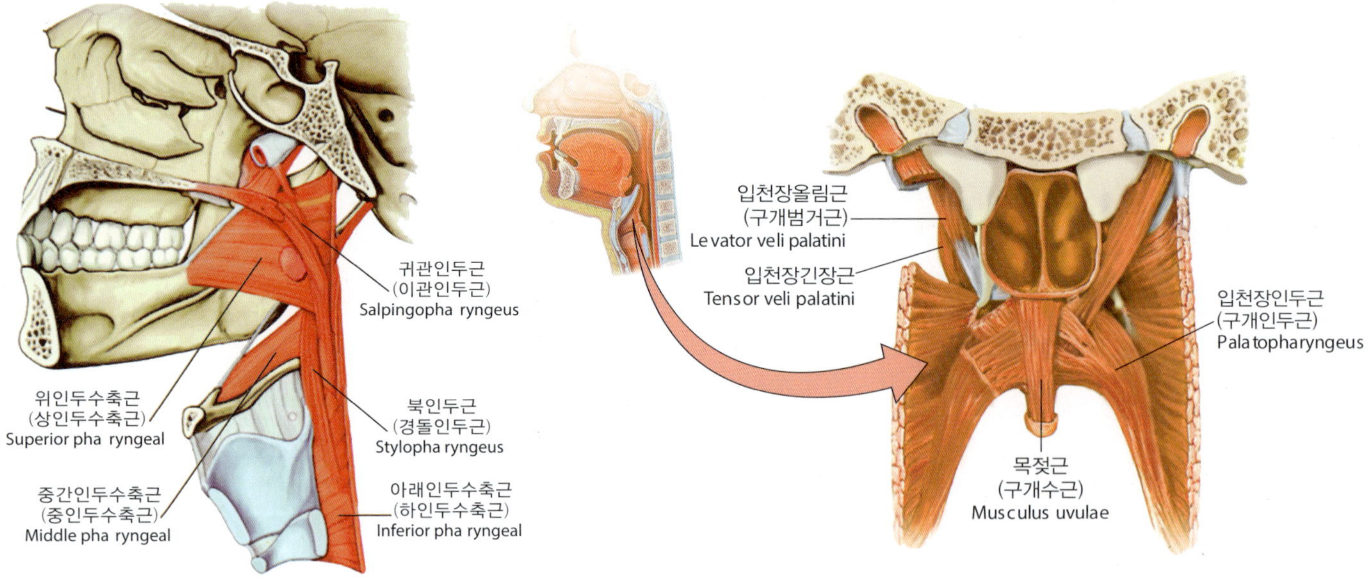

〈그림 6－9〉 입천장과 인두

근육이름	**위인두수축근** (상인두수축근, Superior pharyngeal)
이는 곳(기시점)	• 뼈와 턱밑
닿는 곳(정지점)	• 인두후벽
작용	• 인두수축

근육이름	**중간인두수축근** (중인두수축근, Middle pharyngeal)
이는 곳(기시점)	• 목뿔뼈의 위뿔, 아래뿔 붓목뿔 인대
닿는 곳(정지점)	• 인두의 정중솔기 위쪽에서는 위인두수축근과 섞임 • 아래쪽 근육섬유는 아래인두수축근과 섞임
작용	• 음식물을 삼킬 때 인두를 수축시킴

근육이름	**아래인두수축근**(하인두수축근, Inferior pharyngeal)
이는 곳(기시점)	• 방패연골의 비스듬선 • 반지연골 옆면반지방패근의 뒤 모서리
닿는 곳(정지점)	• 인두의 정중솔기 위쪽에서는 중간인두수축근과 섞임 • 아래쪽 근육섬유는 수평으로 달리며 식도의 돌림근육층과 섞임
작용	• 음식물을 삼킬 때 인두를 수축시킴

(4) 목근육(천경근)

근육이름	**넓은목근**(광경근, platysma)
이는 곳(기시점)	• 큰가슴근과 어깨세모근 부위의 피부 밑조직
닿는 곳(정지점)	• 아래턱뼈의 아래모서리 입술 밑의 피부 입꼬리 턱끝
작용	• 아래턱을 내림 • 입술을 내림 • 목의 피부를 당김

근육이름	**목빗근** (흉쇄유돌근, sternocleido mastoid)
이는 곳(기시점)	• 복장갈래 : 복장뼈자루의 앞면 • 빗장갈래 : 빗장뼈 안쪽 1/3의 윗면
닿는 곳(정지점)	• 꼭지돌기의 가쪽 반과 위목덜미선의 가쪽 반
작용	• 양측작용 : 머리를 굽힘 • 한쪽작용 : 머리를 굽히고 돌림

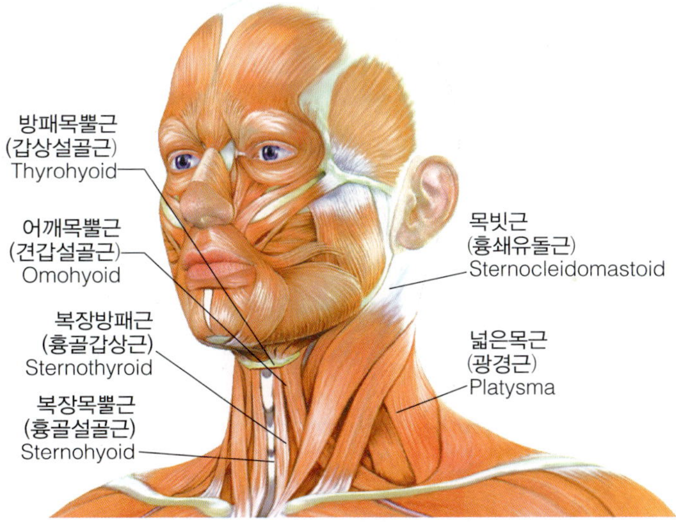

〈그림 6－10〉 빗장목 근육

(5) 목뿔위 목 근육

근육이름	**두힘살근**(악이복근, Digastric)
이는 곳(기시점)	• 뒤힘살 : 관자뼈 꼭지패임 • 앞힘살 : 아래턱뼈 두힘살근 오목
닿는 곳(정지점)	• 목뿔뼈의 몸통과 큰 뿔옆
작용	• 목뿔뼈와 혓바닥을 올림 • 목뿔뼈를 고정

근육이름	**턱목뿔근**(하악설골근, Mylohyoid)
이는 곳(기시점)	• 아래턱뼈의 턱목뿔근선
닿는 곳(정지점)	• 턱끝부터 목뿔뼈까지 정중솔기 목뿔뼈
작용	• 목뿔뼈와 혓바닥을 올림 • 아래턱뼈를 내림

근육이름	**붓목뿔근**(경돌설골근, Stylohyoid)
이는 곳(기시점)	• 관자뼈 붓돌기 시작부위
닿는 곳(정지점)	• 목뿔뼈 몸통과 큰뿔이 만나는 부위
작용	• 목뿔뼈와 혓바닥을 올림

근육이름	**턱끝목뿔근**(이설골근, Geniohyoid)
이는 곳(기시점)	• 아래턱뼈 턱 끝가시
닿는 곳(정지점)	• 목뿔뼈 몸통의 앞면
작용	• 목뿔뼈와 혀를 올림

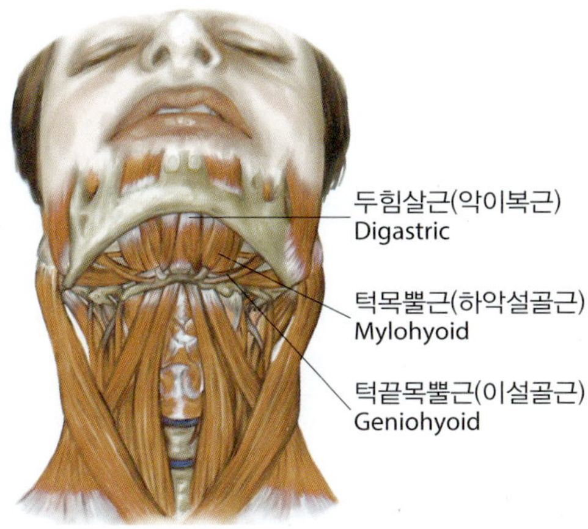

〈그림 6－11〉 목뿔위 목 근육(정면)

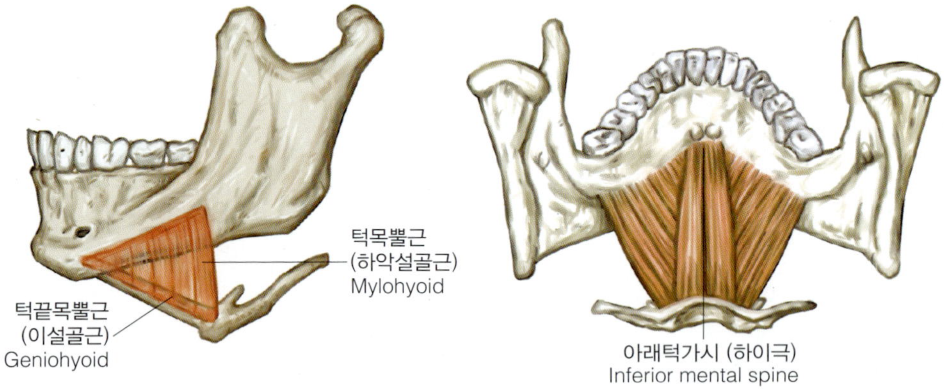

〈그림 6－12〉 목뿔위 목 근육(후면)

(6) 척주앞 · 가쪽 근육

근육이름	긴목근(경장근, longus colli)
이는 곳(기시점)	• 아래비스듬부분 : 위쪽 3개 등뼈와 아래쪽 3개 목뼈 • 위비스듬부분 : 3~5번째 목뼈 가로돌기 앞 결절
닿는 곳(정지점)	• 2~4번째 목뼈 몸통과 5~6번째 목뼈 가로돌기
작용	• 양쪽작용 : 목뼈와 머리를 굽히고 돌림 • 한쪽작용 : 척주를 작용하는 쪽의 가쪽으로 굽힘

근육이름	긴머리근(두장근, longus capitis)
이는 곳(기시점)	• 3~6번째 목뼈의 가로돌기
닿는 곳(정지점)	• 뒤통수뼈바닥의 아랫면
작용	• 목뼈와 머리를 굽히고 돌림

근육이름	앞머리곧은근 (전두직근, rectus capitis anterior)
이는 곳(기시점)	• 고리뼈 가로돌기
닿는 곳(정지점)	• 뒤통수뼈바닥
작용	• 머리를 굽히고 돌림

근육이름	가쪽머리곧은근 (외측두직근, rectus capitis lateralis)
이는 곳(기시점)	• 고리뼈 가로돌기
닿는 곳(정지점)	• 뒤통수뼈 목정맥구멍 돌기 아랫면
작용	• 머리를 가쪽으로 굽힘

근육이름	앞목갈비근 (전사각근, anterior scalene)
이는 곳(기시점)	• 3~6번째 목뼈의 가로돌기
닿는 곳(정지점)	• 첫째 갈비뼈
작용	• 양쪽작용 : 목뼈를 굽히고 돌림 • 한쪽작용 : 작용하는 쪽으로 가쪽 굽힘

근육이름	중간목갈비근 (중사각근, medius scalene)
이는 곳(기시점)	• 아래쪽 6개 목뼈의 가로돌기
닿는 곳(정지점)	• 첫째 갈비뼈
작용	• 양쪽작용 : 목뼈를 굽히고 돌림 • 한쪽작용 : 작용하는 쪽으로 가쪽 굽힘

근육이름	뒤목갈비근 (후사각근, posterior scalene)
이는 곳(기시점)	• 4~6목뼈의 가로돌기
닿는 곳(정지점)	• 둘째 갈비뼈
작용	• 양쪽작용 : 목뼈를 굽히고 돌림 • 한쪽작용 : 작용하는 쪽으로 가쪽 굽힘

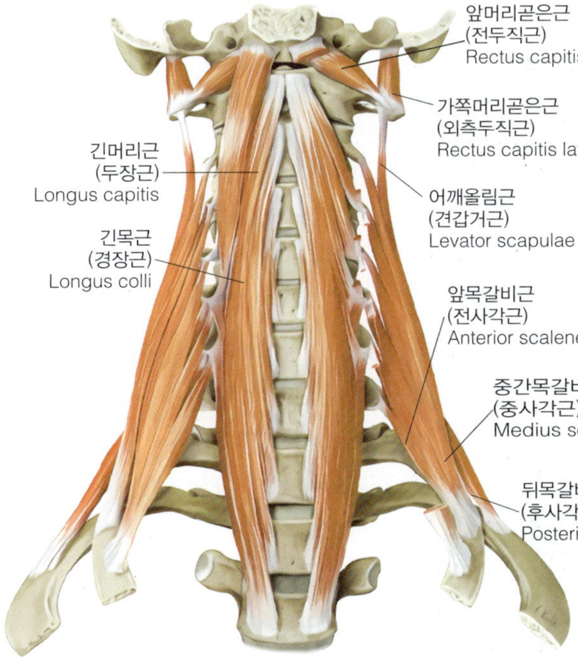

〈그림 6-13〉 척주 앞 · 가쪽 근육

(7) 목뿔아래근육(설골하근)

근육이름	복장목뿔근(흉골설골근, sternohyoid)
이는 곳(기시점)	• 복장뼈자루의 뒷면
닿는 곳(정지점)	• 목뿔뼈몸통의 아래 모서리 안쪽부분
작용	• 후두와 목뿔뼈를 내림

근육이름	방패목뿔근(갑상설골근, thyrohyoid)
이는 곳(기시점)	• 방패연골의 비스듬선
닿는 곳(정지점)	• 목뿔뼈몸통의 아래모서리
작용	• 후두와 목뿔뼈를 내림 • 방패연골을 올림

근육이름	어깨목뿔근(견갑설골근, omohyoideus)
이는 곳(기시점)	• 아래힘살 : 어깨뼈 윗모서리 • 위힘살 : 가시위인대 목빗근 뒤의 힘줄
닿는 곳(정지점)	• 목뿔뼈모서리의 아래 모서리
작용	• 후두와 목뿔뼈를 내리고 들임

근육이름	복장방패근 (흉골갑상근, sternothyroideus)
이는 곳(기시점)	• 복장뼈자루의 뒷면 첫째 갈비뼈연골의 끝
닿는 곳(정지점)	• 방패연골의 비스듬선
작용	• 후두와 방패연골을 내림

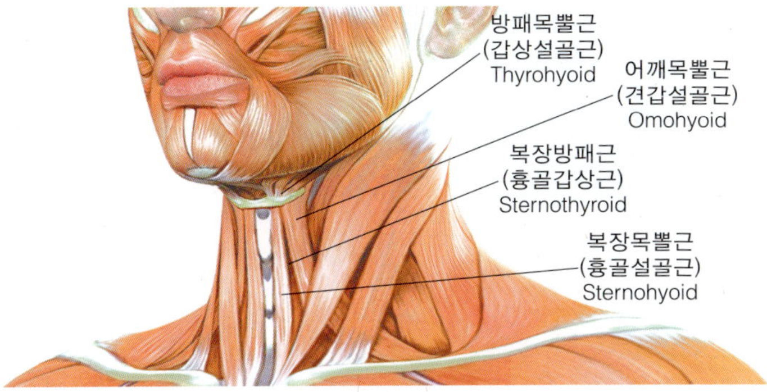

〈그림 6-14〉 목뿔아래 목근육

(8) 뒷목 척추근육

근육이름	작은뒤머리곧은근(소후두직근, Rectus capitis posterior minor)
이는 곳(기시점)	• 제 1 목뼈 뒷고리
닿는 곳(정지점)	• 뒤통수뼈의 아래목덜미선
작용	• 머리를 젖힘 • 같은 방향으로 돌림

근육이름	큰뒤머리곧은근(대후두직근, Rectus capitis posterior major)
이는 곳(기시점)	• 제 2 목뼈 가로돌기
닿는 곳(정지점)	• 뒤통수뼈의 아래목덜미선
작용	• 머리를 젖힘

근육이름	위머리빗근 (상두사근, Obliquus capitis superior)
이는 곳(기시점)	• 제 1 목뼈의 가시돌기
닿는 곳(정지점)	• 뒤통수뼈의 아래목덜미선
작용	• 머리를 젖히고 가쪽으로 굽힘

근육이름	아랫머리빗근 (하두사근, Obliquus capitis inferior)
이는 곳(기시점)	• 제 2 목뼈의 가시돌기
닿는 곳(정지점)	• 제 1 목뼈의 가로돌기
작용	• 머리돌림

근육이름	머리반가시근 (두반극근, Semispinalis capitis)
이는 곳(기시점)	• 제 4~7 목뼈의 가로돌기
닿는 곳(정지점)	• 뒤통수뼈의 바깥면
작용	• 한쪽만 작용 시 얼굴을 동측으로 돌림 • 양쪽 작용 시 머리 폄

근육이름	머리가장긴근 (두최장근, Longissimus capitis)
이는 곳(기시점)	• 제 3 목뼈~제 3 등뼈 가로돌기
닿는 곳(정지점)	• 관자뼈 꼭지돌기
작용	• 한쪽만 작용 시 얼굴을 동측으로 돌림 • 양쪽 작용 시 머리 폄

근육이름	머리널판근(두판상근, Splenius capitis)
이는 곳(기시점)	• 목덜미 인대, 제 7 목뼈~제 3 등뼈 가시돌기
닿는 곳(정지점)	• 뒤통수뼈의 위목덜미선, 관자뼈 꼭지돌기
작용	• 한쪽만 작용 시 얼굴을 동측으로 돌림 • 양쪽 작용 시 머리 폄

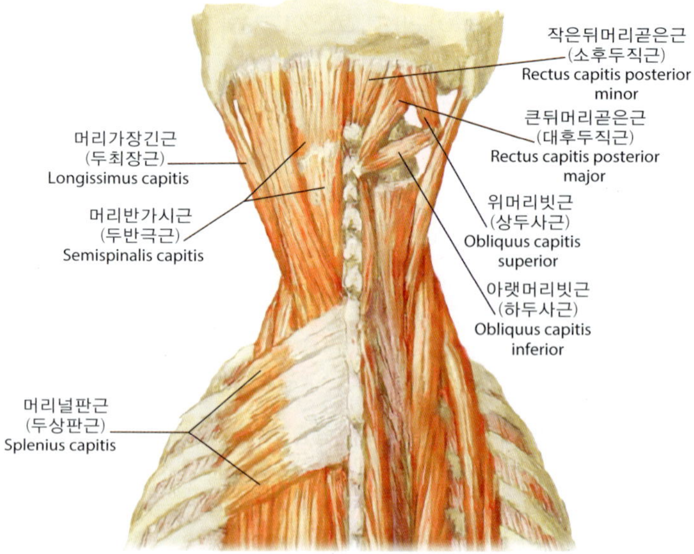

〈그림 6－15〉 뒤쪽 척추근육

앞뒤 몸통의 뼈대근육 Anterior and posterior trunk skeletal muscles

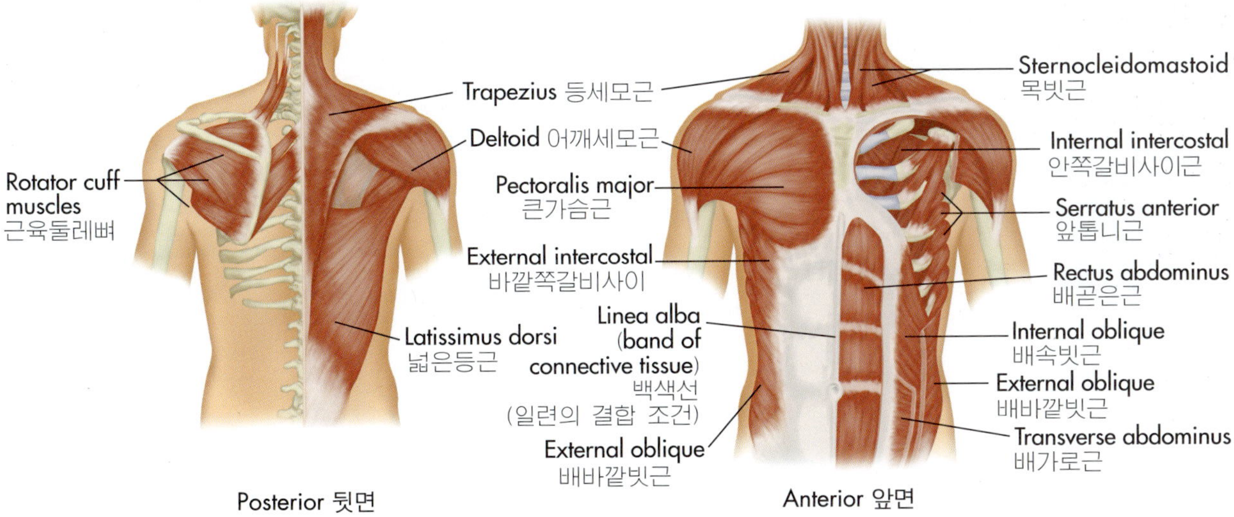

〈그림 6－16〉 뒤와 앞 몸통의 뼈대근

(1) 옅은가슴부위근육(천층 흉부근)

근육이름	**큰가슴근**(대흉근, pectoralis major)
이는 곳(기시점)	• 빗장뼈 복장쪽 반, 복장뼈 2~6번째 갈비뼈 연골, 배바깥빗근 널힘줄
닿는 곳(정지점)	• 위팔뼈의 큰결절
작용	• 팔을 벌림 • 팔을 앞으로 당김 • 팔을 안쪽으로 돌림

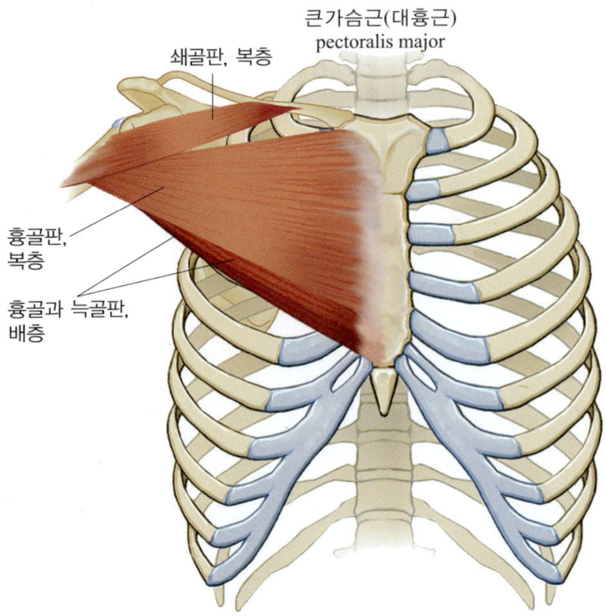

〈그림 6－17〉 천층 흉부근

근육이름	**작은가슴근**(소흉근, pectoralis minor)
이는 곳(기시점)	• 2~5번째 갈비뼈의 바깥쪽
닿는 곳(정지점)	• 어깨뼈의 부리돌기 • 어깨뼈를 아래로 당김
작용	• 어깨뼈를 앞으로 당김

근육이름	**빗장말근**(쇄골하근, subclavius)
이는 곳(기시점)	• 첫째 갈비뼈
닿는 곳(정지점)	• 빗장뼈 아랫면
작용	• 빗장뼈를 아래로 당김

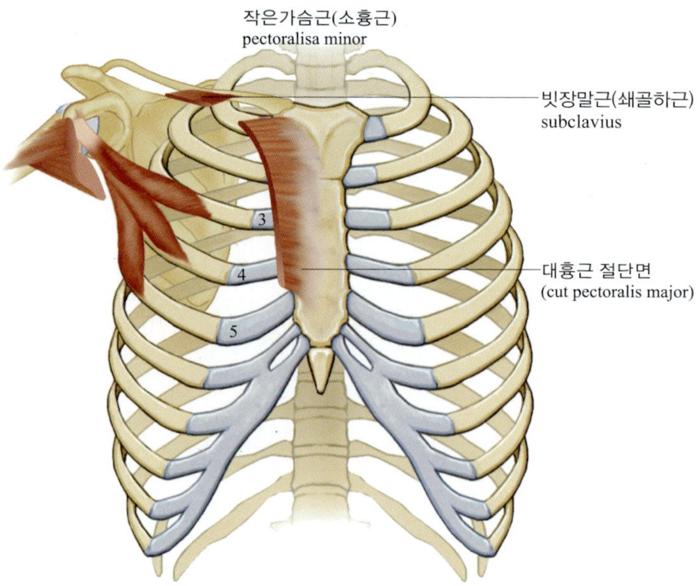

근육이름	**앞톱니근**(전거근, serratus anterior)
이는 곳(기시점)	• 위쪽 8~9개의 갈비뼈 바깥면
닿는 곳(정지점)	• 어깨뼈 안쪽모서리 갈비면
작용	• 어깨뼈를 모음 • 어깨뼈가 고정되어 있을 때 갈비뼈를 올림

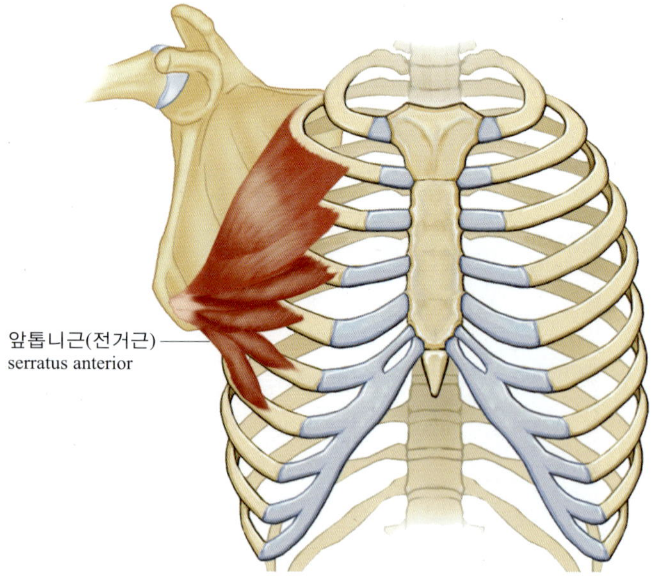

(2) 깊은가슴부위근육(심층 흉부근)

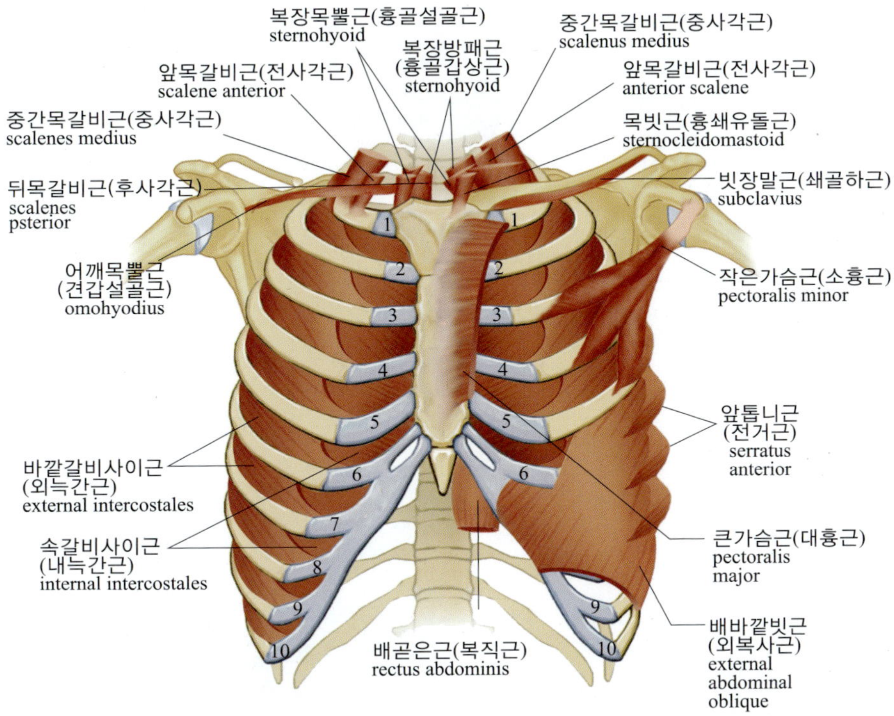

〈그림 6－18〉 심층 흉부근

근육이름	바깥갈비사이근 (외늑간근, external intercostales)
이는 곳(기시점)	• 갈비뼈 아래모서리
닿는 곳(정지점)	• 갈비뼈의 위모서리
작용	• 호흡 때 갈비 사이 공간 지지 • 갈비뼈를 올림

근육이름	속갈비사이근 (내늑간근, internal intercostales)
이는 곳(기시점)	• 갈비뼈 연골과 갈비뼈의 윗면
닿는 곳(정지점)	• 갈비뼈고랑의 모서리, 갈비뼈연골
작용	• 호흡 때 갈비뼈를 올려 갈비 사이 공간을 좁힘

근육이름	가슴가로근 (흉횡근, transversus thoracis)
이는 곳(기시점)	• 복장뼈몸통 아래 안쪽과 칼돌기
닿는 곳(정지점)	• 위쪽 6개 갈비 사이의 신경의 앞가지
작용	• 숨을 내쉴 때 갈비뼈 연골을 내림

근육이름	갈비아래근(늑하근, subcostalis)
이는 곳(기시점)	• 갈비뼈각 가까운 곳의 갈비뼈 안쪽면
닿는 곳(정지점)	• 2～3개 아래의 갈비뼈의 위 모서리
작용	• 갈비뼈를 내림

근육이름	갈비올림근 (늑골거근, levatores costarum)
이는 곳(기시점)	• 7～11 등뼈 가로돌기
닿는 곳(정지점)	• 갈비뼈의 바깥면
작용	• 척주를 세움 • 척주를 돌림

(3) 배의 근육(복부의 근)

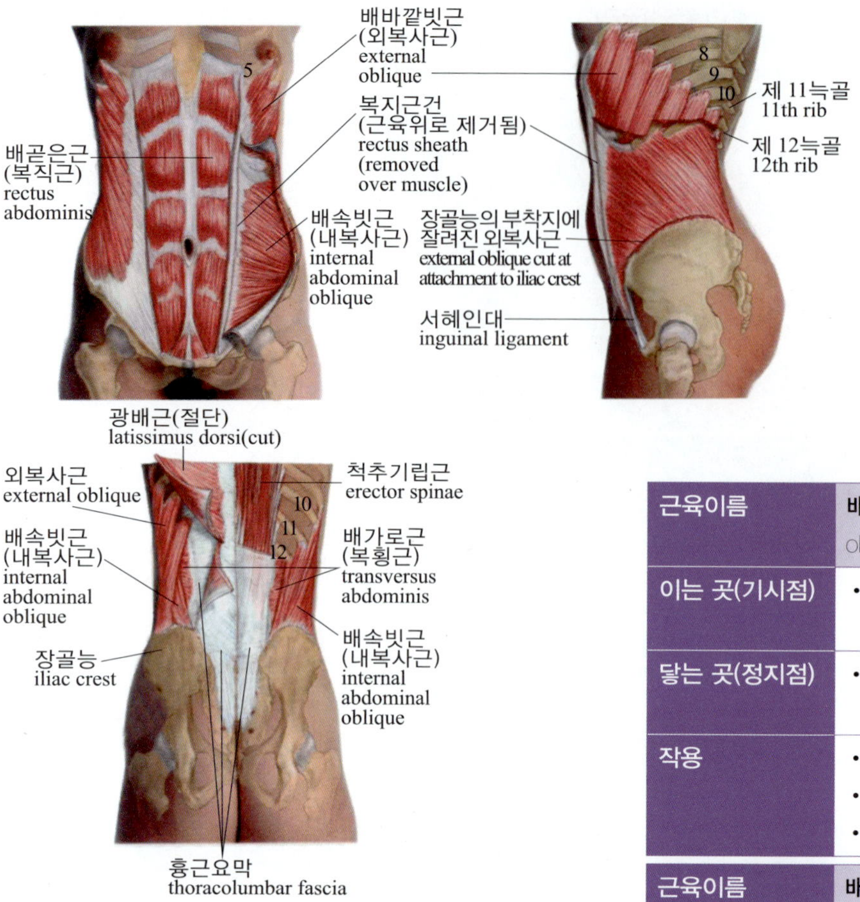

〈그림 6－19〉 복부 근육

근육이름	**배세모근**(추체근, pyramidalis)
이는 곳(기시점)	• 두덩뼈 앞면 두덩뼈 인대
닿는 곳(정지점)	• 배꼽과 두덩뼈 사이의 백색선
작용	• 배를 누름 • 내장 보호

근육이름	**배바깥빗근** (외복사근, external abdominal oblique)
이는 곳(기시점)	• 아래쪽 8개 갈비뼈의 바깥면
닿는 곳(정지점)	• 엉덩이능선 앞쪽, 백색선
작용	• 배를 누름 • 내장 보호 • 강하게 숨을 내쉴 때 작용

근육이름	**배속빗근**(내복사근, internal abdominal oblique)
이는 곳(기시점)	• 등허리근막, 엉덩뼈능선, 샅고랑인대의 가쪽
닿는 곳(정지점)	• 아래쪽 3개의 갈비뼈연골 백색선 두덩뼈능선
작용	• 배를 누름 • 내장 보호 • 강하게 숨을 내쉴 때 작용

근육이름	**배곧은근**(복직근, rectus abdominis)
이는 곳(기시점)	• 두덩뼈 앞면 두덩뼈인대
닿는 곳(정지점)	• 칼돌기 5~7번째 갈비뼈 연골
작용	• 배를 누름 • 내장 보호 • 강하게 숨을 내쉴 때 작용

근육이름	**배가로근** (복횡근, transversus abdominis)
이는 곳(기시점)	• 아래쪽 6개 갈비뼈 연골의 속면 등허리, 근막의 중간층, 엉덩뼈 능선의 앞쪽 2/3
닿는 곳(정지점)	• 백색선 두덩뼈능선
작용	• 배를 누름 • 내장 보호 • 강하게 숨을 내쉴 때 작용

근육이름	허리네모근 (요방형근, quadratus lumborum)
이는 곳(기시점)	• 엉덩허리인대 엉덩뼈능선의 뒷부분
닿는 곳(정지점)	• 12번째 갈비뼈의 아래 모서리 위쪽 4개 허리뼈의 가로돌기
작용	• 양쪽작용 : 마지막 갈비뼈를 내리고, 몸통을 굽힘 • 한쪽작용 : 척주를 가쪽으로 굽히고 숨을 들이 쉴 때 가로막의 작용을 도움

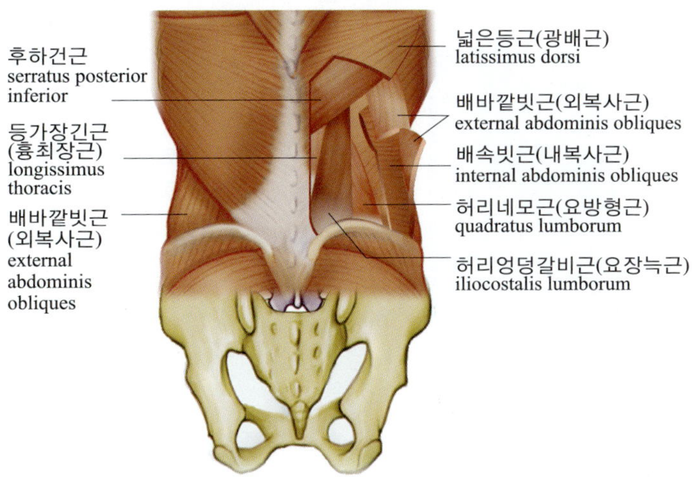

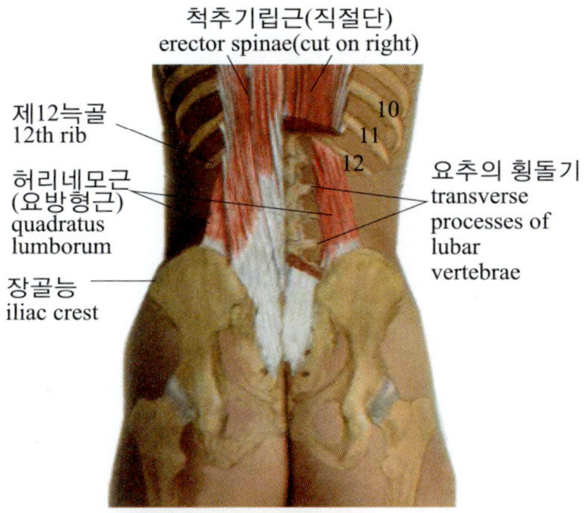

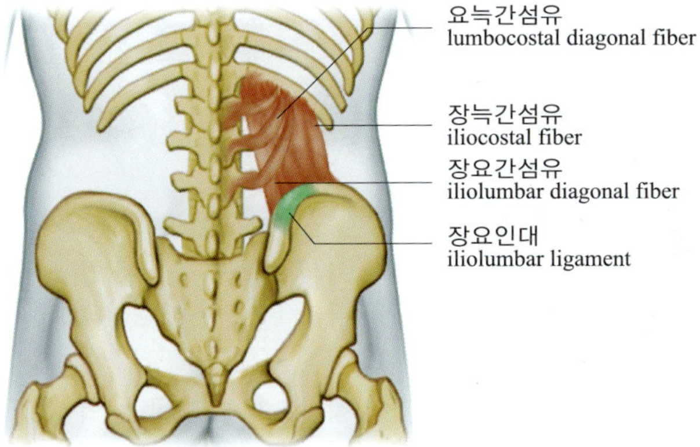

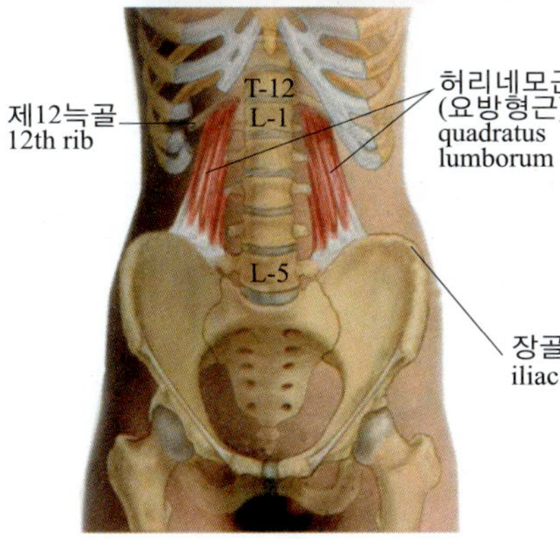

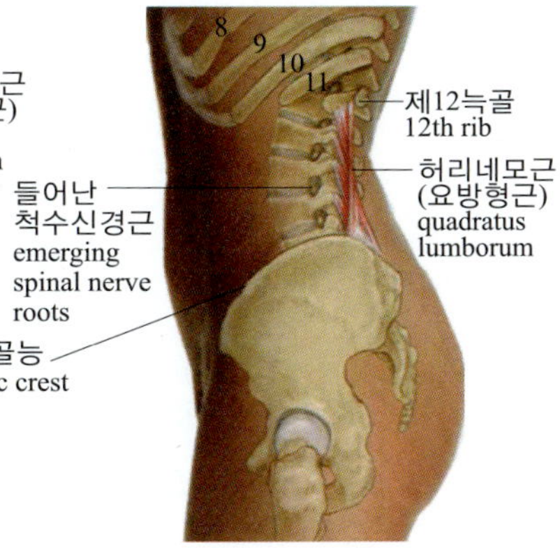

〈그림 6 – 20〉 허리 근육

(4) 등 · 허리 근육

근육이름	**등세모근**(승모근, trapezius)
이는 곳(기시점)	• 바깥뒤통수뼈 융기 위목덜미선 안쪽 1/3 목덜미인대 일곱번째 목뼈 가시돌기 모든 등뼈 가시 돌기
닿는 곳(정지점)	• 빗장뼈의 가쪽 1/3 어깨뼈 가시 봉우리
작용	• 어깨뼈를 모음 • 턱을 기울임 • 어깨를 돌림

근육이름	**목널판근**(경판상근, splenius cervicis)
이는 곳(기시점)	• 3~6 등뼈의 가시돌기
닿는 곳(정지점)	• 위쪽 3~4개의 목뼈 가로돌기 뒤결절
작용	• 머리와 목을 폄 • 머리와 목의 가쪽 굽힘

근육이름	**머리널판근**(두판상근, splenius capitis)
이는 곳(기시점)	• 목덜미인대의 아랫부분 일곱번째 목뼈 가시돌기 위쪽 3~4 등뼈의 가시돌기
닿는 곳(정지점)	• 관자뼈 꼭지돌기 위목덜미선의 가쪽 부분
작용	• 머리와 목을 폄 • 머리와 목의 가쪽 굽힘

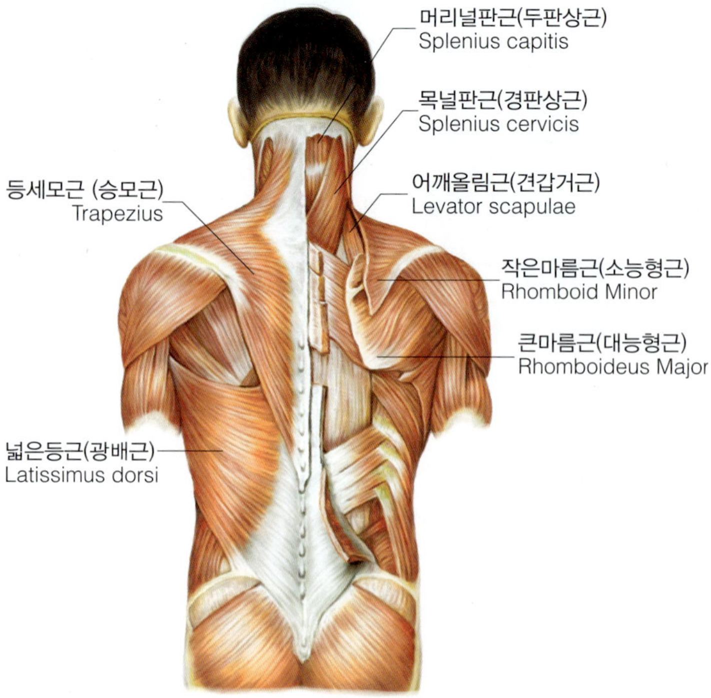

〈그림 6 – 21〉 등 · 허리 근육(얕은 층)

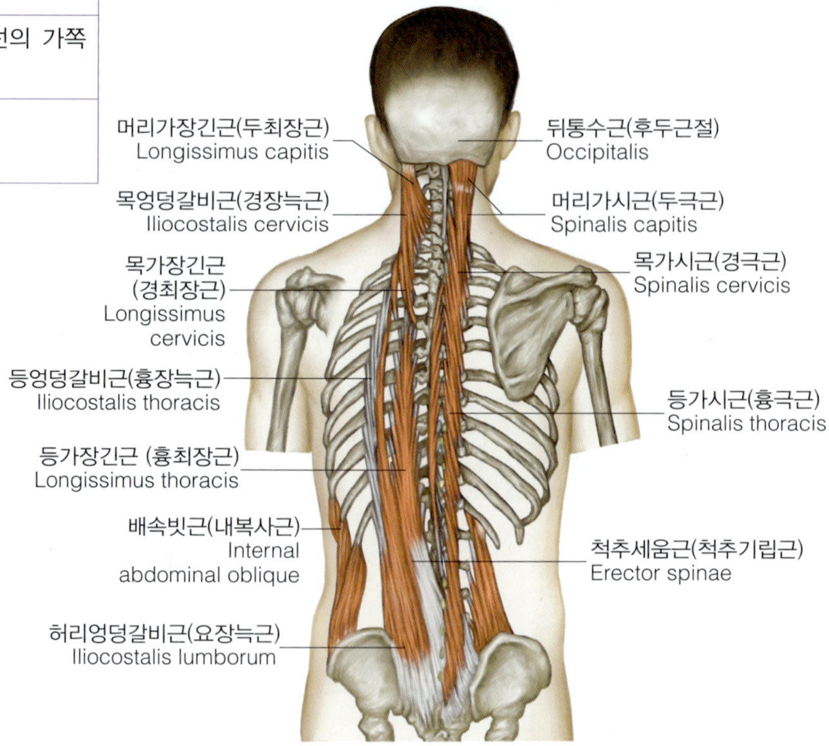

〈그림 6 – 22〉 등 · 허리 근육(깊은 층 1)

근육이름	**어깨올림근**(견갑거근, levator scapulae)
이는 곳(기시점)	• 고리뼈 가로돌기, 중쇠뼈 가로돌기 3~4목뼈 가로돌기
닿는 곳(정지점)	• 어깨뼈의 안쪽모서리 윗부분
작용	• 어깨뼈를 올림

근육이름	**머리반가시근**(두반극근, semispinalis capitis)
이는 곳(기시점)	• 위쪽 6개 등뼈의 가로돌기 일곱 번째 목뼈의 가로돌기
닿는 곳(정지점)	• 뒤통수뼈의 위목덜미선과 아랫목덜미선
작용	• 척주를 폄 • 척주의 가쪽 굽힘 • 척주의 돌림

근육이름	**작은마름근**(소능형근, rhomboid minor)
이는 곳(기시점)	• 목덜미인대 일곱 번째 목뼈 가시돌기 첫째 등뼈 가시돌기
닿는 곳(정지점)	• 어깨뼈 안쪽모서리
작용	• 어깨뼈를 돌림 • 어깨뼈를 모음

근육이름	**큰마름근**(대능형근, rhomboid major)
이는 곳(기시점)	• 2~5 등뼈 가시돌기
닿는 곳(정지점)	• 어깨뼈 안쪽모서리
작용	• 어깨뼈를 돌림 • 어깨뼈를 모음

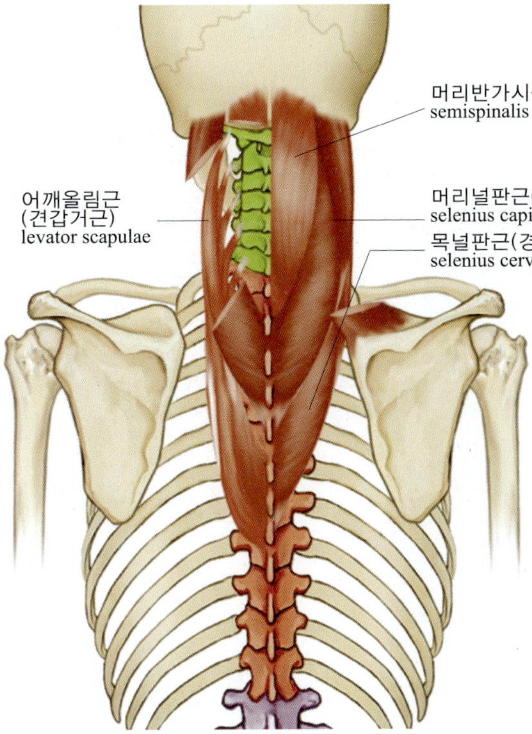

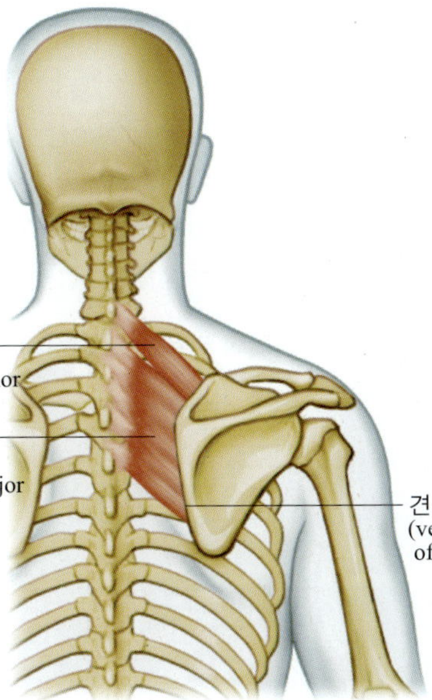

〈그림 6－23〉 목 · 어깨 근육

근육이름	머리가장긴근 (두최장근, longissimus capitis)
이는 곳(기시점)	• 위쪽 4~5등뼈 가로돌기 • 아래쪽 3~4 목뼈 관절돌기
닿는 곳(정지점)	• 꼭지돌기의 뒤모서리
작용	• 척주를 폄 • 척주의 가쪽 굽힘 • 척주의 돌림

근육이름	목엉덩갈비근 (경장늑근, iliocostalis cervicis)
이는 곳(기시점)	• 3~6 갈비뼈의 갈비뼈각
닿는 곳(정지점)	• 3~6 목뼈의 가로돌기
작용	• 척주를 폄 • 척주의 가쪽 굽힘 • 척주의 돌림

근육이름	목가장긴근 (경최장근, longissimus cervicis)
이는 곳(기시점)	• 위쪽 4~5개 등뼈 가로돌기
닿는 곳(정지점)	• 2~6 목뼈 가로돌기
작용	• 척주를 폄 • 척주의 가쪽 굽힘 • 척주의 돌림

근육이름	등가장긴근 (흉최장근, longissimus thoracis)
이는 곳(기시점)	• 허리뼈 가로돌기 엉치뼈 뒷면
닿는 곳(정지점)	• 등뼈 가로돌기
작용	• 척주를 폄 • 척주의 가쪽 굽힘 • 척주의 돌림

근육이름	허리엉덩갈비근 (요장늑근, iliocostalis lumborum)
이는 곳(기시점)	• 엉덩뼈능선 허리뼈 가시돌기
닿는 곳(정지점)	• 아래 6~7개 갈비뼈 갈비뼈각
작용	• 척주를 폄 • 척주의 가쪽 굽힘 • 척주의 돌림

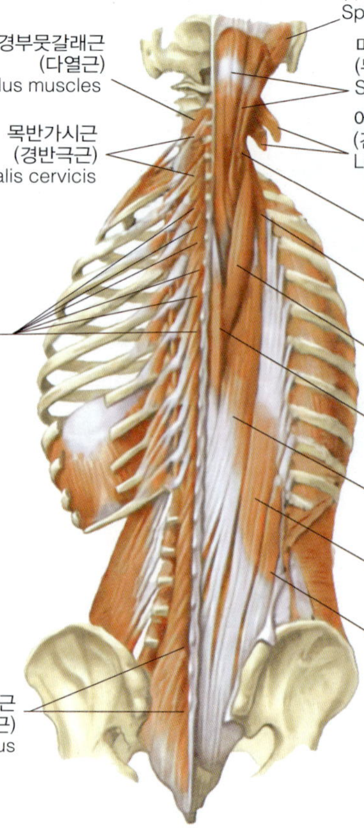

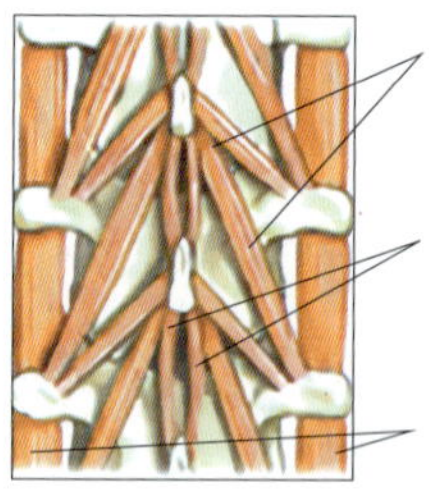

〈그림 6－24〉 척추 근육

근육이름	등엉덩갈비근 (흉장늑근, iliocostalis thoracis)
이는 곳(기시점)	• 허리엉덩갈비근의 닿는곳 안쪽의 아래 6개 갈비뼈의 갈비뼈각
닿는 곳(정지점)	• 위쪽 6개 갈비뼈 갈비뼈각의 위모서리
작용	• 척주를 폄 • 척주의 가쪽 굽힘 • 척주의 돌림

근육이름	**돌림근**(회전근, rotator)
이는 곳(기시점)	• 척추뼈 가로돌기
닿는 곳(정지점)	• 위 척추뼈의 척추뼈 고리판
작용	• 척주 돌리는 것을 도움

근육이름	**뭇갈래근**(다열근, multifidus)
이는 곳(기시점)	• 엉치뼈 뒷면 뒤엉치 엉덩인대 허리뼈 꼭지돌기, 등뼈 가로돌기 아래쪽 4개의 목뼈 관절돌기
닿는 곳(정지점)	• 위 척추뼈의 가시돌기
작용	• 척주를 폄 • 척주의 가쪽 굽힘 • 척주의 돌림

근육이름	**넓은등근**(광배근, latissimus dorsi)
이는 곳(기시점)	• 7~12 등뼈의 가시돌기 등허리 근막 엉덩뼈능선 아래쪽 3~4 갈비뼈
닿는 곳(정지점)	• 위팔뼈 결절사이고랑
작용	• 위팔뼈를 모음 • 위팔뼈를 폄 • 위팔뼈를 안쪽으로 돌림

근육이름	**등가시근**(흉극근, spinalis thoracis)
이는 곳(기시점)	• 1~2 허리뼈 가시돌기 11~12 등뼈 가시돌기
닿는 곳(정지점)	• 위쪽 4~8개 등뼈 가시돌기
작용	• 척주를 폄 • 척주의 가쪽 굽힘 • 척주의 돌림

근육이름	**가시사이근**(극간근, interspinalis)
이는 곳(기시점)	• 허리뼈에서 둘째 목뼈까지 척추뼈의 가시돌기
닿는 곳(정지점)	• 위 척추뼈의 가시돌기
작용	• 척주를 펴는 것을 도움

근육이름	**가로돌기 사이근** (횡돌간근, intertransversus)
이는 곳(기시점)	• 모든 척추뼈의 가로돌기
닿는 곳(정지점)	• 위 척추뼈의 가로돌기
작용	• 척주의 가쪽 돌림을 도움

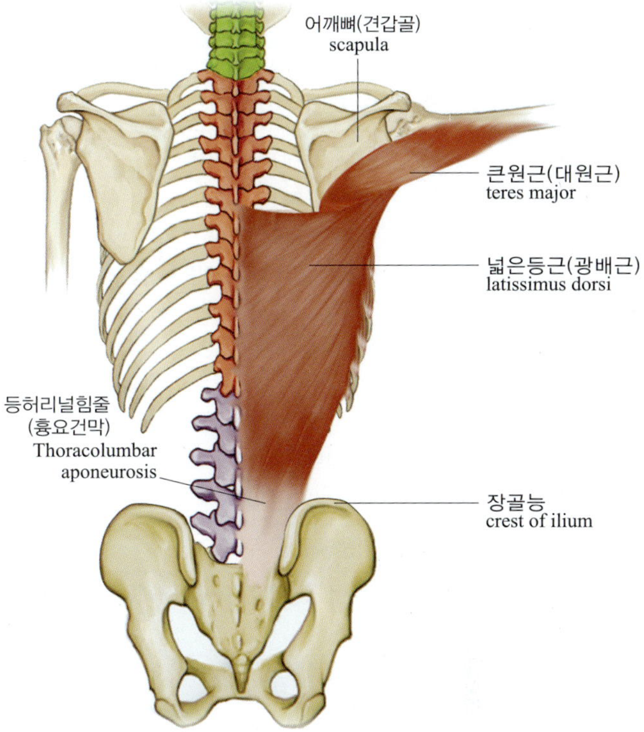

근육이름	**머리가시근**(두극근, spinalis capitis)
이는 곳(기시점)	• 위쪽 6~7개 등뼈 가로돌기 일곱째 목뼈 가시돌기 목덜미 인대 아래 부분
닿는 곳(정지점)	• 위목덜미선과 아래목덜미선 사이의 뒤통수뼈
작용	• 척주를 폄 • 척주의 가쪽 굽힘 • 척주의 돌림

근육이름	**등반가시근** (흉반극근, semispinalis thoracis)
이는 곳(기시점)	• 아래 6개 등뼈 가로돌기
닿는 곳(정지점)	• 위쪽 4개 등뼈 가시돌기 아래 2개의 목뼈 가시돌기
작용	• 척주를 폄 • 척주의 가쪽 굽힘 • 머리 · 갈비뼈 · 골반을 폄

근육이름	**목반가시근**(경반극근, semispinalis cervicis)
이는 곳(기시점)	• 위쪽 6개 등뼈의 가로돌기 아래 4개의 목뼈 관절돌기
닿는 곳(정지점)	• 2~5 목뼈의 가시돌기
작용	• 척주를 폄 • 척주의 가쪽 굽힘 • 머리 · 갈비뼈 · 골반을 폄

근육이름	**목가시근**(경극근, spinalis cervicis)
이는 곳(기시점)	• 1~2 등뼈 가시돌기 일곱 번째 목뼈 가시돌기
닿는 곳(정지점)	• 둘째(또는 3~4번째) 목뼈 가시돌기
작용	• 척주를 폄 • 척주의 가쪽 굽힘 • 척주의 돌림

(5) 골반 근육

근육이름	**꼬리근**(미골근, Coccygeus)
이는 곳(기시점)	• 항문괄약근의 후부
닿는 곳(정지점)	• 항문올림근 뒤쪽
작용	• 골반내장의 지지. 복강내압 증대의 저항

근육이름	**엉덩꼬리근**(장미골근, Iliococcygeus)
이는 곳(기시점)	• 항문괄약근의 후부
닿는 곳(정지점)	• 넓은 섬유판 힘줄고리의 뒷부분 꼬리뼈
작용	• 골반내장의 지지, 복강내압 상승에 저항

근육이름	**두덩꼬리근** (치골미골근, Pubococcygeus)
이는 곳(기시점)	• 항문의 꼬리인대, 꼬리뼈의 측면
닿는 곳(정지점)	• 궁둥뼈의 힘줄고리
작용	• 골반내장의 지지, 복강내압 상승에 저항

근육이름	**두덩곧창자근** (치골직장근, Puborectalis)
이는 곳(기시점)	• 항문과 피부가 만나는 항문 가장자리
닿는 곳(정지점)	• 두덩뼈 위 곧창자 주위
작용	• 휴식 중에는 오므려져 있다가 배변 시에만 열려 배변 조절

근육이름	**항문올림근**(항문거근, Levator ani)
이는 곳(기시점)	• 항문 등 쪽에 반원주 모양
닿는 곳(정지점)	• 앞쪽 두덩뼈 뒷면 • 뒤쪽 항문꼬리인대, 엉치뼈 아래와 꼬리뼈 아래의 옆면
작용	• 골반 속 모든 기관들 지지 • 밤에 배뇨를 자제하게 함

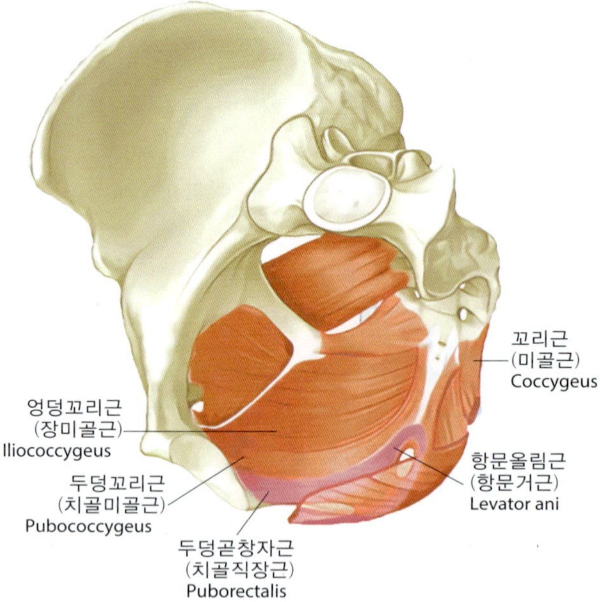

〈그림 6－25〉 골반 근육

어깨와 팔 뼈대근육 Skeletal muscles of the arm and shoulder

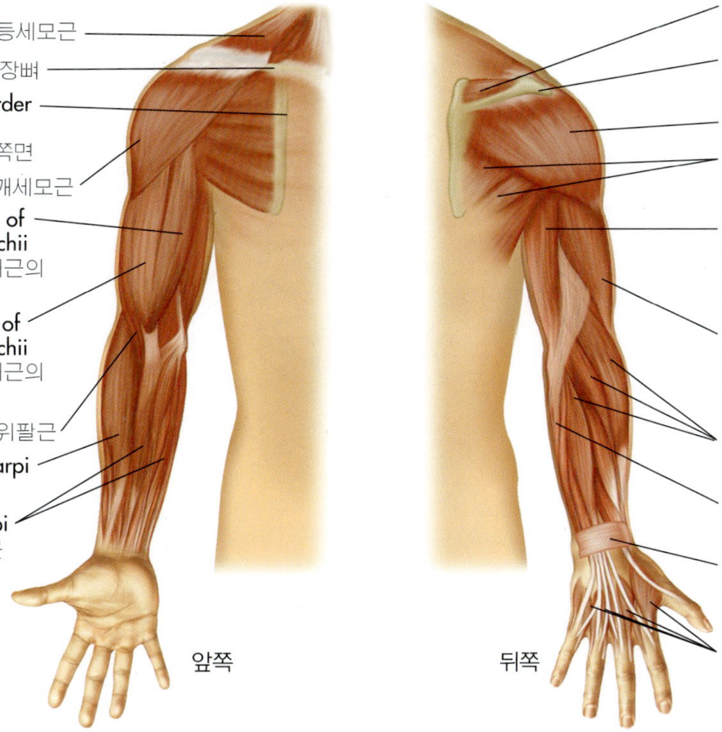

〈그림 6－26〉 어깨, 팔, 손의 뼈대근육

(1) 어깨(견부)의 근육

근육이름	**어깨세모근**(삼각근, deltoideus)
이는 곳(기시점)	• 빗장뼈 가쪽 1/3 어깨뼈가시 봉우리
닿는 곳(정지점)	• 위팔뼈의 세모근거친면
작용	• 팔을 벌림

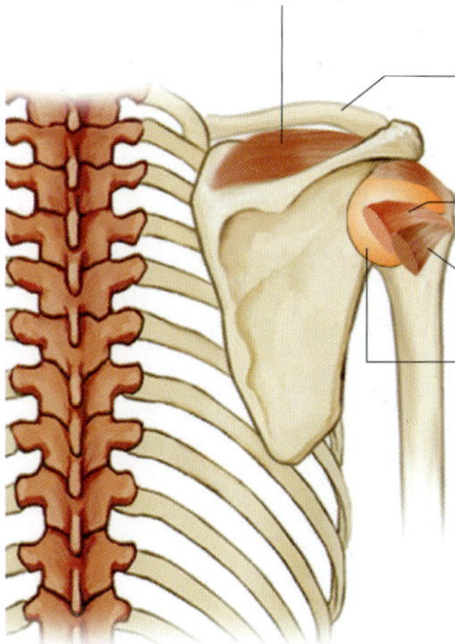

근육이름	**가시위근**(극상근, supraspinatus)
이는 곳(기시점)	• 어깨뼈 가시위오목
닿는 곳(정지점)	• 위팔뼈 큰결절의 위관절면 어깨관절의 관절주머니
작용	• 팔을 벌릴 때 어깨세모근을 도움 • 위팔뼈머리를 가쪽으로 돌림
근육이름	**가시아래근**(극하근, infraspinatus)
이는 곳(기시점)	• 어깨뼈 가시아래오목
닿는 곳(정지점)	• 위팔뼈 큰결절의 중간 관절면 어깨관절의 관절 주머니
작용	• 작은 원근과 함께 위팔뼈머리의 가쪽을 돌림

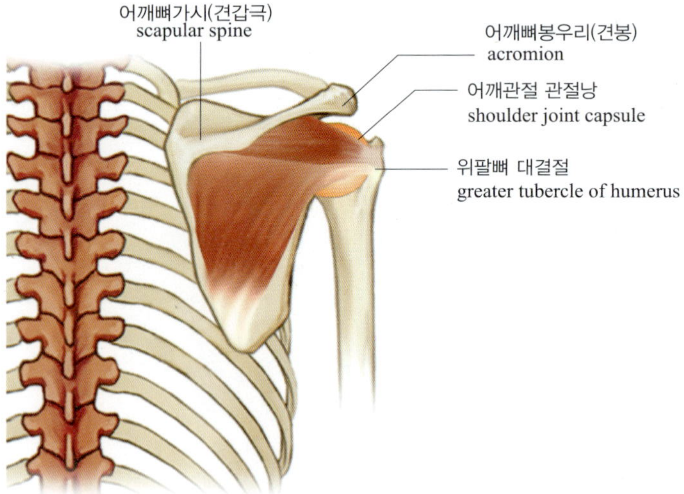

〈그림 6 – 27〉 어깨 근육

근육이름	**큰원근**(대원근, teres major)
이는 곳(기시점)	• 어깨뼈 아래각의 뒷면
닿는 곳(정지점)	• 위팔뼈 결절사이고랑의 안쪽
작용	• 위팔뼈의 벌림 • 위팔뼈의 안쪽돌림 • 위팔뼈를 뒤로 당김
근육이름	**작은원근**(소원근, teres minor)
이는 곳(기시점)	• 어깨뼈 가쪽모서리 뒷면
닿는 곳(정지점)	• 위팔뼈 큰결절의 아래 관절면 어깨관절의 관절주머니
작용	• 위팔뼈머리를 벌림 • 가쪽돌림, 뒤로 당김

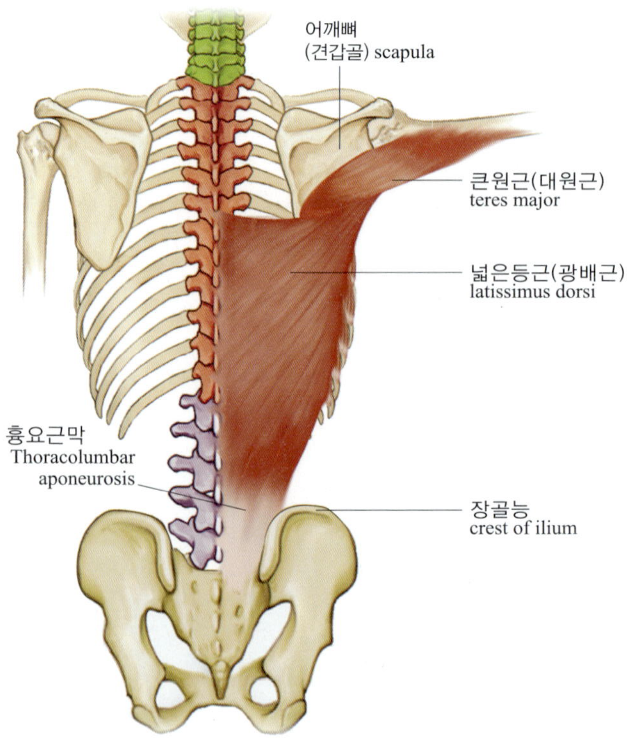

근육이름	**어깨밑근**(견갑하근, subscapularis)
이는 곳(기시점)	• 어깨뼈밑오목
닿는 곳(정지점)	• 위팔뼈 작은결절 어깨 관절의 어깨주머니
작용	• 위팔뼈의 안쪽돌림 • 위팔뼈를 앞으로 당김

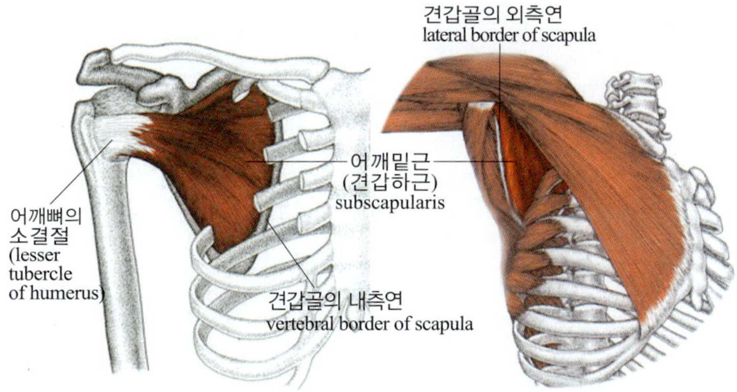

(2) 위팔(상완부)의 근육

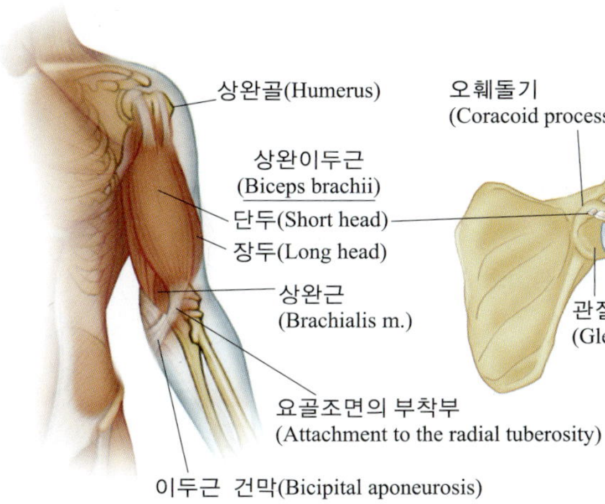

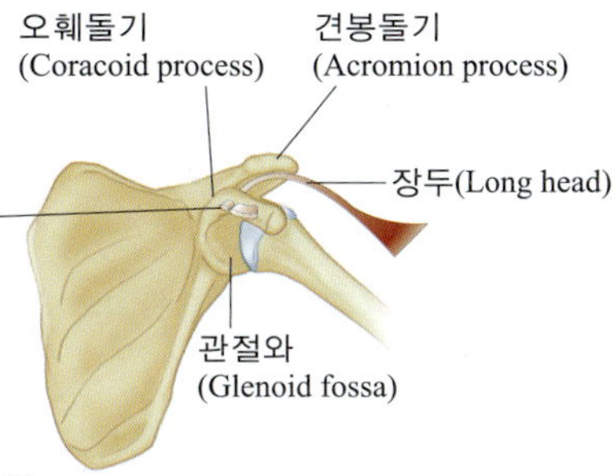

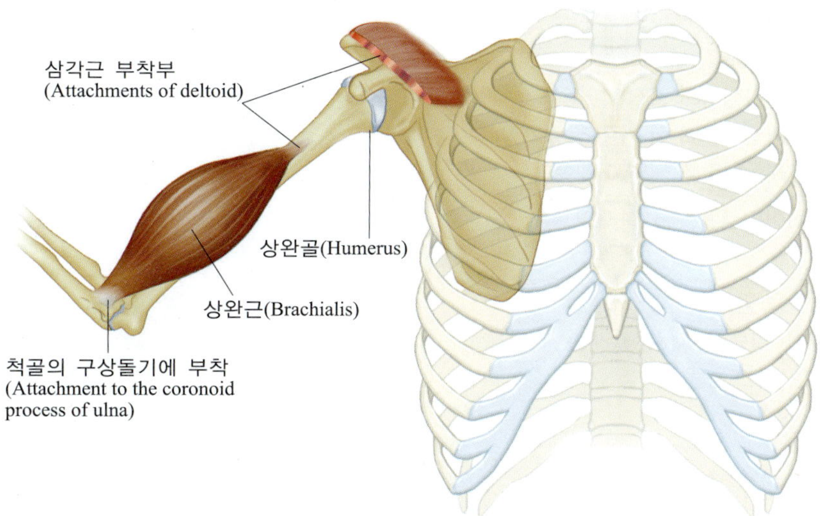

〈그림 6－28〉 위팔(상완부)의 근육

근육이름	**위팔두갈래근** (상완이두근, biceps brachii)
이는 곳(기시점)	• 관절위결절 부리돌기
닿는 곳(정지점)	• 노뼈 거친면
작용	• 아래팔의 뒤침 • 아래팔을 굽힘

근육이름	**위팔근**(상완근, brachialis)
이는 곳(기시점)	• 위팔 앞면의 아래쪽 2/3
닿는 곳(정지점)	• 자뼈의 갈고리돌기
작용	• 아래팔을 굽힘

근육이름	**부리위팔근**(coracobrachialis)
이는 곳(기시점)	• 부리돌기 끝
닿는 곳(정지점)	• 위팔 안쪽모서리의 중간
작용	• 위팔의 굽힘 • 위팔을 약하게 모음

근육이름	**팔꿈치근**(주근, anconeus)
이는 곳(기시점)	• 가쪽 위 관절융기 팔꿈치 관절의 뒤 인대
닿는 곳(정지점)	• 팔꿈치머리의 가쪽면 자뼈의 뒷면
작용	• 아래팔을 펼 때 위팔세갈래근을 도움

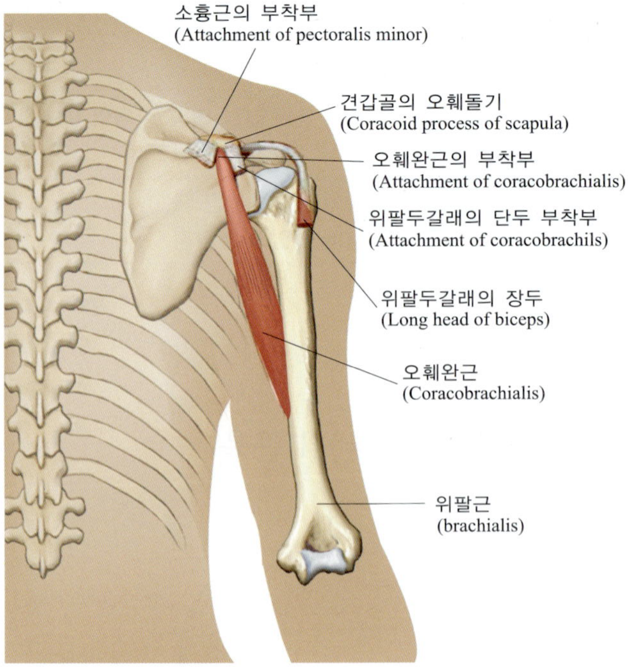

근육이름	**위팔세갈래근** (상완삼두근, triceps brachii)
이는 곳(기시점)	• 긴갈래 : 관절아래 결절 • 가쪽갈래 : 위팔뼈 뒤 가쪽면 위쪽 반 • 안쪽갈래 : 위팔뼈 뒷면 아래쪽 반
닿는 곳(정지점)	• 팔꿈치머리 위 뒷면 아래팔 깊은 근막
작용	• 아래팔을 폄 • 위팔을 벌렸을 때 긴갈래는 위팔을 모으는 데 도움을 줌

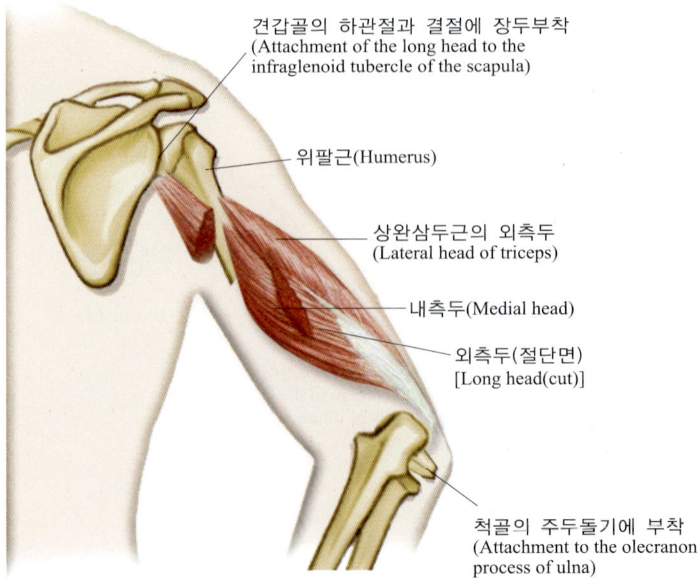

(3) 아래팔 근육

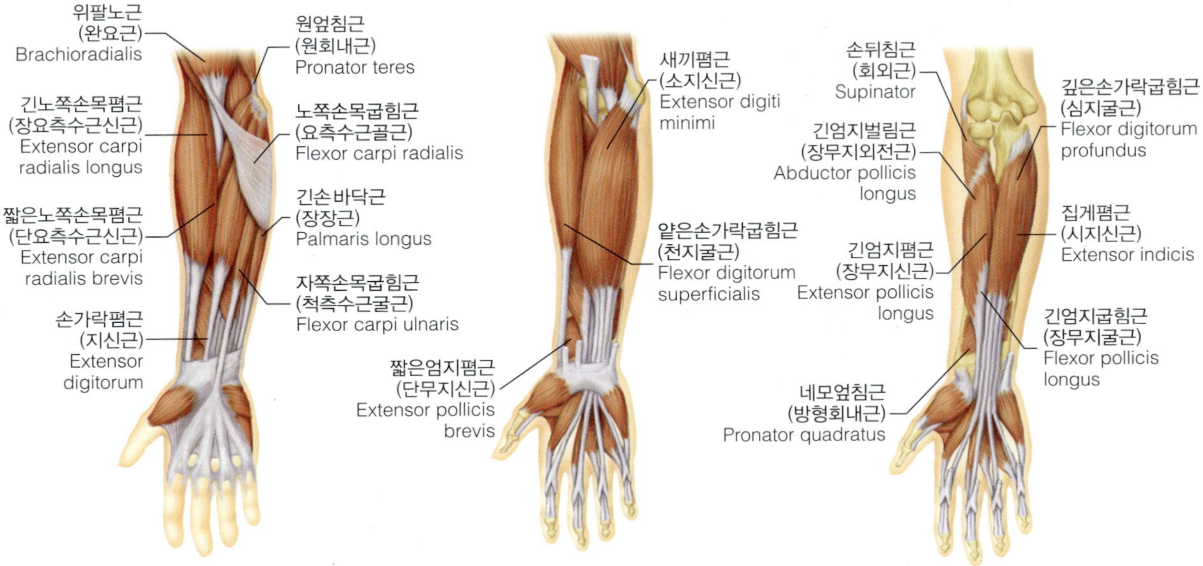

〈그림 6 – 29〉 아래팔 근육 (정면) : 얕은 층 → 깊은 층

근육이름	**원엎침근**(원회내근, Pronator teres)
이는 곳(기시점)	• 위팔갈래 : 안쪽위 관절융기 • 자갈래 : 자뼈 갈고리돌기 안쪽 면
닿는 곳(정지점)	• 노뼈 가쪽면 중간부
작용	• 아래팔의 엎침

근육이름	**노쪽손목굽힘근** (요측수근굴근, Flexor carpi radialis)
이는 곳(기시점)	• 안쪽위 관절융기 아래팔근막
닿는 곳(정지점)	• 2~3번째 손허리 뼈바닥
작용	• 손목의 굽힘 • 손의 엎침과 모음

근육이름	**긴손바닥근**(장장근, Palmaris longus)
이는 곳(기시점)	• 안쪽위 관절융기
닿는 곳(정지점)	• 가로손목인대 손바닥 널힘줄
작용	• 손목의 굽힘 • 아래팔의 엎침

근육이름	**자쪽손목굽힘근** (척측수근굴근, Flexor carpi ulnaris)
이는 곳(기시점)	• 위팔갈래 : 안쪽위관절융기 • 자갈래 : 자뼈갈고리돌기 안쪽면 자뼈 뒤모서리
닿는 곳(정지점)	• 콩알뼈 갈고리뼈갈고리 다섯 번째 손허리뼈바닥
작용	• 손목의 굽힘 • 손목을 모음

근육이름	**얕은손가락굽힘근**(천지굴근, Flexor digitorum superficialis)
이는 곳(기시점)	• 위팔갈래 : 안쪽위관절융기 자뼈 갈고리돌기 안쪽면 • 노갈래 : 노뼈 앞면
닿는 곳(정지점)	• 안쪽 4개 손가락의 중간마디뼈
작용	• 안쪽 4개 손가락 중간뼈와 첫마디뼈의 굽힘 • 손목과 팔꿈치의 굽힘

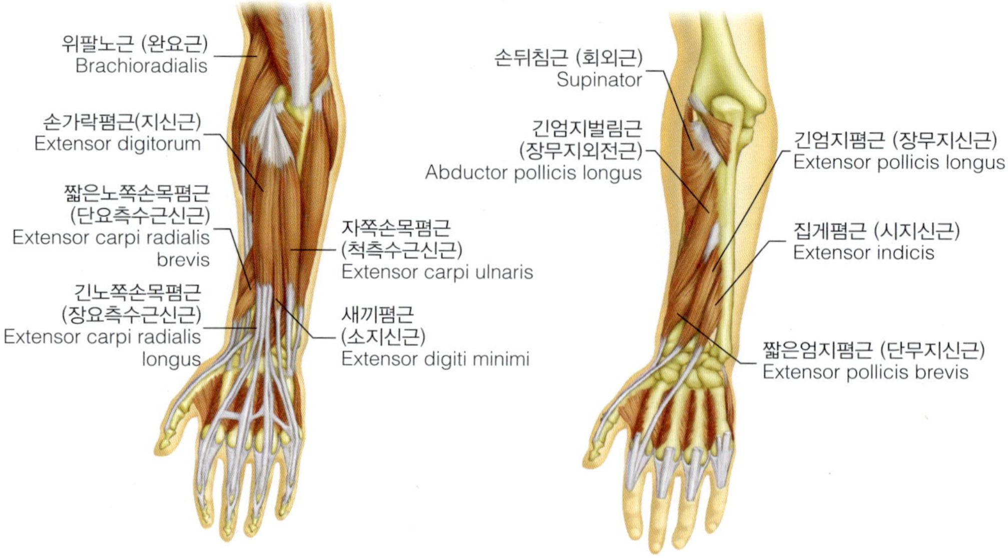

〈그림 6 – 30〉 아래팔 근육 (후면) : 얕은 층 → 깊은 층

근육이름	**깊은손가락굽힘근**(심지굴근, Flexor digitorum profundus)
이는 곳(기시점)	• 자뼈몸통의 앞 안쪽면 뼈사이 막 아래팔 깊은 근막
닿는 곳(정지점)	• 안쪽 4개 손가락의 끝마디뼈
작용	• 안쪽 4개 손가락 중간뼈와 첫마디뼈의 굽힘 • 손목을 굽힘

근육이름	**긴엄지굽힘근** (장무지굴근, Flexor pollicis longus)
이는 곳(기시점)	• 노뼈 몸통의 앞면 이웃하는 뼈 사이 막 자뼈 갈고리돌기의 안쪽모서리
닿는 곳(정지점)	• 엄지손가락 끝마디 뼈
작용	• 엄지손가락 끝마디 뼈의 굽힘

근육이름	**위팔노근**(완요근, Brachioradialis)
이는 곳(기시점)	• 가쪽 관절융기위 능선의 먼 쪽 2/3 가쪽 근육 사이막
닿는 곳(정지점)	• 노뼈 붓돌기 바닥의 가쪽면
작용	• 위팔두갈래근과 위팔근에 의해 굽힘이 일어난 이후 아래팔을 굽힘 • 약간의 엎침과 뒤침

근육이름	**긴노쪽손목폄근**(장요측수근신근, Extensor carpi radialis longus)
이는 곳(기시점)	• 가쪽 관절융기위 능선의 먼쪽 2/3 가쪽 근육사이막
닿는 곳(정지점)	• 둘째 손허리뼈바닥의 등쪽면
작용	• 손목을 폄 • 손을 벌림

근육이름	**네모엎침근** (방형회내근, Pronator quadratus)
이는 곳(기시점)	• 자뼈 몸통의 앞면 먼쪽 1/4
닿는 곳(정지점)	• 노뼈 몸통의 앞면 가쪽 모서리 먼쪽 1/4
작용	• 아래팔의 엎침

근육이름	**짧은노쪽 손목폄근**(단요측수근신근, Extensor carpi radialis brevis)
이는 곳(기시점)	• 가쪽위관절융기 근육 사이막
닿는 곳(정지점)	• 셋째 손가락뼈바닥 뒷면
작용	• 손목을 폄 • 손을 벌림

근육이름	**자쪽손목폄근** (척측수근신근, Extensor carpi ulnaris)
이는 곳(기시점)	• 가쪽위관절 융기 자뼈 뒷모서리
닿는 곳(정지점)	• 다섯째 손허리뼈바닥의 안쪽면
작용	• 손목을 폄 • 손을 벌림

근육이름	**손가락폄근** (지신근, Extensor digitorum)
이는 곳(기시점)	• 가쪽 위관절융기 근육 사이막
닿는 곳(정지점)	• 안쪽 4개 손가락 중간 마디뼈와 끝 마디뼈 뒷면
작용	• 안쪽 4개 손가락을 폄 • 손목을 폄

근육이름	**새끼폄근** (소지신근, Extensor digiti minimi)
이는 곳(기시점)	• 가쪽위 관절융기 근육 사이막
닿는 곳(정지점)	• 새끼손가락 첫 마디뼈 뒷면
작용	• 새끼손가락을 폄

근육이름	**손뒤침근**(회외근, Supinator)
이는 곳(기시점)	• 가쪽 위관절융기 팔꿉관절의 가쪽 인대 • 노뼈머리띠인대 • 자뼈의 뒤침근능선
닿는 곳(정지점)	• 노뼈 목 노뼈 몸통 몸쪽 1/3
작용	• 아래팔의 뒤침

근육이름	**긴엄지벌림근**(장무지외전근, Abductor pollicis longus)
이는 곳(기시점)	• 자뼈 뒷면 뼈 사이막 노뼈 뒷면의 중간 1/3
닿는 곳(정지점)	• 첫째 손허리뼈바닥의 노쪽면
작용	• 엄지손가락의 벌림 • 손목의 벌림

근육이름	**긴엄지폄근** (장무지신근, Extensor pollicis longus)
이는 곳(기시점)	• 자뼈 뒷면의 중간막 1/3 뼈 사이막
닿는 곳(정지점)	• 엄지손가락 끝 마디뼈의 바닥
작용	• 엄지손가락 끝마디를 폄

근육이름	**집게폄근**(시지신근, Extensor indicis)
이는 곳(기시점)	• 자뼈 뒷면 뼈 사이막
닿는 곳(정지점)	• 둘째손가락의 첫 마디 뼈 등쪽면
작용	• 둘째손가락의 첫 마디뼈를 폄

근육이름	**짧은엄지폄근**(단무지신근, Extensor pollicis brevis)
이는 곳(기시점)	• 노뼈 뒷면 뼈 사이막
닿는 곳(정지점)	• 엄지손가락의 첫마디 뼈 바닥
작용	• 엄지손가락의 첫 마디뼈를 폄

(4) 손 근육(외측 · 내측 · 중간 손바닥)

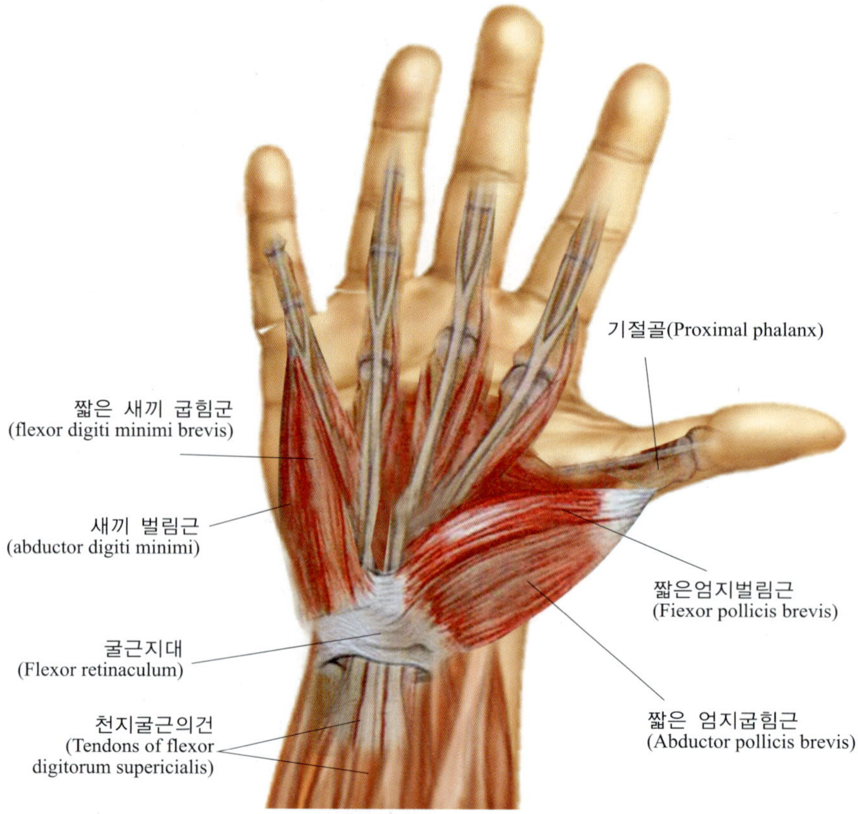

〈그림 6 – 31〉 손 근육(외측, 내측, 중간 손바닥)

근육이름	**짧은엄지벌림근**(단무지외전근, abductor pollicis brevis)
이는 곳(기시점)	• 가로손목인대 손배뼈 큰마름뼈
닿는 곳(정지점)	• 엄지손가락 첫마디뼈바닥의 노쪽부분
작용	• 손바닥에 직각인 방향으로 엄지손가락을 벌림

근육이름	**짧은엄지굽힘근** (무지굴근, flexor pollicis brevis)
이는 곳(기시점)	• 가로손목인대 큰마름뼈
닿는 곳(정지점)	• 엄지손가락의 첫마디뼈바닥
작용	• 엄지손가락 첫마디 뼈를 굽힘

근육이름	**새끼벌림근** (소지외전근, abductor digiti minimi)
이는 곳(기시점)	• 콩알뼈 자쪽 손목굽힘근의 힘줄
닿는 곳(정지점)	• 새끼손가락 첫마디뼈바닥
작용	• 새끼손가락을 벌림

근육이름	**짧은새끼굽힘근** (소지굴근, flexor digiti minimi brevis)
이는 곳(기시점)	• 가로손목인대 갈고리뼈 갈고리 바닥 자쪽 부분
닿는 곳(정지점)	• 새끼손가락 첫마디뼈
작용	• 새끼손가락 첫마디뼈의 굽힘

근육이름	엄지맞섬근 (무지대립근, opponens pollicis)
이는 곳(기시점)	• 가로 손목인대 큰마름뼈
닿는 곳(정지점)	• 첫째 손허리뼈 노쪽부분 앞면
작용	• 첫째 손허리뼈를 앞안쪽으로 돌림 • 각 손가락과 엄지손가락을 맞서게 함

근육이름	엄지모음근 (무지내전근, adductor pollicis)
이는 곳(기시점)	• 빗갈래 : 큰마름뼈 작은 마름뼈 알머리뼈 2~3번째 손허리뼈 • 가로갈래 : 셋째 손허리뼈 손바닥면
닿는 곳(정지점)	• 엄지손가락 첫마디 뼈바닥의 자쪽부분
작용	• 엄지손가락의 모음맞섬에 도움을 줌

근육이름	바닥쪽 뼈사이근 (장측골간근, plamar interossei)
이는 곳(기시점)	• 둘째 : 손허리뼈 자쪽 부분 • 셋째 : 넷째 손허리뼈 노쪽 부분 • 넷째 : 다섯째 손허리뼈 노쪽 부분
닿는 곳(정지점)	• 첫째 : 엄지 손가락의 첫마디뼈 자쪽 부분 • 둘째 : 둘째 손가락의 첫마디뼈 자쪽 부분 • 셋째 : 넷째 손가락의 첫마디뼈 노쪽 부분 • 넷째 : 새끼 손가락의 첫마디뼈 노쪽 부분
작용	• 각각의 근육이 닿는 손가락을 가운데 손가락으로 모음

근육이름	벌레근(충량근, lumbricales)
이는 곳(기시점)	• 깊은 손가락 굽힘근 힘줄
닿는 곳(정지점)	• 안쪽 4개 손가락의 끝마디뼈바닥
작용	• 손허리손가락관절에서 손가락 굽힘 • 손가락 사이관절에서 손가락 폄

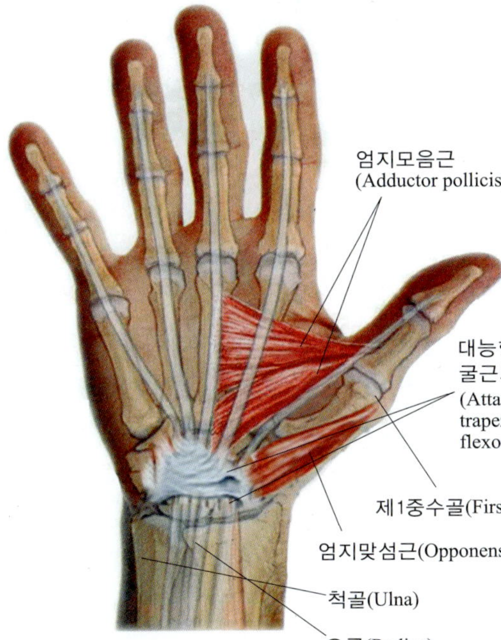

근육이름	등쪽뼈사이근 (배측골간근, dorsal interossei)
이는 곳(기시점)	• 손허리뼈가 이웃하는 부분에서 두 갈래로 일어남
닿는 곳(정지점)	• 첫째 : 엄지 손가락의 첫마디뼈 노쪽 부분 • 둘째 : 둘째 손가락의 첫마디뼈 노쪽 부분 • 셋째 : 셋째 손가락의 첫마디뼈 자쪽 부분 • 넷째 : 넷째 손가락의 첫마디뼈 자쪽 부분
작용	• 2~4번째 손가락을 벌림

근육이름	새끼맞섬근 (소지대립근, opponens digiti minimi)
이는 곳(기시점)	• 가로손목인대 갈고리뼈 갈고리
닿는 곳(정지점)	• 다섯째 손허리뼈 자쪽 모서리
작용	• 다섯째 손허리뼈를 앞으로 돌림

다리의 뼈대근육 Skeletal muscles of the legs

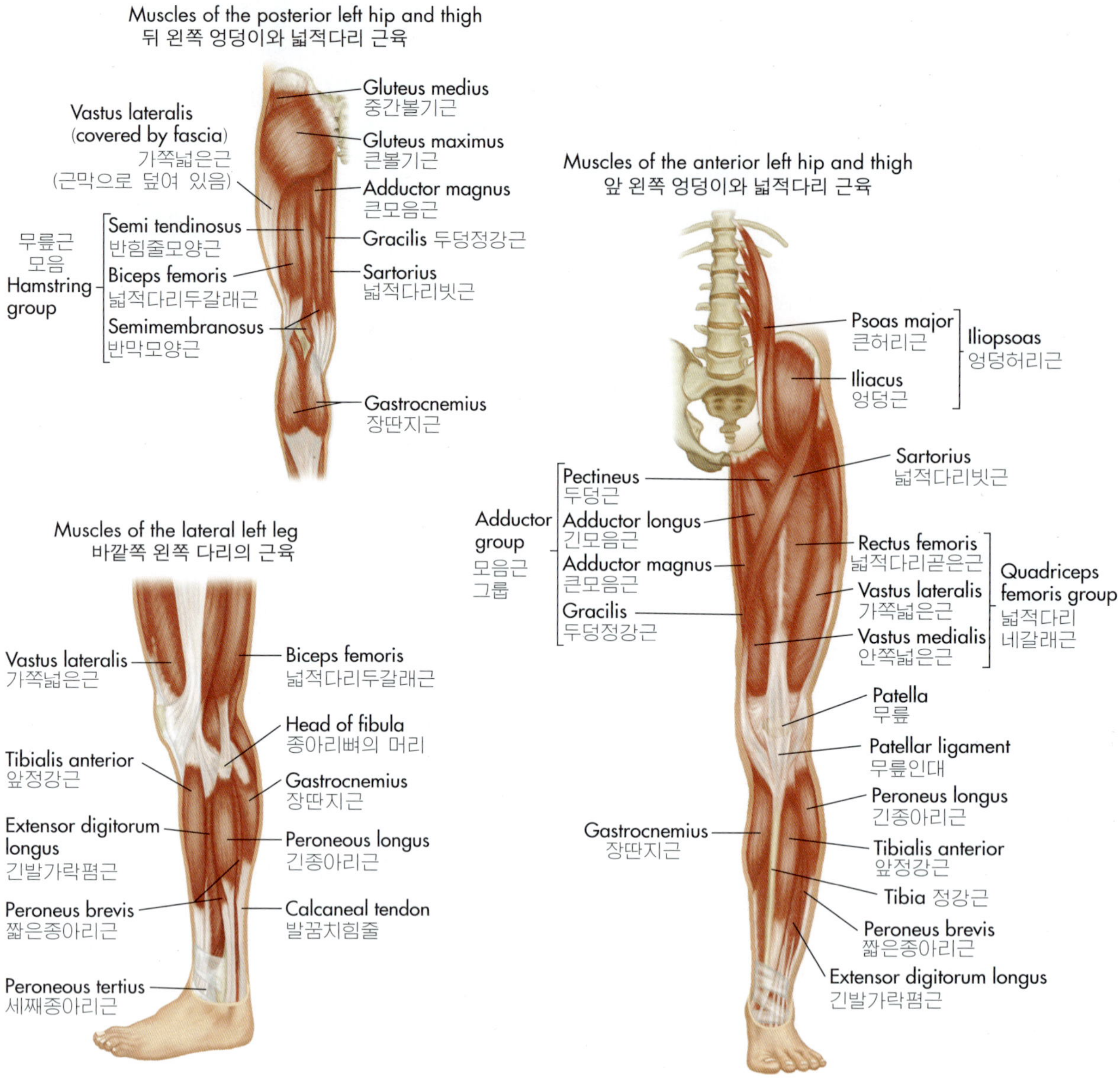

〈그림 6－32〉 다리의 뼈대근육

(1) 엉덩근육(골반 내측근)

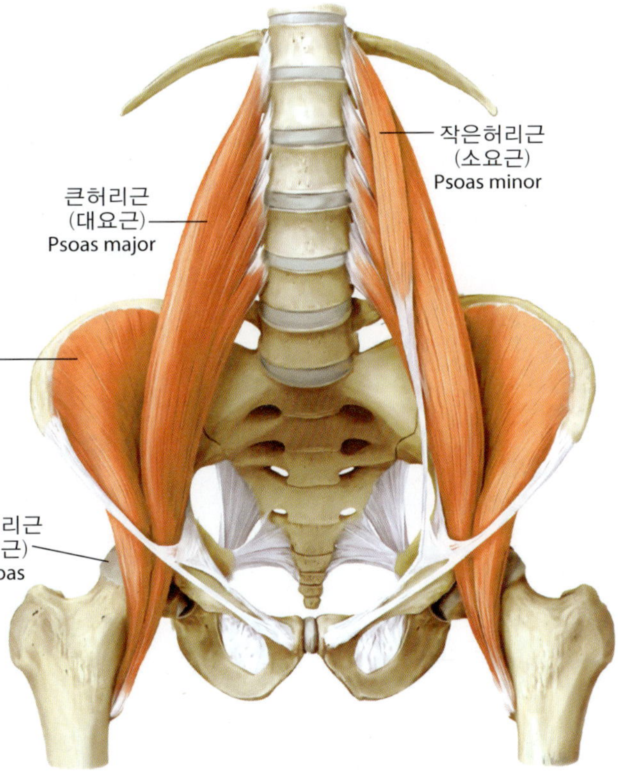

〈그림 6 – 33〉 엉덩이근육(골반 내측근)

근육이름	**큰허리근**(대요근, psoas major)
이는 곳(기시점)	• 허리뼈 가로돌기 T_{12}, L_{1-5}
닿는 곳(정지점)	• 넙다리뼈 작은돌기
작용	• 넓적다리를 굽힘 • 다리가 고정돼 있을 때 척주를 굽힘

근육이름	**엉덩근**(장골근, iliacus)
이는 곳(기시점)	• 엉덩뼈 오목의 위쪽 2/3 앞엉치 엉덩 인대
닿는 곳(정지점)	• 큰허리근의 힘줄 넙다리뼈 작은돌기
작용	• 넓적다리를 굽힘

근육이름	**작은허리근**(소요근, psoas minor)
이는 곳(기시점)	• 12번째 등뼈 첫째 허리뼈
닿는 곳(정지점)	• 두덩근선
작용	• 골반을 굽힘 • 척주를 굽힐 때 큰허리근을 도움

(2) 볼기(골반외측)근육

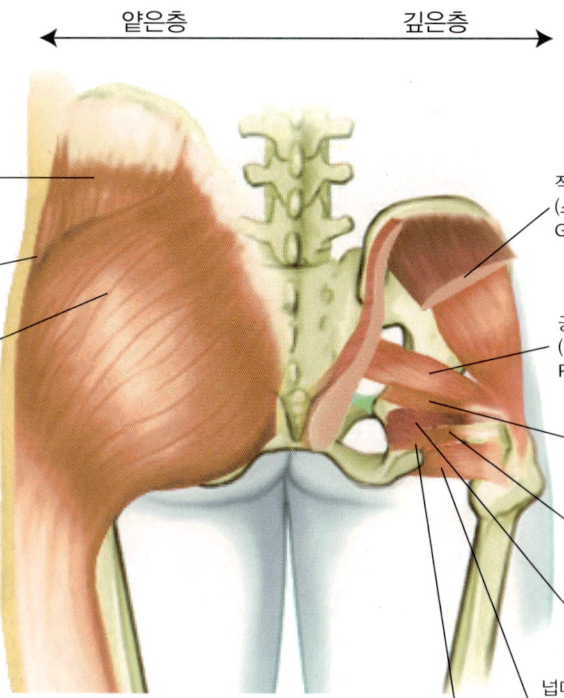

〈그림 6 – 34〉 볼기(골반외측)근육

근육이름	**중간볼기근**(중둔근, gluteus medius)
이는 곳(기시점)	• 엉덩뼈 바깥면
닿는 곳(정지점)	• 넙다리뼈 큰돌기
작용	• 넓적다리를 벌림 • 다리를 펼 때 넓적다리를 돌림

근육이름	**큰볼기근**(대둔근, gluteus maximus)
이는 곳(기시점)	• 뒤볼기근선 엉치가시인대 • 엉치뼈와 꼬리뼈의 뒷면
닿는 곳(정지점)	• 넙다리뼈의 볼기근
작용	• 넓적다리를 폄 • 넓적다리를 모으고 가쪽으로 돌리는 데 도움을 줌

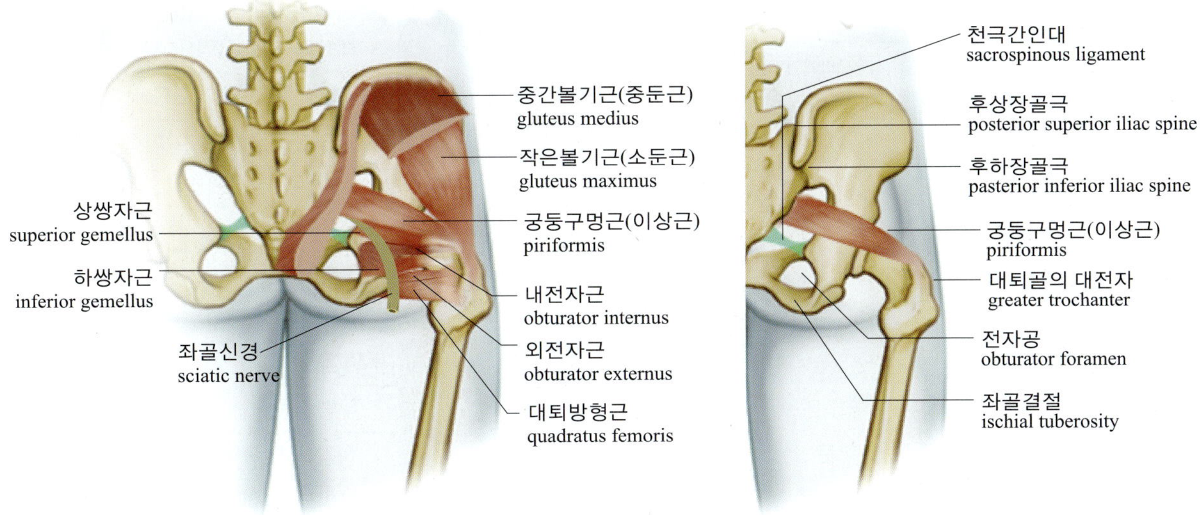

〈그림 6－35〉 볼기(골반내측)

근육이름	**작은볼기근**(소둔근, gluteus minimus)
이는 곳(기시점)	• 엉덩뼈 바깥면
닿는 곳(정지점)	• 넙다리뼈 큰돌기
작용	• 넓적다리를 벌림 • 다리를 펼 때 넓적다리를 돌림

근육이름	**넙다리네모근** (대퇴방형근, quadratus femoris)
이는 곳(기시점)	• 궁둥뼈 결절의 가쪽 모서리
닿는 곳(정지점)	• 돌기사이 능선
작용	• 넓적다리를 모으고 가쪽으로 돌림

근육이름	**넙다리근막긴장근** (대퇴근막장근, tensor fasciae latae)
이는 곳(기시점)	• 엉덩뼈 바깥 능선의 앞면
닿는 곳(정지점)	• 엉덩정강근막띠의 중간
작용	• 넓적다리를 굽힘 • 넓적다리를 안쪽으로 돌림

근육이름	**궁둥구멍근**(이상근, piriformis)
이는 곳(기시점)	• 엉치뼈 골반면 • 큰궁둥구멍의 엉치 결절인대
닿는 곳(정지점)	• 넙다리뼈 큰돌기
작용	• 넓적다리를 가쪽으로 돌림 • 다리를 굽힐 때 넓적다리를 벌림

근육이름	**위쌍동이근** (상쌍자근, obturator internus)
이는 곳(기시점)	• 폐쇄구멍의 주변
닿는 곳(정지점)	• 넙다리뼈 큰돌기의 안쪽면
작용	• 넓적다리를 가쪽으로 돌림 • 다리를 굽힐 때 넓적다리를 벌림

근육이름	**아래쌍둥이근** (하쌍자근, gemellus inferior)
이는 곳(기시점)	• 궁둥뼈결절의 윗부분
닿는 곳(정지점)	• 넙다리뼈 큰돌기의 안쪽면
작용	• 넓적다리를 가쪽으로 돌림

근육이름	속폐쇄근(내폐쇄근, obturator internus)
이는 곳(기시점)	• 폐쇄구멍의 주변
닿는 곳(정지점)	• 넙다리뼈 큰돌기의 안쪽면
작용	• 넓적다리를 가쪽으로 돌림 • 다리를 굽힐 때 넓적다리를 벌림

근육이름	바깥폐쇄근 (외폐쇄근, obturator externus)
이는 곳(기시점)	• 폐쇄구멍의 모서리 • 폐쇄막 폐쇄구멍의 뒤
닿는 곳(정지점)	• 넙다리뼈의 돌기오목
작용	• 넓적다리를 모으고 가쪽으로 돌림

(3) 안쪽넙다리근육

근육이름	두덩근(치골근, pectineus)
이는 곳(기시점)	• 두덩뼈활의 위쪽
닿는 곳(정지점)	• 정강뼈 안쪽 윗부분
작용	• 종아리의 굽힘과 안쪽 돌림 • 넓적다리를 모음

근육이름	긴모음근(장내전근, adductor longus)
이는 곳(기시점)	• 두덩뼈능선과 두덩뼈결합 사이의 두덩뼈 각 앞부분
닿는 곳(정지점)	• 넙다리뼈의 거친선
작용	• 넓적다리를 모음 • 넓적다리를 굽히고 안쪽으로 돌리는 것을 도움

근육이름	큰모음근(대내전근, adductor magnus)
이는 곳(기시점)	• 궁둥뼈결절 궁둥뼈가지 두덩뼈아래가지
닿는 곳(정지점)	• 넙다리뼈 큰돌기에서 거친선을 잇는 선 거친선 • 안쪽관절 융기위선 모음근 결절
작용	• 몸쪽 부분은 넓적다리를 모으고 굽힘 • 먼쪽 부분은 넓적다리 펴는 것을 도움

근육이름	짧은모음근(단내전근, adductor brevis)
이는 곳(기시점)	• 두덩뼈 아래가지의 바깥면
닿는 곳(정지점)	• 넙다리뼈의 거친선
작용	• 안쪽넙다리 휘돌이

근육이름	두덩정강근(박근, gracilis)
이는 곳(기시점)	• 두덩결합
닿는 곳(정지점)	• 정강뼈 안쪽면의 윗부분
작용	• 종아리 굽힘 • 종아리 안쪽 돌림 • 넓적다리를 모음

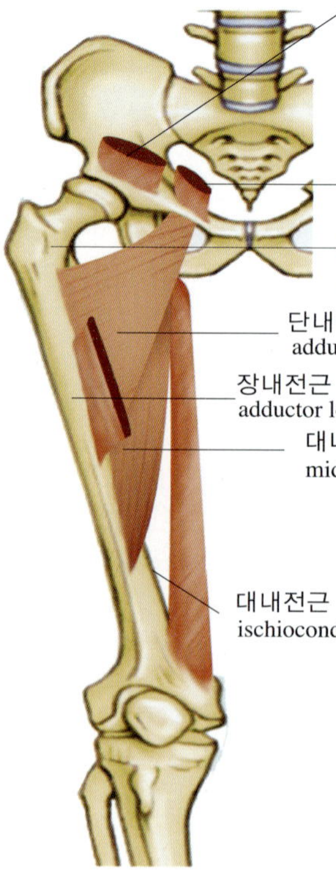

〈그림 6－36〉 안쪽넙다리근육

(4) 앞넙다리근육

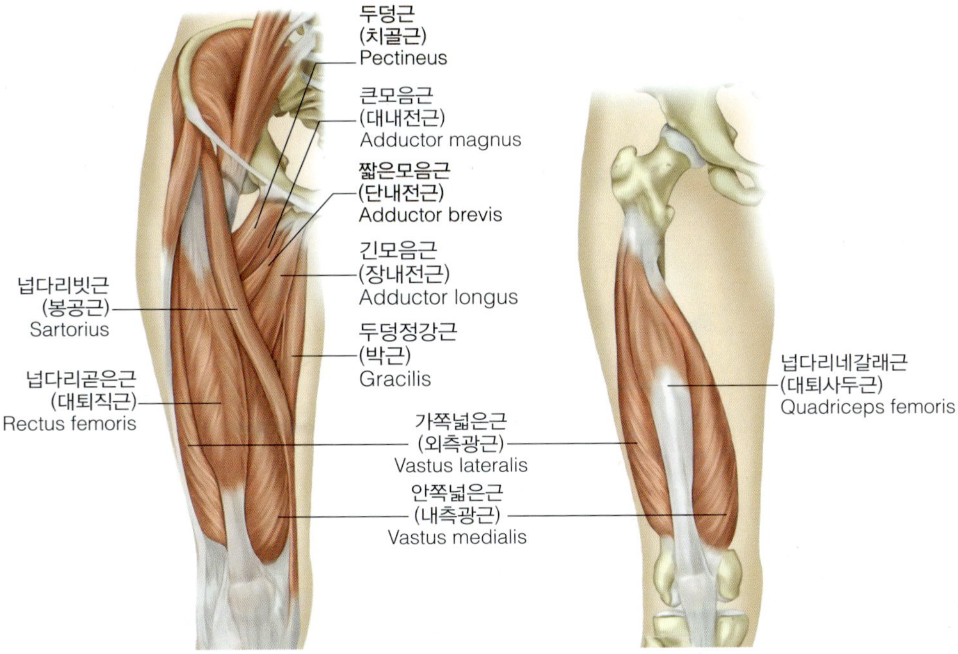

〈그림 6 – 37〉 앞넙다리근육

근육이름	**넙다리빗근**(봉공근, Sartorius)
이는 곳(기시점)	• 위앞엉덩뼈가시 엉덩뼈패임의 위
닿는 곳(정지점)	• 정강뼈 안쪽면의 위
작용	• 넓적다리와 종아리를 굽힘 • 넓적다리를 가쪽으로 돌림

근육이름	**넙다리곧은근** (대퇴직근, Rectus femoris)
이는 곳(기시점)	• 아래앞엉덩뼈가시 볼기뼈절구 위
닿는 곳(정지점)	• 무릎뼈 윗모서리에 닿아 무릎인대를 거쳐 정강뼈 거친면
작용	• 종아리를 폄 • 넓적다리를 굽힘

근육이름	**중간넓은근** (중간광근, vastus intermediuss)
이는 곳(기시점)	• 넙다리뼈 앞쪽과 가쪽의 위
닿는 곳(정지점)	• 넙다리 곧은근과 넓은 근의 힘줄 깊은 면에 닿아 무릎인대를 통해 정강뼈 거친면
작용	• 종아리를 폄

근육이름	**가쪽넓은근** (외측광근, Vastus lateralis)
이는 곳(기시점)	• 넙다리뼈 큰돌기 볼기근 거친면 거친선
닿는 곳(정지점)	• 무릎뼈 가쪽 모서리에 닿아 무릎인대를 통해 정강뼈 거친면
작용	• 종아리를 폄

근육이름	**안쪽넓은근** (내측광근, Vastus medialis)
이는 곳(기시점)	• 돌기사이선 아래쪽 거친선
닿는 곳(정지점)	• 무릎뼈의 안쪽에 닿아 무릎인대를 통해 정강뼈 거친면
작용	• 종아리를 폄 • 무릎 뼈를 안쪽으로 당김

(5) 뒤넙다리근육

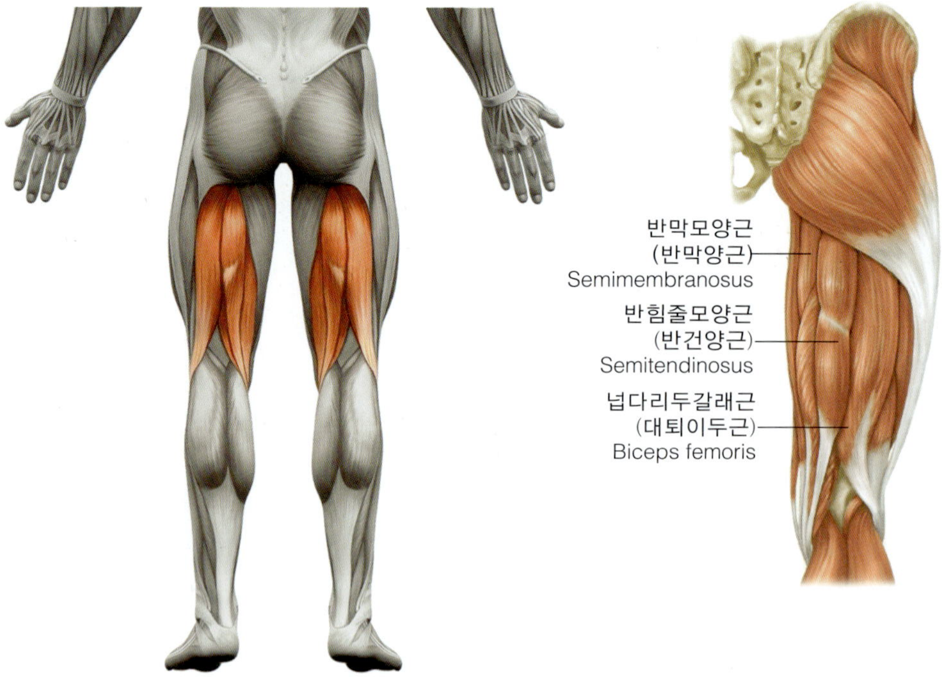

〈그림 6－38〉 뒤넙다리근육

근육이름	**넙다리두갈래근** (대퇴이두근, Biceps femoris)
이는 곳(기시점)	• 긴 갈래 : 궁둥뼈결절 • 짧은 갈래 : 넙다리뼈 거친선
닿는 곳(정지점)	• 종아리뼈 머리 정강뼈의 가쪽 관절융기
작용	• 종아리를 굽힘 • 무릎을 절반만 굽힐 때 종아리를 가쪽으로 돌림

근육이름	**반힘줄모양근** (반건양근, Semitendinosus)
이는 곳(기시점)	• 궁둥뼈결절의 위 안쪽면
닿는 곳(정지점)	• 정강뼈의 안쪽 면 윗부분 종아리의 깊은 근막
작용	• 종아리를 굽힘 • 무릎을 반쯤 굽힐 때 종아리를 안쪽으로 돌림

근육이름	**반막모양근** (반막양근, Semimembranosus)
이는 곳(기시점)	• 궁둥뼈 결절의 위 가쪽면
닿는 곳(정지점)	• 정강뼈 안쪽관절융기
작용	• 종아리를 굽힘 • 무릎을 반쯤 굽힐 때 종아리를 안쪽으로 돌림

(6) 종아리근육

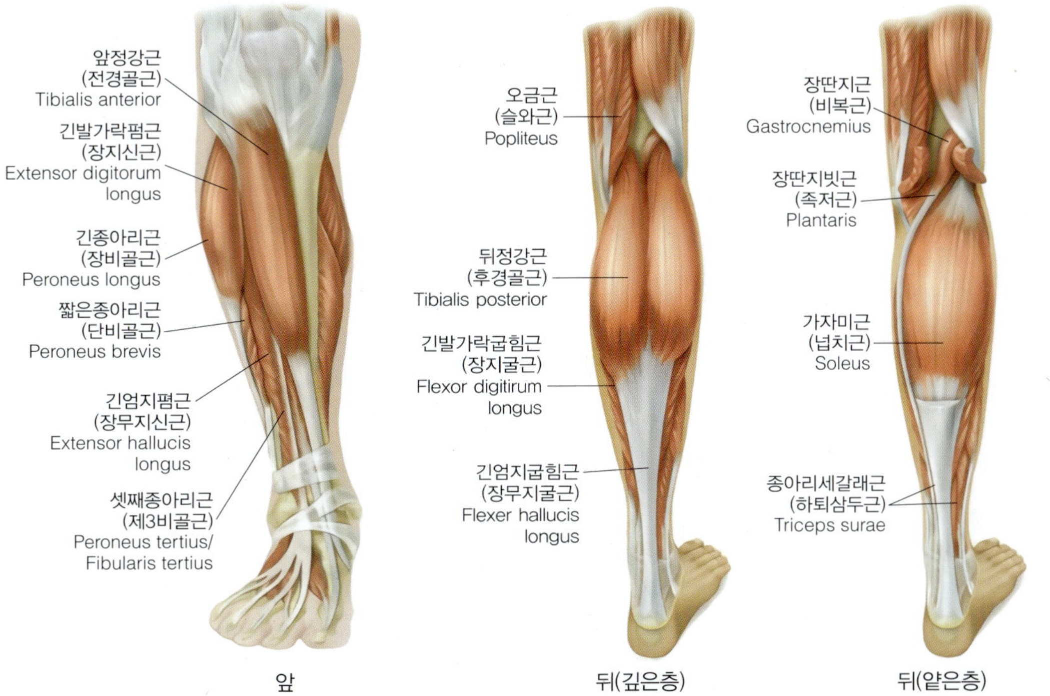

〈그림 6 – 39〉 종아리근육

근육이름	**앞정강근**(전경골근, Tibialis anterior)
이는 곳(기시점)	• 정강뼈 가쪽과 정강뼈 가쪽 위의 2/3
닿는 곳(정지점)	• 안쪽 쐐기뼈의 안쪽과 첫째 발허리뼈 바닥
작용	• 발의 등쪽 굽힘 • 발의 안쪽 번짐

근육이름	**긴발가락폄근** (장지신근, Extensor digitorum longus)
이는 곳(기시점)	• 정강뼈의 가쪽 관절과 종아리뼈 앞면의 위쪽 3/4 앞
닿는 곳(정지점)	• 가쪽 네 개 발가락의 중간마디뼈와 끝마디 뼈의 등쪽면
작용	• 발가락을 폄 • 발의 등쪽 굽힘

근육이름	**긴엄지폄근**(장무지신근, Extensor hallucis longus)
이는 곳(기시점)	• 종아리뼈 중간의 1/3 앞면과 뼈 사이막
닿는 곳(정지점)	• 엄지발가락 끝 마디뼈의 바닥
작용	• 발가락을 폄 • 발의 등쪽 굽힘

근육이름	**셋째종아리근**(제3비골근, Peroneus tertius / Fibularis tertius)
이는 곳(기시점)	• 종아리뼈 앞면의 아래쪽
닿는 곳(정지점)	• 다섯째 발허리뼈의 바닥 등쪽면
작용	• 발의 등쪽 굽힘 • 발의 가쪽 번짐

근육이름	긴종아리근 (장비골근, Peroneus longus)
이는 곳(기시점)	• 정강뼈 가쪽과 종아리뼈 머리와 가쪽의 위쪽 2/3
닿는 곳(정지점)	• 안쪽쐐기뼈의 가쪽면 첫째 발허리뼈의 바닥
작용	• 발의 바닥쪽 굽힘 • 발의 가쪽 번짐

근육이름	짧은종아리근 (단비골근, Peroneus brevis)
이는 곳(기시점)	• 종아리뼈의 가쪽 면 아래쪽 2/3
닿는 곳(정지점)	• 다섯째 발허리뼈 바닥의 가쪽면
작용	• 발의 바닥쪽 굽힘 • 발의 가쪽 번짐

근육이름	종아리세갈래근(하퇴삼두근, Triceps surae)
이는 곳(기시점)	• 안쪽과 가쪽 넙다리뼈의 관절 융기
닿는 곳(정지점)	• 발꿈치 힘줄을 경유하여 발꿈치 뼈
작용	• 발목관절에서 발을 발바닥 쪽으로 구부림

근육이름	장딴지근(비복근, Gastrocnemius)
이는 곳(기시점)	• 안쪽 갈래 : 넙다리뼈 안쪽관절 융기와 이웃하는 부분 • 가쪽 갈래 : 무릎관절의 관절주머니
닿는 곳(정지점)	• 발꿈치 힘줄을 통하여 발꿈치뼈
작용	• 발의 바닥쪽 굽힘 • 넙다리뼈를 굽힘

근육이름	가자미근(넙치근, Soleus)
이는 곳(기시점)	• 종아리뼈의 머리와 몸통 위쪽 1/3의 뒷면과 정강이뼈의 중간
닿는 곳(정지점)	• 발꿈치 힘줄을 통하여 발꿈치뼈
작용	• 발의 바닥쪽 굽힘

근육이름	장딴지빗근(족저근, Plantaris)
이는 곳(기시점)	• 넙다리뼈의 가쪽관절 융기위선
닿는 곳(정지점)	• 발꿈치 힘줄 발꿈치뼈의 뒷면 안쪽부분
작용	• 발의 바닥쪽 굽힘

근육이름	오금근(슬와근, Popliteus)
이는 곳(기시점)	• 넙다리뼈의 가쪽관절융기
닿는 곳(정지점)	• 정강뼈 가자미근선 위쪽의 1/4
작용	• 종아리를 굽힘 • 정강뼈를 안쪽으로 돌림

근육이름	긴발가락굽힘근 (장지굴근, Flexor digitirum longus)
이는 곳(기시점)	• 정강뼈 중간 뒷면
닿는 곳(정지점)	• 가쪽 네 발가락 끝마디 뼈
작용	• 발가락을 굽힘 • 발의 바닥쪽 굽힘

근육이름	긴엄지굽힘근(장무지굴근, Flexor hallucis longus)
이는 곳(기시점)	• 종아리뼈 뒷면의 아래쪽
닿는 곳(정지점)	• 엄지발가락의 끝 마디뼈 바닥
작용	• 엄지발가락을 굽힘

근육이름	뒤정강근(후경골근, Tibialis posterior)
이는 곳(기시점)	• 정강뼈 뒷면의 가쪽과 종아리뼈 안쪽의 위쪽
닿는 곳(정지점)	• 발배뼈 거친 면 • 모든 쐐기뼈의 바닥면 • 2~4번째 발허리뼈 바닥의 발바닥 면
작용	• 발의 바닥 쪽 굽힘 • 발의 안쪽 번짐

(7) 발등 근육

근육이름	**짧은발가락폄근** (단지신근, extensor digitorum brevis)
이는 곳(기시점)	• 발꿈치뼈의 위와 가쪽면의 앞
닿는 곳(정지점)	• 첫째 힘줄은 엄지발가락 첫마디뼈 바닥, 나머지 3개의 힘줄은 긴발가락 폄근
작용	• 안쪽 네 발가락을 폄

근육이름	**짧은엄지폄근** (단무지신근, extensor hallucis brevis)
이는 곳(기시점)	• 발꿈치뼈의 윗면 노뼈 뒷면 뼈사이막
닿는 곳(정지점)	• 엄지발가락 첫마디뼈
작용	• 엄지를 폄

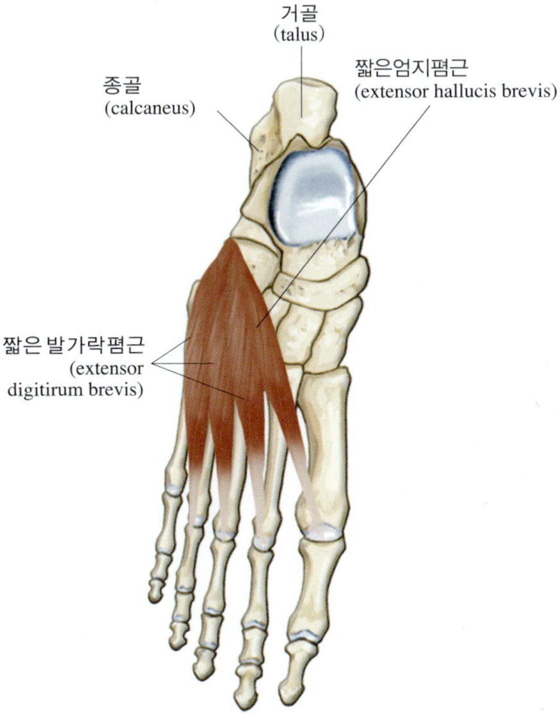

〈그림 6－40〉 발등근육

(8) 발바닥 첫째~셋째층의 근육

근육이름	**엄지벌림근** (무지외전근, abductor hallucis)
이는 곳(기시점)	• 발꿈치뼈의 안쪽돌기
닿는 곳(정지점)	• 엄지발가락 첫마디뼈바닥의 안쪽면
작용	• 엄지발가락을 벌림

근육이름	**짧은발가락굽힘근** (단지굴근, flexor digitorum brevis)
이는 곳(기시점)	• 발꿈치의 안쪽돌기
닿는 곳(정지점)	• 가쪽 네 발가락의 중간 마디뼈
작용	• 중간마디뼈를 굽히고 첫마디뼈 굽힘에 관계

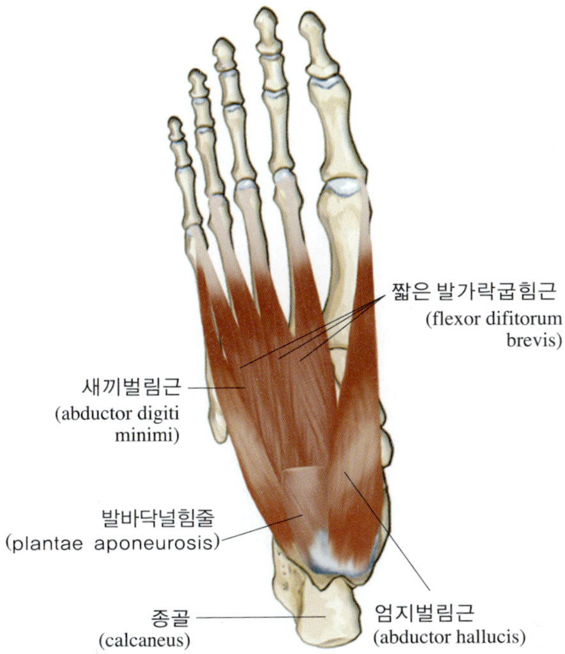

〈그림 6－41〉 발바닥 근육, 첫째층~셋째층

근육이름	새끼벌림근 (소지외전근, abductor digiti minimi)
이는 곳(기시점)	• 발꿈치뼈 가쪽돌기와 안쪽 돌기
닿는 곳(정지점)	• 새끼발가락 첫마디뼈 바닥의 가쪽면
작용	• 새끼발가락을 벌림 • 새끼발가락 굽히는 데 도움을 줌

근육이름	발바닥네모근 (족저방형근, quadratus plantae)
이는 곳(기시점)	• 안쪽갈래 : 발꿈치뼈의 안쪽면 • 가쪽갈래 : 발꿈치뼈의 발바닥면 가쪽 모서리
닿는 곳(정지점)	• 긴발가락굽힘근의 힘줄
작용	• 가쪽 4개 발가락을 굽힘

근육이름	벌레근(충양근, lumbricales)
이는 곳(기시점)	• 긴발가락굽힘근의 힘줄
닿는 곳(정지점)	• 가쪽 네 발가락의 끝마디뼈 바닥
작용	• 발허리발가락뼈 관절에서 발가락을 굽힘 • 발가락뼈사이관절에서 발가락을 폄

근육이름	짧은엄지굽힘근 (단무지굴근, flexor hallucis brevis)
이는 곳(기시점)	• 입방뼈 발바닥면의 안쪽 부분과 가쪽 쐐기뼈에 옆부분
닿는 곳(정지점)	• 엄지발가락의 첫마디뼈
작용	• 엄지발가락을 굽힘

근육이름	짧은새끼굽힘근 (단소지굴근, flexor digiti minimi brevis)
이는 곳(기시점)	• 다섯째 발허리뼈바닥
닿는 곳(정지점)	• 새끼발가락의 첫마디뼈 바닥의 가쪽면
작용	• 새끼발가락을 굽힘

근육이름	엄지모음근 (무지내전근, adductor hallucis)
이는 곳(기시점)	• 빗갈래 : 3~4번째 발허리뼈 바닥 • 가로갈래 : 2~5번째 발허리 발가락인대, 발바닥가로인대
닿는 곳(정지점)	• 엄지발가락의 첫마디뼈 바닥의 가쪽면
작용	• 엄지발가락을 모음 • 엄지발가락 굽힘을 도움

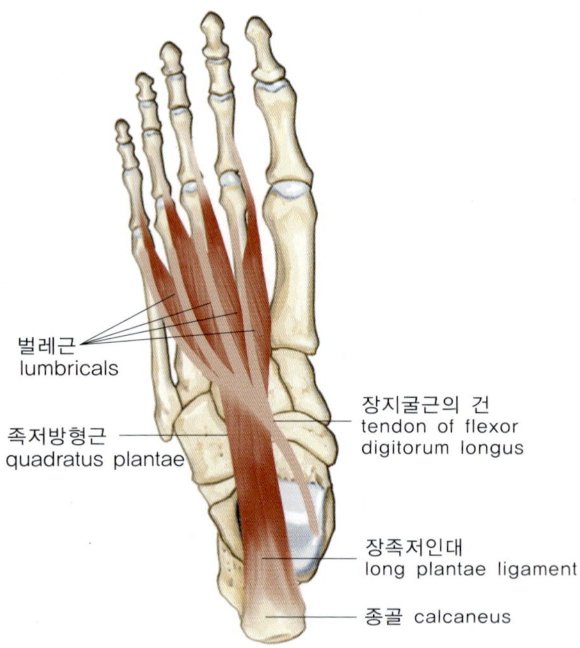

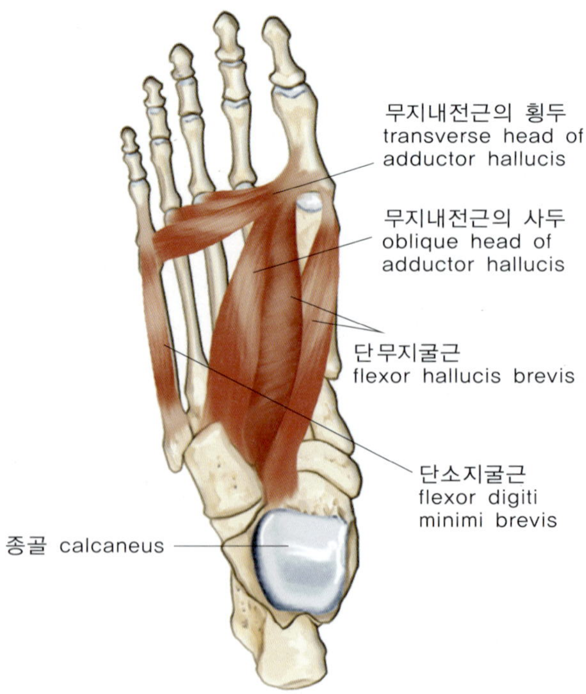

(9) 발바닥 넷째층의 근육

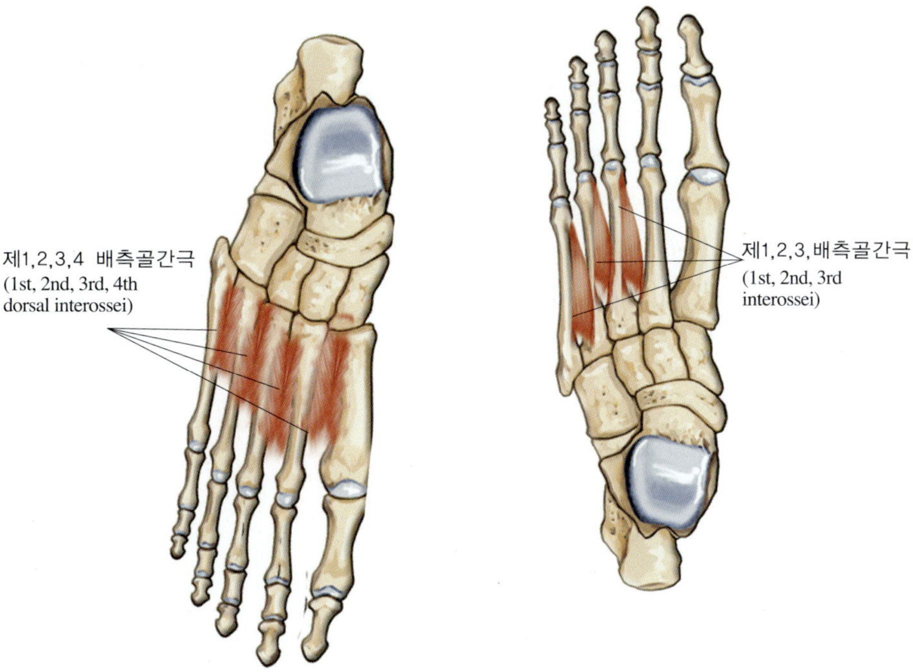

〈그림 6－42〉 발바닥 근육(넷째층)

근육이름	**등쪽뼈사이근** (배측골간근, interossei dorsalis)
이는 곳(기시점)	• 발허리뼈의 이웃 면
닿는 곳(정지점)	• 둘째 발가락의 첫마디뼈 안쪽면, 2∼4번째 발가락의 첫마디뼈 가쪽면
작용	• 둘째발가락을 중심으로 셋째 · 넷째발가락 벌림 • 첫마디뼈를 굽힘 • 중간마디뼈와 끝마디뼈를 폄

근육이름	**발바닥뼈사이근** (족저골간근, interossei plantaris)
이는 곳(기시점)	• 3∼5번째 발가락의 첫마디뼈 바닥과 안쪽면
닿는 곳(정지점)	• 3∼5번째 발가락의 첫마디뼈 바닥의 안쪽면
작용	• 둘째발가락을 중심으로 셋째 · 넷째 발가락 모음 • 첫마디뼈를 굽힘 • 둘째마디뼈와 끝마디뼈를 폄

뼈대근육운동 Skeletal Muscle Movement

몸은 여러 종류의 일에 상응하는 운동을 필요로 한다. 이러한 운동은 다양한 근육의 수축과 이완의 협응에 의해 이루어진다.

수축과 이완 Contraction and Relaxation

몸의 운동은 특정한 근육의 수축과 다른 근육의 이완의 결과이다. 팔을 구부려서 손가락으로 어깨를 만져 보자. 위팔두갈래근에 손가락을 올리고 다른쪽 팔을 굽혀서 손가락으로 어깨를 만지면 위팔두갈래근의 수축에 의해 아래팔이 어깨 부위로 젖혀진다. 이 때 위팔두갈래근이 짧아지고 부풀어오르는 것을 느꼈는가?

이렇게 운동을 일으키는 근육을 주동근(agonists) 혹은 주작용근(primary movers)이라고 한다. 앞의 예에서 위팔두갈래근이 이에 해당한다.

근육의 기본구조 · 형태

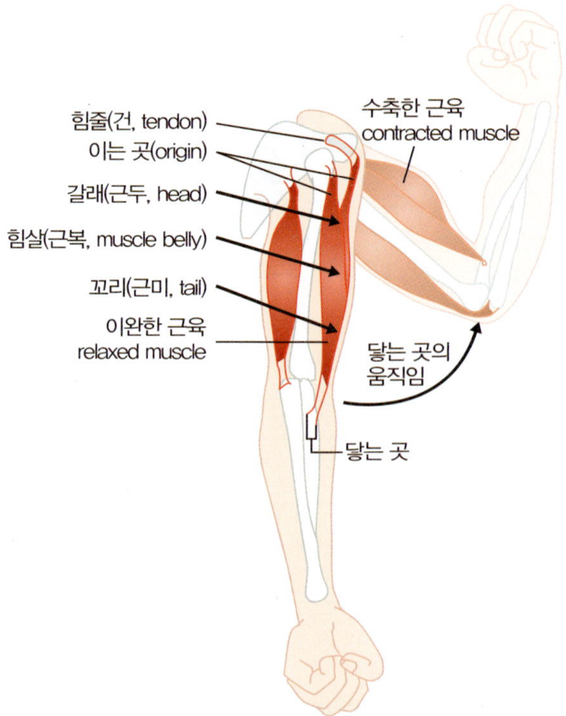

〈그림 6－43〉 근육의 수축과 이완

근육이 수축하면 뼈 중에 하나는 움직이며(아래팔뼈), 나머지(위팔뼈)는 고정된다. 고정되어 있는 뼈에 붙어 있는 근육의 끝부분을 **'이는 곳'**(point of origin)이라고 하며, 앞의 예에서는 어깨부위가 해당된다. 움직이는 뼈에 부착된 근육의 끝은 **'닿는 곳'**(point of insertion)이라고 하며, 앞의 예에서는 팔목부위가 해당된다(그림 6－43 참조).

손과 팔목에 있는 근육들도 팔이 움직이는 동작을 돕는다. 주동근을 도우므로 이러한 근육들을 **협동근**(synergistic muscle)이라고 한다. 팔을 펴기 위해서는 위팔두갈래근을 이완시키고 위팔세갈래근을 수축시켜야 한다. 운동은 보통 근육의 수축 방향과 반대로 일어나므로 이완되는 근육을 **대항근**(antagonists)이라고 한다.

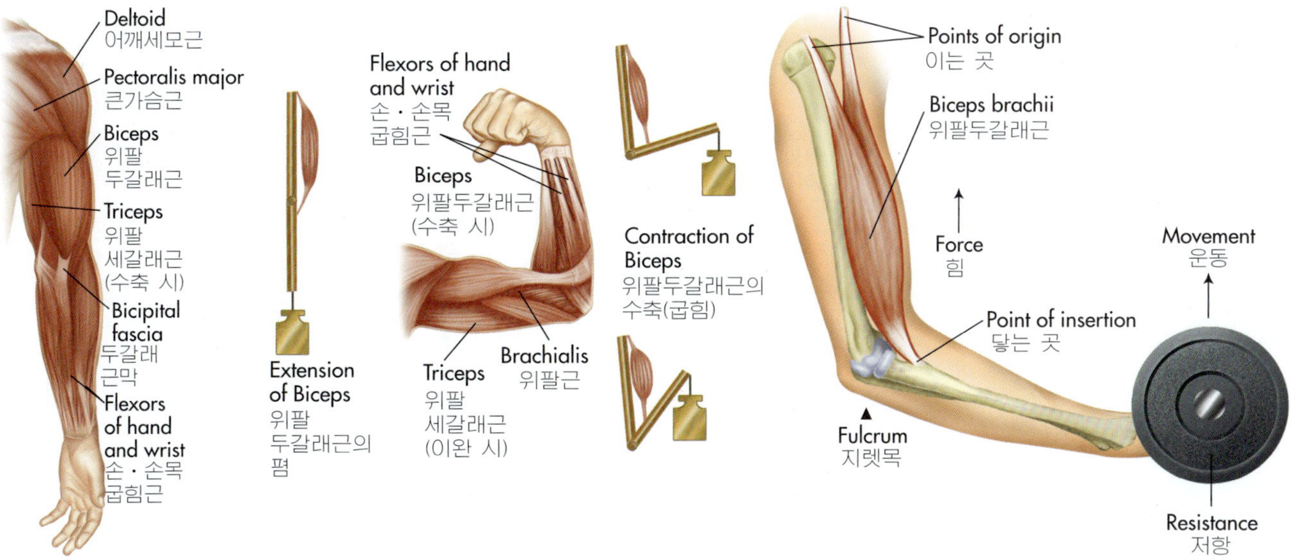

〈그림 6 – 44〉 뼈대근육운동(수축과 이완), 운동 수행을 위한 대항근의 상호작용

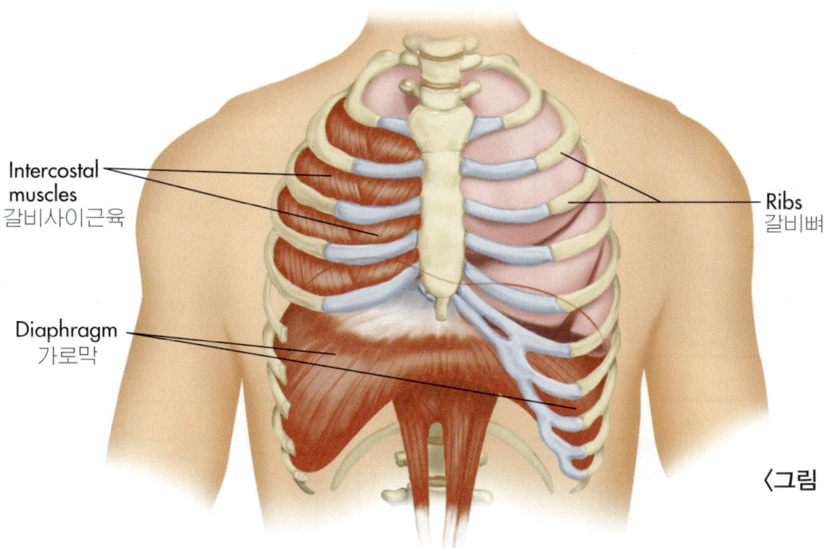

〈그림 6 – 45〉 가로막(횡격막 : 숨쉬는 데 필요한 주요 근육

이러한 내용은 매우 중요한 개념을 암시해 준다. 즉, 모든 운동은 주동근의 수축과 대항근의 이완의 결과이다. 위의 예에서 위팔두갈래근을 수축시키면서 팔을 펼 수는 없다. 〈그림 6–44〉는 위팔두갈래근과 위팔세갈래근을 보여 준다.

호흡을 제어하는 뼈대근육은 가로막(diaphragm)이라고 부른다. 돔 모양의 이 근육은 복강과 흉강을 나누며 공기를 폐속으로 가져오는 중요한 일을 한다. 이에 대해서는 13장 '호흡기계통'에서 더 자세히 배우게 될 것이다.

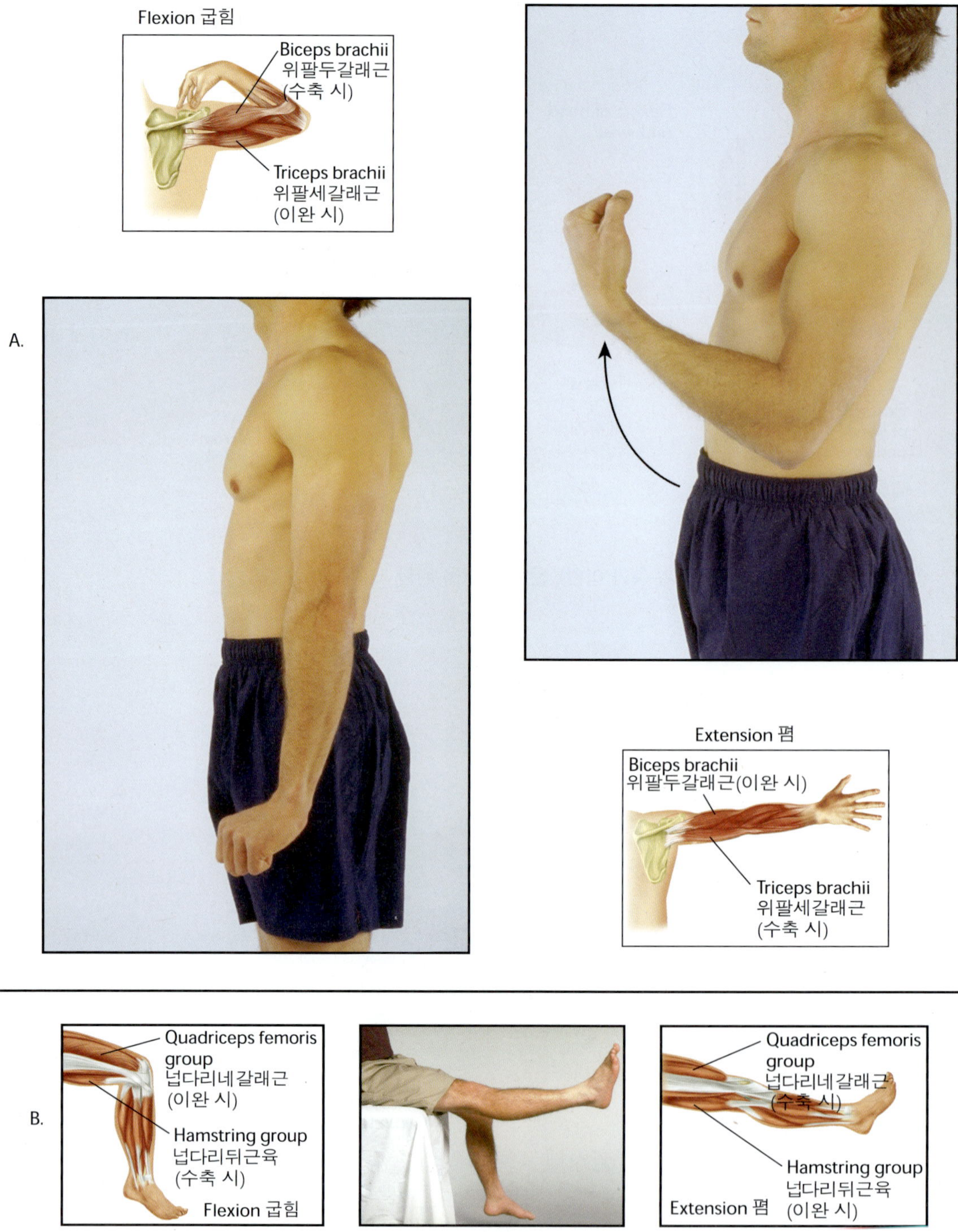

〈그림 6－46〉 뼈대근 운동의 종류 : (A) 왼쪽앞팔의 굽힘과 폄 (B) 다리의 굽힘과 폄

가로막은 우리가 스스로 제어하기도 하고 그렇지 않을 수도 있다는 점에서 독특하다. 매회 숨을 쉴 때마다 생각할 필요가 없으나, 의식적으로 호흡하는 방법을 변화시킬 수 있기 때문이다. 〈그림 6-45〉는 주요 호흡근육을 보여 준다.

운동용어 Movement Terminology

운동의 방향을 서술하기 위해서 특정한 용어가 사용된다. 5장에서 뼈대와 관절에 관련된 운동을 살펴보았으므로 이 장에서는 간단히 근육과 관련된 운동에 대해 이야기하고자 한다. **회전**(rotation)은 축을 중심으로 일어나는 운동으로서, 머리를 좌우로 움직일 때 일어난다. **벌림**(abduction)은 몸의 중심부로부터 벗어나서 움직이는 것을 말하는데, 팔을 올릴 때 바깥으로 도는 것을 알 수 있다. **모음**(adduction)은 몸의 중심부 쪽으로 향하는 운동이다. 위로 올린 팔을 몸통 옆으로 다시 이동시키는 것이 모음이다.

폄(extension)은 관절을 이루는 두 뼈의 각도가 증가되는 것을 나타내는 용어이다. 공을 차거나 다리를 펼 때에 폄이 일어나며, 관절을 펴는 근육을 **폄근육**(extensor muscle)이라고 한다. **굽힘**(flexion)은 폄과 반대로 두 뼈 사이의 각도가 줄어드는 운동이다. 의자에 앉을 때 굽힘이 일어난다. 굽힘과 회전은 팔씨름을 할 때 일어난다. 관절을 굽히는 근육을 **굽힘근육**(flexor muscle)이라고 한다(그림 6-46).

근육계통에 흔한 질환
Common disorders Of the Muscular System

근육은 그 종류가 다양하고 계속 사용되기 때문에 많은 질병에 노출돼 있다. 여기서는 그 예를 몇 가지만 들어 보겠다. **근육통**(myalgia)은 근육에서 통증, 즉 압통을 느끼는 것이다. **섬유근통증후군**(fibromyalgia)은 40대 이하의 여성에게 영향을 미치는 가장 흔한 근뼈대계통의 질환이지만, 아직까지 원인이 완전히 밝혀지지 않았다. 증상은 몸의 일정한 곳에서 통증과 함께 근육이 뻐근해지는 것을 느끼는 것이다. 정확한 원인은 밝혀지지 않았으나, 만성통증증후군과 관계가 있다고 알려져 있다.

운동실조(ataxia)의 증상은 근육의 활동이 불규칙적이며 조화롭지 못한 것이다. **마비**(paralysis)는 근육이 움직이는 능력 중 일부 또는 전체를 상실한 것이다. 이는 일시적으로 발생할 수 있지만, 마비는 영구적일 수도 있다. 근육이 오랜 기간 불수의적으로 수축하는 것을 **연축**(spasm) 또는 **경련**(cramp)이라고 한다.

연축은 단일근육 혹은 근육다발에서 생길 수 있다. **염좌**(sprains)는 인대가 찢어지거나 끊어진 경우인 반면, **좌상**(strains)은 근육이나 힘줄이 찢어지거나 손상된 경우이다.

다리에 있는 폄근육과 그 주위에 있는 조직에 염증이 생긴 상태를 **정강이통증**(shin sprints)이라고 한다.

탈장(hernia)은 근육벽이 찢어져서 장기가 그 구멍으로 빠져나오는 경우에 일어난다. **힘줄염**(tendinitis)은 힘줄에 염증이 생기는 경우이다.

근육의 질병은 근육을 전기로 자극해서 테스트하는 **근전도**(electromyography)로 진단한다. 이 자극은 근육의 수축을 야기하므로 이를 통해 근육의 강도를 기록할 수 있다. 어떤 질병은 근육의 강도에 주목할 만한 변화를 일으킨다.

신경계통과 근육계통은 아주 밀접하게 연결되어서 몇 가지 질병은 **신경근**(neuromuscular)의 질병으로 인정된다. **근육무력증**(myasthenia gravis)은 신경근육질환으로, 환자의 근육이 점차적으로 심각하게 약화된다. 초기에는 한쪽 혹은 양쪽 눈꺼풀이 처지면서 차츰 마비가 나타난다. 흥미롭게도 힘줄반사는 정상이다.

근육퇴행위축증(muscular dystrophy)은 유전병으로 근섬유가 퇴행성 변화를 일으키고 점차적으로 근육이 약해지는 것이 특징이다. **길랭-바레 증후군**(Guillain-Barré syndrome)은 말초신경계통의 질환으로, 이완마비를 일으키며 반사가 사라진다. 흥미롭게도 이 질환은 상행성이며 발에서 시작하여 하지를 거쳐 머리까지 올라간다. 마비는 약 10~14일 내에 크게 악화되며, 대부분의 환자는 몇 주 혹은 몇 달 안에 정상으로 돌아온다. 반면에 **파상풍**(tetanus)은 경직성 마비와 관련되는데, 약간의 자극만 주어도 큰 연축을 야기한다.

자극에는 큰 소리나 방안에 불을 켜는 것 등도 포함된다. 파상풍은 땅에서 발견되는 박테리아에 의해 만들어지는 독이 원인이며, 녹슨 못에 의한 천공뿐만 아니라, 다양한 종류의 천공에 의해서도 발생할 수 있다.

심화 내용의 이해

목은 목빗근을 사이에 두고 해부학적으로 앞목삼각anterior triangle of neck과 뒷목삼각posterior triangle of neck으로 나뉜다.

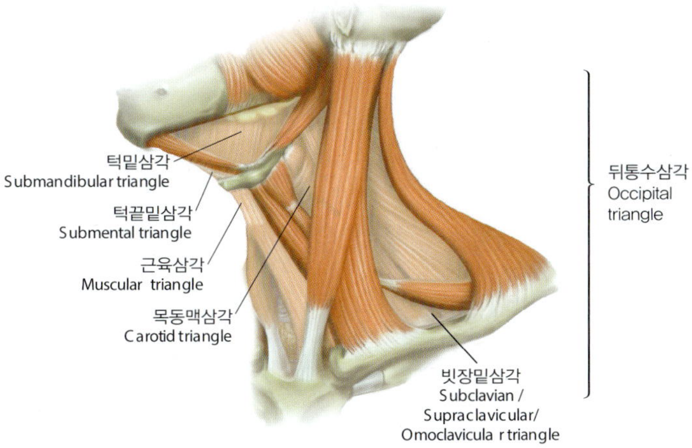

〈그림 6－47〉 앞 · 뒷목삼각

앞목삼각 Anterior triangle of the neck

앞목삼각은 턱밑에 있는 역삼각형으로 각 경계면은 다음과 같다.

아래쪽(꼭지점)	목아래패임(경절흔)
앞쪽	턱부터 목아래패임까지 이어지는 목 중심선
뒤쪽	앞측 목빗근
위쪽(밑면)	아래턱뼈 밑면에서 꼭지돌기까지 이어지는 가상선

앞목삼각은 다음과 같이 4개의 작은 삼각형으로 나뉜다.

① 턱끝밑삼각(submental triangle) : 아래턱뼈 밑면에서 꼭지돌기까지 이어지는 가상선, 어깨목뿔근의 위힘살 그리고 목빗근으로 구성되어 있다.

② 턱밑삼각(submandibular triangle) : 위쪽은 아래턱뼈 밑면에서 꼭지돌기까지 이어지는 가상선, 앞쪽은 뒤힘살근의 앞힘살 그리고 뒤는 뒤힘살근의 뒤힘살과 붓목뿔근으로 구성되어 있다.

③ 근육삼각(muscular triangle) : 턱부터 목아래패임까지 이어지는 목 중심선, 위목뿔근의 위힘살 그리고 목빗근으로 구성되어 있다.

④ 목동맥삼각(carotid triangle) : 두힘살근의 뒤힘살, 위목뿔근의 위힘살, 그리고 앞측 목빗근으로 구성되어 있다.

〈계속〉

심화 내용의 이해

뒷목삼각 Posterior triangle of the neck

뒷목삼각의 경계는 다음과 같다.

아래쪽(꼭지점)	목빗근과 등세모근이 뒤통수뼈의 위목덜미선상과 합쳐지는 곳
앞쪽	뒤측 목빗근
뒤쪽	앞측 등세모근
위쪽(밑면)	앞쪽 1/3의 빗장뼈

뒷목삼각은 다음과 같이 2개의 작은 삼각형으로 나뉜다.

① 뒤통수삼각(occipital triangle) : 뒷목삼각의 큰 부위로 앞쪽은 빗장뼈, 뒤쪽은 등세모근, 아래쪽은 어깨목뿔근 그리고 바닥은 머리널판근, 어깨올림근 및 중간목갈비근으로 구성되어 있다.

② 빗장밑삼각(subclavian/supraclavicular/omoclavicular triangle) : 뒷목삼각의 작은 부위로 위쪽은 어깨목뿔근의 아래힘살, 아래쪽은 빗장뼈, 밑면은 뒤측 목빗근 그리고 바닥은 첫째 갈비뼈와 앞톱니근의 첫째 가락돌기로 구성되어 있다.

뒤통수밑삼각 Suboccipital triangle

뒤통수밑삼각은 다음 3개의 뒤통수밑근육들로 구성되어 있다.(작은머리곧은근도 뒤통수밑근육이나 삼각에는 포함되지 않는다)

① 큰뒤머리곧은근(위쪽 및 안쪽)
② 윗머리빗근(위쪽 및 가쪽)
③ 아랫머리빗근(아래쪽 및 가쪽)

뒤통수밑삼각의 바닥은 뒤고리뒤통수막과 고리뼈의 뒤궁이며 머리반가시근 바로 아래 고밀도의 섬유지방조직으로 덮여 있다. 특히 척추동맥과 첫째 목신경이 지나는 임상적으로 중요한 부위다.

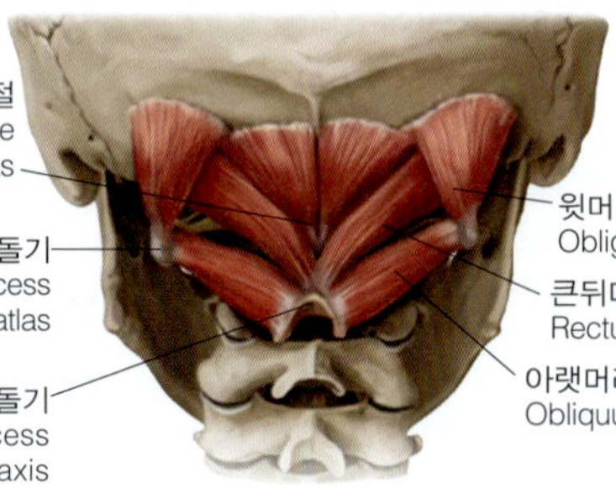

〈그림 6－48〉 앞 · 뒷목삼각

심화 내용의 이해

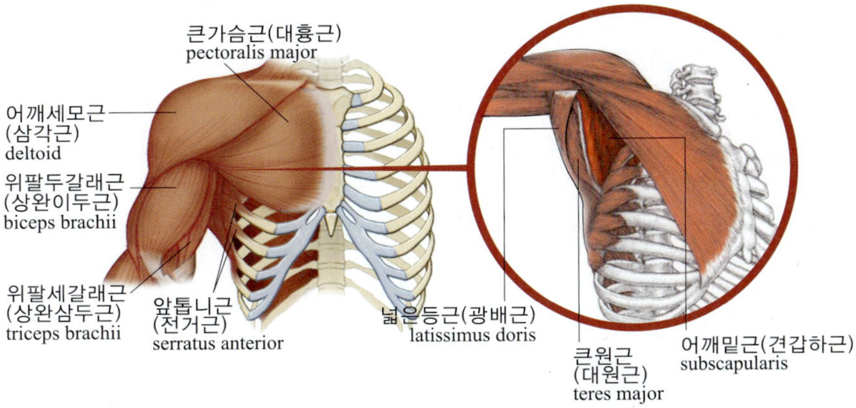

〈그림 6 – 49〉 광배근과의 관계성

심화 내용의 이해

이상근증후군(piriformis syndrome)은 엉치뼈와 허벅지뼈의 윗부분에 이어져 있는 이상근에 문제가 생김으로써 근육 아래를 지나는 크고 굵은 좌골신경을 눌러 다리에 생기는 방사통을 말한다.

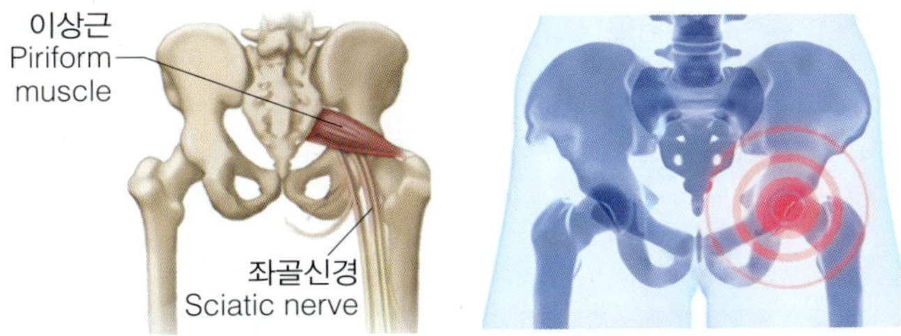

〈그림 6 – 50〉 이상근증후군

심화 내용의 이해

다리오금 popliteal fossa

다리오금은 무릎 뒤에 얕게 파인 곳으로 넙다리뼈와 정강뼈 주위를 말한다.

천장은 얕은 층에서부터 깊은 층으로 피부와 얕은 근막(작은 복재정맥, 뒤넓다리피부신경의 말단가지, 안쪽종아리피부신경의 뒤신경갈래, 가쪽장단지피부신경 및 안쪽장단지피부신경 등을 포함) 및 깊은 근막으로 구성되어 있다. 바닥은 넙다리뼈의 다리오금 면과 무릎관절의 빗오금인대(사슬와인대) 및 오금근을 덮고 있는 강한 근막으로 구성되어 있다.

각 경계면은 다음과 같다.

	안쪽	가쪽
위쪽	반힘줄모양근, 반막모양근	넙다리두갈래근
아래쪽	장딴지근의 안쪽갈래(내측두)	장딴지근의 가쪽갈래(외측두)

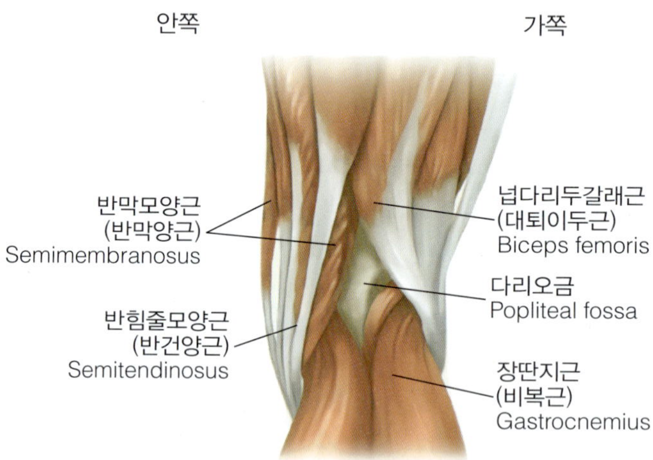

〈그림 6 – 51〉 다리오금

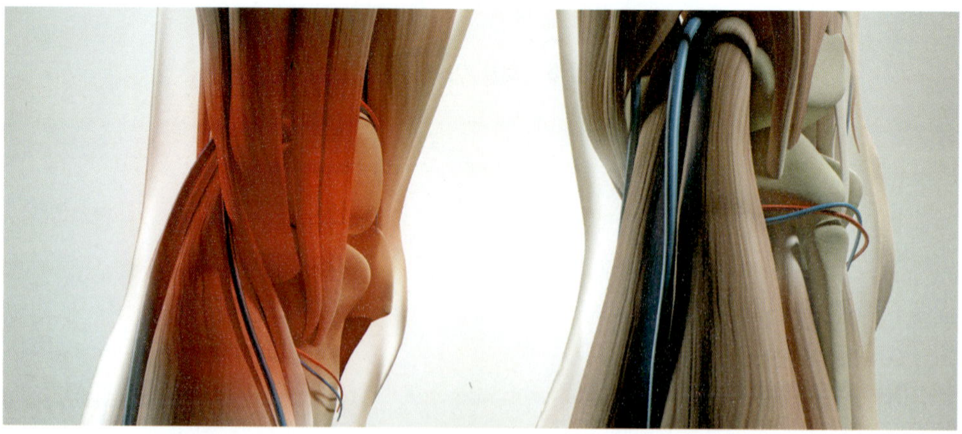

심화 내용의 이해

발목굴증후군 tarsal tunnel syndrome

발목굴증후군은 발목 안쪽 복사뼈 주위의 지지띠와 뼈 사이의 빈 공간(발목굴)을 지나는 뒤정강신경과 동맥 및 여러 힘줄이 여러 가지 원인으로 압박을 받게 되므로 장기적인 통증이나 무딘 느낌 등의 감각이상이 안쪽발목이나 심하면 발뒤꿈치와 발바닥에 생기는 증상을 말한다.

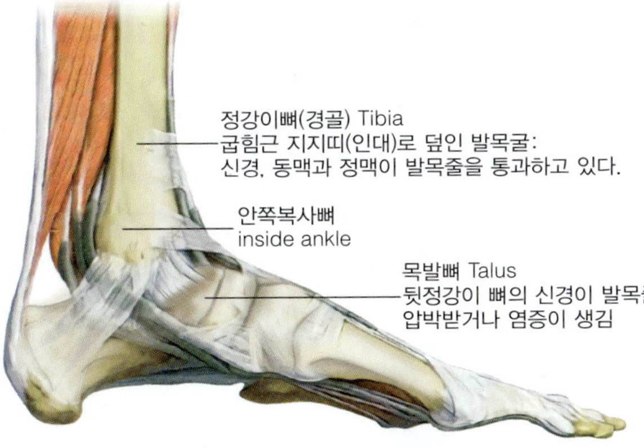

〈그림 6 – 52〉 발목굴증후군

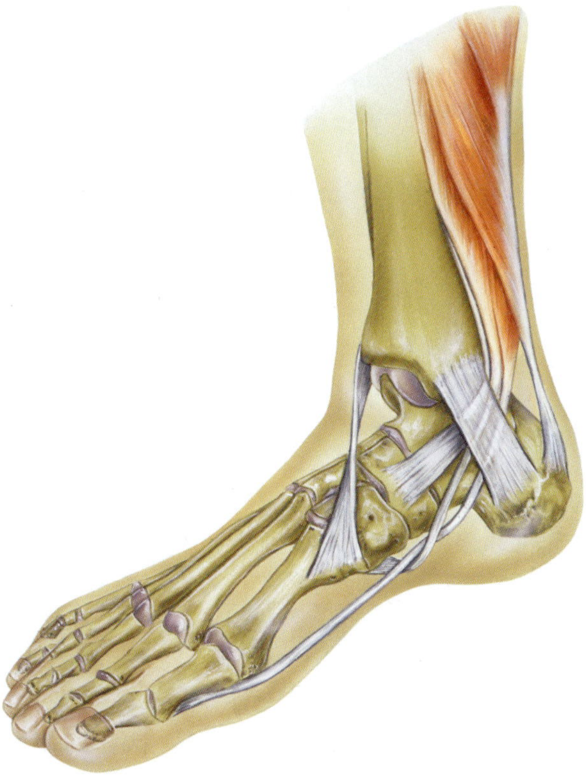

Greetings from

THE INTEGUMENTARY System

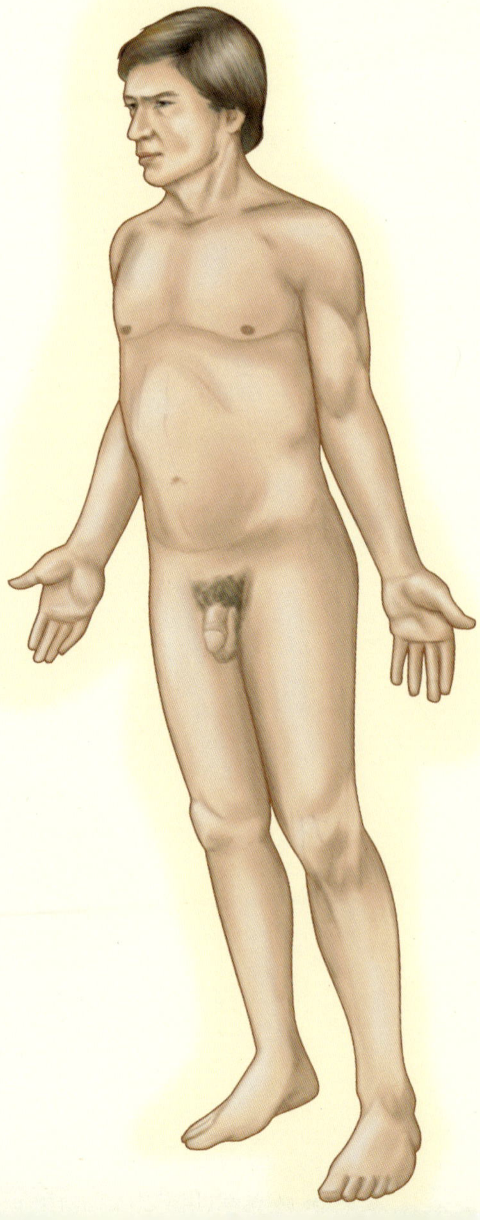

The Protective Covering

Chapter 7

외피계통

인체의 보호막

5장에서 집이나 빌딩의 뼈대에 해당하는 골격계통에 대하여 학습하였다. 골격이 주로 내부에서 틀을 만드는 데 비해, 외피계통은 지붕이나 외벽처럼 외부환경의 변화를 막아서 내부의 구조를 보호하는 역할을 한다.

외피계통에 속하는 피부는 병원체로부터 보호벽을 만들고 생명과 관련된 다양한 기능을 수행한다. 따라서 피부는 우리의 건강과 밀접한 관계가 있다. 피부가 없다면 체온를 조절할 수도 없고, 외부환경에 의해 쉽게 손상을 입게 된다.

우리는 집을 보호하기 위해 페인트를 칠하고 해변에서는 햇볕을 차단하기 위해 차광막을 친다. 외피계통에는 피부뿐만 아니라 손, 발톱, 털, 분비샘 등 다양한 부속기관들이 포함된다.

학습목표 LEARNING OBJECTIVES

- 외피계통(integumentary system)의 기능에 대하여 설명할 수 있다.
- 피부의 구조와 기능을 알 수 있다.
- 피부 손상의 치유과정을 설명할 수 있다.
- 털(머리카락)과 손 · 발톱의 구조 및 성장에 대해 설명할 수 있다.
- 외피계통에서 일어나는 체온조절을 설명할 수 있다.
- 외피계통에서 발생하는 다양한 일반 질환을 알 수 있다.

조직의 개관 overview of tissues

외피계통은 인체의 계통 중에서 외부에 가장 많이 노출되어 있으며, 신체를 보호하는 막의 작용을 한다.

외피계통의 기능 integumentary system functions

피부와 머리카락(털), 손(발)톱, 부속 분비샘으로 구성된 외피계통은 병원체의 침입을 막는 등 여러 가지 생명기능을 수행한다. 즉, 신체의 건조를 막고, 지방조직에 에너지를 저장하며, 성장과 뼈 및 치아에 필요한 칼슘이나 인을 사용하기 위한 비타민 D를 만들어 낸다. 게다가, 피부는 감각(압력이나 온도 같은 좋거나 나쁜 감각들)을 뇌로 보내고, 체온조절을 돕는다.

피부 the skin

피부는 모두 합하면 뇌의 두 배에 달하는 무게(성인은 평균 9kg)이며, 사실상 가장 큰 장기로서 성인의 신체(약 1.9m^2 정도)를 싸고 있다.

피부는 표피, 진피, 피하근막(조직) 3층으로 구성되고, 여러 가지의 기능이 있다(그림 7–1).

- 표피(epidermis)
- 진피(dermis)
- 피하근막(subcutaneous fascia) : 진피 아래에 있으므로 피부밑층(hypodermis)이라고도 한다.

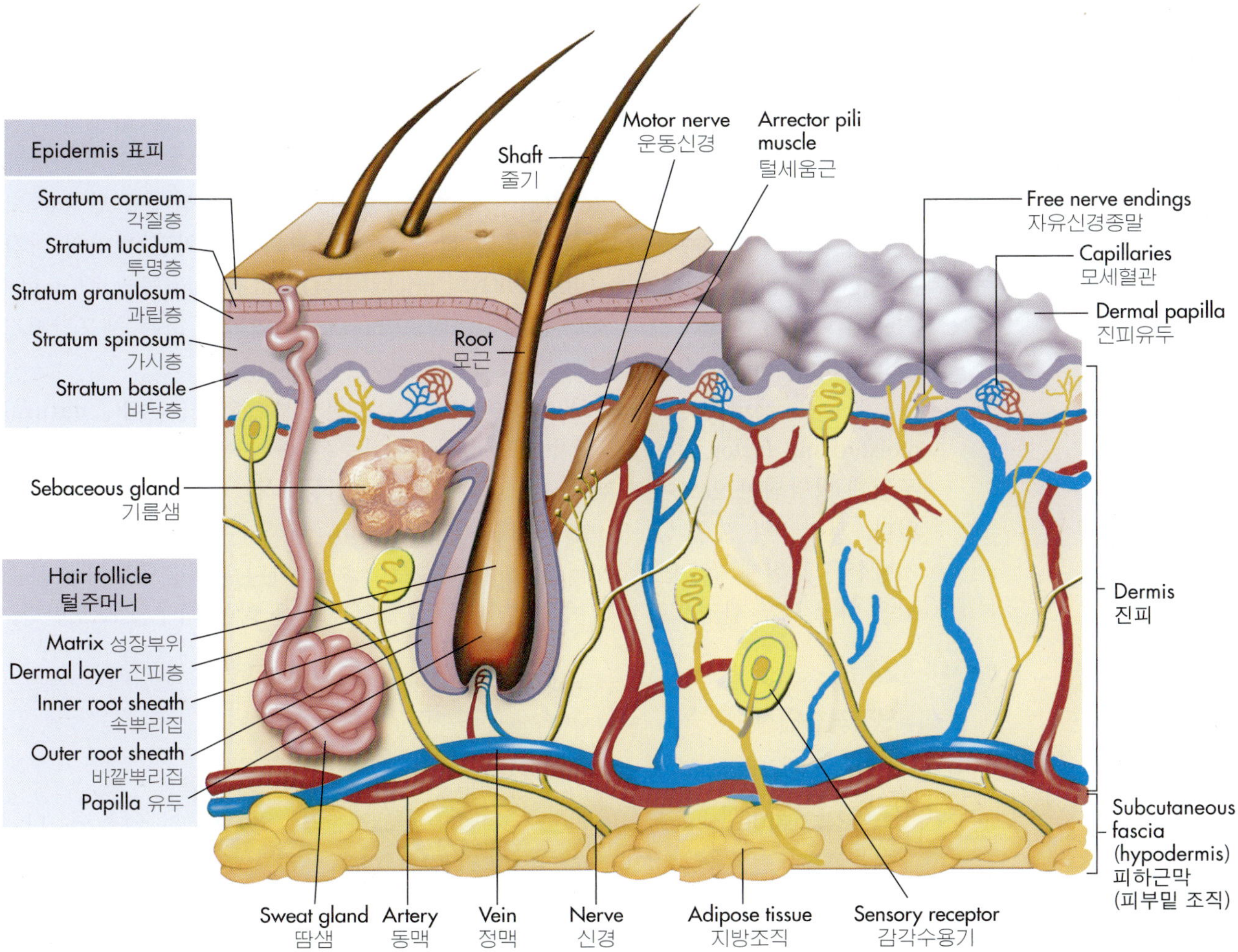

〈그림 7-1〉 피부의 구조

표피 Epidermis

표피는 피부의 맨 위층바깥층에 위치한 부분을 말하는데 이 피부층은 편평상피 세포가피부 위층과 가까울수록 편평한 세포 중첩되어 있으며, 약 4주(28일±2~3일)의 각화 주기를 갖는 매우 얇은 조직이다. 표피의 두께는 평균 0.1~0.3mm로 신체부위에 따라 차이가 있으며, 진피와 피하지방에 비해서 얇다.

표피를 구성하는 세포의 특성에 따라 맨 위로 부터 각질층, 투명층, 과립층, 가시층(유극층), 기저층으로 5층 또는 투명층은 피부 여러 곳에서 존재하지 않는 경우도 있어 투명층을 제외한 4층으로 분류할 수 있다. 또한 핵이 있는(유핵) 살아있는 세포로 구성된 유핵층(말피기층malpighian layer)과 핵이 없는(무핵) 편평하고 건조한 죽은 세포들로 이루어진 각질층으로 분류하기도 한다. 표피를 구성하는 세포에는 각질형성세포, 멜라닌 세포, 랑게르한스 세포, 메르켈 세포가 존재한다.

표피의 분류

① 각질층 Stratum corneum

각질층은 표피의 가장 바깥쪽의 단단하고 편평하면서 건조한 얇은 껍질의 각질로 무핵의 세포로 구성되어 있으며, 수분을 약 15% 함유한다. 각질층은 딱딱하게 변한 각화세포가 15~22층으로 겹겹이 쌓여 있고, 위쪽으로 올라갈수록 납작한 모양이며 시간이 흐를수록 세포들 간의 결합 능력이 낮아져 비늘처럼 벗겨져 나간다(그림 7-2 참조). 각질층은 Elias(1983)의 bricks(벽돌) and mortar(몰타르) model 이론에 따르면 벽돌모양의 각화세포와 몰타르(mortar)의 역할을 하는 세포간지질(intercellular lipids)로 구성된다(그림 7-2).

주성분은 케라틴 단백질(58%), 지질(11%), 천연보습인자(NMF, natural moisturizing factor, 38%)를 함유하고 있다. 각질층은 특히 발바닥이나 손바닥에 두껍게 발달되어 있으며 외부 충격이나 마찰 또는 외상에 잘 견딜 수 있도록 되어 있다. 각질층의 지질 성분인 콜레스테롤(cholesterol), 세라마이드(ceramide), 유리지방산은 각질세포와 단단하게 결합하게 해주는 역할을 하며 각질층내부의 수분손실을 막고 외부 환경으로부터 이물질이나 세균들의 침입을 막아 피부를 보호한다.

> **천연보습인자** NMF, natural moisturizing factor **란?**
>
> ① 모발이나 피부의 수분을 일정하게 유지하는 역할
>
> ② 주성분: 아미노산 40%, 피롤리돈카르복실산 12%, 젖산염 12%, 요소7%, 염소 6%, 나트륨 5%, 칼륨 4%, 암모니아 1.5%, 기타 미량의 성분들

② 투명층 Stratum lucidum

투명층은 각질층의 바로 아래에 위치하고, 작은 모양의 죽은 세포로 2~3층이 쌓여 있으며, 주로 손바닥이나 발바닥처럼 두꺼운 피부에 분포하고 있다. 투명한 반유동성의 엘라이딘(elaidin)이 존재하고, 이 물질은 빛을 굴절시키고 차단하는 성질이 있으며, 외부로부터 수분침투를 억제하고 피부에 윤기를 부여한다.

③ 과립층 Stratum granulosum

과립층은 투명층 아래에 위치하고, 방추상 형태의 작은 모양의 세포로 2~5층의 구조로 이루어져 있으며 핵이 없는 죽은 세포로 이루어져 있다. 이층에 존재하는 프로필라그린(profilaggrin)은 필라그린 단백질의 전구체로 케라토히알린(keratohyalin) 과립의 주성분이다. 각질형성세포가 분화하는 과정에서 프로필라그린은 탈인산화와 카스파제(caspase 14), 펩티딜 알기닌 데이이니나제(peptidyl arginine deininase)의 작용으로 인해 10~12개의 필라그린(filaggrin) 분자로 분해된다. 필라그린 분자는 케라틴 단백질과 뭉쳐져서 단단한 단백질 · 지질메트릭스 결합형태를 만든다. 이러한 필라그린 단일체는 피부의 보습과 낮은 pH를 유지하는

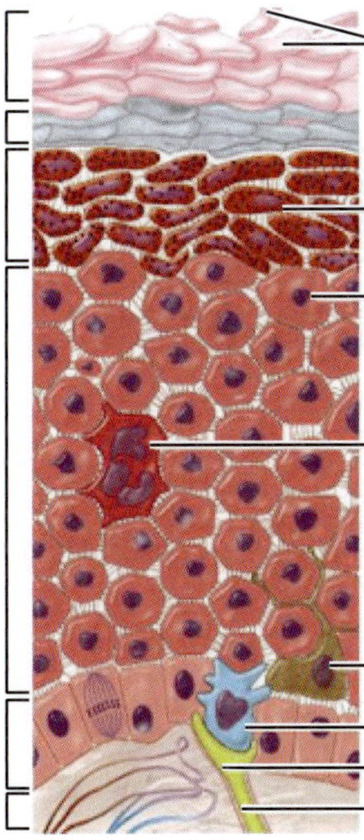

〈그림 7-2〉 피부층을 구성하는 세포

역할을 하는 NMF(natural moisturizing factor)로 분해된다(그림 7-2). 과립층은 물과 이물질 등이 침투할 때 방어 역할과 피부내부의 수분증발을 저지한다.

④ 유극층 Stratum spinosum

유극층(가시층)의 세포는 핵이 존재하고 표피에서 가장 두꺼운 5~10층의 유극층(가시층)을 구성하는 세포들은 표면에 가시모양의 돌기가 있어 서로 연결되어 있다. 이 층에는 알레르기성 접촉성 피부염에 반응하는 랑게르한스(langerhans) 세포가 위치하고 있다. 또한 세포 사이에 물질교환이 이루어짐으로써 피부호흡과 림프 말단이 존재하고 있어 노폐물 배출 기능을 한다. 이러한 피부호흡과 노폐물 배출 기능은 피부 관리에서 매우 중요한 역할을 하며, 특히 유극층의 세포핵은 새로운 세포를 만들며 손상된 피부세포를 복구할 수 있다.

⑤ 바닥층 Stratum basal

바닥층(기저층)은 표피의 가장 안(밑)쪽에 위치하고 진피의 유두층와 접하고 있으며 타원형의 핵을 가진 각질형성세포(keratinocyte), 색소세포인 멜라닌 세포(melanocyte), 촉각을 담당하는 메르켈세포(merkel cell)가 존재한다. 각질형성세포는 물결모양의 단층구조로 규칙적으로 배열하고 있고, 색소세포인 멜라닌 세포는 피부색을 결정하는 역할을 한다(그림 7-2 참조).

표피의 구성 세포

① 각질형성세포 Keratinocyte

기저층에 존재하는 각질형성세포는 표피 구성세포의 80%를 차지한다. 각질 단백질인 케라틴(keratin)을 생성하며 표피의 가장 내부, 즉, 아래층인 기저세포(basal

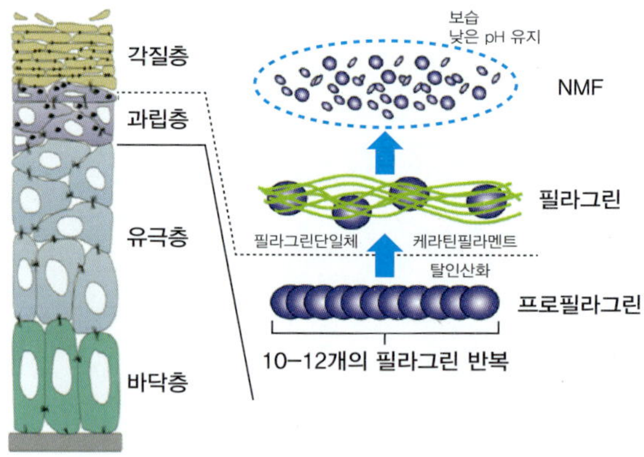

〈그림 7－3〉 표피의 구조와 각질형성세포의 각화과정

cells)가 분열과 분화를 거쳐 유극세포와 과립세포로 변하고 마지막에는 각질세포가 되어 피부에서 떨어져 나가게 된다(그림 7–2, 7–3 참조). 매일 기저층에서는 수백만 개의 새로운 각질형성세포가 생성됨과 동시에 각질층에서는 수백만 개의 각질세포가 떨어져 나가게 되는 과정을 거치는데 이를 '**각화과정**(keratinization)'이라고 한다.

각화과정 kertinization

각질형성세포는 유핵세포로 바닥층에서 매일 수백만개가 만들어지고, 위로 밀려 올라가면서 유극층(가시층)에서 편평상피세포가 가시형태로 변형된 유극세포가 된다. 유극(가시)세포는 지속적으로 밀려 올라가면서 과립을 많이 함유하는 과립세포로 변화된다.

각질형성세포 → 유극세포 → 과립세포 → 투명세포 → 각화(각질) 세포

② 멜라닌 세포 Melanocyte

멜라닌 세포는 표피에 존재하는 세포의 약 5~10%를 차지하고 대부분 기저층에 위치하고 있다(그림 7–2). 멜라닌의 기능은 자외선의 유해작용으로 부터 피부를 보호하고 자외선에 의해 기저층의 각질형성세포가 손상되는 것을 방지한다. 멜라닌의 수는 인종이나 피부색이 다르더라도 거의 동일하며 피부색을 결정하는 것은 멜라닌 소체의 수와 크기, 멜라닌화된 정도와 멜라닌 소체의 분해에 의해서 달라진다. 멜라닌 양의 증가 원인은 자외선 노출, 호르몬의 불균형, 스트레스, 임신, 내장장애 등이다.

멜라닌의 기능

피부 보호	활성산소 소거	체온조절	금속이온 착화합물 형성
약물과의 결합	면역작용	항미생물 작용 등	

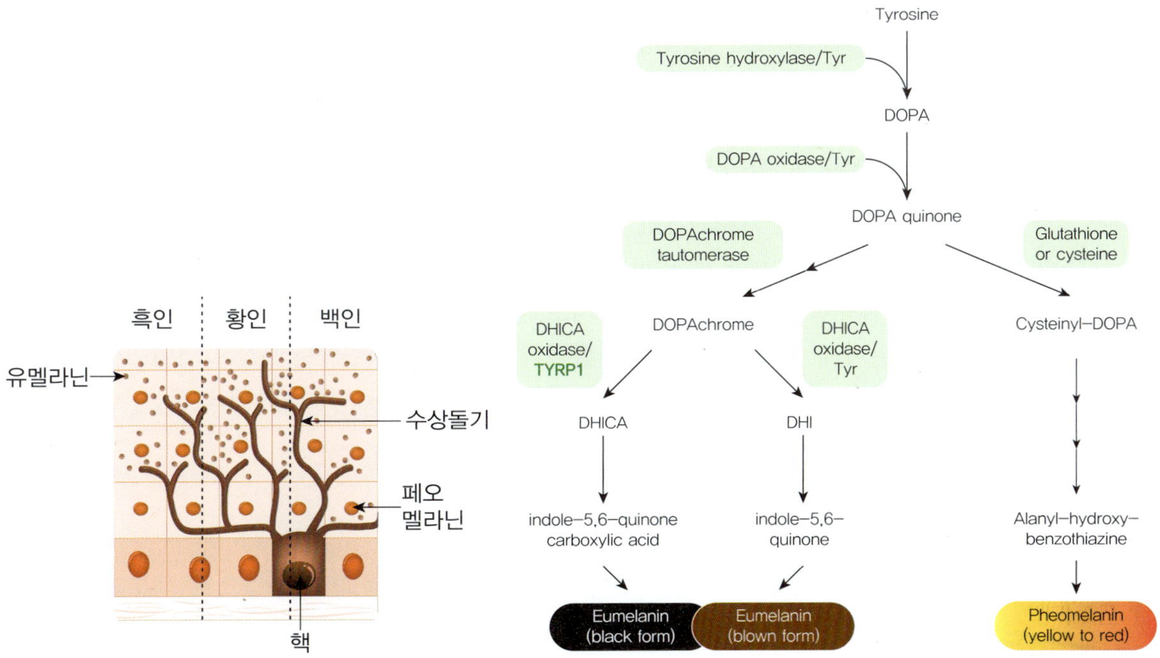

〈그림 7-4〉 멜라닌세포의 유멜라닌과 페오멜라닌 합성과정

멜라닌세포(melanocytes)에는 2가지 종류의 멜라노좀[원형의 페오멜라노좀(pheomelanosome), 타원형의 유멜라노좀(eumelnosome)]이 존재한다. 멜라노좀(melanosome) 안에서 아미노산인 티로신(tyrosine)은 산화효소인 티로시나제(tyrosinase : monophenol monooxygenase)에 의해 도파(DOPA : ℓ-3,4-dihydroxyphenylalanin)로 변화된 다음 다시 도파옥시다제(DOPA oxidase)가 관여하여 도파퀴논(dopaquinone)으로 산화된다. 그 후에 도파퀴논(dopaquinone)은 한편으로 시스테인(cystein)과 결합하여 5-S-시스테인도파(cysteinyldopa)로 변화하여 노란~적색 과립의 페오멜라닌 소포(pheomelanin vesicle)를 생성한다. 다른 한편으로 도파퀴논(dopaquinone)은 사이클로도파(cyclopopa)를 거쳐 도파크롬(dopachrome)으로 지속적으로 변화하고, 티로시나제 관련 단백질(tyrosinase related protein)인 TRP-2(dopachrome tautomerase)와 TRP-1(5,6-dihydroxyindole carboxylic acid oxidase)에 의해 갈색~흑갈색의 유멜라닌 소포(eumelanin vesicle)를 생성한다. 이렇게 생성된 2가지의 멜라닌 소포(melanin vesicle)는 멜라닌세포의 수상돌기(dentrites)를 통과하여 케라틴 성장인자(keratinocytes growth factor)에 의해 케라틴세포(keratinocytes)로 이동 및 분산되어 다양한 피부색을 나타낸다(그림 7-5 참조).

③ 랑거한스세포(랑게르한스 세포, Langerhans cell)

랑거한스세포는 1868년 파울 랑거한스(Paul Langerhans)에 의해 발견되어 그 이름에서 명명되었다. 이 세포는 표피의 유극층에 존재하며, 표피세포의 2~4%를 차지하고 별 모양의 세포(수상)돌기를 가지고 있다(그림 7-4 참조).

외부에 들어오는 이물질인 항원(antigen)을 림프구로 전달하는 피부 면역세포이다. 랑거한스세포는 표피 뿐 아니라 진피, 림프절, 흉선, 질 · 식도 · 구강점막 등의 중층편평상피, 땀샘, 기름샘 등에서 발견된다. 인체피부의 전반적인 면역학적 반응과 알레르기, 바이러스 감염 방지 등의 면역기능을 담당한다.

④ 메르켈 세포 Merkel cell

메르켈세포는 메르켈 원반(Merkel Disc)이라고도 부르며, 표피의 기저층에 위치하고, 불규칙한 모양의 핵을 가지고 있다. 주로 손바닥, 발바닥, 구강점막, 입술처럼 모발이 없는 피부에서 주로 발견되며 신경섬유의 말단과 연결되어 있어서 신경의 자극을 뇌에 전달하는 역할을 하는 촉각 수용체로서 촉각세포 또는 지각세포라고도 한다(그림 7-3 참조).

진피 Dermis

진피는 표피와 피하지방 사이에 위치하며 유두층과 망상층으로 구분되고, 치밀하고 불규칙적인 결합조직으로 피부의 약 90%를 차지한다. 두께는 표피의 약 10배 정도 두꺼우며 혈관과 지각 신경과 자율신경이 분포한다. 따라서 피부의 지각 및 피부의 평활근 운동을 하며, 혈액순환과 영양공급 기능, 기름샘과 땀샘에서 피지와 땀을 분비한다. 특히 망상층에는 피부의 탄력성과 유연성을 부여하는 탄력섬유인 엘라스틴(elastin fiber)과 교원섬유인 콜라겐(collagen fiber) 뿐 아니라 보습에 관여하는 히아루론산(hyaluronic acid), 콘드로이틴 황산염(condroitin sulfate)과 같은 구조단백질, 뮤코다당 등이 존재한다. 진피에는 많은 신경들이 분포하는데 감각신경인 촉각 · 압각 · 통각 · 온도각 · 소양각 등이 있으며 진피의 유두층과 모낭 주위에 많이 분포하고 있다(그림 7-9 참조).

진피층의 구성 물질

진피는 모세혈관, 교원질 섬유, 탄력섬유, 불수의근, 신경종말, 림프관, 털주머니, 땀샘, 기름샘, 섬유아세포, 비만세포와 표피성장인자 EGF(epidermis growth factor)가 존재한다.

① 콜라겐 섬유 Collagen fiber

교원섬유라고도 불리는 콜라겐은 결합조직 섬유로 섬유아세포에서 생성 및 재생되고, 진피의 90%로 차지한다. 탄력성은 매우 작지만 피부 장력과 외부의 물리적인 · 화학적 자극으로부터 신체 내부를 보호하며 특히 자외선과 피부의 주름을 예방하는 역할을 한다.

② 엘라스틴 Elastin

탄력섬유라고도 불리는 엘라스틴은 콜라겐에 비해 가늘고 긴 섬유로 진피성분의 2~3%를 차지하며 피부탄력에 중요한 역할한다. 노화가 진행되면서 엘라스틴의 감소가 일어나게 되어 피부의 탄력성 감소 및 피부 처짐과 주름이 발생할 수 있다.

③ 기질 Ground substance

기질의 구성물질에는 뮤코다당(mucopolysaccharide)과 히알루론산이 있다. 히아루론산은 수분 친화력이 우수해서 자기 몸무게의 수백 배의 수분 보유능력을 보유할 수 있다. 망상층에서 콜라겐, 엘라스틴과 결합섬유 사이에 히알루론산과 같은 보습 성분은 물과 친화성이 강해 진피에서 수분을 다량으로 보유하게 한다. 또한 기질은 주위의 다른 조직을 지지해 주고 결체조직대사의 염분과 수분의 균형을 유지하는데 관여한다.

진피층의 분류

① 유두층 Papillary layer

유두층은 진피의 상층부에 위치하고, 표피와 진피를 부착시키는데 관여한다. 엘라스틴과 콜라겐 섬유와 같은 결합조직은 물결과 같은 구조를 형성하고 피부가 앞쪽으로 당겨질 때 신축성을 부여하게 된다. 유두층의 표피 가까운 쪽에 모세혈관과 신경 종말이 많이 분포하는데 이는 혈관의 분포가 없는 표피부분에 영양분과 산소를 운반하는 역할을 하며 피부 재생 주기를 결정하는 데 영향을 미친다. 유두층의 돌출 형태는 노화의 진행 정도에 따라서 돌출의 모양이 점점 편평해진다.

② 망상층 Reticural layer

망상층에는 혈관, 림프관, 땀샘, 신경총이 분포하고 있어 냉각 · 온각 · 압각 등의 감각을 느낄 수 있다. 망상층의 구성 성분은 교원섬유(collagen)와 탄력섬유(elastin), 뮤코다당(mucopolysaccharide)과 히알루론산(hyaluronic acid)이 그물모양으로 형성되어 있으며, 피부에 탄력성을 부여해 물리적인 충격으로부터 피부를 보호해 준다. 망상층은 유두층에 비해 비교적 치밀하고 단단한 구조를 보이며 진피 깊숙한 곳의 섬유들은 더욱 두껍다.

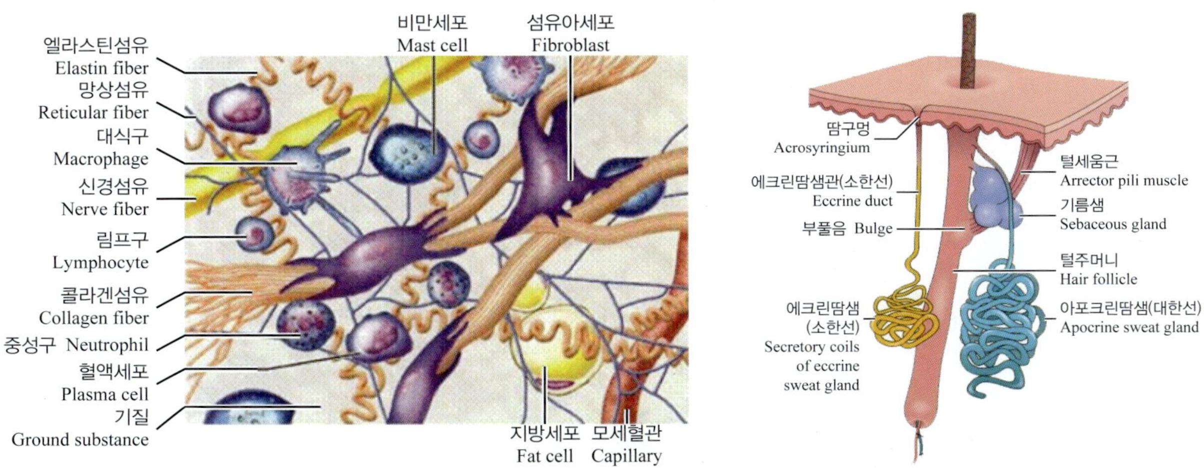

〈그림 7 – 5〉 진피의 망상층과 땀샘, 기름샘의 구조

땀샘 한선, sweat gland

땀샘Sweat gland

땀샘은 땀을 땀샘관을 통하여 피부 밖으로 분비하는 기능이 있고 체온조절에 기여하는 에크린선(eccrine gland, 소한선)과 아포크린(apocrine, 대한선)이 있다(그림 7–5, 7–6). 땀의 성분은 99%가 수분이며 약 1%는 고형질인 염분 · 요산 · 요소 · 아미노산 · 휘발성 지방산 등을 함유하고, 땀 배출 시 각종 노폐물과 독성 물질이 함께 배출된다. 손과 발에는 피부 6.5cm^2 당 3000개의 땀샘이 존재하고, 성인의 경우 하루 약 700~900cc 정도의 땀이 분비된다. 땀의 지방산 성분의 하나인 우로카닌산(urocanic acid)는 자외선을 흡수하여 피부를 보호하는 기능이 있다.

에크린선(Eccrine gland) 진피층에 독립적으로 존재하고 땀샘관을 통하여 피부 밖으로 땀을 분비하며 손바닥, 발바닥에서 많이 발견된다. 그러나 입술의 경계부, 손톱, 소음순, 귀두부에는 존재하지 않는다. 분비물은 무색, 무취하고 99%가 수분이며, 그밖에 나트륨, 칼슘, 요소, 단백질 등을 함유한다.

아크린선(Apocrine gland) 진피층에 존재하며 모낭과 연결된 기름샘관보다 윗부분에 위치하는 모누두부와 연결되어 기름샘으로 땀을 분비시킨다. 분포 부위는 겨드랑이 · 외음부 주변 · 젖꼭지 주변 · 배꼽 주위 · 귀두 등에 존재하고, 냄새가 나며, 지질과 단백질을 함유하기 때문에 약간 끈적거린다. 아포크린의 분비는 전신적 또는 국소적으로 자율신경계의 교감신경 흥분성 물질인 아드레날린에 의해 분비된다.

땀의 이상분비 증상으로는 다한증(hyperhidrosis)과 소한증(hypohidrosis)이 있다.

기름샘 Sebaceous gland

기름샘(피지선)은 얼굴에 약 400~900개/cm^2 분포하고, 하루 분비량은 1~2g 정도이며, 피지세포에서 피지가 합성되어 분비되는 기간은 일주일 이상이고, 피지가 생성되면 기름샘은 100~150배 정도 커진다. 기름샘은 피지주머니(피지엽) 3~5개로 형성되고, 모낭과 연결되어 있어 모공을 통해 피부표면으로 피지가 분비된다. 피지세포는 염증과 연관된 사이토카인(cytokine)을 분비하고 신경펩타이드(neuropeptide) 분비를 조절한다. 땀샘과는 달리 손과 발바닥에는 존재하지 않는다. 피지의 구성 성분은 지질인 콜레스테롤(cholesterol), 콜레스테롤에스테르(cholesterol ester), 유리지방산(free fatty acid), 디글리세라이드(diglyceride), 트리글리세라이드(triglyceride), 왁스에스테르(wax ester), 스쿠알렌(scualen)이다. 각질층의 세포간지질은 피부장벽 기능에 중요한 역할을 한다.

피부기름 분비는 호르몬의 영향을 받는다. 남성 호르몬(안드로겐, androgen)은 기름샘을 자극하여 피부기름 분비를 활성화하며, 여성 호르몬(에스트로겐,

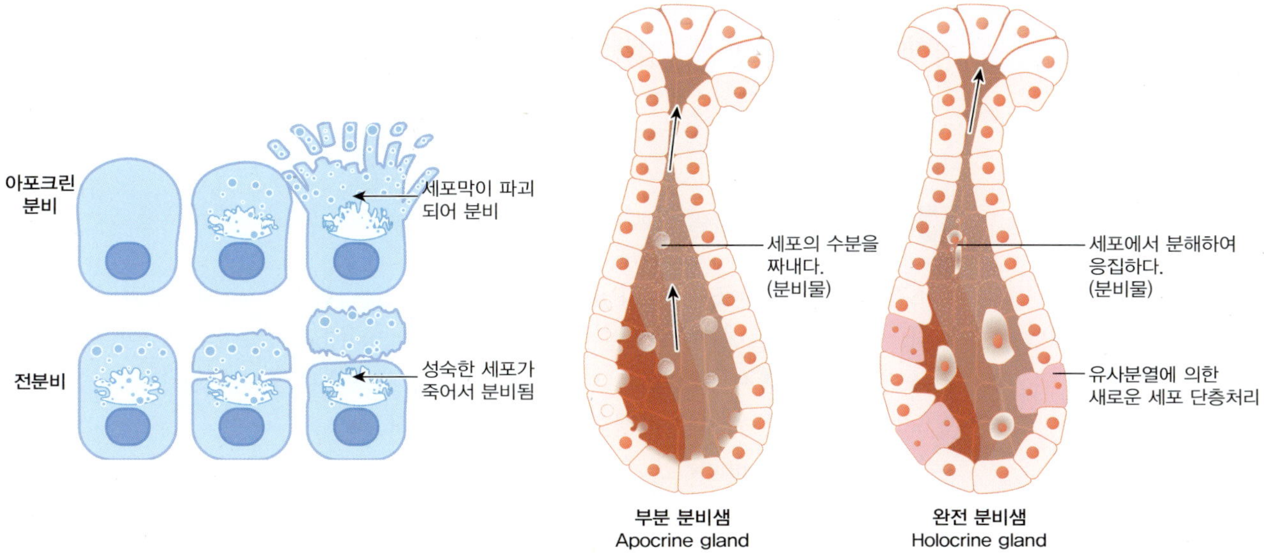

〈그림 7-6〉 외분비샘의 기전 형태

estrogen)은 피부기름 분비를 억제하는 효과가 있다. 피부기름은 성호르몬의 영향으로 사춘기에 피부기름 분비가 많아지며 일반적으로 남성은 80대까지 유지되지만, 여성은 폐경기 이후부터 피부기름 분비가 현저히 감소된다. 외분비샘은 땀, 침, 젖샘, 귀지, 눈물, 피부기름, 그리고 점액을 만들어 관을 통하여 상피 표면으로 분비한다.

외분비샘의 물질 분비 기전

- 누출분비(Eccrine): 선세포가 그 세포막을 파괴하지 않고 관을 통하여 상피 표면으로 분비된다.
- 이출분비(Apocrine): 세포막이 파괴되고 세포질의 일부가 분비물과 함께 관을 통하여 상피 표면으로 배출된다.
- 전분비(Holocrine): 세포 전부가 관을 통하여 상피 표면으로 분비된다.

따라서 땀샘에서는 누출분비와 이출분비가 일어나고, 피지샘에서는 전분비가 일어난다(그림 7-6).

피하지방층 Subcutaneous Tissue

진피와 근육 및 뼈 사이에 위치하는 피하지방층은 지방을 함유하고 있는 피부의 가장 하부층에 위치한다. 그 기능은 외부의 충격으로부터 보호하는 쿠션의 역할과 체온유지를 담당한다. 또한, 수분조절 기능과 소모되고 남은 영양소를 에너지로 전환하여 지방의 형태로 저장하거나 피부 탄력성을 유지시킨다. 피하지방층의 분포와 두께는 신체의 영양상태 및 성별, 신체부위, 연령에 따라 다르게 나타난다.

지방세포 축적이 쉬운 허리 · 둔부 · 대퇴부 · 어깨 · 가슴 · 하복부 등은 피하지방층이 발달되어 있는 반면에 입술 · 눈꺼풀 · 외이 · 고환 등은 피하지방 조직이 발달하지 못한 부위이다.

조갑 손톱, 발톱

조갑은 조갑뿌리(조근, nail root)에 자리잡고 있는 특수한 상피세포로 구성되어 있다. 상피 세포들이 자라서 손 · 발톱바닥(조체, nail bed)을 이루고, 이 세포들이 건조 및 수축되면서 표면으로 밀려 올라가면서 세포내부가 단단한 단백질인 케라틴(keratin)으로 채워지는 각질화 과정이 일어난다.

손 · 발톱 껍질(cuticle)은 손 · 발톱뿌리를 덮는 조직의 주름이며, 우리가 눈으로 보는 손 · 발톱 부위는 손 · 발톱몸통(조체, nail body)이다(그림 7–7).

조갑의 특성

조갑은 손가락과 발가락의 끝을 보호 및 지지 해주는 경단백질인 케라틴으로 이루어진 피부부속기관이다.

조갑의 성장

조갑은 세포 분열을 통해 계속적으로 성장하게 하는데 이 부분을 조모(nail body)라고 한다. 조갑의 성장은 태아의 9주째부터 생겨나 20주째에 거의 완성된다. 표피의 반투명 각질세포가 변하여 4~5개 층으로 강하게 결집된 경단백질로 7~12%의 수분과 0.15~0.79%의 지방으로 구성되어 있다. 조갑은 생장주기 없이 계속 자

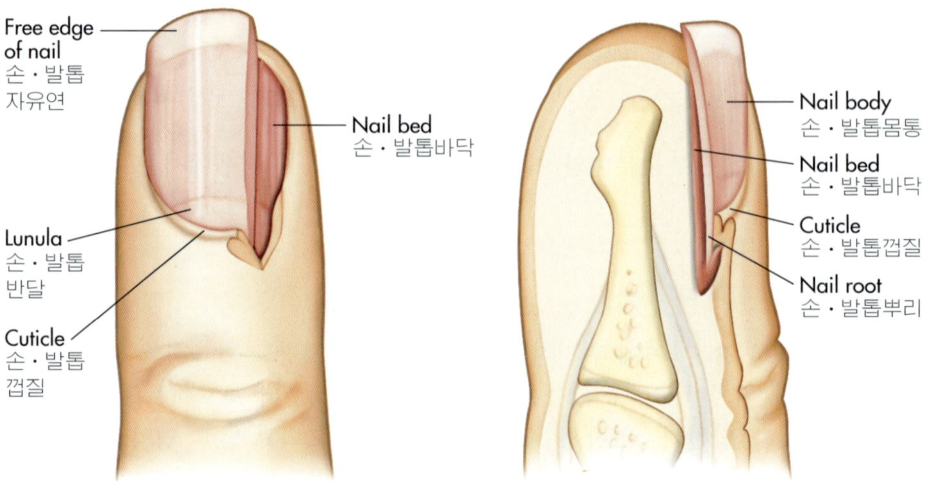

〈그림 7 – 7〉 손 · 발톱의 구조

라며(하루 0.1mm), 계절 · 연령 · 건강 상태에 따라 다르게 나타난다.

조갑 질환

조갑의 질환으로는 조갑층상분열증, 형태의 변형증상, 손톱 끝이 위로 젖혀지는 현상이 나타난다. 조갑의 변성이나 질병 발생은 유전적인 요소와 네일 에나멜의 잦은 노출과 각종 화학물질 · 열 · 자주 물에 노출하는 경우 그리고 폐 · 심장질환 · 내분비 질환 등도 원인이 될 수 있다. 손톱이 얇아지거나 저색소성의 빈혈은 손가락 끝의 혈류의 흐름이 나빠지는 경우에 발생한다.

털, 머리카락 hair

체모는 필요에 의해 진화되었다. 털은 체온을 조절하고, 피부에 닿는 물체를 감지한다. 속눈썹(eyelashes)은 이물질로부터 눈을 보호하고, 코털은 이물질을 여과하는 역할을 한다.

털은 손톱과 같이 **케라틴**(keratin)이라고 부르는 섬유성 단백질로 이루어진다. 일반적으로 눈에 보이는 머리카락은 줄기(shaft)이고, 뿌리(root)는 진피의 **털주머니**(**모낭**, hair follicle)까지 이어져 있다(그림 7–9).

털주머니는 상피세포로 형성되며 진피의 혈관을 통해 영양공급을 받는다. 털주머니의 기저부에서 세포가 분열하면서 성장하는데, 새로운 세포가 지속적으로 만들어지고 오래된 세포는 표면으로 밀려 올라간다. 이렇게 올라간 세포는 혈관에서 멀어지면서 영양공급이 중단돼 결국 죽게 되고, 각질화 과정을 거친다. 결과적으로 우리가 보는 머리카락은 단계적으로 죽은 세포들이다. 이발을 자주하면 모발이 빨리 자라고 두꺼워진다는 속설은 잘못된 상식이다. 면도나 이발은 털주머니 기저부의 세포 성장률에 어떠한 영향도 미치지 않는다.

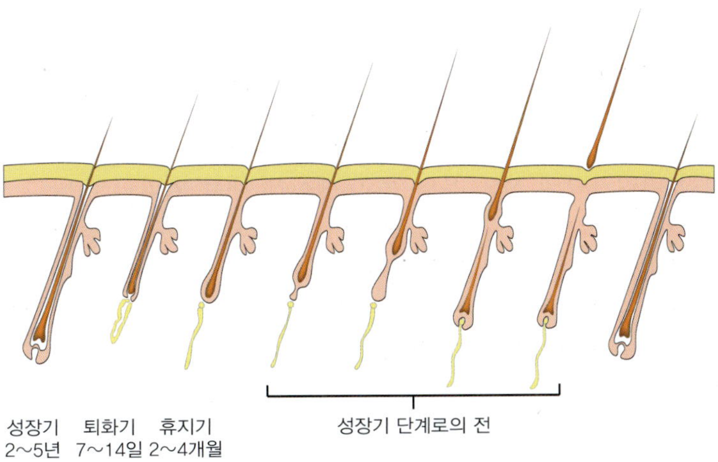

〈그림 7 – 8〉 모발의 성장주기와 기간

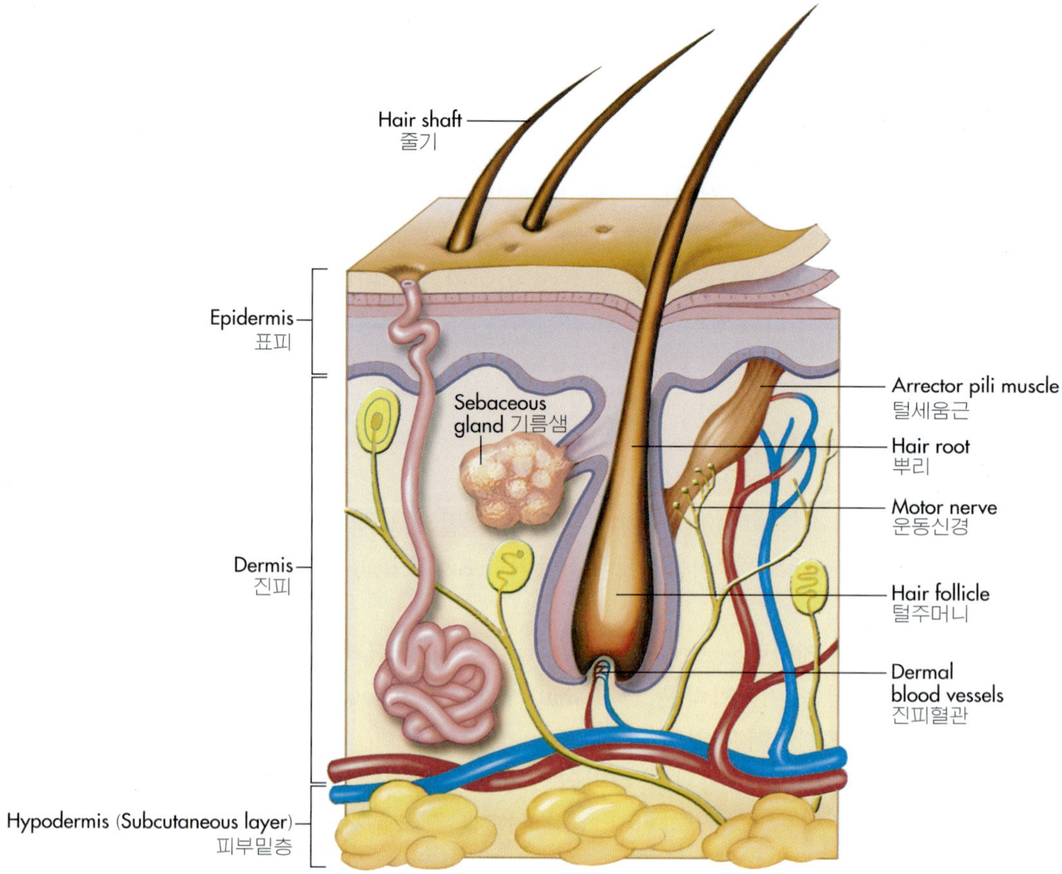

〈그림 7 – 9〉 털주머니(모낭)의 구조

〈그림 7-9〉를 보면, **기름샘**(피지선, sebaceous gland)이 모낭과 많은 관련이 있는 것을 알 수 있다. 기름샘이 분비하는 **피부기름**(피지, sebum)은 털주머니를 코팅하고 피부의 감염을 감소시키는 산성물질을 포함하여 피부 표면에서 항생제의 역할을 한다. 또한, 피부와 털에서 방수작용과 윤활작용을 하는데, 나이가 들수록 피지의 생산은 감소한다. 결과적으로 노인은 피부가 건조해지고 머리카락이 쉽게 부스러진다.

피부색처럼 머리카락의 색도 우리 몸이 생산해 내는 멜라닌의 양과 형태에 따라 달라진다. 일반적으로 멜라닌이 많으면 머리카락의 색은 더 검다. 흰머리카락은 멜라닌이 부족해서 생기며, 빨간 머리카락은 철분이 포함되어 변형된 멜라닌 때문에 생긴다.

곱슬머리나 생머리(straight hair)를 부러워하는 경우가 있는데, 그럴 필요가 없다. 그것은 단지 줄기(hair shaft)일 뿐이다. 종단면이 편평한 줄기가 곱슬머리를 만들고, 둥근 줄기는 생머리를 만든다. 털의 수명은 위치에 따라 달라진다. 속눈썹은 약 3～4개월 동안 유지되며, 머리카락은 3～4년 동안 자란다.

피부의 기능

보호 기능

표피의 팽창성, 진피의 탄력성, 피하조직의 쿠션 역할 등으로 물리적인 자극, 외부 유해 물질, 화학적인 자극으로 부터 보호한다. 피부표면의 피지막과 각질층의 케라틴 단백질은 화학적 요인에 저항하도록 하며, 피부표면의 약산성을 유지한다. 대표적인 예로 피부표면에 피지막을 형성하여 약산성을 유지하도록 하며 세균의 발육 저해, 표피의 멜라닌 색소가 자외선을 흡수하여 각질형성세포의 손상을 차단하여 피부를 보호한다.

체온조절 작용

모세혈관의 수축 및 확장, 땀의 분비량 조절에 의한 정상체온(36.5°C) 유지 및 체온 조절작용을 한다. 대부분의 열 손실(80%)은 피부를 통해 이루어지고 나머지 열 손실(20%)은 호흡기계와 분비물을 통해 이루어진다. 피부의 존재하는 혈관 · 땀샘 · 털세움근(입모근)이 체온조절을 하는데, 체온이 상승하면 혈관이 확장되고 많은 혈액이 피부로 흘러 표면으로 열을 이동시켜 발한 · 땀샘 활동이 자극받아 발한하여 땀이 체표면에서 증발하게 되면 열이 소실된다. 반대로 체온 하강 시 혈관수축이나 피부로 가는 혈액 감소 및 혈액 순환이 저하되고 입모근이 수축되어 열손실을 방지하게 된다.

감각작용

일반감각 General Senses

일반감각은 단순한 형태의 수용체(receptor)에서 감지하는 감각으로 외부의 자극을 뇌에 즉시 전달하여 감각을 느끼게 하는 것으로 신체의 위치와 관련된 감각이며, **피부감각**(cutaneous sensation)은 촉각, 압각, 온도각, 통각 등으로 표피와 진피에 존재한다. 1cm^{2}당 촉점 25개, 온점 1~2개, 냉점 12개, 압점 6~8개, 통점 100~200개의 비율로 분포한다. 감각작용의 기능은 통증에 대해 가장 민감하고 따뜻함에 대해 가장 둔감하다.

피부표면의 다섯 가지 감각을 감지하는 감각점이 각각의 감각수용기가 있는 부분에 따라서 존재한다(그림 7-10).

① **신경말단 또는 자유종말**(Free Ending): 표피 안에 있는 수상돌기가 피막이 없는 상태로 상피조직, 결합조직, 근조직 및 점막조직 내에 미치고 있는 통각수용기(Pain receper)이다. 일부의 촉각이나 온각, 냉각(차가운 것을 닿을 때 피부온도가 내려가는 것을 감지한다) 등의 수용체로 작용한다.

② **마이스너소체**(Meissner's Corpuscle): 나선상으로 구부러진 수상돌기를 결합조직이 싸고 있는 타원형의 작은 소체로 "가벼운 촉각수용기(Light Touch Recepor)"이다. 진피의 유두 내에 있으며, 특히 손과 발, 입술, 혀의 점막 등에 많이 분포되어 있다.

③ **파치니소체**(Pacinian Corpuscle): 압각수용기(Heavier Pressure)로 층판소체(lamellated Corpuscle)라고도 하는데 피하, 장막하 및 소성결합조직내의 깊은 속에 위치한다.

④ **크라우제소체**(종구, Endbulb of Krause): 냉각수용기로 몸 전체에 널리 펴져 있다.

⑤ **루피니소체**(Ruffini's Corpuscle): 온각수용기(Warm Receptor)로 피하조직 내에 분포하고 있으며 난원형의 모양이다.

피부 감각점 분포 밀도

- 온점 : 루피니소체 0~3개/cm^2
- 냉점 : 크라우제 소체 6~23개/cm^2
- 압점 : 파치니안소체
- 촉점 : 마이스너, 메르켈소체 (압점 + 촉점 = 약 25개/㎠)
- 통점 : 신경말단(신경종말판) 100~200개/cm^2

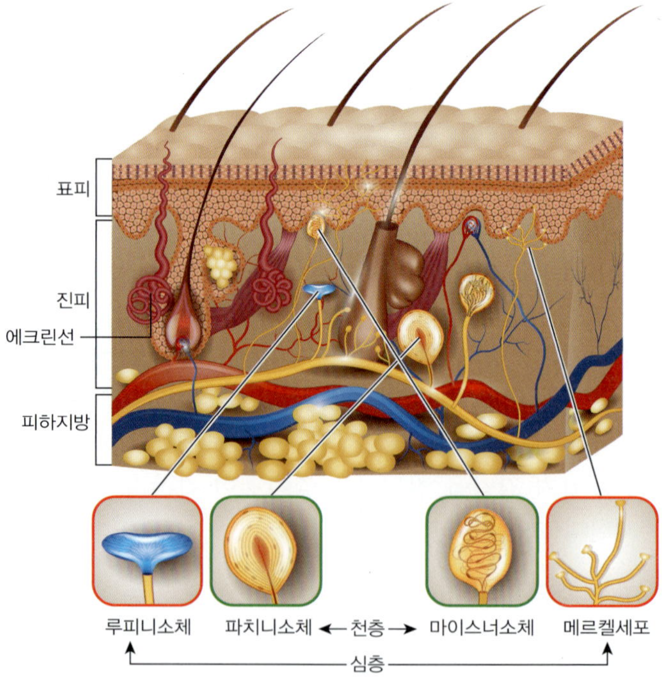

〈그림 7 – 10〉 피부에 분포하는 신경

전증 수용체: 좁은 범위 영역과 반응 전달이 느림, 심층 수용체: 광범위 영역과 반응 전달이 빠름

분비 및 배설작용

피부기름(피지, sebum)는 피부와 털에 매끄러운 윤기를 부여하며 땀샘을 통해 피부기름과 땀을 분비하고 배설하여 체온을 조절한다. 남성은 여성에 비해 남성호르몬의 영향에 의해 여자보다 피부기름 분비량과 땀의 배출량이 많다.

비타민 합성작용

피부는 비타민 D를 만드는 공장이라고 할 수 있다. 각질형성세포와 섬유아세포에서 콜레스테롤을 원료로 피부에서 비타민 D를 합성한다.

자외선에 의해 비타민 D가 합성되며 비타민 D는 우리 몸에 칼슘의 양을 정상으로 유지해 주는 역할과 뼈의 발육 및 혈액 내의 칼슘농도 유지 기능을 하게 한다. 성인의 경우에는 비타민 D의 합성을 위해 영양분과 UVB(Ultraviolet-B) 조사가 필요하다.

피부호흡

폐호흡의 1%는 피부를 통해서 이루어진다. 만약 피부에 바른 일부 화장품을 제거하지 않고 지속적으로 둔다면 일부 성분은 피부를 통해서 흡수되어 혈관을 통해 순환계로 침투되고 신체에 염증을 유발시킬 수도 있다. 그러므로 피부 호흡이 잘 이루어지도록 피부를 깨끗하고 건강하게 유지한다.

피부흡수

표피의 모공을 통해서 화장품 및 기타 물질의 흡수 기능을 한다. 특히 지방성 물질의 흡수가 용이하다.

① 흡착(adsorption) : 물질과 피부 구조 성분과의 결합
② 흡수(absorption) : 물질의 피부 각질층의 통과
③ 침투(penetration) : 물질의 총체적인 피부 침입
④ 투과(permeation) : 침윤으로 보이는 피부의 관통

피부 부속기를 통한 물질의 흡수

① 가장 중요한 물질의 흡수경로는 각질층에 의해서 조절되는 수동적인 확산 작용(diffusion)이다.
② 모낭과 피지선 및 에크린 한선을 통한 피부 흡수경로이다.

재생작용

재생작용의 특성은 피부조직의 상처 세포분열로 인해 일정시간이 경과한 후 원래 상태로 돌아가게 한다. 털이 많은 부위는 다른 부위에 비해 재생력이 높다.

저장작용

피부는 지방이 과다하게 축적되면 여분의 영양물질을 지방으로 전환하여 피하조직에 저장한다. 이렇게 저장된 지방은 에너지원으로 활용된다.

면역작용

피부를 통해 신체 내부로 들어오는 이물질이나 세균 등에 의한 면역반응에 관련된 세포들이 분포되어 생체방어기전의 기능에 관여한다.

피부장벽의 기능

피부장벽은 천연보습인자, 각질세포간 지질, 교소체(desmosome)로 이루어진

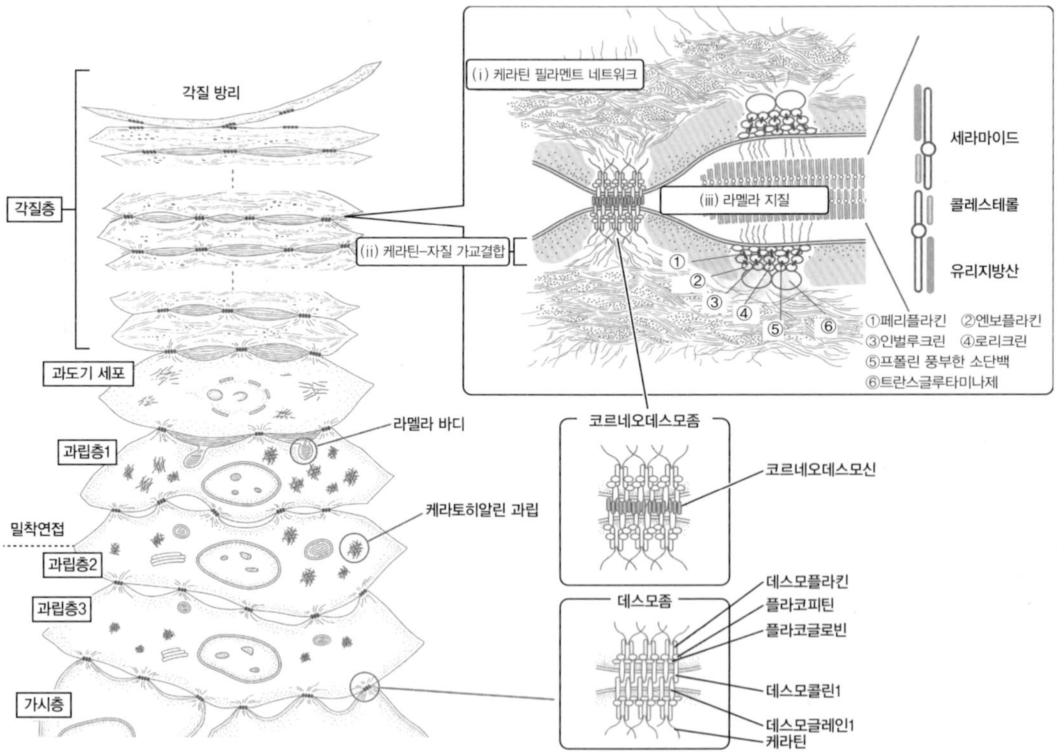

〈그림 7 – 11〉 각질층의 각질세포와 과립세포간의 연접

출처: Matsui T, Amagai M. Dissecting the formation, structure and barrier function of the stratum corneum. International Immunology, 2015: 7(6), 269 – 280

다. 상부로 갈수록 지질성분이 점차 적어지고 교소체의 결합도 약해져 맨 위 층의 각질이 탈락된다(그림 7–11). 피부장벽에 영향을 주는 요인으로는 습도, 온도, 침수, 노화, 스트레스이다. 특히 정신적 스트레스가 증가되면 당질 코르티코이드(glucocorticoid)는 피부장벽의 회복을 억제한다.

① 피부가 손상되면 피부장벽은 즉각적인 회복작용을 시작한다.
② 표피의 과립층에서 층판소체의 분비를 앞당기고 자유지방산과 콜레스테롤의 합성을 증가시킨다.
③ 세라마이드(ceramide)의 합성이 증가되고 DNA 합성이 활발히 진행된다.

체온조절 temperature regulation

외피계통은 체온조절에 중요한 역할을 한다. 우리의 몸이 다양한 환경 변화에서 일정한 체온을 유지하는 것은 외피 덕분이다. 물론 옷을 입기도 하지만, 여전히 외피는 체온조절에 중요한 역할을 한다.

체온조절은 피부의 혈관 크기를 변화시킴으로써 일어난다. 체온이 상승하면, 생체신호는 피부에 있는 혈관의 직경을 크게 한다 : **혈관확장**(vasodilation). 혈관이 확장되면 따뜻한 혈액을 외부의 찬 환경에 노출시켜서 열을 몸 밖으로 방사시킨다. 게다가 땀샘은 물(질소노폐물이나 염화나트륨 같은 노폐물도 포함)을 표면으로 내보낸다.

발한(evaporation)이 일어나면 냉각이 시작되며, 수분공급이 이뤄지는 한 땀을 계속 생산할 수 있다. 갈증을 피하기 위해서는 운동 전 · 후에 수분을 공급하는 것이 중요하다.

갈증을 느낀다는 것은 이미 탈수현상이 시작되고 있다는 것을 의미하기 때문이다.

손과 발에는 피부 6.5cm^2 당 3,000개의 땀샘이 있고 하루에 12L의 땀을 배출한다. 탈수는 인체에 매우 심각한 상태를 초래할 수 있다.

반대로 우리가 추운 환경에 있으면, 열을 저장해야 하므로 피부의 혈관 직경은 작아진다. 이것은 바로 **혈관수축**(vasocontrict)이다. 혈관수축은 피부나 등쪽에서 열을 몸의 중심으로 모으는 작용을 한다.

이런 현상은 약간 쌀쌀한 여름날 풀장에서 뛰노는 아이의 입술이 파래지는 것에서 볼 수 있다. 이는 혈관수축이 원인이다. 혈관수축은 또한 손가락에 낀 반지가 추운 날에 더 잘 빠지게 만든다.

체온조절은 피부에 있는 털의 도움도 받는다. 털세움근(arrector pili)이라고 부르는 피부의 근육에는 털이 부착되어 있으며 수축 시 털을 수직으로 세운다.

이러한 수축은 오한(chill)을 느낄 때 소름(goose flesh)이 돋게 만든다.

털이 바로 서게 되면, 피부 바로 위에 사강(dead air space)이 형성되어 공기의 이

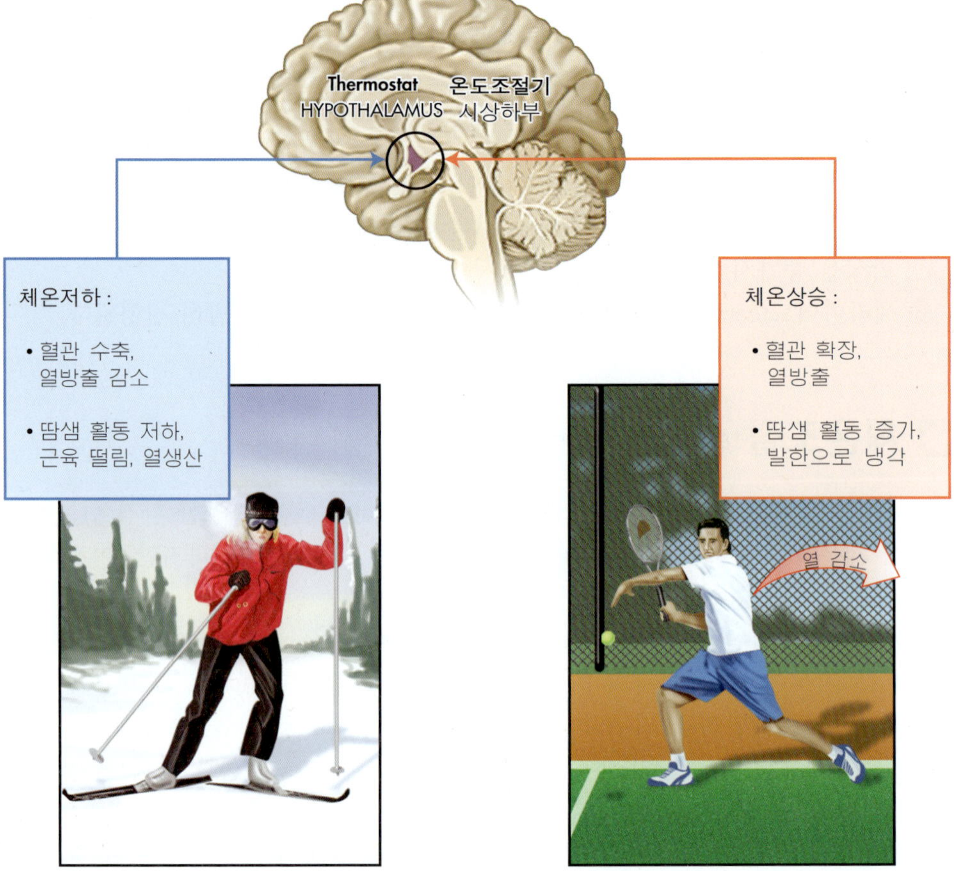
Thermostat 온도조절기
HYPOTHALAMUS 시상하부
체온저하 :
• 혈관 수축,
열방출 감소
• 땀샘 활동 저하,
근육 떨림, 열생산
체온상승 :
• 혈관 확장,
열방출
• 땀샘 활동 증가,
발한으로 냉각
열 감소

〈그림 7 – 12〉 각질층의 각질세포와 과립세포간의 연접

동을 줄여줌으로써 외부의 찬공기에 대해 절연체의 역할을 한다. 이것은 겨울철에 오리털 점퍼를 입음으로써 보온을 하는 것과 같은 원리이다.

〈그림 7–12〉는 신경계통의 도움으로 외피계통에서 체온을 조절하는 과정을 보여준다.

피부의 치유 How skin heals

피부도 집의 지붕이나 외벽이 태풍으로 찢기고 추위나 열에 의해 손상되는 것과 유사한 손상을 입는다. 피부는 이러한 손상을 방어해 주는 첫 번째 관문이다.

만약 피부에 구멍이 생기거나 상처가 나서 혈관이 손상되면, 〈그림 7–13〉에 나타난 것처럼 상처에 혈액이 차오르게 된다. 혈액에는 응고물질(clot)이 포함되어 있으므로, 응고물질의 외부가 공기에 노출되면 단단해져서 가피(scab)를 형성한다. 이렇게 피부는 자연적인 밴드를 형성하여, 상처와 외부환경 사이에서 병원체의 침입을 막는다 : 상처부위의 딱지를 떼면 안 된다.

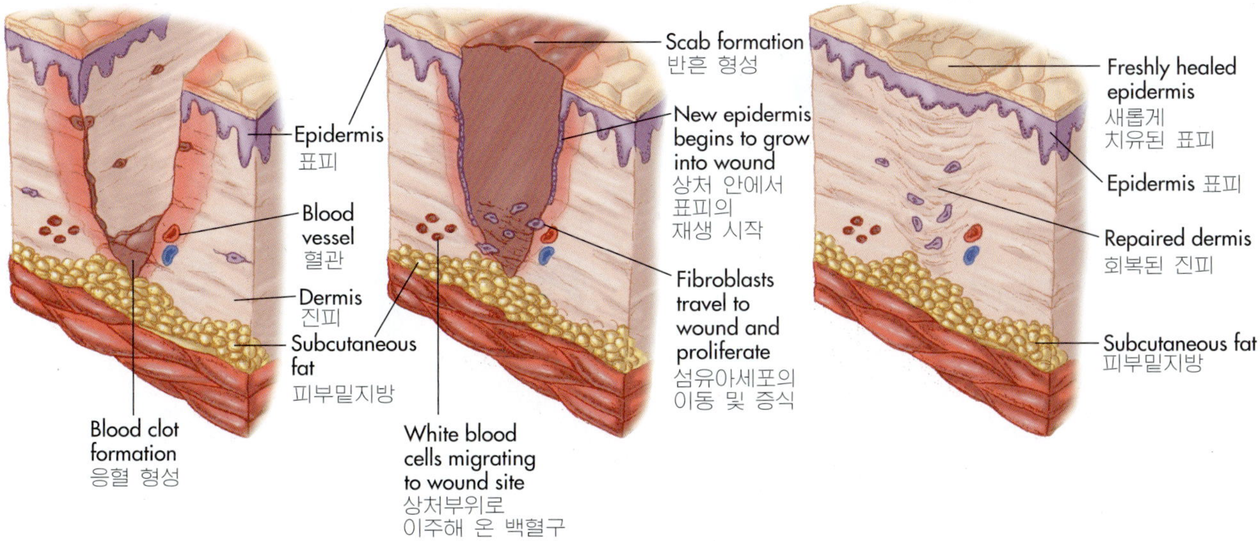

〈그림 7 – 13〉 상처의 회복

다음 단계로, 백혈구가 우리 몸에 침입한 병원체를 파괴하기 위해 모여든다. 동시에, **섬유아세포**(fibroblast : 결합조직을 만들기 위한 세포)가 모여들어 상처의 양쪽 끝을 연결하며, 그동안 표피의 기저층은 상처의 재생을 위해 새로운 세포를 활발하게 만들어 낸다.

만약에 상처가 심하다면, 교원질섬유로 된 질긴 반흔(scar)이 형성된다. 반흔은 일반적으로 피부와 관련된 부속기관이나 감각수용기를 포함하고 있지 않다. 치유과정이 시작되기 전에 봉합(stitch)하거나 접착밴드(adhesive strips) 또는 특수아교(specialized glue)를 사용하면, 상처의 양끝을 당겨서 반흔 형성을 최소화할 수 있다.

이상적인 상처의 치유과정은 안쪽에서 시작하여 밖으로 진행되며, 이는 치유가 일어나는 부위와 피부의 심부 사이에 덧을 만들어 병원체가 침투하는 것을 예방한다.

화상 Burn to the Skin

화상은 치유가 이뤄지는 동안 특별한 문제를 남긴다. 보통 화상은 열에 의해서 생기지만, 화학물질 · 전기 · 복사(radiation)에 의해서 생기는 경우도 있다. 화상은 깊이와 크기에 의해 평가된다.

화상의 깊이는 피부층의 손상과 연관돼 있다. 1도 화상은 표피만 손상된 것으로, 발적(redness)과 통증이 수반되지만 물집(blistering)은 없다. 통증은 보통 2~3일 정도면 사라지고, 손상된 층은 약 1주 정도면 허물을 벗는다.

2도 화상은 표피 전체와 진피에 손상을 주며 통증, 발적, 물집이 생긴다. 물집은 화상의 깊이에 비례하며, 지속적으로 커진다. 감염 같은 합병증을 제외하면 이런

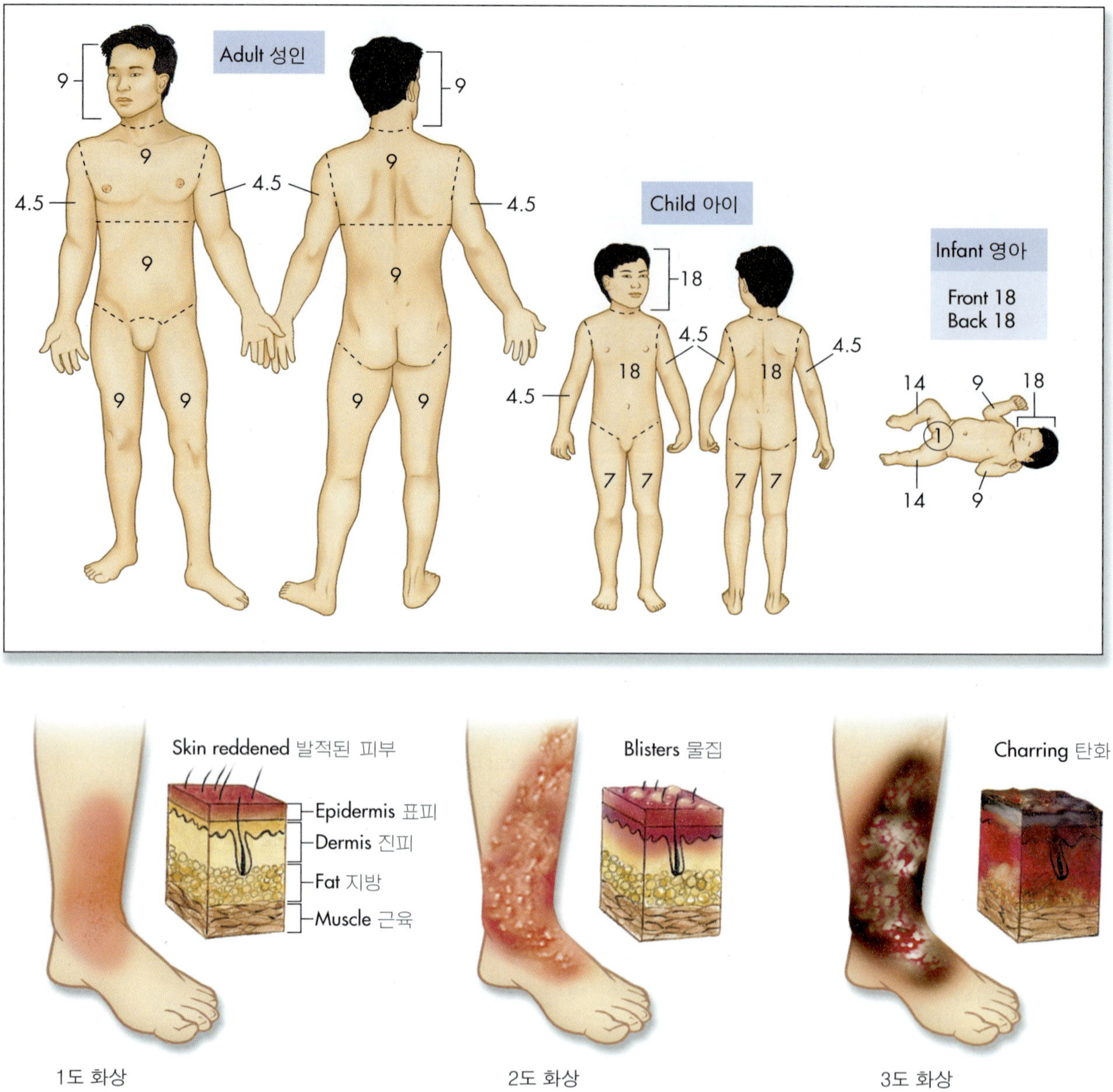

〈그림 7－14〉 화상의 평가

물집은 10~14일 정도면 치유된다. 그러나 화상이 진피의 깊숙한 곳까지 파고든 경우에는 4~14주 정도의 치유기간이 필요하다. 2도 화상에서는 일반적으로 반흔 조직이 생긴다.

3도 화상은 3개의 피부층이 모두 손상된 상태이다. 재생된 피부의 표면은 가죽과 같은 느낌을 주고, 검은색 · 갈색 · 황갈색 · 붉은색 · 흰색같이 다양한 색을 나타낸다. 피해자는 통증수용기가 파괴되어 통증을 느낄 수 없으며, 땀샘이나 피지샘, 모낭이나 혈관 등도 파괴된다.

4도 화상은 뼈까지 손상된 경우이다.

임상에서는 9법칙(rule of nines)을 사용하여 손상 정도를 측정할 수 있다(그림 7–14). 먼저 신체부위에 따라 표면을 백분율로 나타낸다 : 머리와 목 9%, 두 상지의 합 9%, 두 하지의 합 18%, 가슴 전면 18%, 가슴 후면과 엉덩이 18%, 회음부(perineum, 항문과 비뇨생식부위) 1%.

신체의 부위는 〈그림 7–14〉와 같이 좀더 작은 부위로 세분할 수 있다.

화상환자의 임상문제는 박테리아 감염, 수분손실, 열손실 등이다. 심한 화상은 원래 피부로 돌아가기 어렵기 때문에 집중적인 치료과정이 필요하다. 손상된 피부는 피부이식을 하기 위해 가능한 한 빨리 제거하고 건강한 피부를 이식해야 한다.

이상적인 방법은 자가이식(auto grafting)으로, 자신의 피부를 이용하면 이식거부반응을 최소화할 수 있다.

조직이 충분하지 않아서 외부의 피부제공자로부터 이종이식(heterografting)을 해야 하는 경우에는 한번에 넓은 부위의 이식이 어렵기 때문에 반복적인 수술이 필요하다. 그 밖에 실험실에서 피부조직을 배양하는 방법도 있다.

일반적인 외피계통 질환
common disorders of the integumentary system

이제 외피계통과 관련된 기본적인 용어와 질환을 알아보자.

피부질환은 피부에 발생한 부분적인 감염이나 손상 등이 병리학적으로 피부조직을 변화시키는 것이다.

〈그림 7–15〉는 다양한 피부질환을 보여 준다. 〈표 7–1〉은 흔한 외피계통의 질환을, 그리고 〈그림 7–16〉은 외피계통 질환의 사례들을 보여주고 있다.

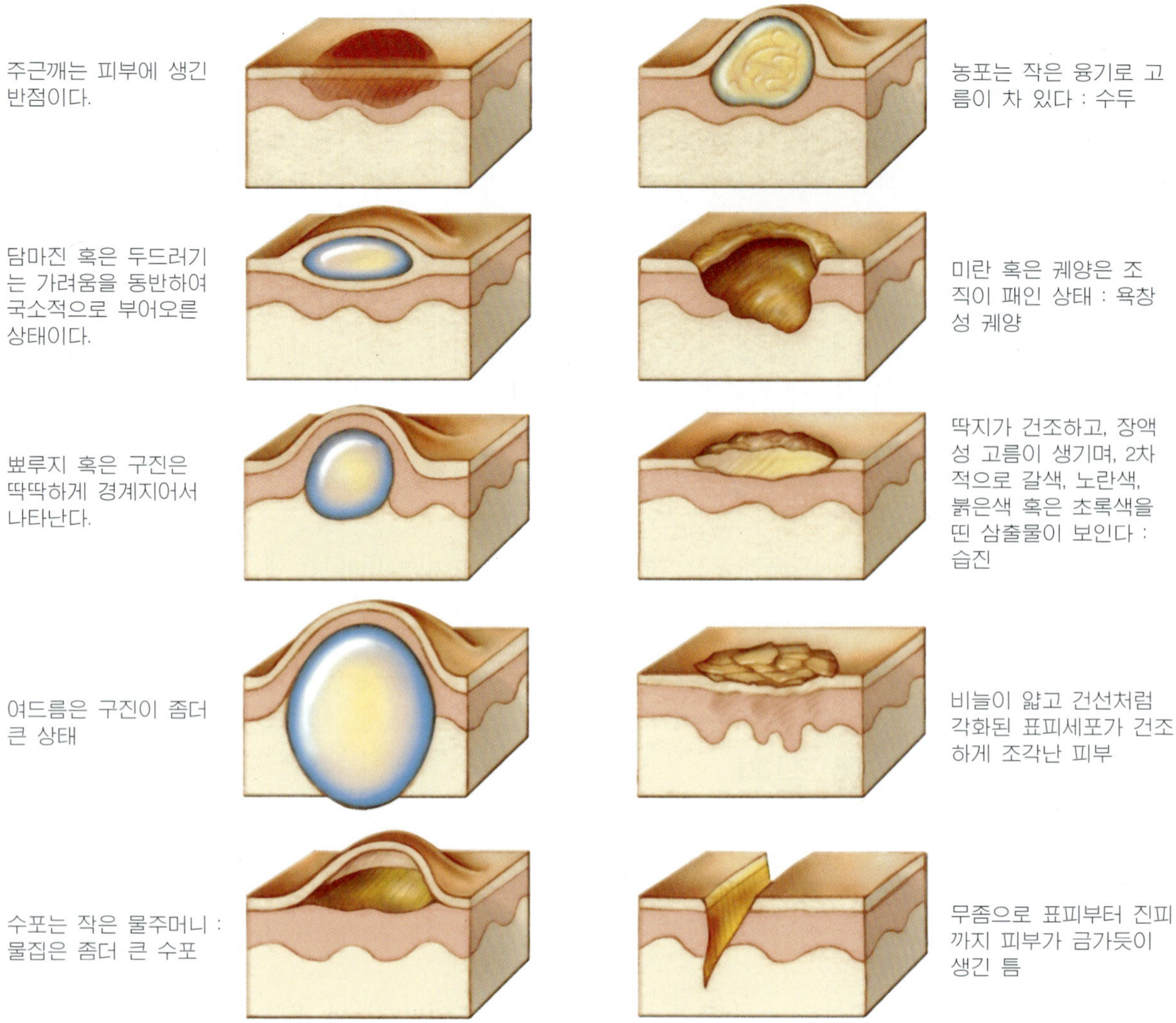

〈그림 7－15〉 다양한 피부병변의 형태

〈표 7－1〉 일반적인 외피계통 질환

질환명	특징
찰과상 abrasion	피부층의 기계적인 손상이나 수술을 위한 절개
여드름 acne	기름샘에서 피지의 과도한 분비로 각질화된 세포를 따라서 털주머니가 막히고 박테리아에 감염됨으로써 여드름이 커진다.
무좀 athlete's foot	일반적인 진균감염. 지속적으로 습한 발가락 사이나 손바닥 혹은 손가락에 잘 생긴다. 완선(Jock itch)은 서혜부에 생긴 진균감염
욕창 bed sores	피부의 혈액순환장애로 뼈돌출부위에 압력이 가해져서 생긴다. 혼자서 돌아다니지 못하는 장기 침상환자에게서 호발한다.
종기 boil	표피, 털주머니, 분비샘에 생긴 급성염증이다.
포진 cold sore	단순포진바이러스에 의해 생긴 물집
타박상 contusion	골절 같은 손상은 없고, 피부에 외상, 즉 멍, 부종이 생김
피부염 dermatitis	식물이나 화학물질 같은 다양한 자극으로 피부에 염증, 즉 홍반(erythema), 구진(papule), 소포, 딱지가 생긴다. 덩굴옻나무나 떡갈나무를 만지면 접촉성 피부염이 생긴다.
습진 eczema	발적, 구진, 소포, 부스럼 등이 생기는 비전염성 질환으로 피부가 딱딱하거나 비늘처럼 벗겨짐
두드러기 hives	알레르기반응으로 생기며, 심한 가려움을 동반
발진건선 psoriasis	만성 · 염증성 피부질환으로 피부가 건조해지며 발적, 딱딱한 발진이 원형의 비늘처럼 생긴다.
옴, 개선 scabies	진드기가 원인인 감염성 질환. 일반적으로 어린이에게 잘 나타나며, 무척 가렵다.
대상포진 shingles	통증이 심한 염증성 피부질환으로 신경계에 침범하며 몸통에 소포가 패치처럼 형성된다. 대상포진바이러스(herpes zoster)의 zoster는 그리스어로 '벨트'라는 뜻이다. 통증은 소포가 나은 뒤에도 지속된다.
피부암 skin cancer	다양한 피부암 가운데 편평세포암종(squamous cell carcinoma)과 기저세포암종(basal cell carcinoma)이 가장 흔하다. 기저세포암종은 국소적이어서 치료가 쉬운 편이다. 편평세포암종은 조직 깊숙이 침투하나, 일반적으로 전이되지는 않는다. 가장 심각하고 치유가 어려운 피부암은 악성흑색종(malignant melanoma)으로, 초기에는 멜라닌세포에 손상을 주지만, 후에는 신체 전반에 걸쳐서 여러 장기에 전이된다.
무좀 athlete's foot	일반적인 진균감염. 지속적으로 습한 발가락 사이나 손바닥 혹은 손가락에 잘 생긴다. 완선(Jock itch)은 서혜부에 생긴 진균감염

* 염증(inflammation)은 "불을 포함한"이라는 사전적 의미를 가지고 있다. 염증반응은 손상에 대한 조직의 반응으로 통증(pain), 발적(redness), 열(heat), 부종(swelling) 등이 나타난다.

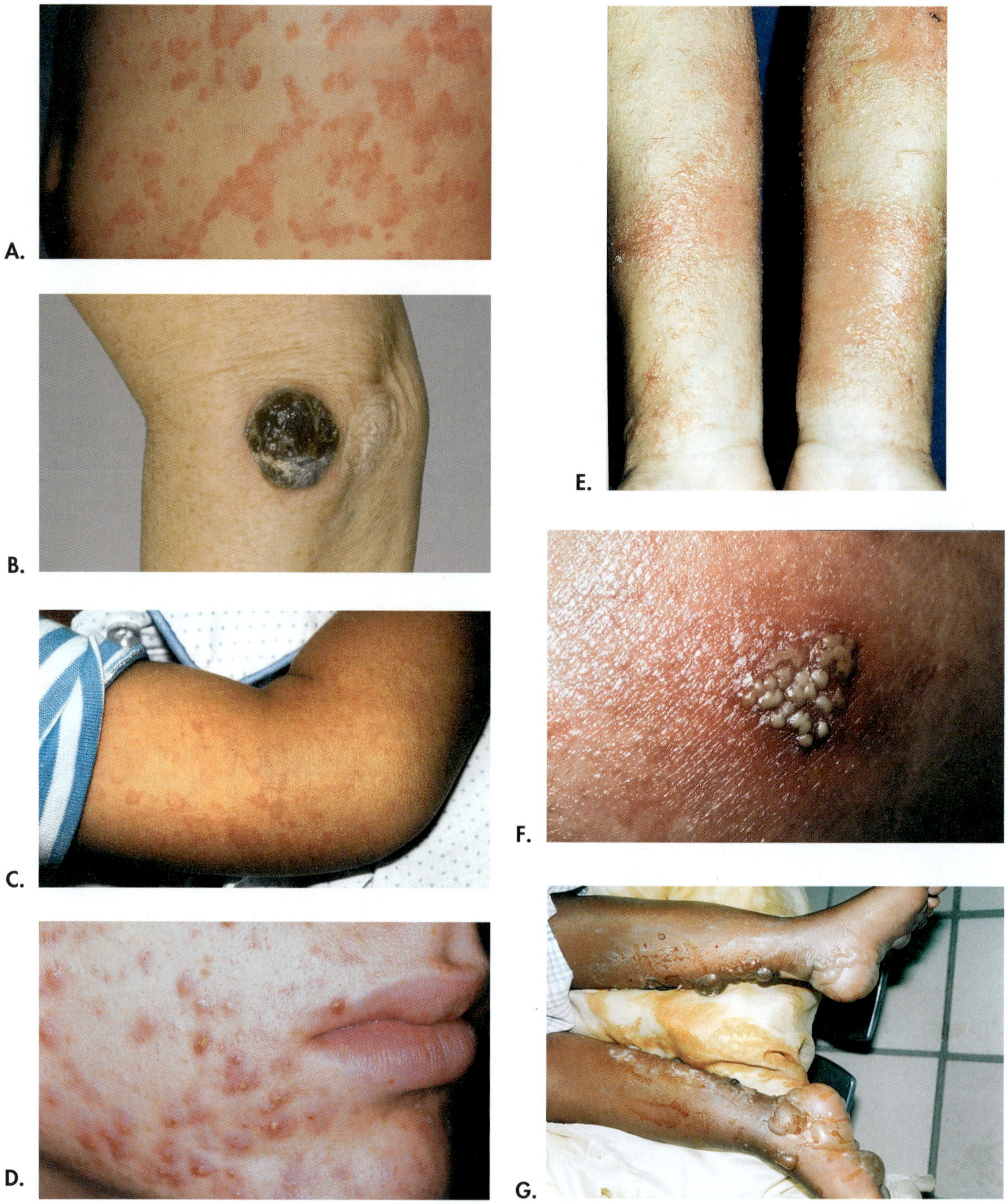

〈그림 7－16〉 다양한 외피계통질환 : (a) 두드러기[hives(urticaria)] (Courtesy of Jacson L. Smith, MD)
(b) 악성흑색종(malignant melanoma) (출처: Biophoto Associates/Photo Researchers, Inc)
(c) 감염홍반[Erythema infectiosum(fifth disease).] (Courtesy of Jacson L. Smith, MD)
(d) 여드름(acne)
(e) 덩굴옻나무[Poison ivy(dermatitis)].
(f) 단순포진(Herpes simplex) (Courtesy of Jacson L. Smith, MD)
(g) 2도 화상(Burn second degree) (Courtesy of Jacson L. Smith, MD)

The Body's Control Center, PART ONE

Chapter 8

신경계통

인체조절 센터-1부

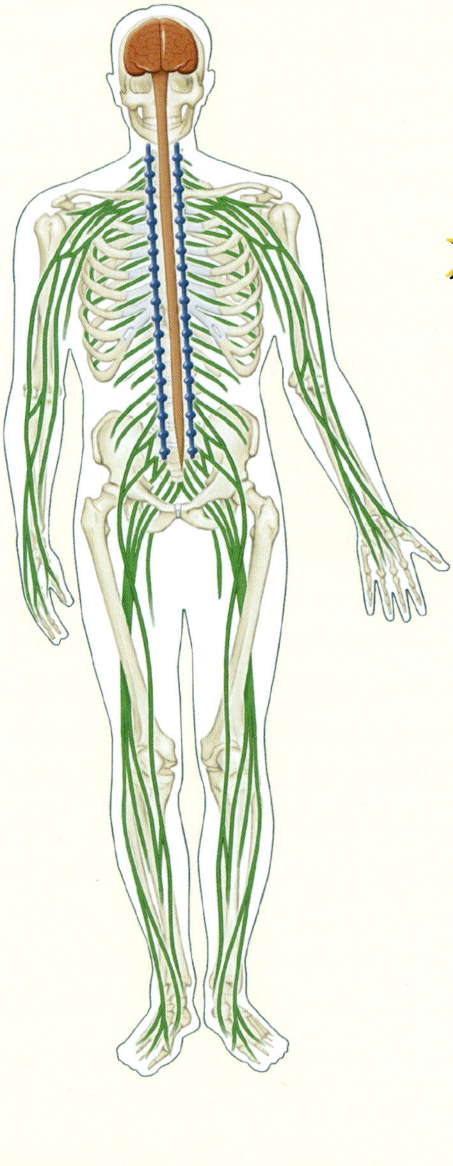

지금까지의 여행에서, 우리는 도시를 구성하는 하부구조와 빌딩 블럭들, 그리고 지지시스템에 대해 살펴보았다.

이제 우리는 운반과 방어, 그리고 에너지전달시스템을 살펴보고자 한다. 유서깊은 도시처럼 인체는 조절시스템을 가지고 있으며, 그 시스템은 인체의 구성요소를 감시하면서 필요할 때마다 적절한 수정을 가하여 인체의 모든 것이 유연하게 잘 이루어지도록 한다.

인체의 조절시스템은 특정한 감각의 도움을 받는 신경계통과 내분비계통으로 구성되며, 때로는 이해하기 어려운 다양하고 복잡한 기능을 수행한다. 인체의 조절시스템은 인체에서 일어나는 모든 과정들을 통제하므로 가장 복잡하고 생동적인 시스템이다.

신경계통 공부를 위한 여행을 좀더 쉽게 하기 위해, 두 부분으로 신경계통을 나누고자 한다. 1부에서는 조절 사다리의 가장 아랫부분인 세포와 척수에서 시작하고자 하며, 2부에서는 뇌의 고위 조절기능에 중점을 두고자 한다.

학습목표 LEARNING OBJECTIVES

- 신경계통의 기본적인 운영원리와 구성요소를 열거하고 설명할 수 있다.
- 중추신경계통과 말초신경계통을 비교할 수 있다.
- 감각계통과 신경계통의 관계를 설명할 수 있다.
- 신경조직의 부분과 기능을 구분할 수 있다.
- 신경근 접합의 과정을 설명할 수 있다.
- 척수의 해부와 생리를 설명할 수 있다.
- 신경계통과 척수의 다양한 질환를 열거하고 설명할 수 있다.

구성 Organization

먼저 모든 구성요소가 서로 어떻게 연결되어 있는지를 보여주는 전체적인 시스템 개요부터 소개하고자 한다.

신경계통의 구분과 작동원리

신경계통은 컴퓨터에 비교될 수 있다.

정보가 키보드, 마우스, 마이크로폰, 인터넷 연결 등 다양한 도구에 의해 컴퓨터로 입력되듯이 인체에도 정보의 입력을 담당하는 감각이 존재한다. '뇌'는 하드드라이브(장기기억, long-term memory), RAM(단기기억, short-term memory), 중앙처리장치(사고와 의사결정 담당) 등의 역할을 하는 기관으로 이뤄져 있다.

또한 컴퓨터의 출력장치(외부로의 연결)가 포트와 케이블을 통해 프린터, 화면, 스피커와 연결되듯이 인체에도 정보의 출력을 담당하는 기관이 존재한다.

이 중에서 **중추신경계통**(central nervous system; CNS)은 일반적으로 뇌와 척수로 구분한다.

입력과 출력의 경로가 되는 **말초신경계통**(peripheral nervous system; PNS)은 뇌와 척수 이외의 모든 것이 해당된다. 신경계통 가지의 조직은 〈그림 8-1〉에서 설명하였다.

신경계통의 '입력장치'에 해당되는 것은 **감각계통**(sensory system)이다. 감각은 외부환경에서 정보를 획득하여 신경계통으로 전달한다. 신경계통에 대한 자세한 내용은 11장에서 다룰 것이다. 감각계통에 의해 측정된 우리의 몸을 둘러싼 환경에 대한 정보는 뇌와 척수에 의해 조절되는 신경계통으로 전달된다.

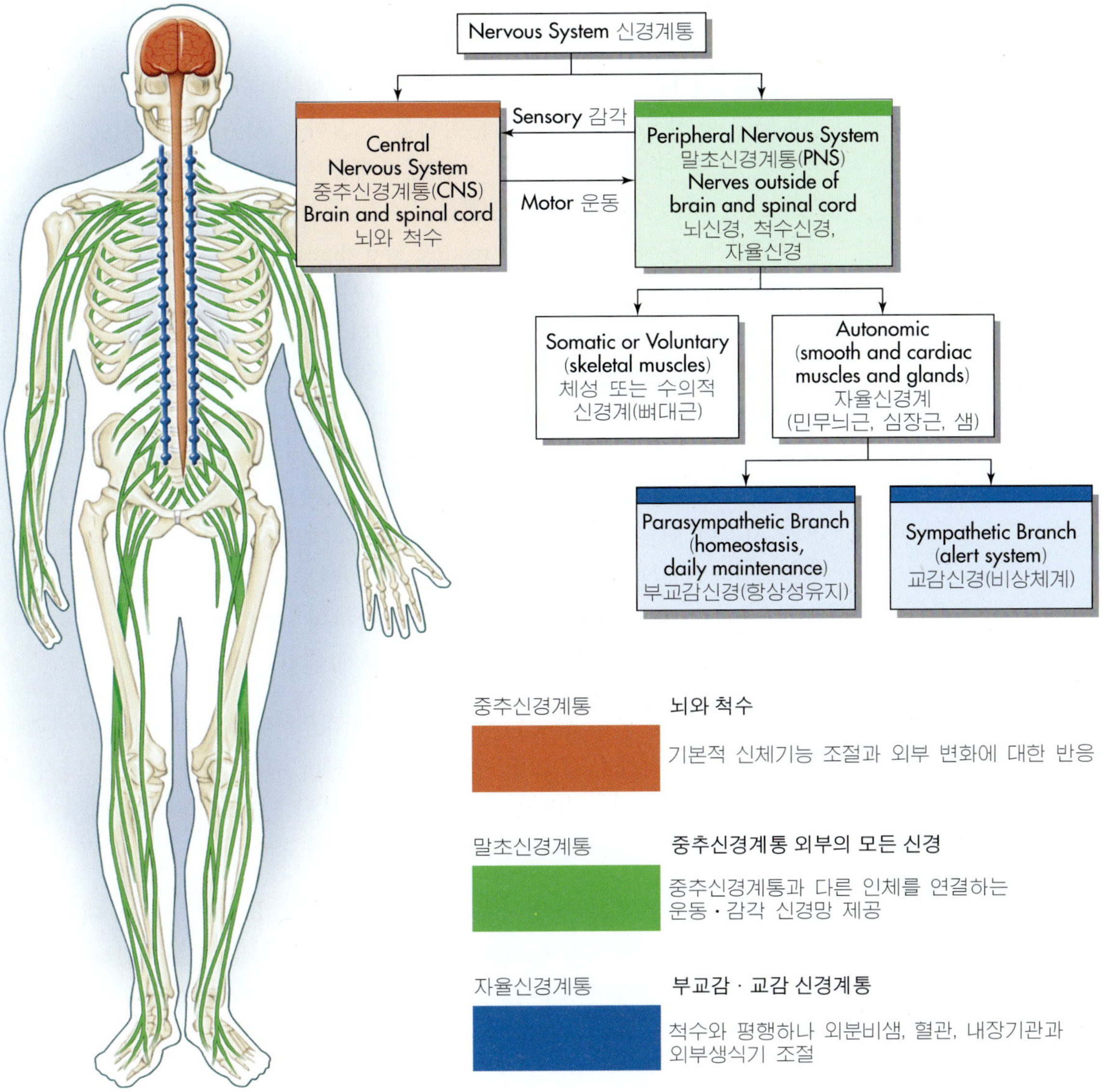

〈그림 8－1〉 신경계통의 조직구성

뇌와 척수는 이를 다른 종류의 정보와 합치고, 과거의 경험에 의해 얻어진 정보와 비교하여 이 정보에 어떻게 반응할 것인지를 결정한다. 뇌와 척수가 새로운 정보에 대처하기 위한 반응의 종류를 결정하고 나면, 출력 부분이 활성화되어 뇌와 척수의 명령을 수행한다.

운동계통(motor system)이라고 부르는 출력부분은 모든 근육과 분비샘에 명령을 전달하고 새로운 정보에 대해 어떻게 반응할지를 알려준다. 운동계통은 뼈대근육 조절과 수의적 운동을 담당하는 **체성신경계통**(somatic nervous system), 그리고 민무늬근과 심장근의 다양한 분비샘을 조절하는 **자율신경계통**(autonomic nervous system)으로 구분된다. 다시 자율신경계통은 **부교감신경계통**(parasym-pathetic nervous system)과 **교감신경계통**(sympathetic nervous system)으로 구분된다. 부교감신경은 '휴식과 소화상태(resting and digesting)', 즉 정상적인 인체기능을 담당한다. 반면에, 교감신경은 인체의 비상시스템으로서 '싸움 또는 도피(fight-or-flight)'와 같은 반응시스템으로 알려져 있다.

실생활에 비추어 보면 신경계통의 작동원리를 쉽게 이해할 수 있다. 예를 들어 친구 집에 방문했을 때, 아주 큰 개가 바로 앞에서 으르렁거리는 경우를 상상해 보자. 우리의 감각계는 새로운 자극(크고 적대적인 개)에 대한 정보를 받아들이게 된다. 만약 차에서 멀리 떨어져 있고 도와줄 사람도 없는 상황이라면 이러한 정보는 즉각 척수와 뇌로 전달되며, 위험에 대처하기 위하여 뇌와 척수는 자율신경계통을 통해 특정 기관에 명령을 내림으로써 어떤 행동을 하도록 조치한다. 즉, 심박동·혈압·호흡수는 증가하고 땀이 나기 시작하며, 위험에 충분히 대처할 수 있도록 더 많은 혈액이 뼈대근과 심장으로 이동하게 된다.

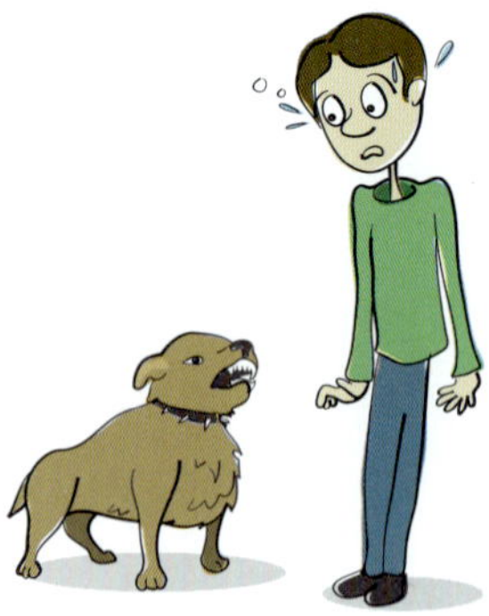

이러한 변화는 모두 불수의적이고 무의식적인 조절에 의해서 일어난다. 만약 개에게 쫓기는 두려움을 조절할 수 있다면 천천히 뒤로 빠져 나갈 것이지만, 대책 없이 두렵기만 하다면, 최대한 빨리 달아남으로써 어떠한 상처도 입지 않고, 그리고 자존심을 다치지 않고 위험에서 벗어날 수 있을 것이다.

신경계통의 각 부분은 떨어져 있으나, 상황을 파악하고 이에 대해 적절히 반응할 수 있도록 잘 연결되어 있으며, 평생 동안 쉬지 않고 활동한다. 비우호적인 개와 갑작스런 혈압강하, 그리고 아주 심한 교통사고와 같은 상황은 자칫 생명을 위협할 수 있지만 개미가 발에서 기어가거나 연필이나 손이 닿을 수 없는 곳으로 떨어지는 것은 쉽게 무시할 수 있다. 신경계통은 인체와 관련된 모든 일들을 점검하여서 반응의 종류를 결정한다.

신경조직 Nervous tissue

신경계통은 신경조직으로 이루어져 있으며, 신경조직은 신경세포(neuron)와 신경아교(neuroglia)로 구성된다.

신경아교 Neuroglia

신경아교(neuroglia) 또는 **아교세포**(glial cell)는 신경계통의 기능을 담당하는 신경조직의 특수한 세포이다. 중추신경계통에는 네 종류의 아교세포가 있다.

별아교세포(성상교세포, astrocyte)는 지지세포로서 대사작용을 담당하며, 미세아교세포(microglia)는 불순물을 제거한다. **뇌실막세포**(ependymal cell)는 상피세포의 역할을 담당하여 빈 공간(뇌실)을 덮고 있으며, 뇌척수액(erebrospind fluid)을 생성한다. **희소돌기아교세포**(oligodendrocyte)는 **말이집**(미엘린, myelin)이라고 부르는 지방 절연체를 생성한다.

말초신경계통에는 두 종류의 아교세포가 있다. **슈반세포**(schwann cell)는 말초신경계통의 말이집을 생성하며, **위성세포**(satellited cell)는 지지세포가 된다.

〈그림 8-2〉는 중추신경계통의 척수 단면과 네 종류의 신경아교세포를 보여준다.

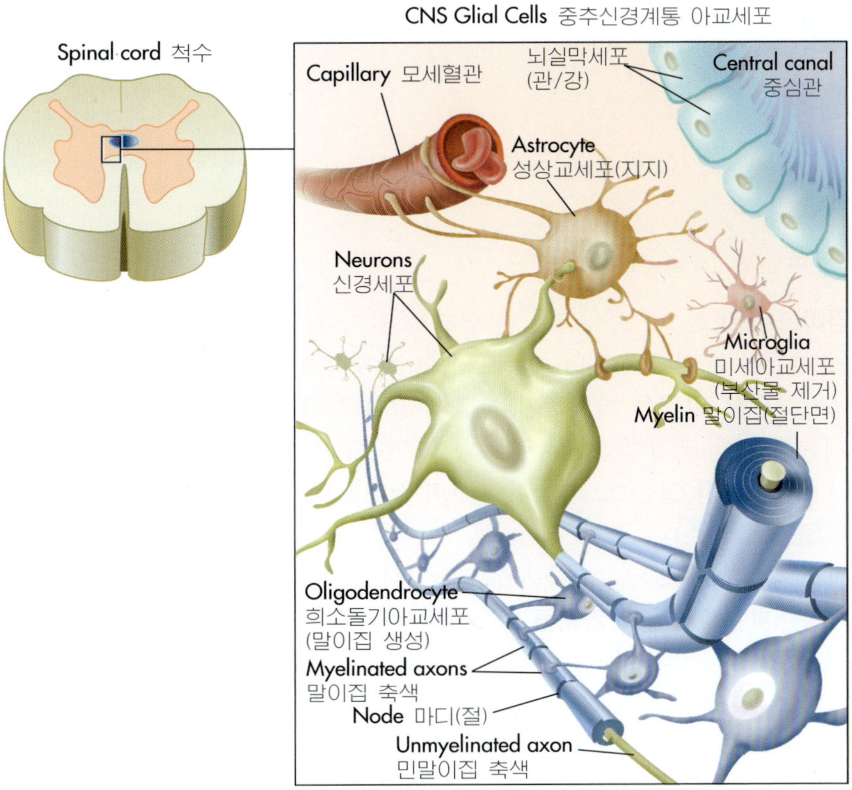

중추신경계통 아교세포	말초신경계통 아교세포
별아교세포–물질대사 및 구조적 지지	슈반세포–말이집 생성
미세아교세포–부산물 제거	위성세포–지지세포
희소돌기아교세포–지방절연체 생산	
뇌실막세포–뇌실을 감싸고 덮음	

〈그림 8 – 2〉 아교세포의 종류와 기능

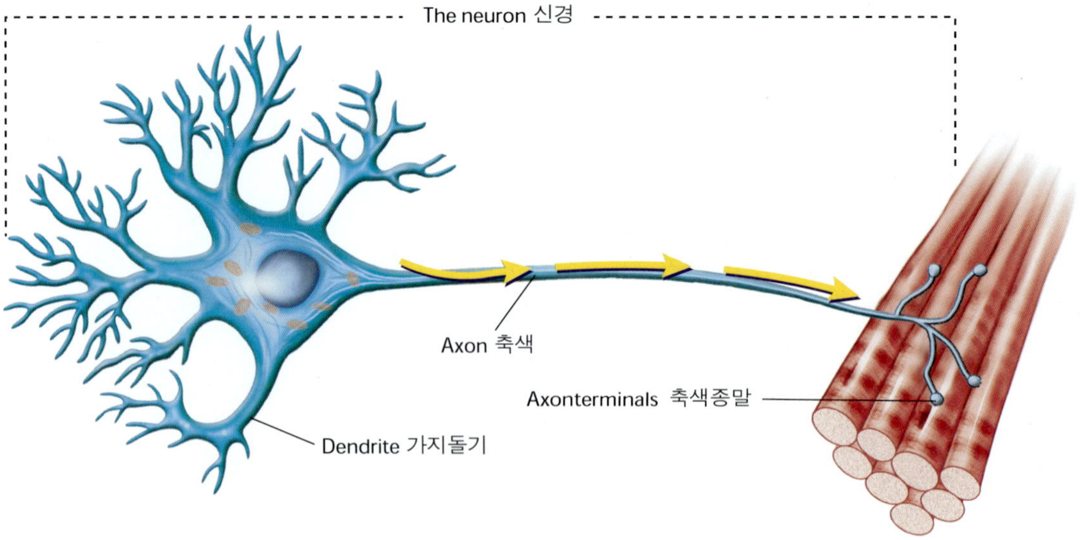

〈그림 8 – 3〉 골격근과 신경 연결

신경세포 뉴런, Neurons

신경아교세포(Neuroglial cell)는 빈 공간을 덮거나 또는 구조물을 지지 · 보호하면서 신경계통을 유지하기 위한 모든 활동을 수행한다. 그러나 어떠한 신경아교세포도 스스로 외부 환경을 파악하거나, 의사결정을 하거나, 명령을 내릴 수는 없다. 신경계통의 모든 조절기능은 **뉴런**(neuron)이라고 부르는 신경세포가 수행한다. 뉴런은 다소 이상한 모습으로 때로는 꼬리처럼 보이는 굉장히 많은 가지를 가지고 있다(그림 8–3 참조).

뉴런의 각 부위는 특수한 기능을 담당한다. 뉴런의 세포체의 주 기능은 세포의 대사활동이다. 세포체의 **가지돌기**(dendrite)는 다른 세포나 환경에서 정보를 받아들이고, **축색**(axon)은 정보를 생성하거나 생성된 정보를 다른 세포에 보낸다. 이러한 신호들은 **축색종말**(axon terminals)에 도달하여서, 새로운 세포와 연결된다.

축색종말과 정보를 받는 세포의 결합을 **연접**(synapse)이라고 한다. 만약 정보를 받는 세포가 뼈대근육이라면, 이러한 연접을 **신경근연접**(neuromuscular synapse) 혹은 **신경근접합**(neuromuscular junction)이라고 한다.

뉴런은 구조와 기능에 의해 구분될 수 있다. 구조적 관점에 따르면, 뉴런은 하나의 축색과 하나의 가지돌기를 가진 것(두극, bipolar), 하나의 축색과 많은 가지돌기를 가진 것(뭇갈래극, multipolar), 또는 하나의 가지는 중추와 말초 방향으로 갈라지는 것(단극, unipolar) 등이 있다.

기능적인 분류로는 **감각신경**(sensory neuron)으로 알려진 **들신경세포**(afferent neuron), **운동신경**(motor neuron)으로 알려진 **날신경세포**(efferent neuron)가 있다. 뉴런은 **중간뉴런**(interneuron) 혹은 **연합뉴런**(association neuron)이라고 부르는 뉴런들 사이로 정보를 전달한다.

뉴런의 활동

뉴런의 기능을 이제 좀더 자세히 살펴보자.

흥분성 세포 Excitable cells

뉴런은 **흥분성 세포**(excitable cell)로, 자극을 받으면 작은 전기적 전하(electrical charge)를 전달한다. 전하가 세포막을 통과하면 미세한 전류가 발생한다(전기는 전하가 한 곳에서 다른 곳으로 이동하는 움직임일 뿐이다). 뉴런 이외에 흥분성 세포로는 근육세포, 샘세포(gland cell)가 있지만, 뉴런은 미세한 전류를 통해 정보를 주고 받는다. 뉴런이 전기를 전달하는 방법은 신비로울 정도다. 뉴런은 작은 배터리 모형과 같아서 세포막의 투과도를 변화시킴으로써 전류를 쉽게 생성할 수 있다.

활동전압 Action Potential

자극을 받지 않았거나 흥분이 되지 않은 세포를 안정세포(resting cell)라고 하며, 흔히 **분극**(polarized)되었다고 한다. 이는 세포막의 안과 밖이 전하 차이가 있다는 것으로, 세포막 외부보다 내부가 더 음성적이라는 뜻이다.

세포가 자극을 받으면(흥분했을 때) 세포막의 닫혀진 소디움 통로라고 부르는 문이 열리고, 소디움이온(Na^{+})이 세포막을 통과한다. 소디움이온은 양전하를 띠고, 이것들이 세포 내로 들어가게 되면 세포 역시 양전하(+)를 띠게 된다. 세포가 안정상태에서 양성적으로 바뀌면 탈분극(depolarized)되었다고 한다. 0.001초 내에 소디움 통로는 슈퍼마켓의 자동문이 저절로 닫히듯이 닫히게 된다.

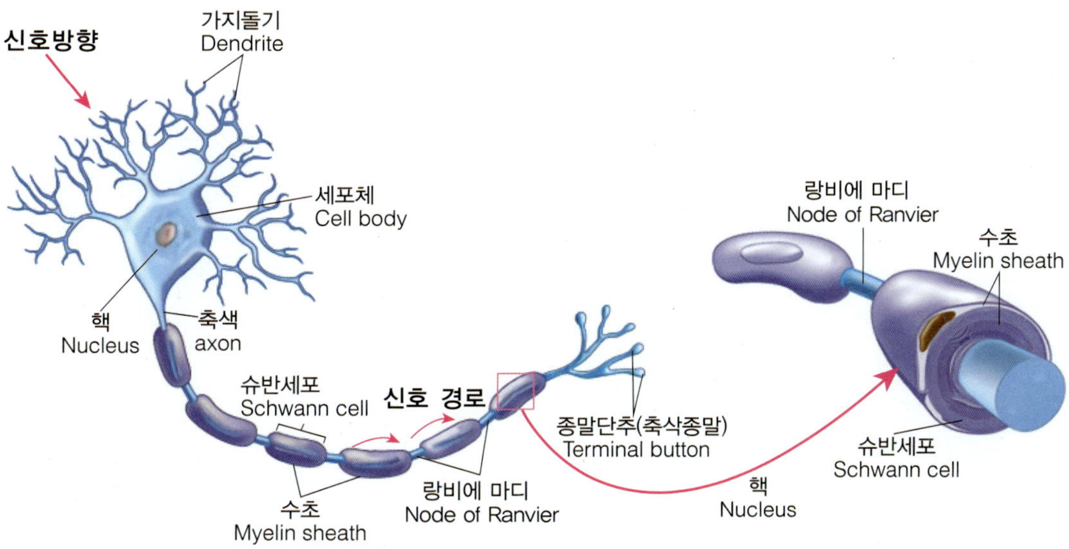

〈그림 8-4〉 뉴런의 구조

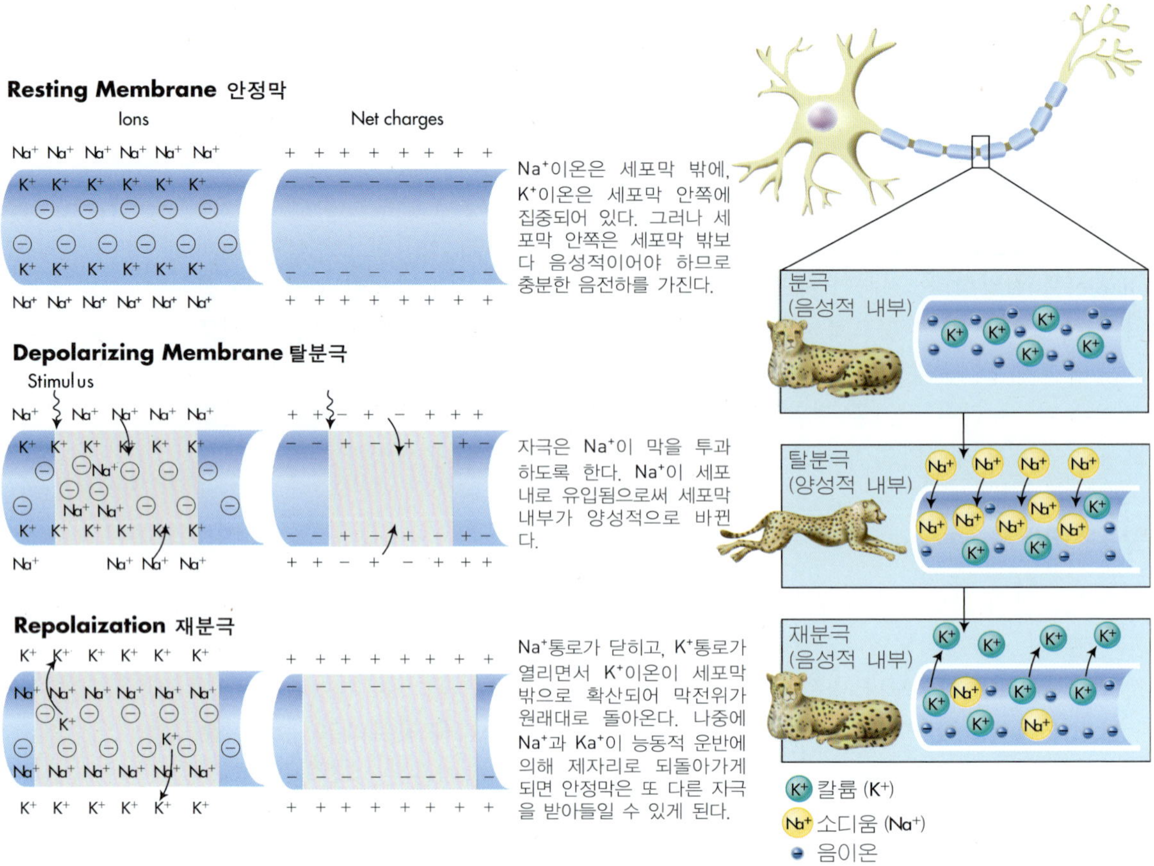

〈그림 8－5〉 탈분극과 재분극

그런 다음에 포타슘 통로가 열리게 되는데, 포타슘이온(K^+) 또한 양이온이지만, 통로가 개방되면 세포 내에서 외부로 나가게 된다. 이로써 세포 내부는 다시 음성적으로 변해 결국에는 안정상태로 되돌아간다. 이를 **재분극**(repolarization)이라고 한다(그림 8–5).

때때로 세포의 재분극이 지나치기(overshoot) 때문에 안정막 전위보다 더 음성적으로 되기도 하는데, 이를 **과분극**(hyperpolarization)이 되었다고 한다. 또한 세포가 재분극이 되기 전까지는 다른 자극을 받아들일 수가 없는데, 이를 **불응기**(refractory period)라고 한다. 이와 같이 세포의 투과도가 변화하는 전체적인 과정과 이것으로 인한 세포 안팎 전하의 변화를 **활동전압**(action potential)이라고 한다.

국소전압 Local potentials

신경은 전기를 발생하여 보내거나 받아들여서 신호를 해석하는 능력을 가지고 있다.

이것이 어떻게 작동되는지 이해하기 위해 벽에 액자를 걸기 위해 망치질을 하다가 실수로 엄지손가락을 찧게 된 경우를 생각해 보자. 망치에 맞은 엄지손가락의 가지돌기는 자극되어 소디움 통로가 열리고 탈분극이 된다.

만약에 손가락을 가볍게 쳤다면, 세포는 매우 적은 자극을 받을 것이고 통로도 일부만 개방되어 탈분극이 크게 일어나지 않을 것이다(그러므로 고통도 그렇게 크지는 않을 것이다).

그러나 손가락을 매우 강하게 쳤다면, 더 많은 통로가 개방되고 세포의 탈분극도 매우 커질 것이다(고통 또한 매우 클 것이다!). 이때 발생한 전류(통증)를 **국소전류**(local potential)라고 한다.

국소전류의 세기는 세포의 흥분 정도를 결정하며, 강한 자극은 작은 자극의 경우보다 큰 탈분극을 일으키게 된다. 많은 감각세포들은 국소전류에 의해 활동하며, 이것은 중추신경계통이 외부 환경의 변화 정도를 알게끔 해준다.

가지돌기는 탈분극을 감각신경의 세포체로 전달하는데, 만약 자극이 충분히 크다면 세포체는 활동전압을 일으킨다. 활동전압과 국소전류의 차이점은 활동전압이 실무율(all or none)을 따른다는 것이다.

실무율이란 한 번 활동전압이 시작되면 항상 같은 크기이고 함께 종료되는 것으로, 역치 이하의 자극에서는 전혀 반응하지 않지만, 자극이 역치에 도달하면 최대의 반응을 나타내는 것을 의미한다.

활동전압은 항상 같고, 어떤 활동전압이 생성되면 세포체에서 축색종말로 이동하는데, 이러한 이동을 **자극전도**(impulse conduction)라고 한다.

자극전도 Impulse conduction

축색을 따라가는 자극의 전도속도는 두 가지 특성, 즉 말이집(myelin) 유무와 축색의 직경에 의해 결정된다. 말이집은 지방 절연체로 겉껍질을 이루며, 중추신경계통에서는 희소돌기아교세포(oligodendrocyte)에 의해서, 말초신경계통에서는 슈반세포(Schewann cell)에 의해서 각각 생성된다.

해부된 뇌에서 말이집(myelinated) 축색은 희게 보이고, 중추신경계통에서 민말이집(unmyelinated) 축색은 세포체와 같이 회색으로 보인다. 그래서 '백색질(white matter)'은 축색으로 이루어져 있고 '회백색질'은 세포체로 이루어져 있다고 말한다.

희소돌기아교세포나 슈반세포의 세포막은 붕대와 같이 축색을 감싼다. 말이집과 말이집 사이에 있는 미세한 벗겨진 부위는 **랑비에 마디**(nodes of Ranvier)라고 한다(그림 8-6 참조).

말이집에 싸여 있는 축색을 '말이집 축색'이라고 부른다. 말이집 축색은 활동전압을 축색의 아래쪽으로 빠르게 전달한다. 민말이집 축색에서는 활동전압이 축색을 따라 탈분극을 일으키면서 아래쪽으로 전달되는데, 이때 모든 소디움 통로가 열리면서 거의 동시에 모든 **칼륨 통로** 또한 열린다. 따라서 상대적으로 전달과정이 느릴 수밖에 없다.

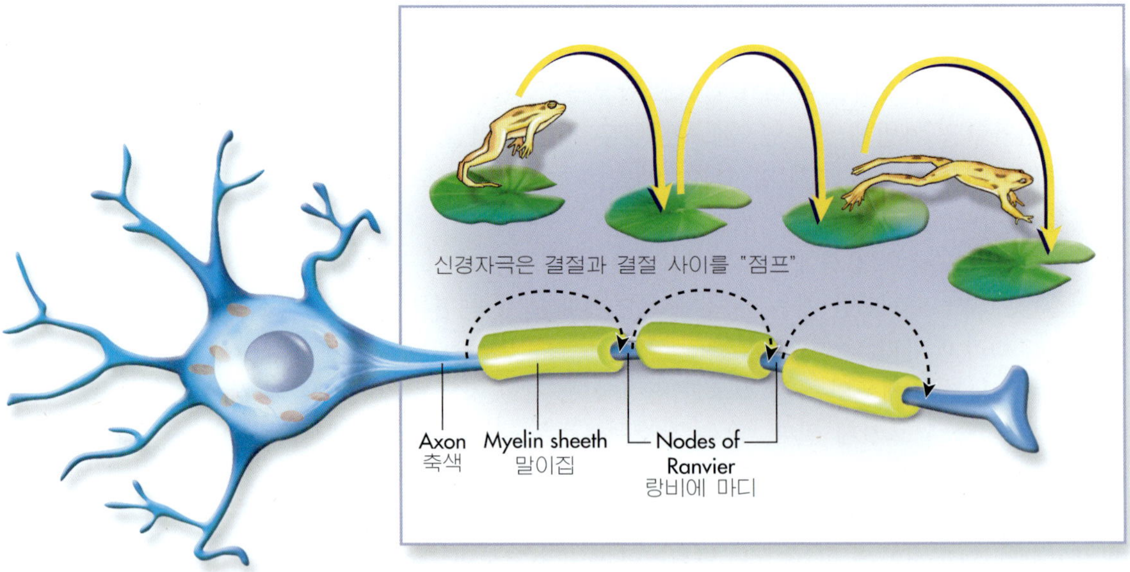

〈그림 8 – 6〉 말이집 축색을 통한 자극 전도

반면에 말이집 축색에서는 랑비에 마디에 있는 나트륨 통로만이 열려서 축색의 아래쪽으로 활동전압을 전달하는데, 이온들은 수용성이고 말이집은 지방이기 때문에, 말이집은 이온들이 통로를 통해 통과할 수 없게 한다(전하는 지방을 통과할 수 없다는 것을 기억할 것). 그러므로 활동전압은 랑비에 마디와 랑비에 마디 사이로 '도약(skip)'하는 방식으로 빠르게 전달된다(결절 전달방식).

축색의 직경 또한 활동전압의 전도속도에 영향을 미친다. 직경이 다른 두 개의 파이프가 있다고 가정해 보자. 직경이 50cm인 파이프를 통과해야 한다면, 기어서 힘들게 나아가야 할 것이고, 반면에 직경이 2m인 파이프가 있다면 아무 어려움 없이 뛰어서 반대편에 도착할 것이다. 더 빠르게 통과할 수 있는 것은 당연히 직경이 넓은 쪽이다. 이와 마찬가지로 이온들에게 축색은 파이프에 해당하고 직경이 넓을수록 전달속도 또한 빨라지게 된다.

그러므로 말이집과 넓은 직경의 조합은 전달속도를 대단히 빠르게 한다. 가느다란 말이집 축색의 전달속도는 0.5m/sec이고, 두꺼운 말이집 축색의 전달속도는 100m/sec로 약 200배 가량 더 빠르다.

연접(시냅스)는 어떻게 작용하는가 How Synapses Work

뉴런이 서로 교통(communicate)하는 것은 연접(synapse)에 의한 것으로, 한 뉴런에서 다른 뉴런으로 메시지를 보내기 위해서 활동전압이 생성되어 축색종말(axon terminal)로 전달된다.

화학적 시냅스/연접 CHEMICAL SYNAPSES

자극이 축색종말에 도달하면 종말은 탈분극되고 칼슘 통로가 열려서 칼슘이온이 세포 내로 들어온다. 유입된 세포 내 칼슘은 축색종말의 변화를 가져온다. 즉, 축색종말에는 **소포**(vesicle)라고 부르는 작은 주머니들이 있는데, 세포 내로 칼슘이 유입되면 세포외배출(exocytosis)에 의해 소포 내에 있는 물질들을 유리시킨다. 이러한 소포들 안에는 **신경전달물질**(neurotransmitters)들이 가득 들어 있다.

신경전달물질은 시냅스(연접)를 통과하여 뉴런에서 시냅스 후 뉴런(postsynaptic neuron)에 신호를 전달한다. 신경전달물질은 시냅스 후 뉴런과 결합하여서 이온통로를 개방하거나 폐쇄한다.

신경전달물질은 시냅스 후 뉴런을 흥분시키기도 하고, 억제하기도 한다.

예를 들어 엄지손가락이 망치에 맞은 경우에 신경전달물질은 척수로 유리되어 통증 뉴런을 흥분시키고, 이어서 시냅스 후 뉴런을 흥분시켜서 엄지손가락의 정보를 뇌에 전달한다.

정보전달의 마지막 과정은 제거과정이다. 신경전달물질이 연접(synapse)에서 제

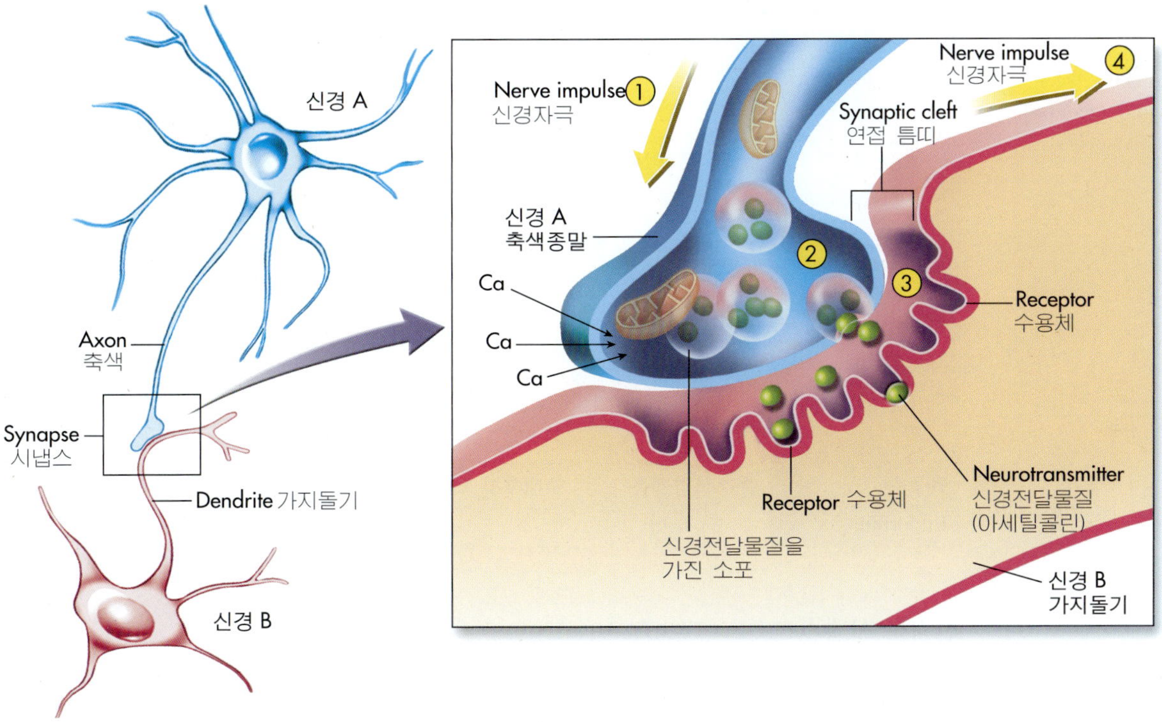

〈그림 8-7〉 화학적 시냅스

1단계 : 자극을 축색에 전달

2단계 : 소포들이 자극을 받아서 신경전달물질을 유리(세포외 반출, exocytosis)

3단계 : 신경전달물질이 시냅스 공간으로 유리되어 시냅스후세포의 수용체들과 결합

4단계 : 자극이 수상돌기를 따라 이동

거되지 않으면 시냅스 후 뉴런과 계속 결합되어 있게 된다. 이러한 제거과정은 불활성화 물질을 통해 일어난다. 예를 들면, 아세틸콜린(Acetylcholine; ACh)이라는 신경전달물질은 아세틸콜린에스터레이즈(Acetylcholinesterase)라는 분해효소에 의해 불활성화된다.

신경전달물질을 이용한 정보의 전달방식을 **화학적 시냅스**(chemical synapse)라고 부르는데, 이는 화학물질(신경전달물질)을 통해 뉴런 사이에 정보를 전달하기 때문이다(그림 8–7 참조).

화학적 시냅스에 대한 이해는 몇몇 정신과질환 치료에 획기적인 발전을 가져왔다. 오늘날 판매되는 많은 약물들은 시냅스에 작용하는데, 선택적 세로토닌 재흡수 억제제(Selectiv serotonin reuptake inhibitor; SSRI)가 좋은 실례이다.

이러한 약물들은 신경전달물질인 세로토닌이 시냅스에서 제거되는 것을 방지하여 시냅스 후 뉴런에 세로토닌의 효과를 증가시킨다. 〈표 8–1〉은 중요한 신경전달물질의 임상적인 사례를 보여 준다.

〈표 8 – 1〉 일반적인 신경전달물질

신경전달물질	위치	기능	설명
아세틸콜린 Acetylcholine	중추, 말초신경계통	대부분 흥분성이나 몇몇 내장효과기에서는 억제성	뼈대근육의 신경근 접합과 많은 자율신경계통 시냅스(연접)에서 발견
노에피네피린 Norepinephrine	중추, 말초신경계통	수용체에 따라서 흥분성 혹은 억제성	내장기관과 심장근에서 발견
에피네피린 Epinephrine	중추, 말초신경계통	수용체에 따라서 흥분성 혹은 억제성	행동과 감정에 관계된 경로에서 발견
세로토닌 Serotonin	중추신경계통	대부분 억제성	체온, 감각인지, 감성, 수면 등의 조절과 관련된 경로에서 발견
엔돌핀 Endorphins	중추신경계통	대부분 억제성	통증을 유발하는 신경전달물질의 유리를 억제

전기적 시냅스 ELECTRICAL SYNAPSES

어떤 세포가 정보를 전달할 때 화학물질을 필요로 하지 않는 시냅스(연접)를 **전기적 시냅스**(electrical synapse)라고 한다. 전기적 시냅스에서 세포들은 자유롭게 정보를 전달하는데, 그들이 가지고 있는 **간격접합**(gap junction)이라는 특수한 연결 때문이다.

이러한 연결방식은 많은 종류의 흥분성 세포 사이에 존재하며, 심장근섬유들의 사이원반(intercalated disk)이 그 예가 될 수 있다.

신경근접합 THE NEUROMUSCULAR JUNCTION

신경근접합은 화학적 시냅스의 하나로, 특히 운동계의 기능에 매우 중요하기 때문에 '6장 근육계통'에서도 짧게 언급하였다. 신경근 접합은 체성(수의적) 운동뉴런과 뼈대근육 사이의 특수한 시냅스이다. 근육의 표면은 리간드(ligand gated)에 의해 열리는 나트륨 통로로 밀집되어 있다.

리간드-개폐성 통로는 마치 자물쇠에 맞는 열쇠와 같이 수용체(receptor)에 어떤 분자물질이 결합하면 이 수용체의 일부분인 이온통로가 열리거나 닫히는 식으로 작동한다.

뼈대근육의 경우, 열쇠의 역할을 하는 리간드는 신경전달물질인 아세틸콜린이다. 아세틸콜린은 운동 뉴런의 종말에서 유리된 후 뼈대근육 표면에 결합하여 나트륨 통로를 열어 줌으로써 뼈대근육이 탈분극되도록 한다.

이런 탈분극은 6장에 언급하였듯이, 근육의 수축을 일으킨다. 모든 화학적 시냅스(연접)와 같이 신경근접합에서도 마지막에 필요한 신경전달물질의 제거과정은 아세틸콜린에스터레이스(acetylcholinesterase)가 담당한다.

척수와 척수신경 SPINAL CORD AND SPINAL NERVES

지금까지 우리는 신경계통의 세포와 조직에 대해 살펴보았다. 이제 자극이 신경계통으로 어떻게 전달되는지를 살펴보고자 한다.

외부 구조 External anatomy

척수(spinal cord)는 **큰구멍**(foramen magnum)부터 시작돼 두 번째 허리뼈(se-cond lumbar, L_2) 척추까지 이어지는 척주 안의 빈 공간에 위치한다. 척수는 매우 정교한 신경정보를 전달하는 초고속도로라고 할 수 있다.

척수는 31개 부분으로 나뉘고, 각 부분에서 1쌍의 척수신경(spinal nerve)이 나온다.

척수분절과 척수신경의 명칭은 해당되는 척추뼈의 명칭과 동일하다. 척수는 두 번째 허리척추(L_2)에서 끝나며, 이 부위를 **척수원뿔**(conus medullaris)이라고 한다. 척수원뿔에 매달려 있는 것은 **말총**(cauda equina, 말꼬리)이다.

말총은 노란 **뇌척수액**(cerebrospinal fluid; CSF)의 수조에 느슨하게 매달려 있는 꼬리신경(coccygeal nerve)에서 뻗어나온 L_2 척수신경의 가지이다.

척수에 있는 두 군데의 넓은 구역, 즉 목팽대(cervical enlargement)와 허리팽대(lumbar enlargement)에는 팔과 다리로 나가는 신경들이 위치한다.

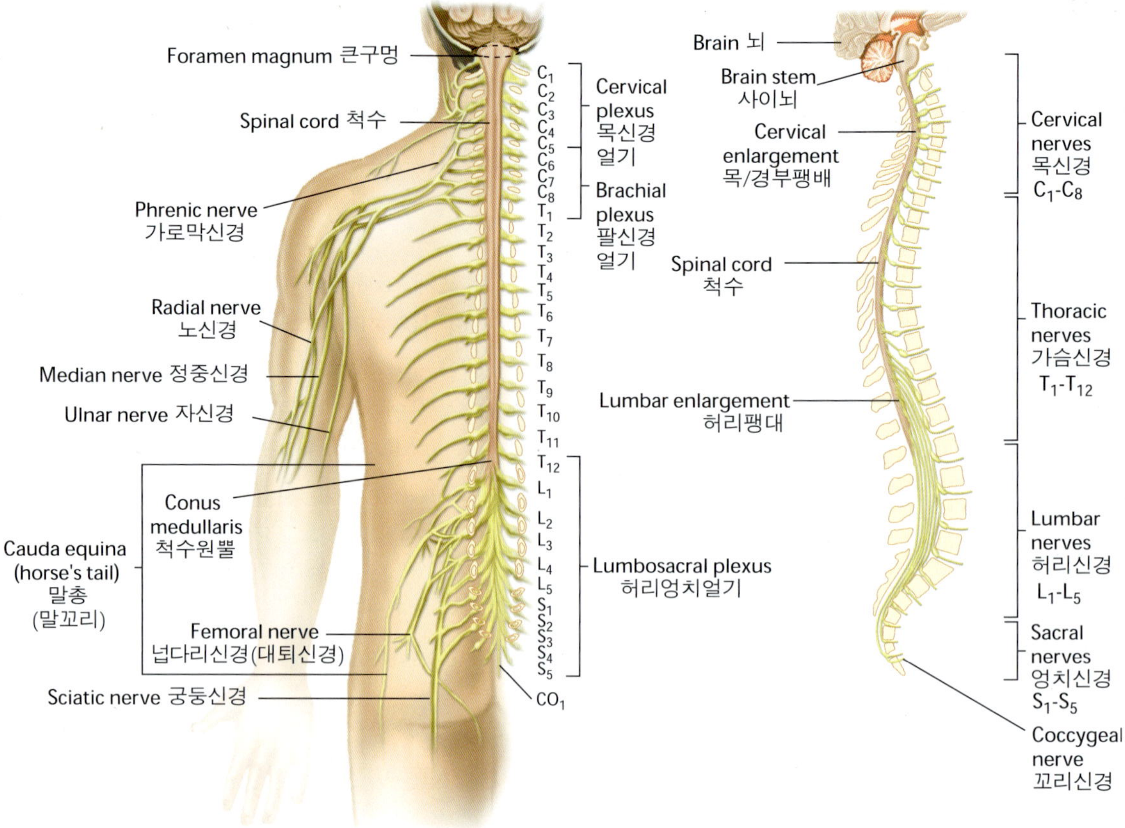

〈그림 8 – 8〉 척수(Spinal cord)

뇌척수막MENINGES

중추신경계에서 뇌와 척수는 보호막으로 잘 싸여져 있는데, 이 막을 **뇌척수막**(meninges)이라고 한다. 뇌척수막의 목적은 뇌와 척수의 섬세한 구조를 둘러싸서 쿠션처럼 외부 충격을 흡수하여 뇌와 척수를 안전하게 하는 것이다. 뇌척수막은 3개의 막으로 구분되는데 가장 바깥쪽은 두꺼운 섬유질 조직으로 되어 있기 때문에 **경질막**(dura mater)이라고 한다.

중간층은 거미줄같이 헐거우면서 섬세한 층으로 되어 있어서 **거미막**(arachnoid mater)이라고 한다. 이 층은 콜라겐과 탄력성 섬유로 되어 있으며, 뇌척수액을 함유하고 있으므로 충격을 흡수하는 작용을 한다. 그뿐만 아니라, 불용성 가스와 영양물질 및 화학적 전령물질은 물론이고 노폐물도 운반한다.

가장 안쪽의 막은 중추신경계통의 신경조직에서 분리된 **연질막**(pia mater)인데, 이 막에는 뇌와 척수에 분포된 혈관들이 들어 있다.

뇌척수막 주변에는 여러 개의 공간이 있다. 경질막과 척주 사이에는 지방과 혈관으로 채워져 있는 **경질막밖공간**(epidural space)이 있다. 경질막과 거미막 사이의 **경질막밑공간**(subdural space)은 약간의 액체로 채워져 있고, 거미막과 연질막 사이의 넓은 거미막밑공간(subarachnoid space)은 뇌척수액으로 채워져 있다.

3개의 층은 모두 액체로 가득 채워져 있어서 머리뼈 · 척주와 함께 중추신경계의 손상을 방지한다(그림 8–10 참조).

척수의 내부 구조 Internal anatomy of the spinal cord

척수(spinal cord)는 앞쪽정중틈새(ventral median fissure)와 뒤쪽정중고랑(dorsal medial sulcus)으로 구분된다. **틈새**(fissure)란 중추신경계통 표면에 있는 깊게 패인 홈을 말하고, **고랑**(sulcus)은 얕게 패인 홈을 말한다(그림 8–11 참조).

척수의 내부는 백색질인 **섬유단**(columns)과 회색질인 **뿔**(horns)로 구성돼 있다. 뿔에는 세 종류가 있는데, 뒤뿔(dorsal horn)은 감각기능에 관여하고, 앞뿔(ventral horn)은 운동기능을 담당하며 가쪽뿔(lateral horn)은 자율신경기능을 담당한다. 각 뿔에는 뉴런의 세포체가 위치해 있다.

섬유단에는 앞쪽 · 뒤쪽 · 가쪽이 있고, 이것들은 신경의 경로가 되거나, 척수와 뇌 사이를 오르내리는 축색의 통로 역할을 한다.

섬유단들은 인체의 광범위한 전선망에 속한 통신선으로서, 인체의 적절한 부위로 정보를 전달한다. 이것이 바로 신경정보망의 초고속도로이다.

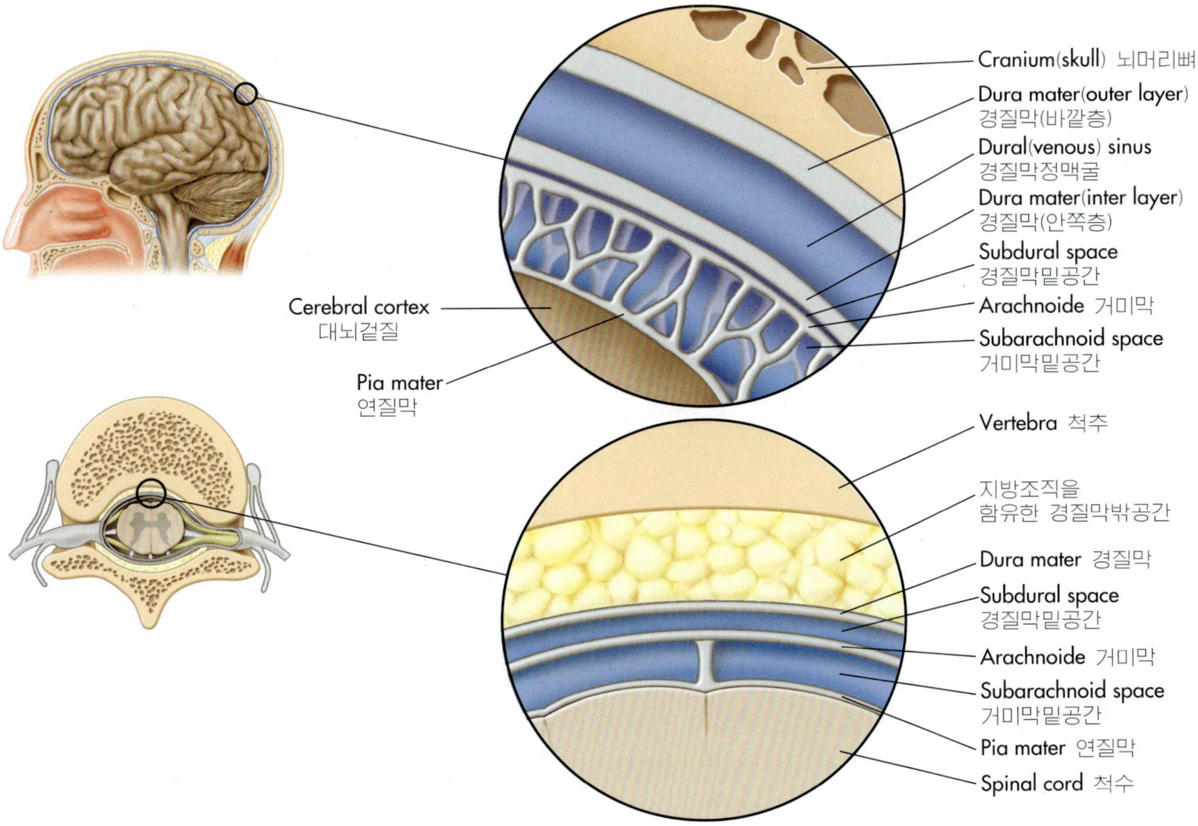

〈그림 8 – 9〉 뇌와 척수의 뇌척수막

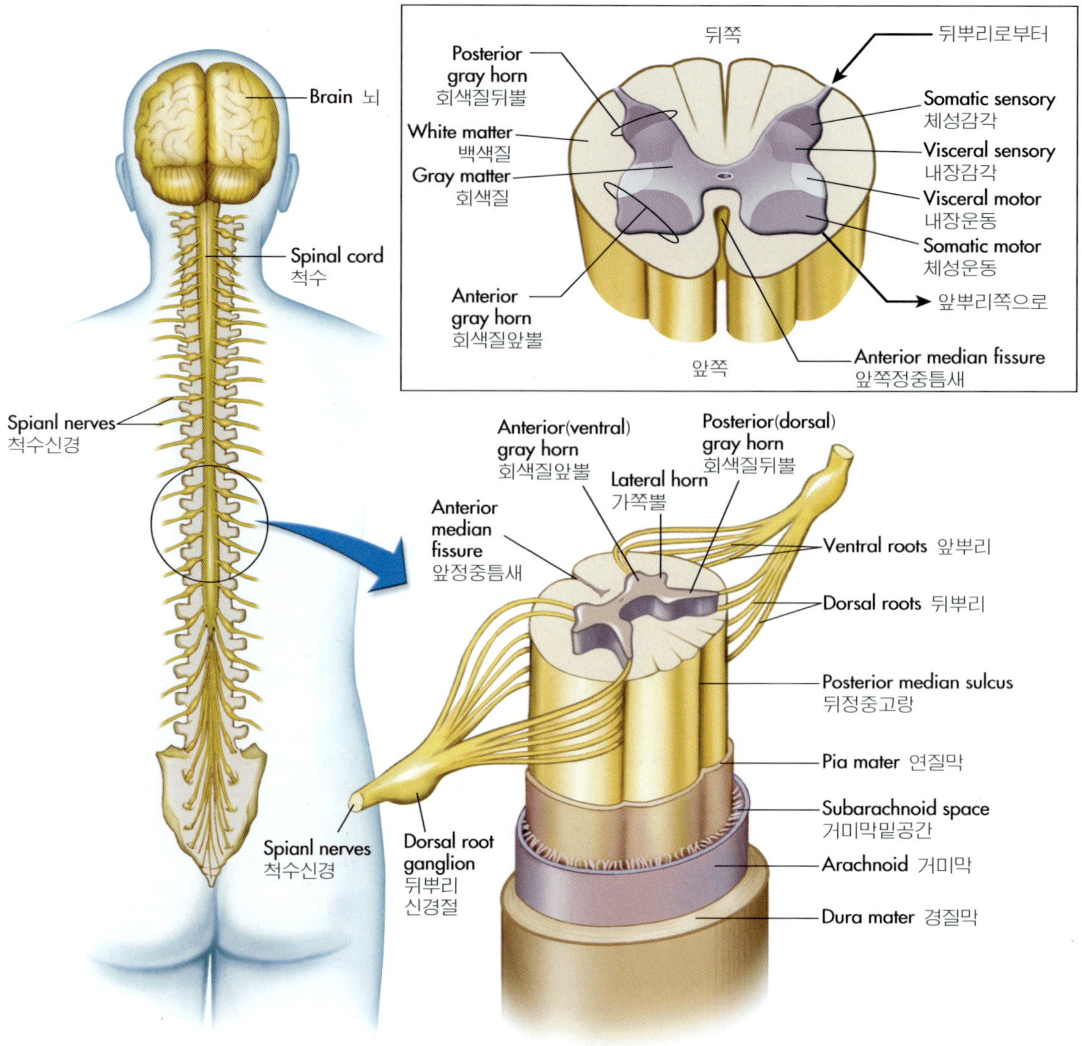

〈그림 8 – 10〉 척수의 내부

척수에는 여러 다른 구조도 존재한다. 여기에는 중추신경계가 서로 교통할 수 있도록 척수의 좌우에 위치해 있는 회색질과 백색질이 서로 연결되는 **맞교차**(commissures)도 포함된다.

중심관(central canal)은 척수의 중심 공간으로서, 뇌척수액으로 채워져 있다. **척수뿌리**(spinal roots)는 척수의 양쪽에서 뻗어나와 척수 신경으로 연결된다.(뿌리는 신경의 초고속도로에서 신호등의 역할을 한다)

뒤뿌리(dorsal root)는 감각뉴런과 **척수신경절**(dorsal root ganglion)을 가지고 있어서 기관의 감각정보를 척수에 전달하는 반면, **앞뿌리**(ventral root)는 운동정보를 척수에서 해당기관으로 전달한다.

척수신경 SPINAL NERVE

신경(nerves)들은 중추신경과 중추신경 외부를 연결하기 때문에 척수신경은 말초신경계통에 포함된다. 어두운 상자 속에 들어 있는 뇌가 말초신경계통에서 신경정보를 받고 해석함으로써 주위의 세계를 인식한다는 것은 놀라운 일이다.

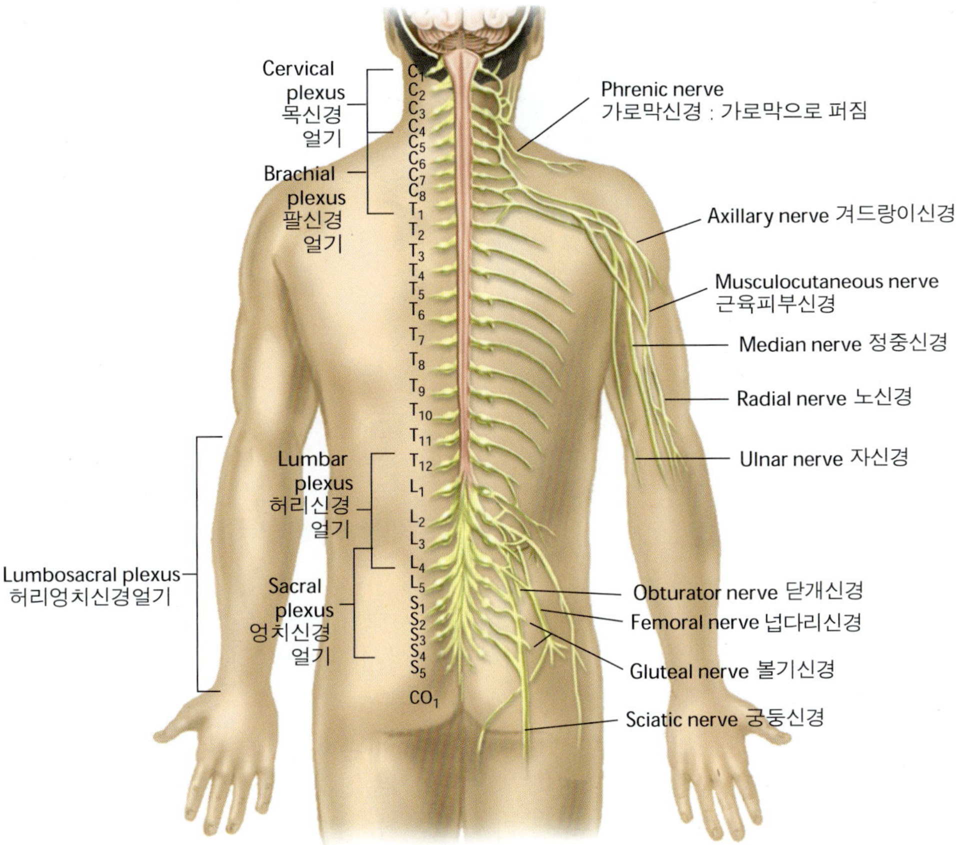

척수신경얼기 SPINAL NERVE PLEXUSES

신경얼기	위치	척수신경	관련부위	주요 신경
목 Cervical	목의 심층부, 목빗근 아래	C_1~C_4	목, 어깨의 피부와 근육	Phrenic(Diaphragm) 가로막
팔 Brachial	빗장뼈의 심층부, 목과 겨드랑이 사이	C_5~C_8, T_1	상지의 피부와 근육	Musculocutaneous 근육피부신경 Ulnar 자신경 Median 정중신경 Radial 노신경 Axillary 겨드랑이신경
허리엉치 Lumbosacral	등의 허리부위	T_{12}, L_1~L_5, S_1~S_4	하복벽 하지, 궁둥이, 외부생식기의 피부와 근육	Obturator 닫개신경 Femoral 넙다리신경 Sciatic Pudendal 궁둥다리신경

〈그림 8－11〉 척수신경얼기

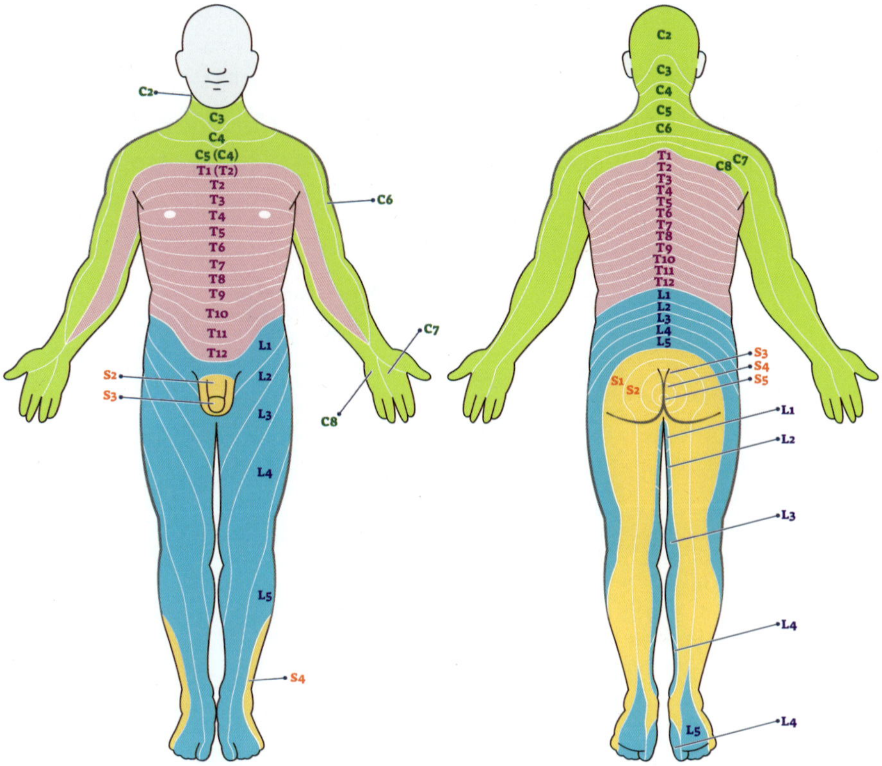

〈그림 8 – 12〉 피부분절

모든 신경은 축색과 혈관, 그리고 결합조직으로 이루어져 있으며, 중추신경계와 기관 및 조직 사이에 위치하고 있어서 기관의 정보를 중추신경계로 전달하거나, 중추신경계의 정보를 기관에 전달한다.

척수와 연결된 31쌍의 척수신경(spinal nerve)은 그들이 위치한 척수의 분절에 해당하는 명칭으로 불린다. 각각의 척수신경은 뒤뿔과 앞뿔이 서로 연결되어 있으며, 감각과 운동정보 두 가지 모두를 전달하므로 **혼합신경**(mixed nerve)이라고도 한다.

척수신경은 척주에서 뻗어 나와서 다양한 경로를 통해 말초 조직에 도달한다. 가슴척주에서 나온 척수신경은 다른 가지 없이 흉곽(thoracic body)의 갈비뼈 사이로 직접 뻗어 있다. 반면에 목 · 허리 · 엉치 부분에서 출발하는 척수신경들은 말초조직에 도달하기 전에 다른 척수신경들과 혼합가지 방식으로 섞이면서 말초조직에 도달하게 되는데, 이를 **신경얼기**(plexuses)라고 한다(그림 8–12 참조).

반사작용 REFLEXES

반사작용은 운동기능의 가장 단순한 형태로서, 사람을 위험으로부터 보호해 주는 역할을 담당한다. 반사작용은 불수의적으로 일어나므로 일반 자극에 대해 적합한 반응이다.

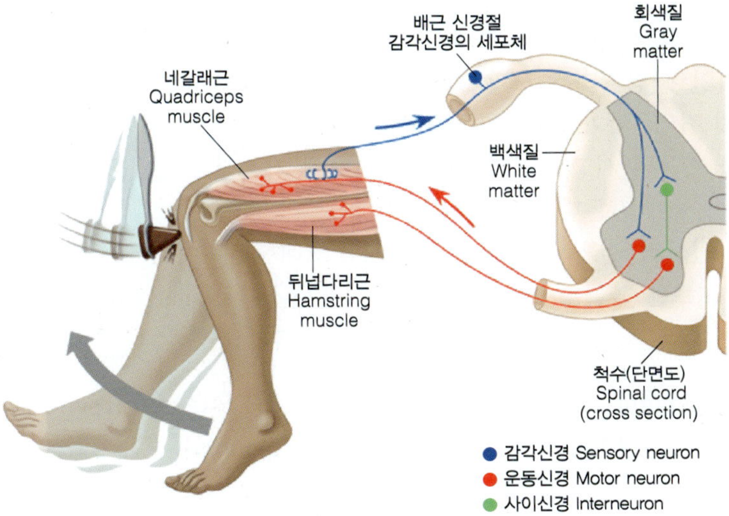

〈그림 8－13〉 척수반사회로

손가락이 난로에 닿았거나 망치에 맞았을 때 일어나는 위축반사(withdrawal reflex), 똑바로 설 수 있게 해 주는 **전정반사**(vestibular reflex), 커다란 소리에 깜짝 놀라게 되는 **놀람반사**(startle reflex) 등이 모두 반사작용에 속한다.

놀라운 사실은 반사작용이 뇌와 상관없이 단지 척수 수준에서 일어난다는 것이다. 가장 일반적인 반사의 예는, **무릎반사**(patellar tendon, knee-jerk reflex)인데, 병원에서 의사가 무릎을 망치로 툭 치면 의지와 상관없이 다리가 차듯이 나가는 현상이다.

의사가 망치로 무릎을 치는 순간 망치는 무릎인대를 당겨서 넓적다리네갈래근이 약간 늘어나게 만든다. 이 길이의 변화에 대한 정보는 감각뉴런에 의해 척수까지 이동하여서 앞뿔에서 연접돼 있는 운동뉴런에 전해진다.

정보를 받은 운동뉴런은 넓적다리네갈래근이 더 이상 늘어나지 않도록 지시한다. 운동뉴런의 지시에 의해 넓적다리네갈래근은 수축되기 시작하며, 근육이 짧아지는 순간 다리가 차듯이 앞으로 나가는 것이다.

아무리 발차기를 멈추려고 애를 써도 소용없다. 이 현상은 뇌와 상관없이 척수에서 조절되는 반사작용이기 때문이다.

신경계통의 주요 질환
COMMON DISORDERS OF THE NERVOUS SYSTEM

말초신경병리(peripheral neuropathy)는 말초신경 손상을 포함한 수많은 질환을 포함하며, 감각 · 운동 · 자율신경기능을 포함한 말초신경 손상 시에 말초신경병리의 증상이 다양하게 나타난다.

증상으로서 근육 약화, 반사작용 감소, 저림, 얼얼한 느낌, 마비, 통증, 혈압조절의 어려움, 비정상적인 발한, 소화이상 등이 나타난다.

비유전적인 신경병리는 크게 3가지, 즉 전신적인 질환(systemic disease), 외상(trauma) 및 감염, 자가면역질환(autoimmune disease)으로 나뉜다.

낙상이나 자동차 사고와 같은 외상은 신경에 기계적 손상을 가져와서 심하게 으깨지고 멍이 들게 만든다.

반면에, 전신적 질환은 말초신경병리를 초래한다. 여기에는 콩팥질환(kidney disorder), 호르몬 불균형, 알콜 중독, 혈관성 손상(vascular damage), 재발되는 스트레스, 만성 염증, 당뇨, 독, 종양 등이 포함된다.

대상포진(shingles), 엡스테인-바르 바이러스(Epstein-barr virus), 헤르페스(herpes), HIV, 라임병(Lyme disease), 소아마비(polio)와 같은 감염은 말초신경병리를 일으키는데, 길랭-바레 증후군(Guillain-Barre syndrome)은 말초신경병리의 급성 형태이다. 신경병리의 몇몇 종류는 유전되는 것으로 알려져 있다.

비록 척수가 뼈와 뇌척수막에 의해 잘 보호되고 있지만, 외상은 섬세한 신경조직에 손상을 초래하여 척수에 부분적으로나 전체적으로 심각한 피해를 줄 수 있다.

척수의 타박상은 시간이 지나거나 재활치료를 하면 나아질 수 있으나, 심하게 으깨진 척수는 대부분 회복이 불가능하다. 척수손상은 대부분 마비와 손상부위 이하의 감각상실을 일으킨다. 마비되는 부위는 손상받은 위치와 관련이 있다.

목척수(cervical spinal cord)에 손상을 입은 환자의 경우, 사지 마비(quadriplegia)가 일어난다. 목 척수 위쪽에 손상을 입은 사지 마비의 경우는 가로막 마비로 인해 자가호흡이 불가능한 경우도 있다. 가슴 척수(thoracic spinal cord)나 그 이하에 손상을 입은 경우, 하지 마비(paraplegia)가 일어나 팔은 움직일 수 있으나, 다리는 마비된다.

길랭-바레 증후군(Guillain-Barre Syndrome; GBS)은 말초신경의 염증으로 인해 발생한다. 환자들의 증상은 여러 형태로 나타나는데, 주로 사지와 얼굴 그리고 가로막의 허약(weakness)과 상행성 마비가 일어난다. 증세가 심한 경우에는 마비가 풀릴 때까지 인공호흡기를 사용하기도 한다.

이 질환을 앓고 있는 많은 환자들이 바이러스에 감염된 이후에 발병된 것으로 알려져 있으며, 일부에서는 자가면역계가 말초신경의 말이집(myeline)을 공격하는 것이 주원인이라고 주장한다. 환자를 지지하는 것 외에는 특별한 치료법은 없으나 환자의 대부분은 시간이 흐르면 자연치유된다. 그러나 말초신경이 회복된 후에 재활이 필요하다.

중증 근무력증(myasthenia gravis)은 환자의 면역시스템이 신경근접합의 아세틸콜린 수용체를 공격하는 자가면역질환이다. 운동뉴런은 아세틸콜린을 계속 유리시키지만 수용체의 숫자가 감소하여 운동뉴런이 뼈대근과 연결될 수 없게 된다.

전형적인 증상에서는 눈의 근육이 주로 손상을 받으나, 일부 환자들은 씹거나 삼키거나 말하는 데 어려움을 경험하기도 한다. 대부분의 자가면역질환과 같이 이 질환은 진행적이고 환자마다 경과가 매우 다양하게 나타난다.

중증근무력증 치료에는 아세틸콜린에스터레이즈 억제제(acetylcholinesterase inhibitor), 부신피질호르몬제(corticosteroid), 면역억제제와 혈장수혈 등이 이용된다. 아주 희귀한 경우이지만 질병이 자연적으로 사라지는 사례도 있다.

보튤리즘(Botulism)은 **클로스트리듐 보튤리늄**(Clostridium botulinum)이라는 박테리아가 생성하는 독소에 의해 일어나는 마비현상이다. 보튤리즘은 독소가 들어 있는 음식을 섭취했거나 상처감염을 통해 중독된다. 박테리아는 부적절하게 제조된 통조림 음식, 특히 가정에서 만든 통조림 음식에서 가장 잘 번식한다.

이 독소는 신경근접합부위에 유리되는 신경전달물질을 유리되지 못하게 하여 마비를 일으킨다. 초기 증상으로서 시력 악화(vision disturbances), 분명치 않은 발음(slurred speech), 구강건조(dry mouth), 근육약화(muscle weakness) 등이 알려져 있다.

만약 치료하지 않으면, 마비는 사지와 호흡근으로 퍼져 간다. 보튤리즘은 보기 드문 질환으로 2001년에 미국에서 169명의 환자가 발생된 바 있다. 치료법으로는 해독제를 쓰거나 지지요법이 주로 이용된다.

뇌척수막염(meningitis)은 바이러스나 박테리아에 의한 감염질환이다. 박테리아성 수막염은 치명적인 감염성 질환으로, 상기도 감염을 일으킨 박테리아가 뇌척수막으로 들어간다. 고위험군은 면역계가 저하되어 있는 노인층과 매우 어린 아이들, 기숙사 생활을 하는 대학생들이다.

박테리아성 수막염에서 생존한 환자들은 종종 심각한 신경학적 장애를 가지게 되며, 귀가 먹거나 심한 뇌손상을 입기도 한다. 바이러스성 수막염은 매우 가벼운 질환으로서, 입으로 들어와서 수막에 침범한 바이러스에 의해 일어난다.

근육계통과 신경계통의 관계는 손의 굽힘힘줄(flexor tendon)을 싸고 있는 힘줄집(tendon sheath)의 염증과 부종으로 인해 일어나는 **손목터널증후군**(carpal tunnel syndrome; CTS)에서 볼 수 있다. 이는 타이핑과 같이 반복적인 운동으로 인해 일어나며, 염증과 부종의 결과로 정중신경이 압박을 받음으로써 손가락에 쏘는 듯한 통증과 저림증이 나타난다.

The Body's Control Center, PART TWO

Chapter 9

신경계통

인체조절 센터-2부

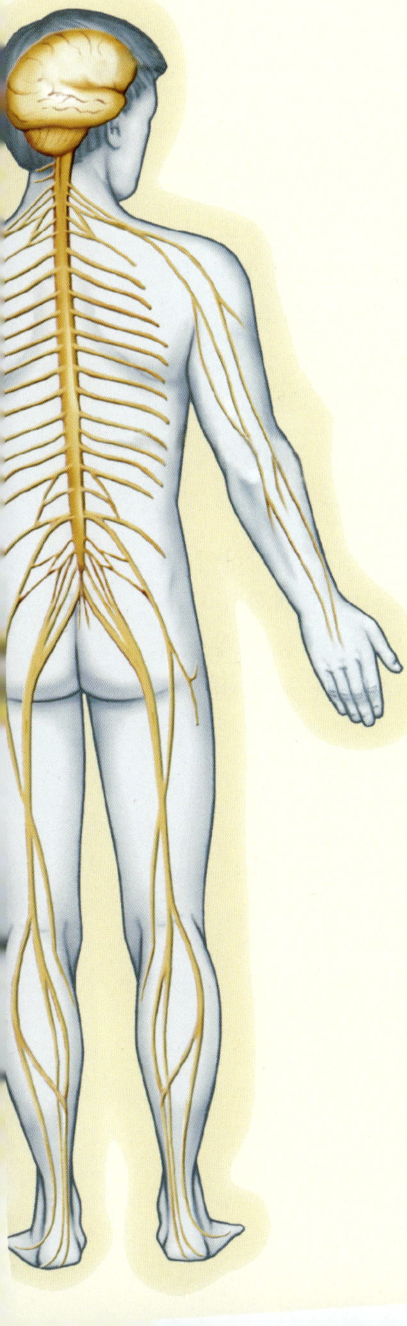

이 장에서는 신경계통의 주요 조절자인 뇌에 초점을 맞추고자 한다. 이제 퍼즐 조각을 모두 끌어 모아서 큰 그림을 그려야 한다.

8장에서 우리는 여러 도로를 통하여 다양한 장소로 갈 수 있지만, 교통의 흐름을 정밀하게 조절하지 않으면 혼란과 파괴가 일어난다는 사실을 알았다.

도로의 조절시스템이 신호등과 교통표지판으로 교통을 통제하듯이, 뇌는 신경계 초고속도로의 조절시스템으로서 모든 것이 부드럽게 운행되도록 조절한다.

학습목표 LEARNING OBJECTIVES

- 신경계통을 체계적으로 정리할 수 있다.
- 외부 구조와 뇌에서 해당되는 기능을 알아내고 규명할 수 있다.
- 내부 구조와 뇌에서 해당되는 기능을 알아내고 규명할 수 있다.
- 뇌의 감각기능을 관계된 구조와 함께 설명할 수 있다.
- 뇌의 운동기능을 관계된 구조와 함께 설명할 수 있다.
- 자율신경계에서 교감가지와 부교감가지를 비교할 수 있다.
- 신경계의 몇몇 대표적인 질환을 토의할 수 있다.

뇌와 뇌신경 THE BRAIN AND CRANIAL NERVES

뇌와 뇌신경은 신경계통의 주요 조절시스템이다. 뇌는 전체 시스템의 주요 처리자이자, 명령자로서 작용하며, 뇌신경은 뇌에서 시작되어 특정 신체부위까지 이어진다. 말초에서 정보를 받아서 뇌로 보내고(감각), 이 정보를 바탕으로 뇌가 지시한 반응이 뇌신경을 통해 신체부위로 전해진다(운동).

전체적인 조직 OVERALL ORGANIZATION

척수의 가장 꼭대기, 즉 뒤통수뼈의 큰구멍(foramen magnum)에서 시작하여 머리뼈 안(cranial cavity)을 채우고 있는 것이 뇌(brain)이다. 뇌는 마치 백화점 내부가 식품코너와 공산품코너 등으로 구분돼 있는 것처럼, 해부학적 · 기능적 부위로 구분돼 있다. 뇌의 각 부분을 세부적으로 살펴보고, 뇌의 각 영역과 척수 사이의 상호작용을 알아보고자 한다.

뇌의 외부구조 The brain's external anatomy

이제 뇌의 외부에서 시작된 우리의 여행을 내부구조까지 넓혀 보고자 한다. 뇌의 외부구조는 **소뇌**(cerebellum)와 **대뇌**(cerebrum), 그리고 **뇌줄기**(brain stem)로 나누어진다(그림 9-1 참조).

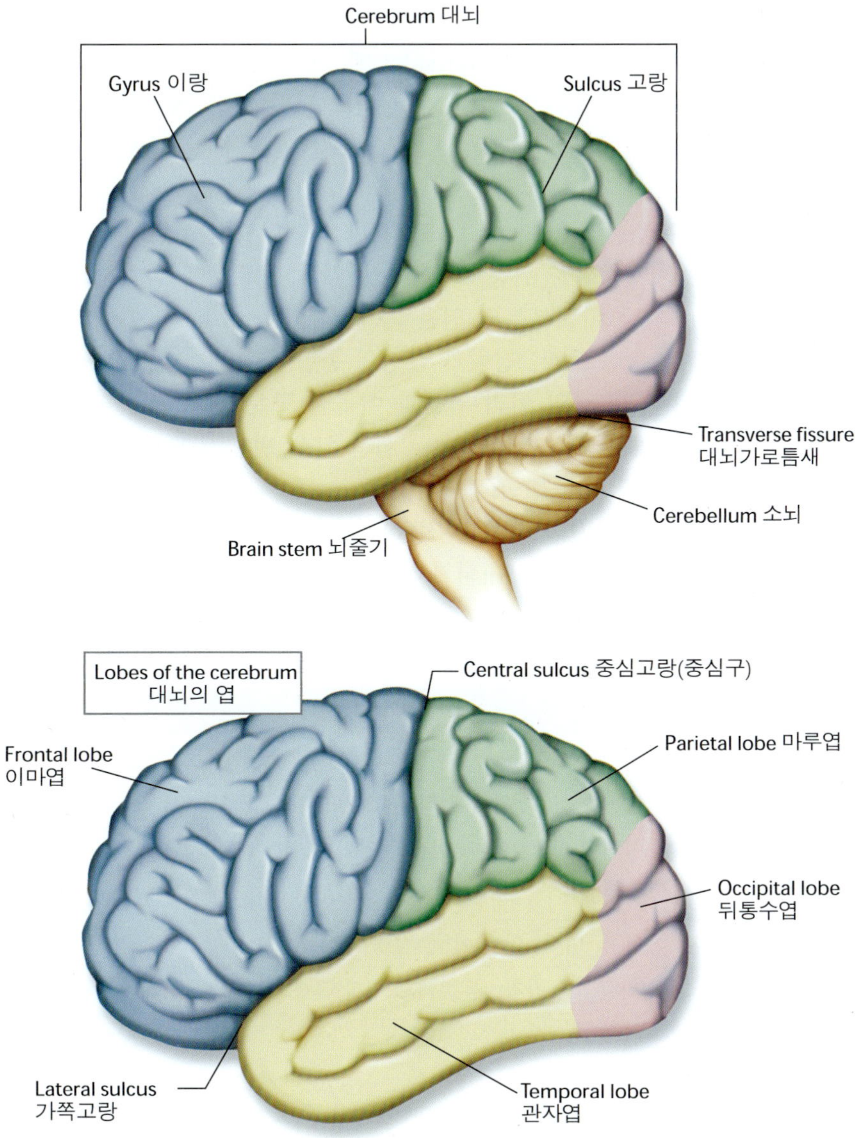

〈그림 9 – 1〉 뇌의 외부와 엽

대뇌 CEREBRUM

뇌에서 가장 큰 부분을 차지하는 **대뇌**(ccerebrum)는, 대뇌세로틈새(longitudinal fissure)에 의해 두 개의 좌, 우 **대뇌반구**(hemispheres)로 구분되며, 대뇌가로틈새(transverse fissure)에 의해 소뇌와 구분된다. 대뇌의 표면은 뇌회(convolution)라고 부르는 **이랑**(gyri)과 **고랑**(sulci)으로 이루어져서 울퉁불퉁하다. 이러한 뇌회의 구조는 한정된 공간을 차지하는 뇌의 표면적을 증가시켜 준다.

고랑은 사람마다 매우 다양하지만, 이들 중 몇몇은 모든 뇌에서 기본적으로 같은 장소에 위치하여 이에 따라 뇌를 4개의 엽(lobe)으로 나눈다.

엽(표 9-1 참조)은 머리뼈의 명칭과 같은데, 좌우 대뇌반구에서 하나씩 쌍을 이루고 있다. 가장 앞쪽의 엽은 중심고랑(central sulci)에 의해 뇌의 다른 부분과 분리된 **이마엽**(frontal lobes)이다. 이마엽은 운동 기능, 의식적인 사고, 언어 기능을 담당한다. 이마엽의 뒷부분은 **마루엽**(parietal lobes)으로서 인체의 감각 인지를 비롯하여 일차 미각과 언어기능에 관여한다.

마루엽 뒷부분은 **뒤통수엽**(occipital lobes)으로서 시각을 담당한다(마루엽과 뒤통수엽 사이의 경계는 분명치 않으며, 뒤통수엽은 머리뼈의 뒷부분에 위치하므로 가장 뒤쪽에 있는 엽이다). 가장 아랫부분의 엽은 가쪽틈새(lateral fissure)에 의해 구분되는 **관자엽**(temporal lobes)으로서, 청력과 감정의 통합에 관여한다.

다시 〈그림 9-1〉을 살펴보면, 뇌의 여러 엽들과 이들을 구분하는 고랑들을 볼 수 있다. 관자엽 안쪽의 깊은 곳에 있는 **뇌섬엽**(insula)은 다섯 번째 엽으로, 뇌의 표면에서는 볼 수 없지만 자율신경 기능을 조정한다.

인체의 대부분의 정보는 반대편의 뇌에서 전달된다. 즉, 인체의 왼쪽 면은 오른쪽 대뇌가 지배하고, 오른쪽 면은 왼쪽 대뇌가 지배한다.

〈표 9-1〉 대뇌의 엽과 소뇌의 주요 기능

구조	주요 기능
대뇌엽 cerebral lobes	
이마엽 frontal lobe	운동 기능, 행동과 감정, 기억저장, 사고, 후각
마루엽 parietal lobe	신체의 감각, 인지, 미각과 언어
뒤통수엽 occipital lobe	시각
관자엽 temporal lobe	청력, 미각, 언어 이해, 감정 조정
통합소뇌 cerebellum	'작은 뇌', 감각 · 운동의 조정과 균형

〈표 9-2〉 뇌줄기(brain stem)

구조	기능
중간뇌 midbrain	감각과 운동 정보의 통합
다리뇌 pons	감각과 운동 정보의 통합 : 호흡 기능
숨뇌 medulla oblongata	심박동 · 혈압 · 호흡 등의 생명기능을 조절하고, 기침과 재채기, 연하와 구토반사 중추

대뇌의 안쪽 면은 외부 구조인 머리뼈의 명칭을 반영하여(그림 9-3 참조) 이마엽, 관자엽, 마루엽과 뒤통수엽으로 구분한다.

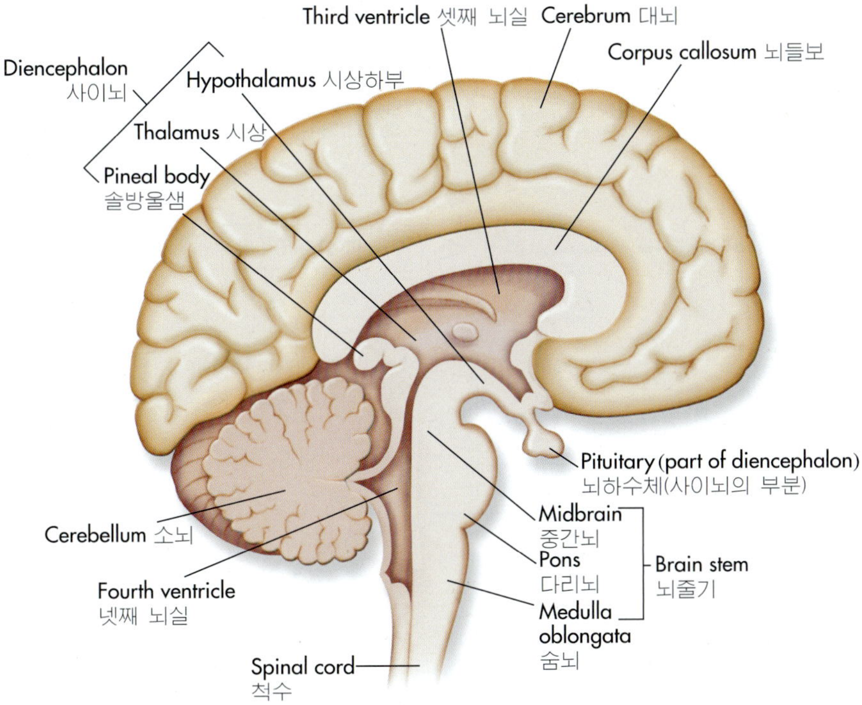

〈그림 9 – 2〉 뇌의 내부

중심고랑(central sulcus)을 중심으로 앞쪽을 **중심앞이랑**(precentral gyrus)이라고 부른다. 이곳에는 1차 운동영역이 위치해 있다. 중심고랑 뒤쪽은 **중심뒤이랑**(postcentral gyrus)이라고 부른다. 이곳에는 1차 감각영역이 위치하고 있다.

이랑들의 중요성에 대해서는 다음 장에서 뇌의 기능을 다룰 때 자세히 설명할 것이다. 좌 · 우 대뇌반구는 가쪽 뇌실 주위의 백색질 집합체인 **뇌들보**(corpus callosum)에 의해 연결되어 서로 교통된다. 걷거나 운전하는 것과 같은 대부분의 활동을 수행하려면 신체의 양쪽 면을 잘 조정해야 한다. 걸어갈 때, 다리가 독립적으로 작동하는 모습을 상상해 보면 쉽게 이해할 수 있을 것이다.

사이뇌 THE DIENCEPHALON

대뇌의 아래쪽 부분에 위치하여 바깥에서 볼 수 없는 부분으로, 사이뇌는 시상(thalamus), 시상하부(hypothalamus), 솔방울샘(pineal body), 뇌하수체(pituitary gland)로 구성되어 있다(표 9–3 참조).

시상하부와 뇌하수체, 그리고 내분비계통 조절자로서 알려진 솔방울샘은 10장에서 다루게 된다. 사이뇌에는 셋째 뇌실, 바닥핵(basal nuclei)과 변연계통(limbic system)의 일부분인 핵들이 있다. 사이뇌에 있는 특수한 핵은 호르몬 수치의 조절, 공복과 갈증, 체온, 수면/각성과 뇌를 둘러싼 정보의 흐름을 조정한다.

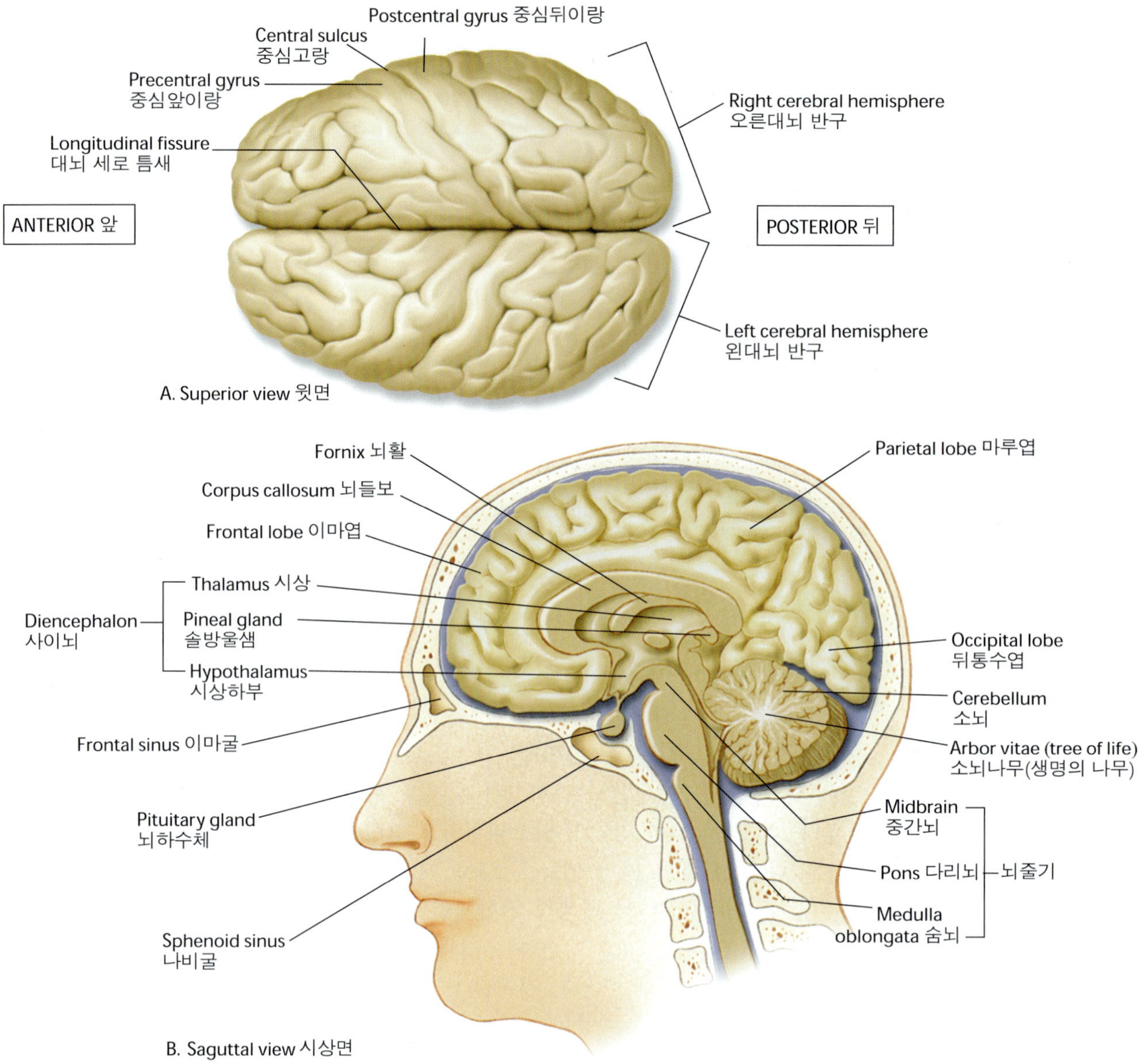

〈그림 9－3〉 뇌의 윗면(A)과 시상면(B)

소뇌 CEREBELLUM

소뇌(cerebellum)는 뇌줄기(brain stem)의 뒤편에 위치하며, 감각과 운동기능의 조정과 균형이라는 매우 중요한 역할을 담당한다. 소뇌 표면도 대뇌처럼 주름져 있다. 소뇌의 외부 모습을 보면, 해부학자들이 '작은 뇌(little brain)'라고 명명한 이유를 쉽게 알 수 있다.

소뇌의 모습도 대뇌처럼 바깥쪽이 회색질로 되어 있고 안쪽이 백색질로 되어 있다(그림 9–3).

소뇌는 회색질의 겉질과 생명나무(arbor vitae)라고 부르는 중심부분의 백색질로 이루어져 있다. 소뇌는 운동과 감각을 조절하는 핵을 가지고 있으며, 수의적 뼈대 근육 활동을 매우 정교하게 조절하고 균형을 유지하는 일을 돕는다.

〈표 9－3〉 사이뇌(Diencephalon)

구조	기능
시상 thalamus	대뇌로 가는 정보를 통합하고 처리
시상하부 hypothalamus	호르몬 수치, 체온, 수분균형, 갈증, 식욕과 감정(즐거움과 두려움)의 조절 : 뇌하수체와 내분비계를 조절
솔방울샘 pineal body	멜라토닌(생체시계) 분비에 관여
뇌하수체 pituitary gland	다양한 기능을 위한 호르몬 분비

뇌줄기 THE BRAIN STEM

뇌줄기는 대뇌에 의해 일부가 덮여 있으며, 줄기와 같은 구조로서 아래를 향하고 있다. 이는 세 부분으로 구분된다.

숨뇌(medulla oblongata)는 척수의 연장선상에 있으며, 심장박동과 호흡조절 및 심혈관계 근육의 강도를 조절하여 혈압을 정상적으로 유지한다. **다리뇌**(pons)는 숨뇌의 바로 윗부분에 위치해서 숨뇌, 소뇌, 뇌의 상부를 연결하며, 호흡도 조절한다. 뇌줄기의 가장 윗부분에 위치해 있는 **중간뇌**(midbrain)는 시각과 청각 자극을 중계하는 이중경로(two-way conduction)로서 작용한다(그림 9–4 참조).

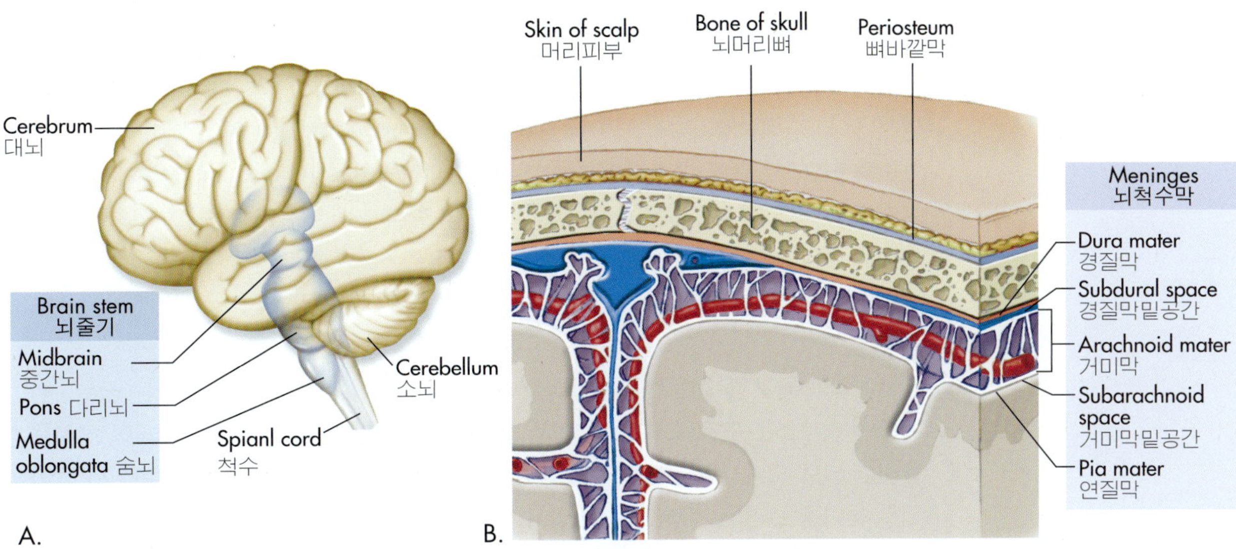

〈그림 9－4〉 뇌줄기(A)와 뇌척수막(B)

뇌줄기는 감각정보를 받아들이며 혈압 · 심박동 · 호흡 등과 같은 생명기능을 조절한다. 뇌줄기를 제외한 심각한 뇌손상을 입은 환자라면 영양학적으로 유지되는 한 식물인간 상태로 계속 살 수 있다. 이를 지속적인 식물상태(persistent vegetative state ; PVS)라고 한다.

뇌도 척수처럼 **뇌척수막**(meninges)이라는 보호막으로 싸여 있다. 〈그림 9–4〉를 살펴보면, 뇌의 뇌척수막과 척수의 뇌척수막이 연결되어 있는 것을 볼 수 있다. 그러므로 뇌막염과 같은 감염이 뇌와 척수를 감싸고 있는 뇌척수막을 통해 빠르게 퍼져 나가서 인체에 치명적인 결과가 나타날 수 있다.

뇌의 내부구조 Internal Anatomy of the Brain

뇌의 내부는 척수와 같이 백색질(white matter)과 회색질(gray matter) 및 뇌척수액으로 채워진 빈 공간으로 이루어져 있다. 그러나 뇌는 척수와는 달리, 회색질이 백색질을 둘러싸고 있다(척수에서는 회백질이 백색질에 의해 둘러싸여 있다). 백색질을 둘러싸고 있는 회색질을 **겉질**(cortex)이라고 하는데, 대뇌에서는 대뇌겉질(cerebral cortex), 소뇌에서는 소뇌겉질(cerebellar cortex)이라고 한다. 뇌의 곳곳에는 백색질로 둘러싸인 회색질의 독립된 구조가 있다. 이를 **핵**(nuclei)이라고 부른다.

뇌 안에서 액체로 가득찬 공간을 **뇌실**(ventricle)이라고 부르며, 이는 척수의 중심관으로 연결되어 있다. 뇌척수액은 뇌와 척수의 **거미막밑공간**(subarachnoid space)에 흐르고 있다. 이와 같이 뇌실에서 생성된 뇌척수액은 뇌 전체를 순환하게 된다. 가쪽 뇌실(lateral ventricle : 제1뇌실과 제2뇌실)은 대뇌 안에 위치하고, 셋째 뇌실은 대뇌와 뇌줄기 사이인 사이뇌(diencephalon)에 위치하며, 넷째 뇌실은 뇌의 아랫부분인 숨뇌와 소뇌 사이에 위치한다(그림 9–2 참조).

뇌척수액 cerebrospinal fluid

뇌에서 생성되어 뇌실과 거미막밑공간을 따라 뇌와 척수를 순환하는 액체로 무색투명하다. 뇌의 맥락얼기에서 1일 약 500ml 정도가 생성되며 같은 양이 거미막밑공간의 거미막과립에서 분해, 흡수되어 항상 일정한 양(성인에서 100~150ml 정도가 정상)이 유지된다. 뇌와 척수 주위를 순환하면서 외부의 충격에 대한 완충작용을 하고 호르몬과 노폐물 등의 물질 운반 역할을 한다.

혈액뇌장벽 blood-brain barrier

혈액속의 물질 중 선택된 일부 물질만이 뇌 속으로 이동할 수 있도록 하는 중추신경계통의 미세혈관 구조의 특성. 혈관과 조직이 매우 촘촘하게 그물을 형성하여 해로운 물질이 뇌로 도달하는 것을 막는다. 예를 들면 물, 산소, 이산화탄소, 전신마취제 등이 뇌로 들어올 수 있게 하지만, 세균이나 대다수의 항암제 같은 물질들이 뇌로 이동하는 것은 차단한다. 약어로 비비비(BBB)라고도 한다.

뇌신경 CRANIAL NERVES

중추신경계통이 제대로 기능하기 위해서는 말초신경계통의 신경을 통해 외부세계와 연결되어 있어야만 한다. 우리는 척수가 척수신경을 통해 외부로 연결되어 있다는 사실을 알고 있다. 뇌 역시 외부로 연결되는 신경을 가지고 있는데, 이를 뇌신경이라고 한다(그림 9–5).

뇌신경에도 척수와 마찬가지로 들어오는 경로와 나가는 경로가 있다. 31쌍의 척수신경을 떠올려 보면, 전부 다 혼합신경이었음을 알 수 있다.

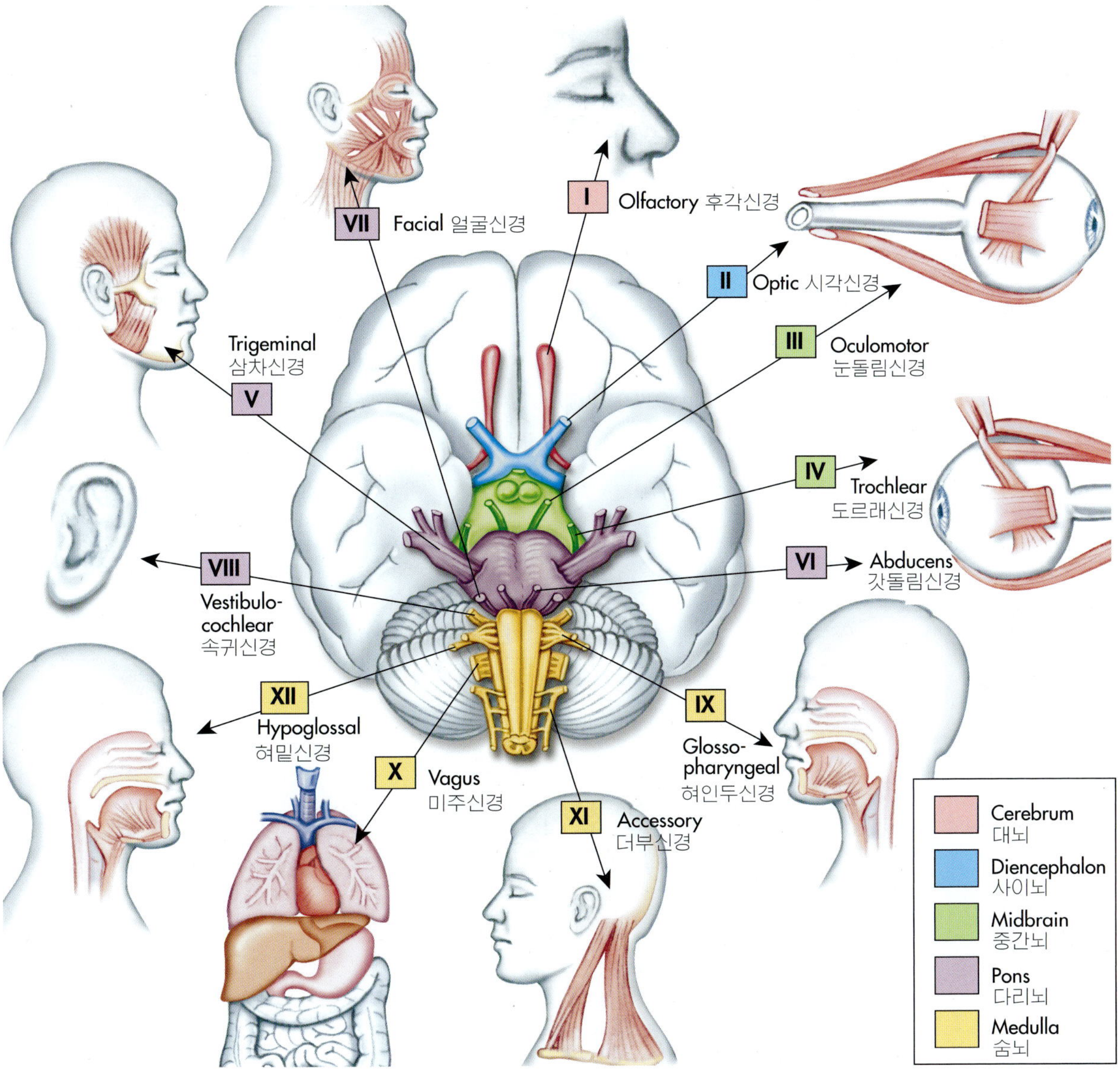

〈그림 9 – 5〉 뇌신경

즉, 척수신경은 뒤뿌리와 앞뿌리가 결합된 형태이기 때문에 모든 감각과 운동정보를 전달할 수 있다.

뇌신경은 12쌍으로, 정보를 받아들이는 감각신경, 활동을 지시하는 운동신경, 그리고 감각과 운동신경이 혼합되어 있는 혼합신경으로 구분된다. 뇌신경은 척수신경보다 훨씬 더 특수화되어 있고 그 기능에 의해 명칭이 붙여진다.

일부 뇌신경은 머리 · 얼굴 · 목의 감각과 운동정보를 전달하기도 하고, 일부는 시각, 청각, 후각 또는 미각을 담당하기도 한다.

〈표 9-4〉는 뇌신경과 그들의 기능을 열거하고 있다.

〈표 9 – 4〉 뇌신경과 기능

구조	기능
후각신경 olfactory (I)	감각신경(후각)
시각신경 optic (II)	감각신경(시각)
눈돌림신경 oculomotor (III)	혼합신경, 주로 눈 움직임에 대한 운동
도르래신경 trochlear (IV)	혼합신경, 주로 눈 움직임에 대한 운동
3차신경 trigeminal (V)	혼합신경, 주로 얼굴에 대한 운동
갓돌림신경 abducens (VI)	혼합신경, 주로 얼굴근육에 대한 운동
얼굴신경 facial (VII)	혼합신경, 얼굴의 아랫부분, 인두와 입
속귀신경 vestibulocochlear (VIII)	감각신경, 청각과 균형
혀인두신경 glossopharyngeal (IX)	혼합신경, 인두근육의 운동 및 맛에 대한 감각에 관여
미주신경 vagus (X)	혼합신경, 자율신경적인 심장, 폐, 내장에서는 운동, 내장과 맛봉오리 등에서는 감각에 관여
더부신경 accessory (XI)	혼합신경, 주로 운동에 관여 : 후두, 연구개, 목빗근(sternocleidomastiod muscle) 등 세모근(trapezius)의 감각과 운동에 관여
혀밑신경 hypoglossal (XII)	혼합신경, 주로 혀 근육의 운동과 감각 운동에 관여

뇌, 척수, 말초신경계통의 통합
INTERGRATION OF BRAIN, SPINAL CORD, AND PNS

뇌는 척수와 말초신경에 어떻게 작용하는가? 신경계의 전체 조직도를 〈그림 9-6〉에서 확인해 보자.

체성감각계통 Somatic sensory system

체성감각계통은 신경계통에 감각정보를 제공한다. 우리는 이미 특수감각인 시각

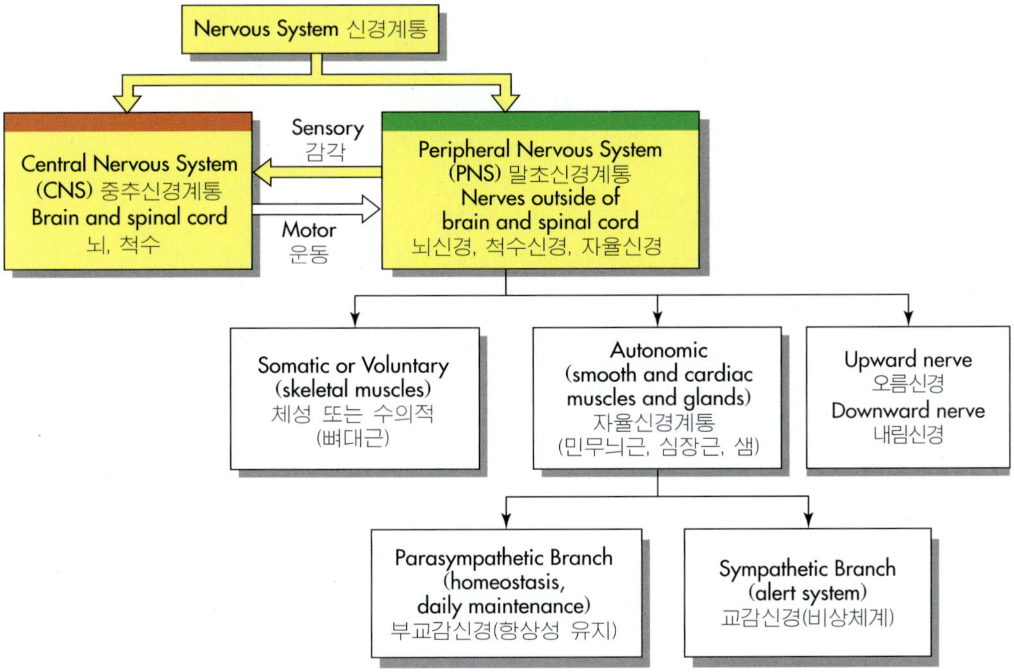

〈그림 9－6〉 주요 영역의 신경계통 흐름도

(뒤통수엽)·청각(관자엽과 마루엽)·미각(이마엽) 그리고 후각(이마엽)에 대하여 언급하였으나, 아직 **체성감각**(somatic touch)이라고 부르는 촉감에 대해서는 다루지 않았다.

체성감각은 우리 주위에서 많이 접하는 것으로서, 복숭아와 천도복숭아 또는 골프공과 탁구공의 차이와 같은 매우 미세한 촉감뿐만 아니라, 거친 감각·진동·통증·온도 그리고 체위(body position)와 같은 감각도 포함한다. 모든 특수감각이 뇌신경을 통해 뇌로 전달되는 반면, 체성감각은 뇌와 척수 양쪽으로 전달된다.

우선 척수에서 일어나는 반사작용을 살펴보자. 체성감각 정보는 뒤뿌리(dorsal root)를 통해 척수로 전달되고, 척수 앞뿔(ventral horn)의 운동뉴런과 연접된다. 손이 뜨거운 다리미에 닿았을 때 감각뉴런이 동통 정보를 척수에 전달하면 운동뉴런이 근육을 수축시켜서 자극에 대해 즉각적인 반응(손을 잡아당김)을 보여주는데, 이는 손상을 최소화하기 위한 것이다.

운동뉴런에 정보를 전달한 동일한 축색은 감각정보를 척수의 백색질을 통해 뇌에 전달하여 뜨거운 다리미로부터 손을 뺀 이유를 알게 해준다.

'촉각(touch)' 정보는 매우 다양하기 때문에 좀더 효과적으로 정보를 뇌로 전달하기 위해 신체 모든 부분에서 오는 특수한 신경고속도로(neural highway)를 필요로 한다. 신경로는 **뒤섬유단신경로**(dorsal column trace), **척수－시상신경로**(spinothalamic tract), 그리고 **척수－소뇌신경로**(spinocerebellar tract) 등의 3가지 경로로 구성되며, 피부·관절·인대에서 오는 감각정보를 척수를 거쳐서 뇌로 전달한다.

- 뒤섬유단신경로(dorsal column tract)는 예리한 촉각과 진동의 정보를 대뇌겉질(cortex)로 전달
- 척수-시상신경로는 온도, 동통, 불분명한 촉각 정보를 대뇌겉질로 전달
- 척수-소뇌신경로는 자세와 체위를 소뇌로 전달

〈표 9–5〉는 척수의 신경로를 설명하고 있다.

뇌로 들어온 감각정보는 처리과정을 위해 특정한 부위로 가야 하는데, 〈표 9–5〉에서 볼 수 있듯이 뒤섬유단신경로(dorsal column tract)와 척수-시상신경로(spinothalamic tract)는 피부와 관절의 정보를 마루엽(parietal lobe)의 뒤중심이랑에 위치한 1차 체성감각 겉질(primary somatic sensory cortex)로 전달한다고 알려져 있다. 축색은 각 인체 부위에 대응하는 체성감각 겉질의 특정 부위로 감각정보를 전달한다. 이 경로는, 〈그림 9–7〉과 같이 도식화(mapping)되어 있다.

〈표 9 – 5〉 감각정보의 척수 경로

경로	정보	이는 곳	닿는 곳
척수–시상 spinothalamic		피부	체성감각 겉질
가측 lateral	동통, 온도		
앞쪽 anterior	가려움, 압박, 간지러움		
뒤섬유단 dorsal column	예리한 촉각, 사지의 위치	피부, 관절	체성감각 겉질, 소뇌
척수–소뇌 spinocerebellar	자세	관절, 힘줄	소뇌

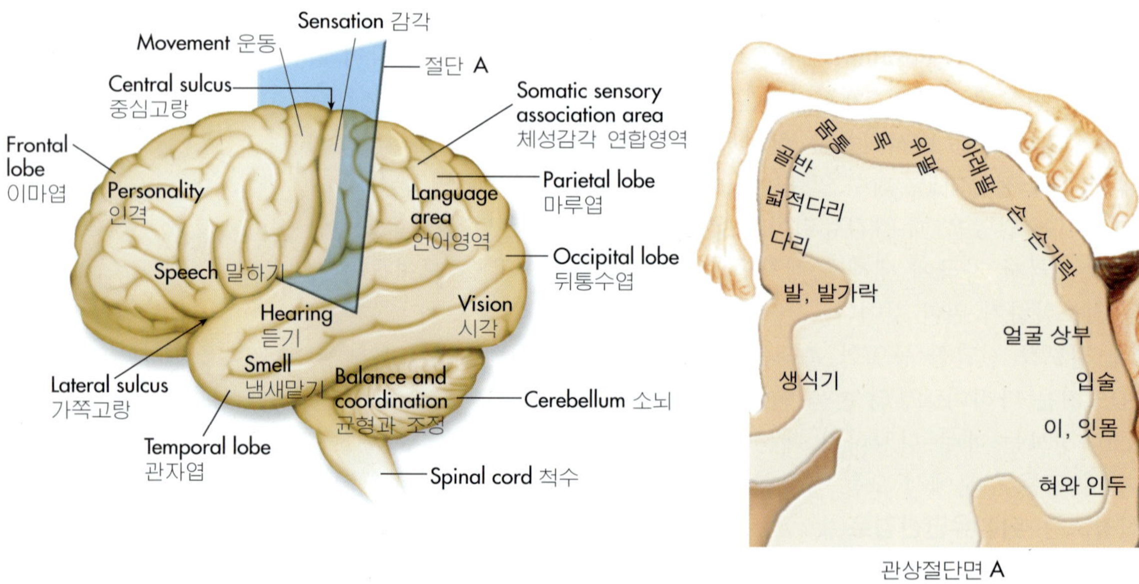

〈그림 9 – 7〉 대뇌겉질의 운동기능과 감각기능

팔에 벌레가 기어가면 이를 느낄 수 있는 것은 체성감각 겉질의 '팔' 뉴런이 벌레에 의해 자극되었기 때문이다.

체성감각 연합부위: 어떻게 촉각을 파악하는가?

SOMATIC SENSORY ASSOCIATION AREA: HOW DO WE INTERPRET TOUCH?

대뇌겉질의 또 다른 부위는 체성감각 정보를 파악하고 판단한다. 이 부위를 체성감각 연합부위(somatic sensory association area)라고 하는데 뒤통수엽의 체성감각 겉질의 바로 뒤에 위치한다.

체성감각계통은 정보를 수집하고 처리하기 위해 시상, 소뇌, 대뇌겉질 등의 부위를 지나는 척수와 뇌줄기(brain stem)의 감각뉴런으로 이루어진 체계를 활용한다. 이러한 복합적인 감각정보에 대한 실제적인(actual) 파악은 체성감각 겉질과 체성감각 연합부위에 정보가 도달한 이후에 이루어진다.

망치로 엄지손가락을 쳤을 때의 상황을 생각해 보자. 뒤뿌리신경절(dorsal root ganglion)에 위치한 동통 뉴런은 탈분극하여 신호를 척수신경과 뒤뿌리를 통해 척수로 전달한다. 뉴런은 운동 뉴런과 연접하여 손을 신속히 자극에서 멀어지도록 잡아당긴다.

거의 동시에 동통 뉴런은 척수의 척수-시상신경로와 연결돼 동통 신호를 뇌로 보낸다. 이 신호는 먼저 시상과 **사이뇌**(diencephalon)의 다른 부분으로 가서, 발한과 심박동 증가와 같은 생리학적 증상을 일으킨다.

이후 동통은 체성감각 겉질(cortex)로 계속 이동하여 통증의 정확한 위치를 파악할 수 있게 해준다. 그러나 아직 이를 통증으로 인식하지는 못하며, 통증의 파악은 정보가 체성감각 연합부위에서 감각을 통합할 때 이뤄진다. 이러한 정보를 받아들이고 처리하고 연상하는 모든 행동은 거의 본능적으로 일어난다.

자율신경계통 THE AUTONOMIC NERVOUS SYSTEM

말초신경계는 크게 뼈대근육을 조절하는 체성신경계통(somatic system)과 불수의근을 조절하는 자율신경계통(autonomic system)으로 구분된다.

불수의근육들은 혈관과 기도의 **민무늬근**(smooth muscles)과 **심장근**(cardiac muscles)의 구조에서 볼 수 있으며, 샘(gland) 또는 자율신경계통에 의해 조절된다. 그러므로 자율신경계통은 주로 혈압, 심장박동, 호흡률, 소화, 발한과 같은 생리적 특성들을 조절한다.

자율신경계통의 뉴런(신경세포)은 체성운동신경들과 같이 척수와 뇌줄기에 위치하여 신경전달물질인 아세틸콜린(acetylcholine)을 분비하며, 종착지도 비슷하다. 자율운동뉴런(autonomic motor neuron)들은 모두 앞뿔(ventral horn)보다는 가쪽뿔(lateral horn)에 위치하며 체성운동뉴런(somatic motor neuron)과 다르게 근육과 직접적으로 연결되지는 않는다.

그 대신에 이들은 중추신경계 밖에 있는 **신경절**(ganglion)과 연접한다.

신경절은 중추신경계 밖에 신경세포체가 모여 있는 것으로, 신호를 다음 회로로 보내기 위한 일종의 중계소라고 생각하면 이해하기 쉽다. 그래서 두 번째 운동뉴런을 신경절이후신경(postganglionic neuron)이라고 한다. 이는 민무늬근과 샘에 연결된다.

교감신경 The sympathetic nerve

자율신경계통은 **교감신경**(sympathetic nerve)과 **부교감신경**(parasympathetic nerve)으로 구분된다(그림 9–8 참조).

교감신경은 싸움 또는 도피(flight-or-fight)반응을 조절하고, 인체가 에너지를 발산하도록 충전시킨다.

교감신경의 효과는 심박동 증가 · 혈압 상승 · 발한과 구강건조 등으로, 아드레날린이 분출되는 모든 증후들이 여기에 해당된다. 무서운 개를 만났을 때 나타나는 반

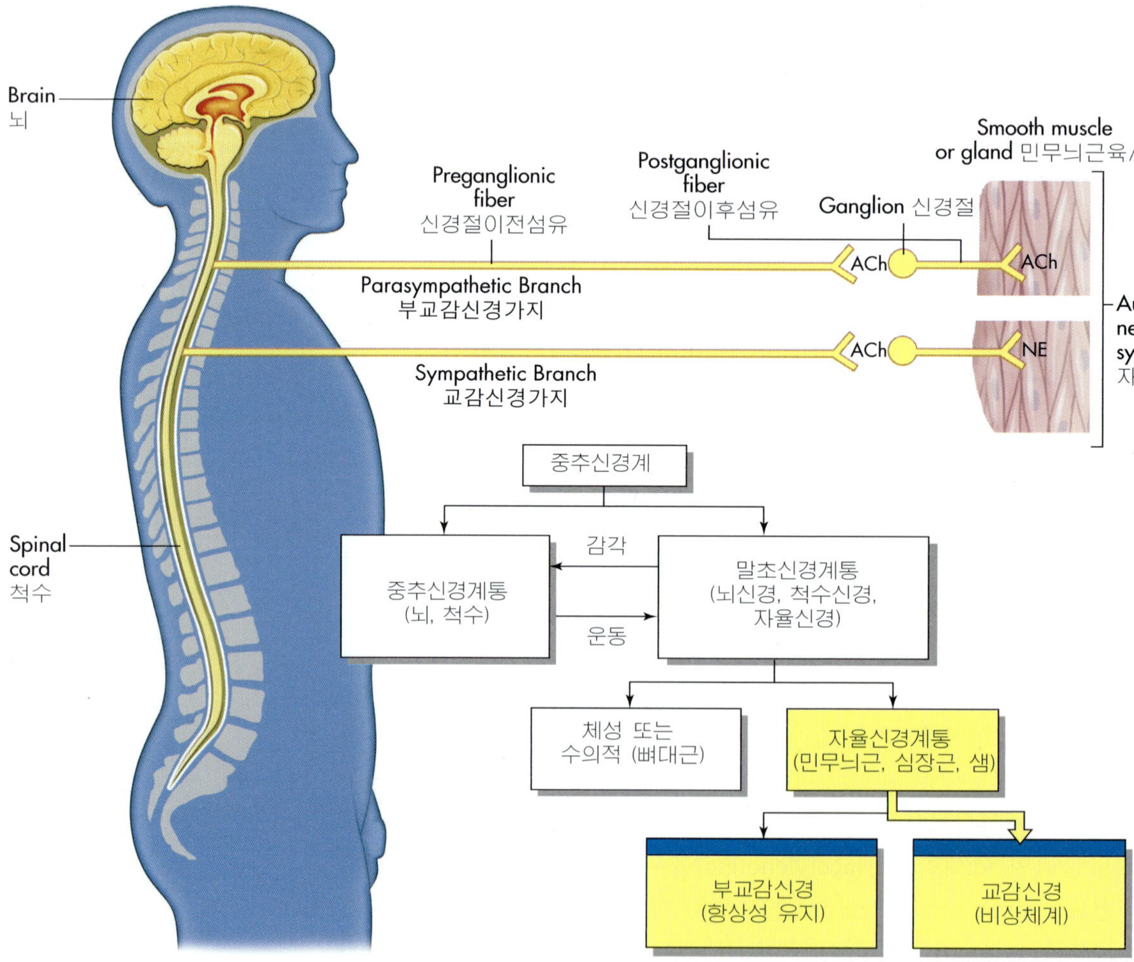

〈그림 9 – 8〉 자율신경계통의 일반적 기능

응인 두근거리는 심장, 빠른 호흡, 진땀 등은 자율신경계통의 흥분으로 일어난다.

심장은 근육으로 더 많은 혈액을 공급하기 위하여 더 빨리 뛰게 될 것이고, 허파는 더 많은 산소를 얻어서 싸우거나 도망가도록 긴장시킨다. 다른 교감신경의 반응으로는 망치로 손가락을 쳤을 때 상황을 좀더 잘 처리할 수 있도록 동공을 확대시키는 것을 들 수 있다.

교감신경계의 신경절이전뉴런(preganglionic neuron)은 가슴(T_1)척수에서 허리(L_2)척수까지 위치하므로 등허리(thoracolumbar)뉴런이라고 한다. 신경절이전뉴런 말단에서는 아세틸콜린을 분비하며, 교감신경절(sympathetic ganglion)에서 신경절이후뉴런(postganglionic neuron)과 연접한다. 그러나 교감신경 부분의 신경절이후뉴런 말단에서는 노에피네피린(norepinephrine)을 분비한다.

교감신경계통이 담당하는 가장 중요한 기능 중의 하나는 부신(adrenal gland)에서 에피네피린(epinephrine : 아드레날린) 호르몬 유리를 자극하여 혈류에 순환되도록 하는 것이다.

부교감신경 The parasympathetic nerve

가속페달이 있다면, 또한 브레이크도 필요하다. **부교감신경**은 교감신경과 상반된 효과를 가진다. 흔히 그것을 '휴식과 소화(resting and digesting)효과'라고 부르는데, 일상생활의 활동을 유지하는 데 중요하다.

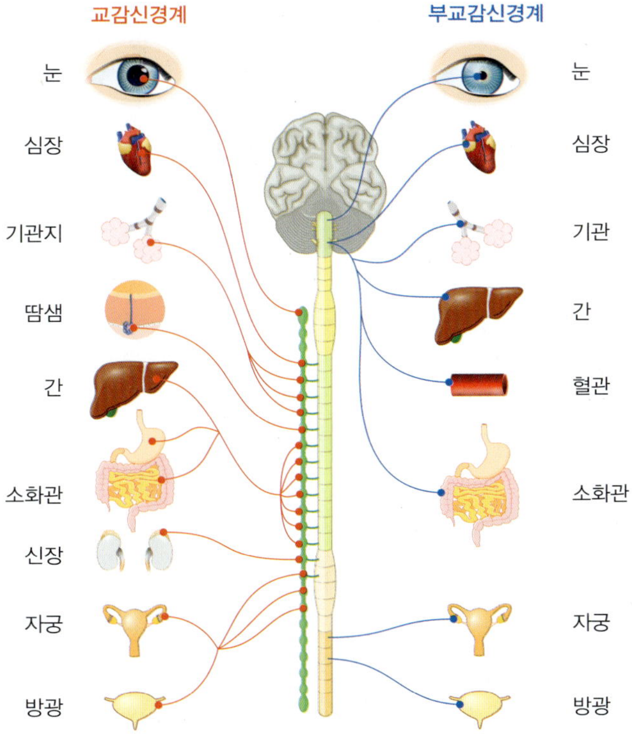

〈그림 9 – 9〉 교감신경계

부교감신경은 교감신경이 흥분된 상태에서 정상으로 다시 돌아오도록 돕는 역할을 한다. 즉, 심박동 · 호흡 · 혈압을 감소시켜서 망치에 맞은 손가락에 얼음찜질을 한 후, 또는 짖어대는 개를 개집 안에 무사히 들어가게 하고 난 후의 편안함을 제공하는 것은 부교감신경이 하는 일이다.

부교감뉴런은 뇌줄기(brain stem)와 엉치(sacrum)척수에 위치하기 때문에 머리엉치(craniosacral) 뉴런이라고 부른다. 이 신경말단에서는 아세틸콜린을 분비한다. 신경절이전뉴런은 신경절이후뉴런과 부교감신경절(parasympathetic ganglia)에서 연접한다.

부교감신경절은 내부 장기 근처에 위치해 있다. 신경절이후 뉴런 말단에서도 역시 신경전달물질인 아세틸콜린을 분비한다. 아세틸콜린은 뼈대근을 흥분시키고, 민무늬근과 심장근은 억제시킨다.

자율신경계통 통합하기 Putting the autonomic system all together

짖어대는 개를 만난 상황을 생각해 보자. 이때, 교감신경계통은 흥분하고, 척수의 가슴허리부분($T_1 \sim L_2$)에서는 아세틸콜린을 분비(유리)하는 신경절이전섬유로 자극을 보내게 될 것이다.

신경절이후섬유에서 아세틸콜린과 결합한 수용체는 활동전압을 유발하고, 자극을 노에피네피린을 유리하는 표적기관으로 전달하게 될 것이다. 만약 이것이 심장에서 일어나게 되면, 싸움-또는-도피반응을 일으키기 위해 더 많은 혈액공급을 필요로 하므로 이를 위해 심장의 박동수와 힘이 증가할 것이다.

긴급상황이 끝나면 교감신경계는 활성화되지 않으며, 노에피네피린의 대사로 부교감신경계는 이제 천천히 인체의 시스템을 정상으로 되돌아오게 한다. 이는 정상 심박동률이 이처럼 두 가지 시스템의 균형에 의해 잘 조절되는 또 다른 항상성의 예이다.

그밖의 시스템 OTHER SYSTEMS

기타 시스템으로는 복잡하면서도, 특정한 위치를 갖지 않으나 뇌 전체에서 볼 수 있는 **변연계통**(limbic system)과 **망상계통**(reticular system)을 들 수 있다.

변연계통 The limbic system

변연계통은 대뇌(cerebrum) · 사이뇌(diencephalon) · 위뇌줄기(superior brain stem)에 있는 핵들의 연속적인 시스템으로, 이 핵들은 감정과 정서 그리고 기억에 관여한다. 어떤 핵은 움직임에 감정을 부여하고 다른 것들은 후각과 감정을 조절한다. 또 나머지의 것들은 감정을 저장하고 다시 재현하는 작용을 하기도 한다.

망상계통 The reticular system

망상계통은 뇌줄기의 핵들이 분산된 신경망으로, 대뇌 겉질을 '깨우는(waking up)' 데 관여한다. 망상계통의 활동은 주변 인식(conscious)을 위한 의식 상태에 필요하다. 아침에 자명종이 울릴 때, 망상계통은 겉질을 슬쩍 건드림으로써 잠에서 깨어나게 한다.

신경계통의 일반적인 질환
COMMON DISORDERS OF THE NERVOUS SYSTEM

마비는 수의적 움직임을 조절할 수 없는 상태로서 강직성(spastic) 또는 이완성(flaccid)으로 나뉜다. **강직성 마비**는 근육의 강직 또는 과긴장(*hypertonia*)과 반사작용의 **과잉반응**(hyperreflexia)이라는 특징을 가지고 있다.

강직성 마비에서 근육 강직과 반사작용이 과도하게 나타나는 것은 뇌와 앞뿔(ventral horn)의 운동뉴런 사이의 소통이 감소되었기 때문이다. 즉, 근육은 수시로 수축하고, 반사작용은 뇌로부터 어떤 조절 신호도 받지 못한다. 뇌졸중, 두부 손상, 척수 손상 등은 강직성 마비의 원인이 된다.

이완성 마비는 축 늘어진 근육(근육 강도의 감소, *hypotonia*)과 반사작용의 저하가 특징이다. 이완성 마비는 척수신경을 손상시킴으로써 운동뉴런의 자극이 근육에 도달하지 못하게 만든다. 그러므로 근육은 처지고 반사작용은 사라진다. 이완성 마비는 말초 손상이나 소아마비, 길랭-바레 증후군(Guillian-Barre syndrome)과 같은 질환에 의해 일어난다.

뇌성마비(cerebral palsy)는 진행되지 않는 운동질환으로서 어린이에게 주로 발생한다. 뇌성마비환자는 전형적인 강직성 마비의 증세를 보인다.

이 질환은 부적합한 발달과정이나 뇌의 운동신경계통의 손상에 의해서 일어난다. 뇌성마비의 증상은 미세한 운동력 상실부터 보행과 말하기조차 할 수 없는 심각한 운동기능 장애까지 그 폭이 넓다. 환자들의 몸은 심각하게 발달이 지체되거나 실명에 이르기도 하지만, 지능은 평균이나 평균 이상을 가지고 있다.

중풍(stroke)으로 알려진 상태 혹은 **뇌졸중**(cerebral vascular accident; CVA)은 출혈이나 혈전에 의해 뇌의 일부분으로 가는 혈류가 장애를 받음으로써 발생한다. 만약 산소가 부족하게 되면 뇌조직은 죽게 된다. 중풍의 증세는 중풍이 일어난 위치에 따라 매우 다양하며, 중풍이 일어난 부위의 반대편의 근위축(muscle weakness)과 마비(paralysis), 또는 감각 상실 등이 온다.(오른쪽 대뇌반구는 왼쪽 신체를 조절한다는 사실을 기억하라.)

중풍환자는 언어장애뿐만 아니라, 실명과 기억상실을 일으키기도 한다. 중풍의 증세는 갑작스럽게 나타나며, 어떤 환자는 작은 중풍이 연속적으로 일어나는 등 미미하고 일시적인 증세가 큰 중풍이 오기 전에 나타나기도 한다.

대부분 큰 지진 전에 발생하는 작은 지진과 비슷하다. 이러한 작은 중풍을 **일시적 허혈성 손상**(transient ischeic accident; TIAs)이라고 한다.

경질막밑혈종(subdural hematoma)은 경질막과 거미막 사이인 경질막밑공간에 혈액이 고여 있는 것으로, 대부분 두부 손상에 의해 일어난다. 머리에 가해진 충격은 머리뼈의 작은 혈관들을 파열시켜서 공간 안으로 출혈을 일으킨다. 만약 혈종이 크거나 증가한다면 돌이킬 수 없는 뇌손상과 사망을 가져올 수 있는데, 혈종은 주로 머리뼈 내부의 압력을 증가시켜서 손상을 일으킨다.

경질막밑공간의 혈액덩어리 또한 압력을 증가시킨다. 머리뼈는 확장되지 못하므로 머리뼈 내의 압력은 지속적으로 증가하며, 증가한 압력은 매우 섬세한 뇌조직에 심각한 손상을 일으킨다.

어떤 경질막밑혈종은 자연적으로 흡수되기도 하고, 약으로 치료되기도 하지만, 크고 급격히 증가되는 경질막밑혈종은 수술로 치료해야만 한다.

헌팅턴 병(Huntington disease)은 진행성 유전성 질환으로 바닥핵의 뉴런을 악화시키고, 최종적으로는 대뇌겉질까지 손상시킨다. 이 질환은 몸을 흔들기 시작하면서 기억 장애, 손과 얼굴의 뒤틀림, 서툰 몸짓 등의 증상을 나타내는 것이 특징이다. 결국 이 질환은 연하작용과 말하기 및 걷기를 힘들게 할 뿐만 아니라, 기억 상실을 비롯하여 정신병과 인지장애에 이르게 만든다.

현재로서 헌팅턴 병의 치료제는 없으며, 대부분의 환자가 우발적인 손상이나 감염, 또는 다른 합병증으로 사망한다. 이 질환은 유전학 검사로 유전자를 가지고 있는지 여부를 확인할 수 있다. 환자의 후손 중 50%는 헌팅턴 병의 유전자를 물려받을 가능성이 있고, 헌팅턴 병의 유전자 보유자는 결국 발병하게 된다.

Endocrine System

Chapter 10

내분비계통

인체의 또 다른 조절 센터

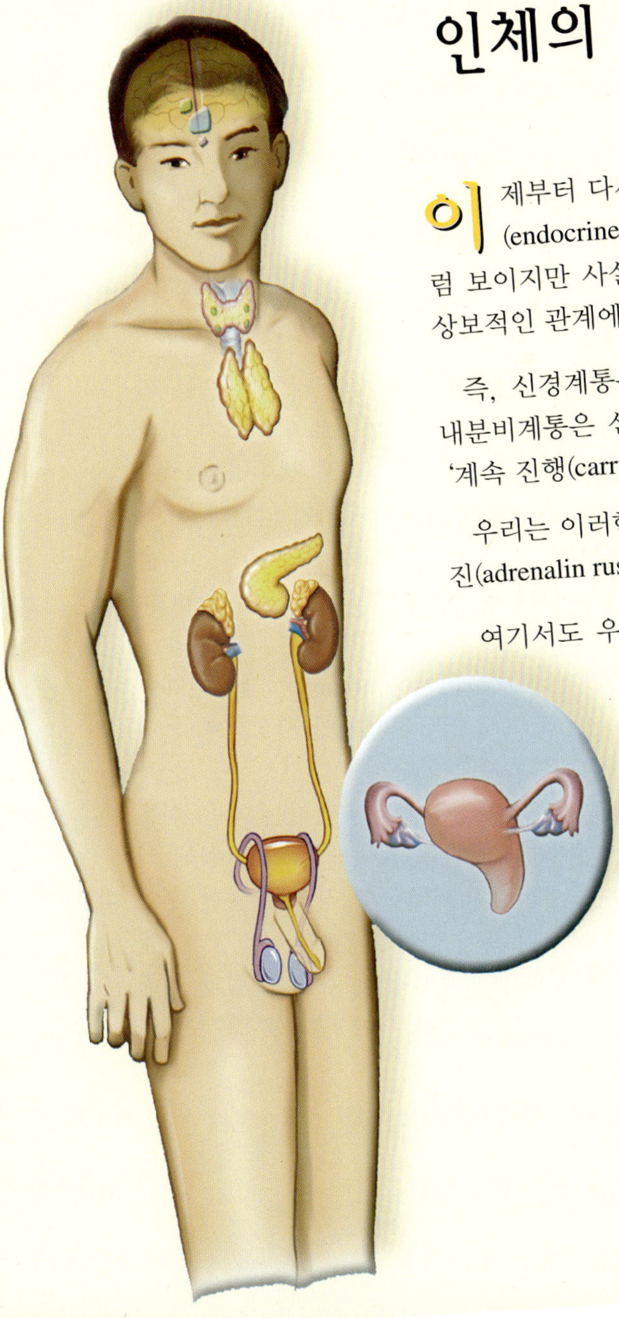

이제부터 다시 조절(control)에 대해서 이야기할 것이다. 내분비계통(endocrine system) 역시 조절계통으로서, 신경계통과 분리된 것처럼 보이지만 사실은 서로 연결되어 있고, 항상 서로의 기능을 감시하는 상보적인 관계에 있다.

즉, 신경계통은 목적하는 장기에서 반응이 즉시 나타나도록 하지만, 내분비계통은 신경계통에 의한 반응이 중단된 뒤에도 장기들의 반응이 '계속 진행(carry on)' 되도록 조절한다.

우리는 이러한 효과를 연장효과(lingering effect), 또는 '아드레날린 돌진(adrenalin rush)' 효과라고 부른다.

여기서도 우리는 신경계통과 내분비계통의 차이를 볼 수 있다. 먼저 위험한 순간이 닥쳤을 때, 자율신경계통(교감신경계통)은 도피반응을 유발하면서 위의 반응이 순간적으로 나타나도록 한다. 하지만 위험한 순간이 지났는 데도 연장효과가 나타나는 것은 자율신경계통(교감신경계통)에 의해 내분비계통의 활동이 시작되어 신경계통에 의한 반응을 강화시켰기 때문이다.

학습목표 LEARNING OBJECTIVES

- 다양한 내분비샘(endocrine gland)의 기능을 설명할 수 있다.
- 신체에 대한 호르몬의 효과와 목적을 기술할 수 있다.
- 항상성 조절(homeostatic control)의 과정을 설명할 수 있다.
- 호르몬과 체액성 조절(humoral control)의 차이를 설명할 수 있다.
- 내분비계의 일반적인 질환에 대해 설명할 수 있다.

내분비계통의 구성

ORGANIZATION OF THE ENDOCRINE SYSTEM

내분비계통은 다양한 종류의 화학물질을 분비하는 다양한 장기로 이루어져 있다. 먼저 내분비계통의 기본적인 구성에 대해 살펴보도록 하자.

내분비 장기 Endocrine Organs

내분비계통(endocrine system)은 혈류 속으로 **호르몬**(hormone)이라고 부르는 화학적 전령을 분비하는 신체에 존재하는 여러 종류의 장기와 샘들로 이루어져 있다(그림 10-1 참조). 땀샘과 같이 신체의 외부로 분비하는 것도 역시 샘이라고 하지만, 분비물이 신체 밖으로 나오기 때문에 내분비계통에는 포함시키지 않는다.

신경계통을 다룰 때 이미 살펴본 **시상하부**(hypothalamus), **뇌하수체**(pituitary), **솔방울샘**(pineal gland)과 같은 몇 종류의 내분비샘들은 신경계통(nervous system)의 일부로서 두 조절계통을 연결한다.

다른 몇 가지 내분비 장기에 대해서는 나중에 비뇨기계통(urinary), 생식기계통(reproductive), 소화기계통(digestive)을 다룰 때 다시 언급하겠지만 시상하부나 이자(pancreas)와 같은 많은 샘들은 다양한 기능을 가지고 있다.

사실 모든 종류의 내분비샘과 그와 관련된 모든 호르몬들을 배운다는 것은 쉬운 일이 아니다. 따라서 여기서는 내분비계통에 대한 전반적인 이해를 돕기 위해 기본적이면서 간단한 개요를 중심으로 설명할 것이다. 그러나 이 장을 학습한 후에는 내분비계통에 대한 개념이 명확해지고, 이해의 폭이 넓어질 것이다.

본 장의 내용에 앞서 내분비 장기의 폭넓고 다양한 기능들에 대한 그림과 이름을, 〈표 10-1〉을 참조해 보기 바란다(시상하부와 뇌하수체는 이 장의 후반부에 나오는 '중요한 내분비 장기'에서 더 깊게 다뤄질 것이다).

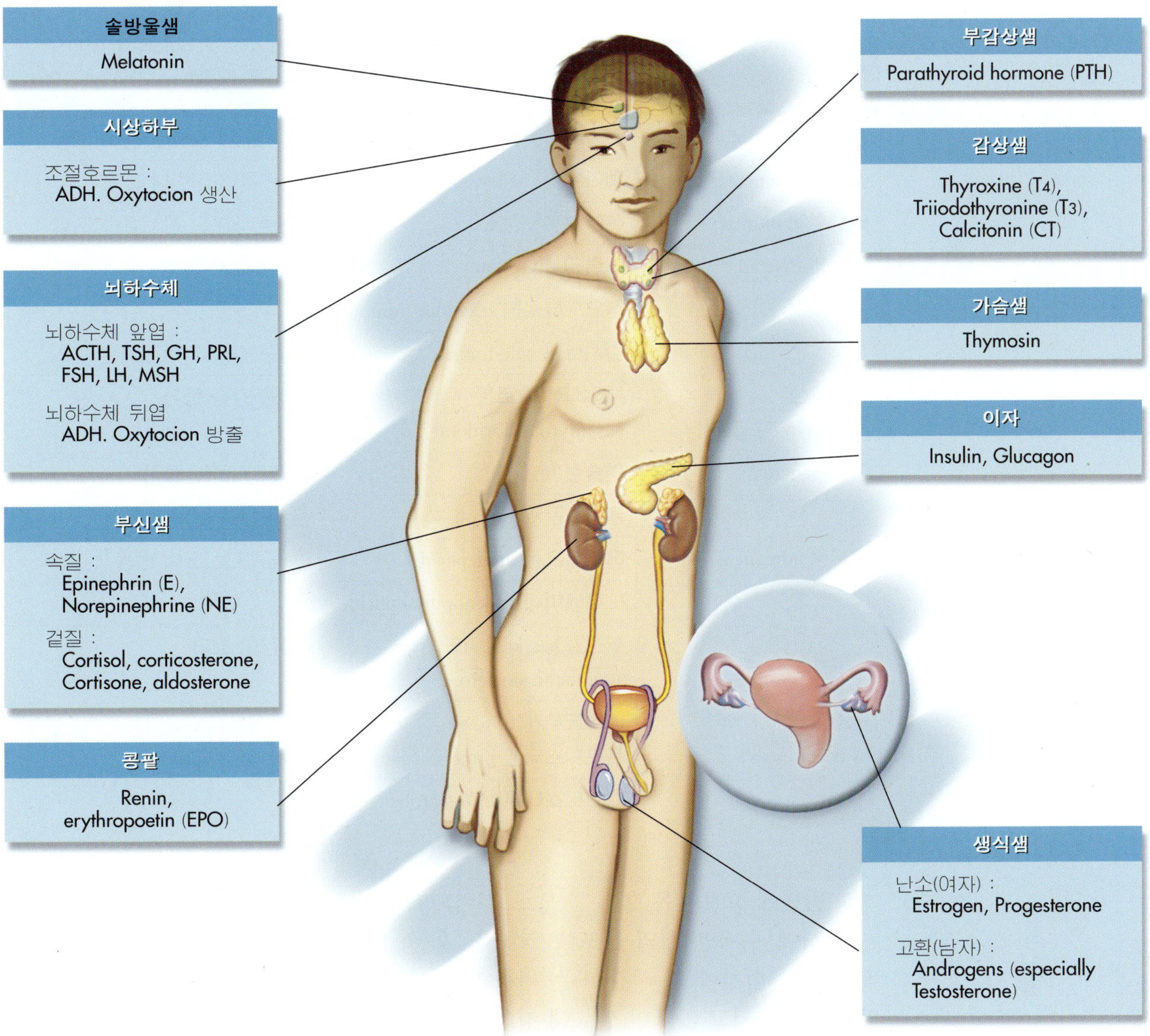

〈그림 10－1〉 내분비샘과 보유 호르몬

호르몬 Hormones

내분비샘에서 유리되는 화학적 전령들을 **호르몬**이라고 부른다. 이미 화학적 전령의 한 가지 유형, 즉 신경전달물질(neurotransmitter)에 대해 살펴보았다. 신경전달물질은 신경의 말단부 소포 속에 있다가 자극에 의해 화학적 연접부(chemical synapse)로 유리된다.

호르몬은 매우 좁은 공간인 연접부를 가로질러 인접한 세포까지 확산된 후, 인접 세포에 있는 수용기(receptor)에 결합된다. 신경전달물질은 자신의 역할을 빠르게 수행하지만, 효과가 국소적이고 지속시간이 짧은 것이 특징이다.

〈표 10 – 1〉 내분비 장기의 기능

내분비 장기 ENDOCRINE ORGAN	호르몬 유리 HORMONE RELEASED	효과 EFFECT
시상하부 hypothalamus	〈표 10–3〉 참조	뇌하수체 호르몬 분비 조절
솔방울샘 pineal	멜라토닌 melatonin	수면을 조절한다고 함
뇌하수체 pituitary	〈표 10–3〉 참조	다른 내분비 장기들을 조절
갑상샘 thyroid	티록신 thyroxine	세포 대사 조절
	삼요드티로닌 triiodothyronine	
	칼시토닌 calcitonin	혈중 칼슘 저하
부갑상샘 parathyroid glands	부갑상샘 호르몬 parathyroid hormone	혈중 칼슘 증가
이자 pancreas	인슐린 insulin	혈당 저하(인슐린)
	글루카곤 glucagon	혈당 증가(글루카곤)
부신샘 adrenal gland	에피네프린 epinephrine	싸움 또는 도피 반응
	노르에피네프린 norepinephrine	
	부신겉질스테로이드 adrenocorticosteroid	다양한 효과
난소/고환 ovaries/testes	에스트로겐 estrogen, 프로제스테론 progesterone	유성생식 조절(난포/정자 성숙), 2차 성징 발현
	테스토스테론 testosterone	

그 반면에 호르몬은 혈류 속으로 분비되어 온몸을 돌게 되는데, 몇 가지 호르몬은 동시에 수백만 개의 세포에 영향을 줄 수 있다. 이들 호르몬은 효과 면에서도 몇 분에서 심지어 몇 시간 또는 며칠까지 지속될 수 있다. 또한, 많은 호르몬이 끊임없이 분비되고 있으며 필요에 따라 분비되는 양이 변화된다.

이와 같이 신경전달물질과 호르몬 사이에는 유사점과 차이점이 존재하는데, 〈표 10–2〉에 이 두 가지 화학적 전달자의 유사점과 차이점을 소개하였다.

호르몬의 작용방법 HOW HORMONES WORK

호르몬 역시 신경전달물질과 마찬가지로 표적 세포에 있는 수용기와 결합하여 작용한다. 하지만 호르몬의 작용 방법은 신경전달물질과 다소 차이가 있는데, 신경전달물질은 세포 밖에 존재하는 수용기에만 결합하여 작용하지만, 호르몬의 경우는 세포 밖의 수용기뿐만 아니라 세포 안의 수용기에 직접 결합하여 작용하기도 한다.

〈표 10 – 2〉 신경전달물질(Neurotransmitters)과 호르몬(Hormones)

신경전달물질 Neurotransmitters	호르몬 Hormones
화학적 전령	화학적 전령
수용세포와 결합	수용세포와 결합
세포 흥분 조절	세포 활동 조절
신경에서 유리	신경이나 샘에서 유리
화학적 연접부에 유리	혈류 속으로 유리
의도하는 목표지점과 매우 근접	원거리 목표지점까지 여행
효과가 빨리 발생 (1초가 채 안 걸릴 정도로 빠름)	효과가 목표지점에 도달할 때까지 지연 (몇 초 혹은 몇 분)
효과의 소멸이 빠름(몇 초 정도)	효과가 오랫동안 지속(몇 분 혹은 몇 시간)
단독 세포에 영향	많은 세포에 영향

만약 호르몬이 세포 바깥에 있는 수용기에 결합된다면 상황에 따라 서로 다른 효과를 나타낼 수 있는데, 세포 투과성을 변화시키거나 표적 세포에 메시지를 전달하여 세포 안에 있는 효소의 활성을 변화시킨다. 호르몬에 의해 표적 세포는 현재 자신이 만들고 있던 단백질을 완성하기도 하며, 지금까지 해오던 일을 변화시킴으로써 새로운 단백질을 만들기도 한다.

여러 가지 호르몬의 종류들 가운데 **스테로이드**(steroid)라는 호르몬은 특히 강한 효력을 발휘할 수 있는데, 세포 안까지 들어가서 직접 수용기에 결합할 수 있기 때문이다. 스테로이드는 표적 세포의 막을 쉽게 통과할 수 있는 지질 분자로 되어 있으므로 세포의 유전정보를 전달하는 DNA에 직접 작용하여 세포의 활성을 변화시킨다.

이 호르몬은 표적 세포를 조절할 목적으로 신체에서 만들어지긴 하지만, 그 양을 매우 조심스럽게 조절하고 있는데, 매우 적은 양일지라도 효과가 강력하기 때문이다. 이 스테로이드 호르몬과 이 호르몬이 가지고 있는 위험성에 대해서는 '부신(The Adrenal Gland)'에서 더 논의할 것이다.

내분비 활성의 조절 CONRTOL OF ENDOCRINE ACTIVITY

많은 내분비 기관은 하루 종일 활동한다고 해도 과언이 아니다. 분비하는 호르몬의 양은 필요에 따라 변하지만, 신경세포(neurons)와는 달리, 내분비 기관을 이루는 세포들은 지속적으로 호르몬을 분비한다. 그렇다면 내분비 세포들의 활동은 어떻게 조절되는가? 내분비 기관은 분비해야 할 호르몬의 양을 어떻게 알 수 있을까?

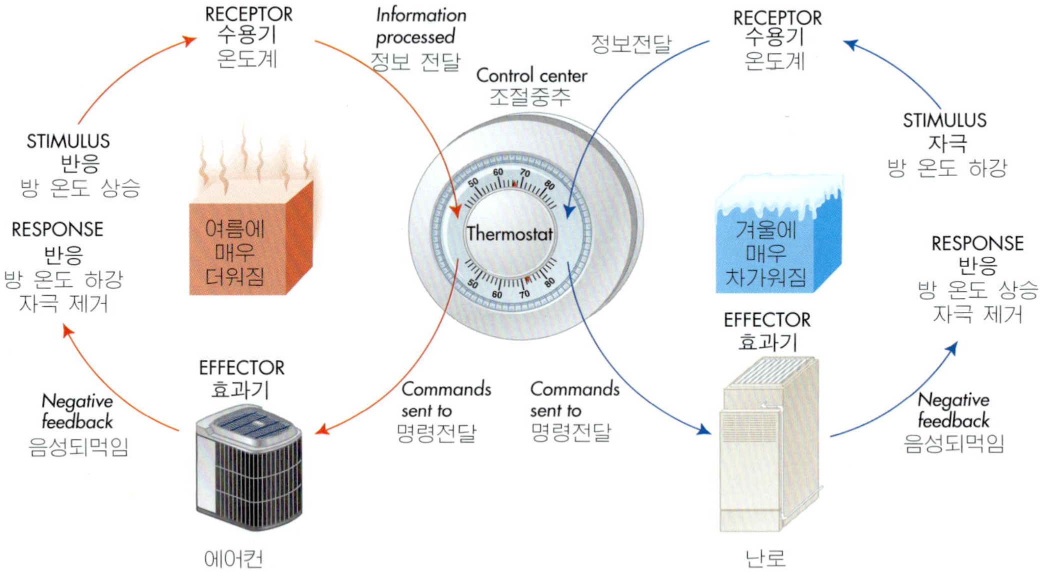

〈그림 10 – 2〉 항상성은 온도조절기가 실내온도를 조절하는 과정과 유사하다.

항상성과 음성되먹임 Homeostasis and Negative Feedback

어떻게 내분비계통이 조절되는지 이해하기 위해서 우리는 이 책의 첫 장인 1장에서(그림 10–2 참조) 논의되었던 **항상성**(homeostasis)의 개념을 되짚어 보아야 한다. 일반적으로 인체는 인체에서 일어나는 화학적 · 물리적 특성을 나타내는 특정한 값들에 대한 이상적 수치인 평균치나 **기준치**(setpoint)를 가지고 있다.

예를 들어, 혈압(blood pressure), 혈중 산소(blood oxygen), 심장 박동(heart rate), 혈당(blood sugar)은 모두 '정상(normal)' 범위를 가지고 있다. 이러한 화학적 · 물리적 특정 값을 정상 수준이나 이상적 수준에 가깝도록 조절하는 역할을 담당하고 있는 것이 조절계통(신경과 내분비)이다.

신체를 구성하는 여러 구조물들은 각자 나름대로 이상적인 수준의 값을 기억하고 있다. 그러한 장소에서는, 이미 저장된 '이상적' 수치의 변화를 측정할 수 있는 방법을 보유하고 있을 뿐만 아니라, 변화된 수치를 이상적인 수치로 다시 회복시키는 방법도 가지고 있다.

그 예로 신경원은 체온을 측정할 수 있고, 시상하부는 기준치를 저장하고 있다. 만일에 우리의 체온이 기준치 온도 이하로 떨어진다면, 시상하부는 추가적인 열을 생산하기 위해 오한을 발생시킨다. 그 반면에 체온이 기준치 이상으로 오른다면, 시상하부는 땀을 흘리도록 하여 체온을 낮추게 된다.

만일 신체의 어떤 부위에서 항상성 수치가 심각하게 붕괴된다면 조절계통이 붕괴된 수치를 기준치(setpoint)로 되돌리기 위해 작용하게 된다. 이 과정을 **음성되먹임**(negative feedback)이라고 부른다(그림 10–3).

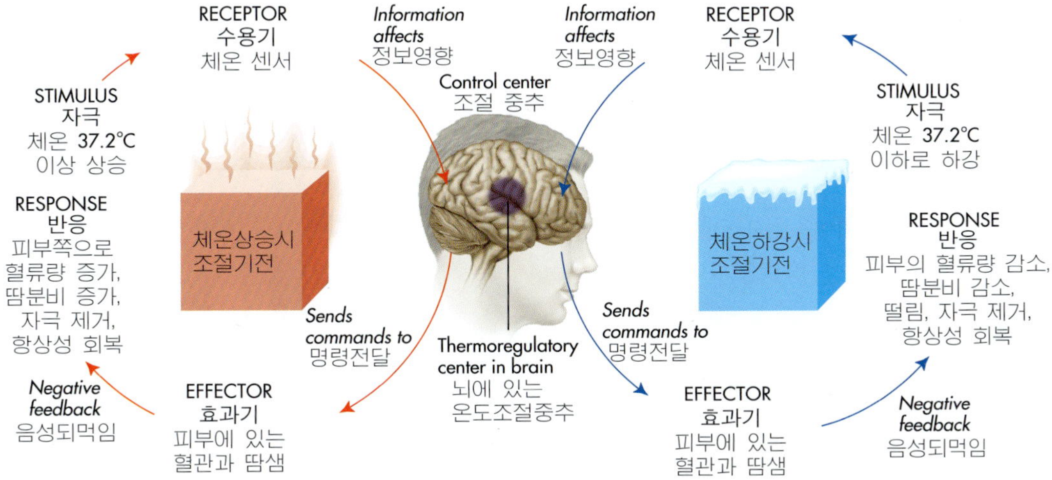

〈그림 10 – 3〉 항상성과 음성되먹임은 신체 온도를 조절하는 과정에서 서로 이어져 있다.

음성되먹임은 실생활에서 쉽게 접할 수 있다. 예컨대 가스를 주입할 때, 노즐에 센서가 있다면 탱크가 꽉 차게 될 때 가스의 흐름이 중지되는데, 이러한 현상이 바로 음성되먹임이다. 음성되먹임에 의해 가스가 흘러 들어가다가 탱크가 가득 차거나 목표하는 지점까지 차게 되면 가스의 흐름이 중지되는 것이다.

개구쟁이 아이들의 장난을 막기 위한 '차단(timeout)'기능 역시 음성되먹임이다. 차단기능은 비정상적 기능을 제어하도록 설계되어 있다.

신체에서 음성되먹임은 변화를 억제하는 방향으로 작용한다. 예를 들어, 혈압이 상승하면 신체는 그것을 '정상'인 기준치로 낮추려고 한다. 호르몬 역시 같은 방법으로 조절되는데, 만일 호르몬 수치가 상승하면 음성되먹임은 호르몬을 분비하는 내분비 장기의 활동을 중지시켜서 호르몬의 수치를 낮추려고 한다.

또한, 신체는 변화의 폭을 더 크게 하는 **양성되먹임**(positive feedback)을 일으킬 수 있는 능력이 있다.

신경원에서 탈분극을 일으키는 나트륨의 작용현상은 실생활에서 우리가 접할 수 있는 양성되먹임의 예이다.

신경원에서 탈분극이 진행될수록 나트륨의 양은 증가한다. 나트륨의 양이 증가하면 탈분극은 더욱 커지며, 이는 다시 나트륨의 흐름을 증가시키는데, 목적하는 일을 다 이룰 때까지 이러한 현상은 반복된다.

이러한 과정을 다른 말로 악순환(vicious cycle)이라고 부르기도 한다. 따라서 양성되먹임은 기준치에서 멀어지는 변화를 증가시키기 때문에 인체의 항상성을 조절하는 방법이 되지는 못한다. 만약 날씨가 추워졌을 때, 체온을 높이기 위해 떨림 현상을 일으키는 대신에 몸을 더욱 차갑게 만든다면 어떻게 되겠는가?

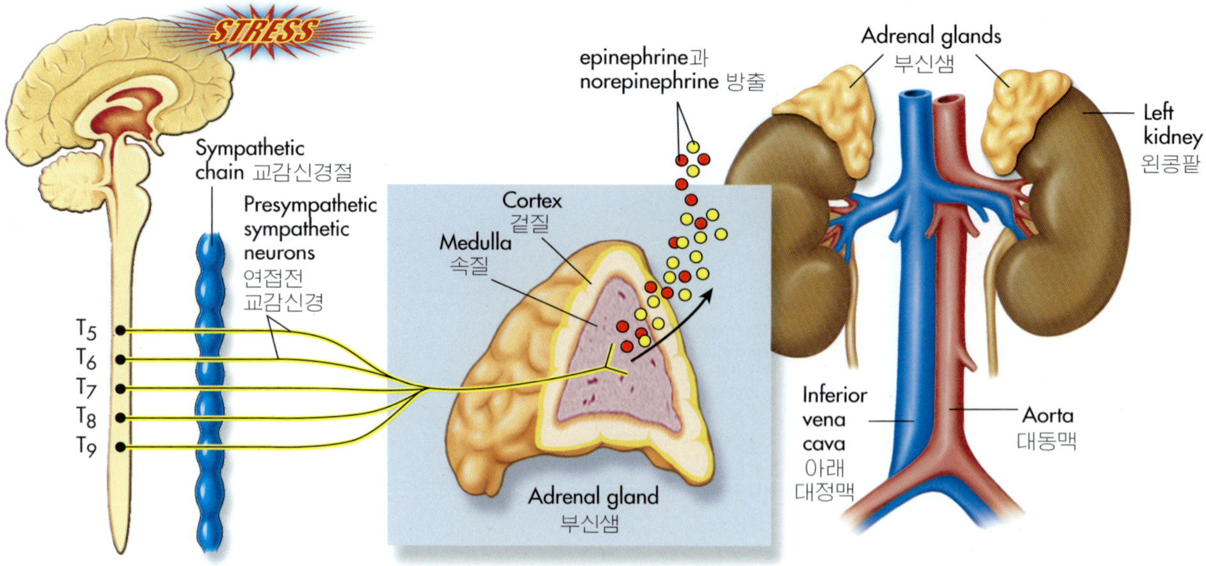

〈그림 10 – 4〉 부신샘에 대한 교감신경성 조절

호르몬 수준의 조절 근거 Source of Control of Hormone Levels

호르몬의 수준은 신경계통(신경성 조절)이나 다른 호르몬(호르몬성 조절), 또는 혈액과 같은 체액(체액성 조절)에 의해 조절된다.

신경성 조절 NEURAL CONTROL

내분비 장기는 기본적으로 세 가지 방법을 통해 호르몬의 수준과 신체의 기능을 유지하게 된다. 몇몇 호르몬은 신경계통의 직접적인 조절을 받는다. 예를 들어, 부신샘은 교감신경계통에서 오는 신호를 받는다. 교감신경계통이 활동하게 되면, 그 신호를 부신샘으로 보내서 호르몬인 에피네프린과 노르에피네프린을 유리하여 교감신경의 활성효과를 연장하게 한다(그림 10–4 참조).

호르몬성 조절 HORMONAL CONTROL

하나의 샘(gland)을 보다 고위 중추의 샘에서 분비되는 호르몬에 의해 조절되는 호르몬성 조절체계의 일부분으로 본다면, 고위 중추에서 유리되는 호르몬에 의해 나머지 호르몬들이 조절된다고 말할 수 있다.

다시 말해서, 명령이 하나의 내분비계통 장기에서 다른 내분비계통 장기로 보내진다는 것이다.

이러한 과정은 마치 결승점에 도달할 때까지 배턴(baton)을 쥐고 달리는 선수가 다음 주자에게 매끄럽게 배턴을 건네주고, 그 다음 선수는 다시 그 다음 선수에게 배턴을 건네주는 릴레이 경주와 비슷하다고 할 수 있다.

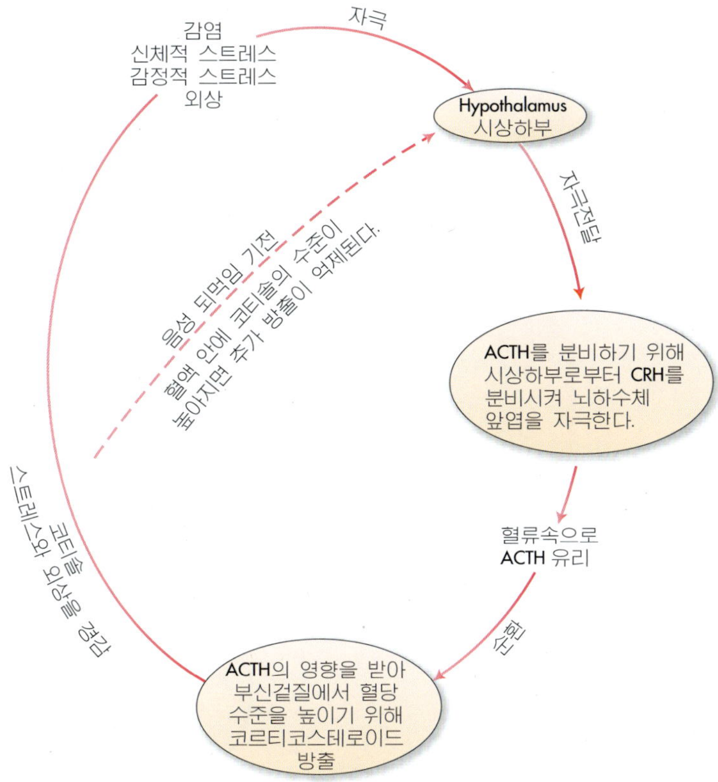

〈그림 10 – 5〉 부신샘에 대한 호르몬성 조절

이 과정에서 음성되먹임은 호르몬을 통한 명령이 '명령 전달 고리(chain of command)'에 포함되어 있는 하나의 장기에서 다른 장기로 이어지도록 조절한다.

예를 들면, 코티솔(cortisol)을 분비하는 과정에서는 먼저 시상하부가 호르몬을 보내 부신샘을 조절하는 뇌하수체를 조절하여서 부신샘을 조절하는 호르몬을 유리하도록 하고, 뇌하수체는 부신샘을 조절하는 호르몬을 보내서 부신샘을 조절함으로써 코티솔을 분비하게 한다.

이렇게 분비된 코티솔은 신체가 받는 스트레스를 감소시키는 데 사용되지만, 코티솔의 수치가 혈중에 높아지면 코티솔(cortisol)을 분비하도록 신호를 보냈던 시상하부에서 뇌하수체를 조절하는 호르몬의 분비를 감소시킨다(그림 10–5 참조).

체액성 조절 HUMORAL CONTROL

일부 내분비 장기는 혈액과 같은 체액을 지속적으로 감시하는 방법으로, 신체의 내부 환경을 직접 감시할 수 있으며, 포착된 내부 환경에 맞게 반응한다. 체액성(humoral)이라는 말의 의미는 체액(body fluid)뿐만 아니라 그 속에 있는 물질(substance)도 포함한다는 것이다. 체액은 소위 체액성 조절이라는 것에 의해 조절된다. 체액성 조절의 예를, 〈그림 10–6〉에서 볼 수 있다.

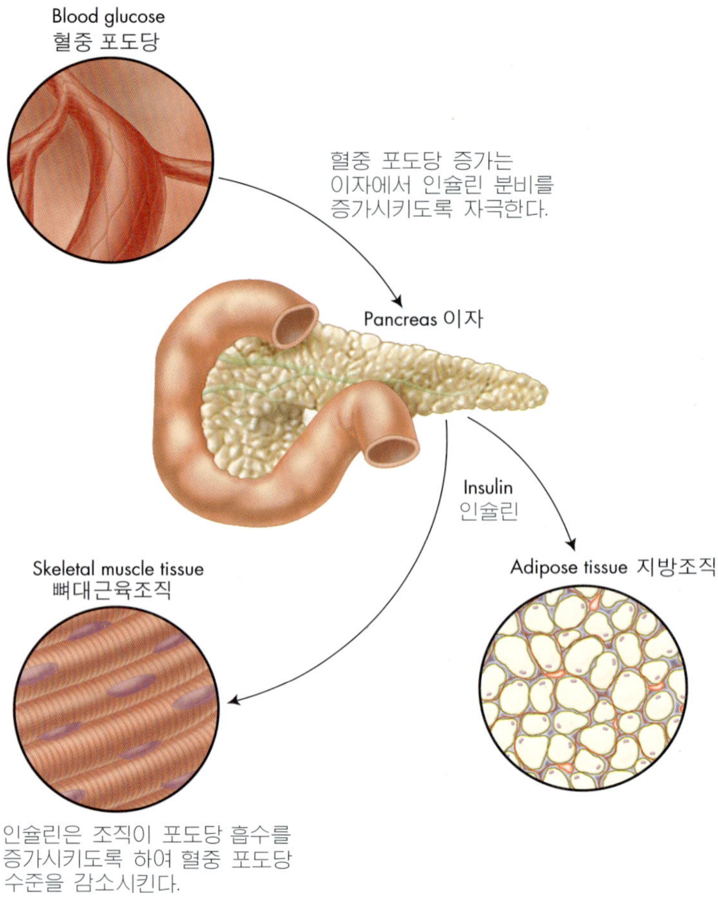

〈그림 10 – 6〉 혈당수준에 대한 체액성 조절

그림에서 볼 수 있는 것처럼, 혈당이 상승하면 이자(pancreas)는 혈액을 감시하다가 이를 확인한 다음, 혈당의 수준을 낮추기 위하여 인슐린을 분비하게 된다. 이러한 일련의 과정을 체액성 조절이라고 한다.

주요 내분비 장기들 The major endocrine organs

내분비계통은 여러 개의 장기로 이루어졌으며, 각각의 장기는 인체 내에서 특정한 임무를 담당하고 있다. 각각의 장기들이 임무를 수행하도록 하는 정보전달은 그들이 유리하는 호르몬과 관련되어 있다.

시상하부 The Hypothalamus

우리는 이미 중추신경계통(central nerve system)에 대해 논할 때 **시상하부**를 접한 바 있다. 사이뇌(diencephalon)에 위치한 시상하부는 신경계통과 내분비계통을 연결하는 중요한 역할을 한다(그림 10–7 참조).

시상하부는 자체의 고유한 기능, 예를 들면 배고픔 · 갈증 · 체액 균형 · 체온 조절과 같은 몇가지 기능을 포함하여 인체에서 발생하는 많은 생리현상을 조절한다. 또한, 시상하부는 내분비계에서 '총사령관(commander-in-chief)'의 역할을 하고 있는데, 뇌하수샘(pituitary gland)과 내분비계통을 이루고 있는 대부분의 샘을 조절하기 때문이다. 시상하부와 뇌하수체에서 유리되는 호르몬의 종류는 〈표 10–3〉에 나와 있다.

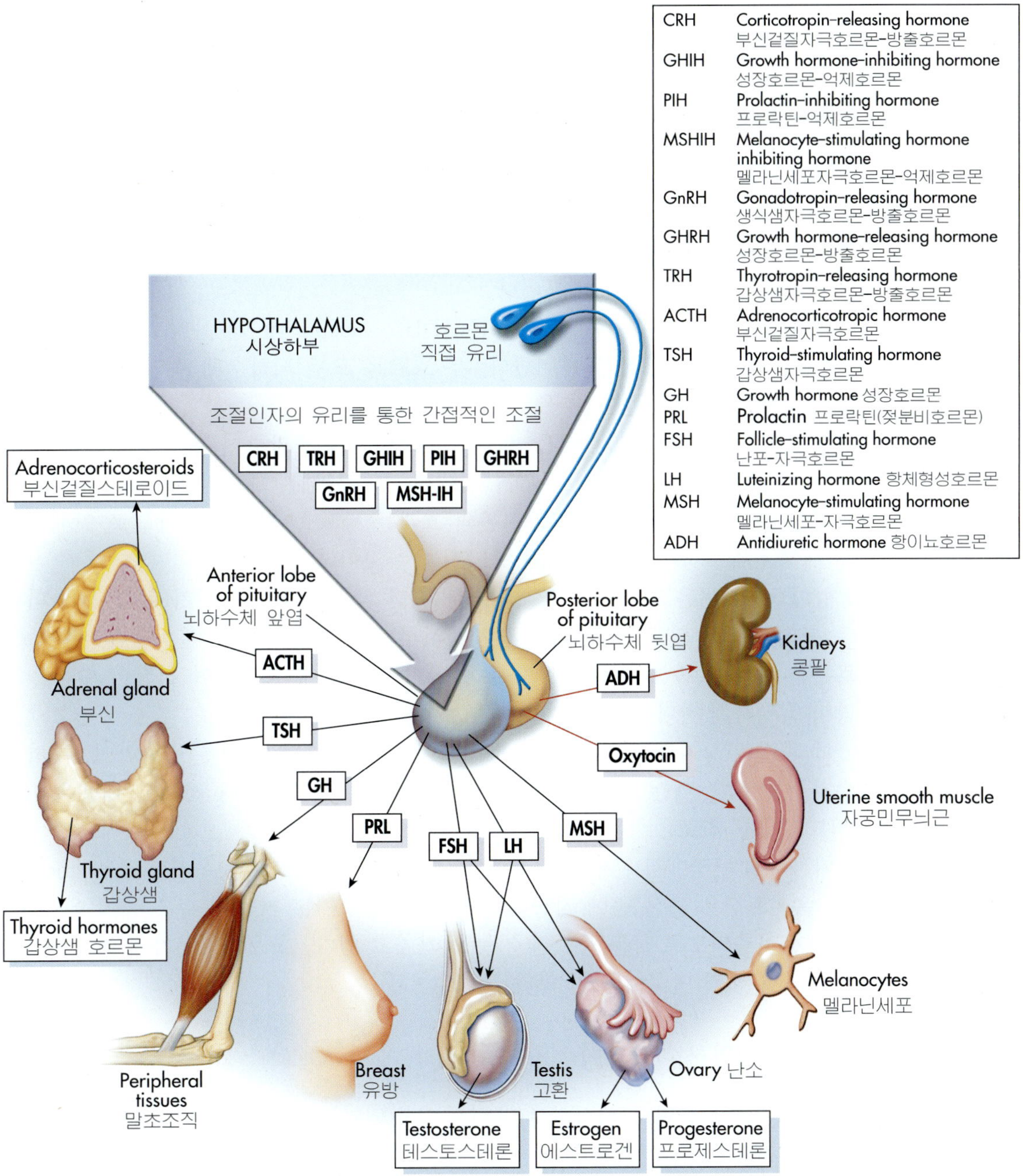

〈그림 10 – 7〉 시상하부와 뇌하수체 앞엽 · 뒷엽 및 표적장기와 연관된 호르몬들

뇌하수체 The Pituitary

사이뇌의 한 부분인 **뇌하수체**는 흔히 다른 내분비 샘을 조절하는 중요한 역할 때문에 '지배 샘(master gland)'으로 알려져 있다. 하지만 지배 샘이라는 이름으로 인해 간혹 뇌하수체가 모든 샘을 지배하는 것으로 오해할 수 있는데, 사실은 뇌하수체가 단독으로 움직이는 것이 아니라 시상하부에서 오는 명령이 있을 때에만 작용한다. 따라서 시상하부가 '총사령관(commander-in-chief)'이라면, 뇌하수체는 명령을 받는 고위 장교(high-ranking soldier) 정도로 생각하면 된다.

뇌하수체 뒷엽 (하수체 뒷엽) THE POSTERIOR PITUITARY (NEUROHYPOPHYSIS)

뇌하수체는 뇌하수체 뒷엽과 뇌하수체 앞엽의 두 영역으로 나뉜다. 뇌하수체 뒷엽은 시상하부의 확장이라고 할 수 있다. 시상하부에 있는 신경원이 축색(axon)을 뻗어 뇌하수체의 뒷엽까지 확장되어 있고, 축색의 말단부위에 신경전달물질 대신에 호르몬을 가지고 있기 때문이다.

뇌하수체 뒷엽에서는 항이뇨호르몬(ADH : vasopressin)과 옥시토신(oxytocin)이라는 두 종류의 호르몬을 분비한다. 두 호르몬 모두 뇌하수체 뒷엽에서 분비되지만, 시상하부에서 만들어진다.

항이뇨호르몬은 그 이름에서 기능이 무엇인지를 정확하게 제시하고 있다. 이뇨제는 배뇨작용을 증가시키는 화학물질이며, 항이뇨제는 배뇨작용을 감소시키는 화학물질이다. 그러므로 항이뇨호르몬의 효과는 배뇨를 억제하여 배뇨로 인해 생기는 체액 손실을 줄여서 체액량을 증가시키는 것이다.

항이뇨호르몬은 혈액량이 감소되거나 혈액 삼투질 농도가 증가(혈액 속에 더 많은 고형물이 방출된 경우)된 것을 시상하부가 감지했을 때에 분비된다. 항이뇨호르몬은 혈류를 통해 순환하다가 표적 장기인 신장에 도달하여 신장이 수분을 더 많이 흡수하게 한다.

이 과정은 장기간 동안 혈압을 조절해야 하는 상황에서 매우 중요하며, 특히 탈수가 있는 경우에는 더욱 중요하다(항이뇨호르몬에 대한 더 자세한 내용은 16장 '비뇨기계통' 참조).

뇌하수체 뒷엽에서 분비되는 두 번째 시상하부성 호르몬은 옥시토신(oxytocin)이다. 옥시토신은 출산 중에 자궁(uterine)을 수축시키는 기능과 수유 중에 유방에서 유즙이 사출되도록 하는 중요한 기능을 가지고 있다. 그 반면, 남자에 대한 옥시토신의 작용은 잘 알려져 있지 않다.

뇌하수체 앞엽 (선하수체) THE ANTERIOR PITUITARY (ADENOHYPOPHYSIS)

뇌하수체 앞엽 역시 시상하부에 의해 조절되기는 하지만 내분비샘의 고유한 기능을 가지고 있다.

뇌하수체 앞엽은 시상하부에서 유리되는 호르몬의 조절에 의해, 다른 내분비샘을 조절하는 많은 양의 호르몬을 만들고 분비한다. 성장호르몬(growth hormone)과 프로락틴(prolactin)은 이 규칙에서 예외에 속한다. 시상하부와 뇌하수체 호르몬에 대한 내용은 〈표 10–3〉과 〈그림 10–7〉을 참고하라.

〈표 10 – 3〉 시상하부와 뇌하수체에서 분비되는 호르몬

호르몬 HORMONE	기능 FUNCTION
시상하부 Hypothalamus	
성장호르몬 방출호르몬 GHRH	뇌하수체에서 성장호르몬의 방출을 증가시킨다.
장호르몬 억제호르몬 GHIH	뇌하수체에서 성장호르몬의 방출을 감소시킨다.
부신겉질자극호르몬 방출호르몬 CRH	뇌하수체에서 부신겉질자극호르몬의 방출을 증가시킨다.
생식샘자극호르몬 방출호르몬 GRH	뇌하수체에서 황체형성호르몬과 난포자극호르몬의 방출을 증가시킨다.
갑상샘자극호르몬 방출호르몬 TRH	뇌하수체에서 갑상샘자극호르몬의 방출을 증가시킨다.
뇌하수체 뒷엽 Posterior Pituitary	
항이뇨호르몬 ADH	신장에서 수분재흡수를 많게 하여, 혈액량을 증가시키고 혈액을 희석한다.
옥시토신 Oxytocin	자궁 수축을 증가시킨다.
뇌하수제 앞엽 Anterior Pituitary	
성장호르몬 GH	조직 성장을 빠르게 한다.
갑상샘자극호르몬 TSH	갑상샘 호르몬의 분비를 증가시킨다.
부신겉질자극호르몬 ACTH	부신샘에서 스테로이드 분비를 증가시킨다.
프로락틴(젖분비호르몬) Prolactin	유즙 생산을 증가시킨다.
항체형성호르몬 LH	난자와 정자를 생산하도록 난소와 고환을 자극한다.
난포자극호르몬 FSH	에스트로겐 분비와 정자 생산을 증가시킨다.

앞의 '호르몬 조절'에서 언급한 바와 같이 시상하부는 뇌하수체 앞엽에서 방출되는 호르몬을 조절하고, 뇌하수체 앞엽에서 분비된 호르몬은 다른 내분비샘에서 방출되는 호르몬을 조절한다. 분비되는 호르몬의 수준은 뇌하수체와 시상하부의 음성되먹임에 의해 조절된다.

갑상샘 The Thyroid Gland

갑상샘은 목 앞부분에 위치해 있는 나비 모양의 장기이다. 갑상샘은 뇌하수샘의 조절에 의해 호르몬 티록신(Thyroxine; T_4)과 삼요드티로닌(Triiodothyronine; T_3)을 분비한다(그림 10–8 참조).

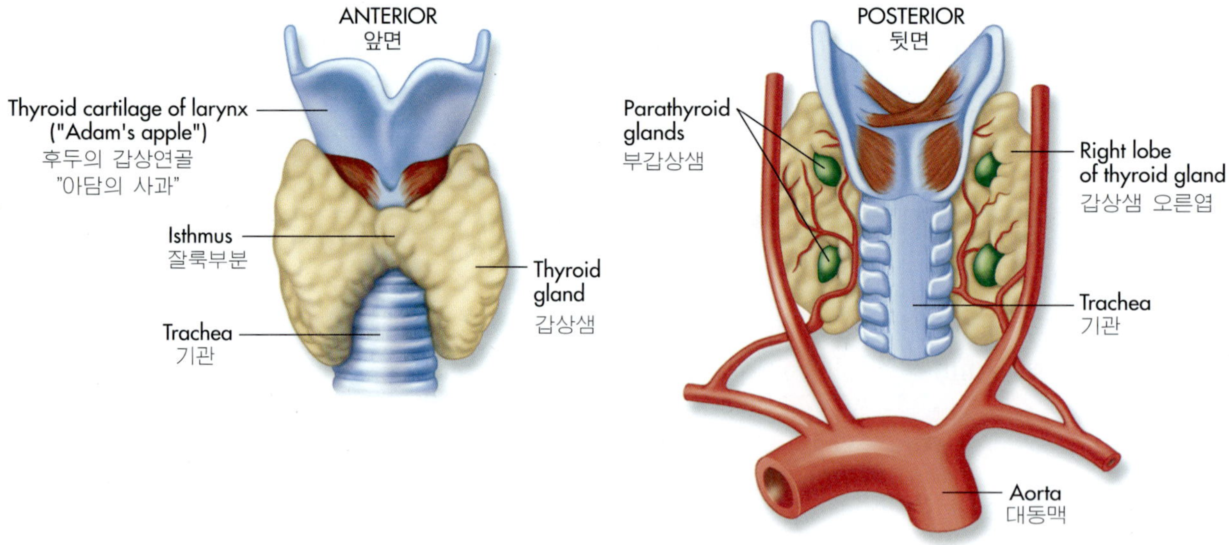

〈그림 10－8〉 갑상샘과 부갑상샘

티록신과 삼요드티로닌은 요오드(iodine)를 포함하고 있으며, 세포의 대사와 성장을 조절하는 기능을 담당한다. 또한 갑상샘은 칼시토닌(calcitonine)이라는 호르몬을 분비하는데, 칼시토닌은 뼈의 무기질 침착 세포(bone-building cell)를 자극함으로써 혈중 칼슘을 감소시킨다.

일반적으로 '갑상샘 호르몬'이라고 하면 티록신과 삼요드티로닌을 말하는데, 이는 임상적으로 대단히 중요하다.

이 호르몬들은 신체 조직의 성장과 대사를 조절하는 데 필수적이며, 특히 신경계통에서는 더욱 중요하다. 따라서 이 호르몬들이 과생산(갑상샘 기능항진증)되거나 저생산(갑상샘 기능저하증)되면 다양한 임상적 증상이 발생할 수 있다.

이렇듯 갑상샘 호르몬의 중요성이 매우 크기 때문에 식이 조절을 통해 이 호르몬을 만드는 데 충분한 양의 요오드가 포함된 식염을 섭취하도록 해야 한다.

갑상샘의 뒤쪽에는 갑상샘에 파묻혀 있는 한 쌍으로 된 작은 샘 두 개가 존재한다. **부갑상샘**(parathyroid glands)이라고 부르는 이 샘들은 혈류 속에 들어있는 칼슘의 수준을 조절하는 **부갑상샘 호르몬**(parathyroid hormone; PTH)을 생산한다. 만약에 칼슘의 수준이 너무 낮아지면, 부갑상샘이 자극받아서 부갑상샘 호르몬을 방출하는데, 방출된 부갑상샘 호르몬은 뼈를 분해하는 세포를 자극하여 필요한 양만큼 칼슘을 혈류 속으로 분비한다.

가슴샘 The Thymus Gland

가슴샘은 상부 가슴(upper thorax)에 위치하며, 면역계통(immune system)에서 중요한 기능을 담당하고 있다. 가슴샘은 타이모신(thymosin)이라는 호르몬을 생산하는데, 이 호르몬은 아동기에 감염을 일으키는 세균과 싸울 수 있도록 백혈구(white blood cell)를 성숙시키는 역할을 한다. 이 샘에 대해서는 14장 '림프계와 면역계통(The Lymphatic and Immune System)'에서 더 자세히 언급하고자 한다.

솔방울샘 The Pineal Gland

조그마한 **솔방울샘**은 뇌에서 볼 수 있는데, 지금까지도 그 기능이 모두 밝혀지지 않고 있다. 하지만 **멜라토닌**(melatonin)이라는 호르몬을 생산하는 것으로 알려져 있는데, 멜라토닌은 깨어 있거나 잠자는 시간 동안 증가되기도 하고 낮아지기도 한다. 이 호르몬이 야밤에 졸음이 온다는 느낌을 일으킴으로써 수면을 유발하는 것으로 보고 있다.

이자 The Pancreas

이자는 혈당(포도당)의 수준을 기준치에 근접하도록 유지하는 큰 책임을 맡고 있다. 임상적으로 정상적인 혈중 포도당 수준은 70~150mg/dl이다. 이자는 혈당을 측정하여 만약 혈중 포도당이 높거나 낮으면, 혈당의 수준을 기준치 수준으로 맞출 때까지 호르몬을 방출한다.

이자의 중요성을 이해하기 위해서 세포에 대해 설명했던 장으로 되돌아가 보자. 혈액 속 포도당의 양이 왜 문제가 될까? 많은 장기들 가운데 큰 장기에 포함되는 이자에서 혈당을 조절하는 이유는 무엇인가?

보통 혈액 속에 부유하고 있는 포도당의 양이 너무 많으면 세포의 체액 균형과 관련된 문제가 많이 발생하게 된다. 만약 세포외액에서 고형물의 수준이 높아서 농도가 올라가면, 세포 속에 있는 수분은 주변으로 빠져 나가게 된다.

반면에 세포외액에서 고형물의 수준이 낮아서 농도가 떨어지면, 세포는 수분을 받아들이게 되는데, 심하면 세포가 터질 수도 있다.

고형물이 소금인지 포도당인지는 중요하지 않다. 어떤 물질이든 결과가 동일하기 때문이다. 즉 세포가 수분을 필요 이상으로 얻거나 상실하지 않으려면 혈중 포도당을 일정한 수준으로 유지하는 것이 중요하다.

포도당은 또한 세포성 호흡을 통해 세포가 살아가는 데 필요한 아데노신삼인산(ATP)을 만든다. 이 아데노신삼인산을 만드는 주 에너지원이 포도당이다. 따라서 세포는 일상적인 활동을 수행하기에 충분한 양의 아데노신삼인산를 만들기 위해 충분한 양의 포도당을 가지고 있어야 한다.

이자는 혈중 포도당을 조절하는 두 개의 호르몬, 즉 **인슐린**(insulin)과 **글루카곤**(glucagon)이라는 호르몬을 생산한다. 당뇨병 환자에서는 보이지 않거나 자기 기능을 발휘하지 못하는 인슐린이라는 호르몬은 초과된 포도당을 간(liver)에 직접 저장해서 혈액에서 포도당을 제거하기도 하고, 포도당을 세포 안으로 들여보내서 에너지(ATP)를 만들게 함으로써 혈액에서 포도당을 제거한다.

탄수화물의 분해산물인 포도당은 비교적 분자량이 크고 물에 매우 잘 용해되기 때문에, 그 자체로는 세포 속으로 들어갈 수 없다는 것을 기억하라.

인슐린이 이자에서 분비되는 때는 언제일까? 혈중 포도당의 수준이 높은 때일까? 낮은 때일까? 인슐린은 혈액에서 포도당을 제거, 혈당을 낮추는 기능이 있기 때문에 식사 후와 같이 혈당의 수준이 높은 고혈당증(hyperglycemia)일 때 방출된다.

글루카곤은 인슐린과 반대의 기능을 가지고 있다. 글루카곤은 간에 저장되어 있는 글리코겐(glycogen)을 직접 분해함으로써 저장되었던 포도당을 혈류 속으로 내보내는 중요한 역할을 한다. 글루카곤은 일반적으로 혈중 포도당 수준이 너무 낮게 떨어지는 것(저혈당증, hypoglycemia)을 예방하기 위하여 식사 후 몇 시간 뒤에 방출된다.

건강한 사람에게서 혈중 포도당은 이 두 호르몬에 의해 매우 엄격하게 조절된다(그림 10-9 참조). 부신겉질 호르몬인 코티솔(cortisol)과 같은 다른 호르몬들도 역시 혈당을 조절하는 데 도움을 주고 있다.

부신샘 The Adrenal Gland

부신샘은 쌍으로 된 작은 샘으로, 야구 모자와 같이 생겼으며 콩팥의 첨부 위에 자리잡고 있다.

부신은 다시 두 개의 영역, 즉 바깥층에 있는 **부신겉질**(adrenal cortex)과 샘의 가운데 층에 있는 **부신속질**(adrenal medulla)로 나누어진다.(대뇌에도 역시 겉질이 있기 때문에 부신겉질에 대해 이야기할 때는 주의해야 한다).

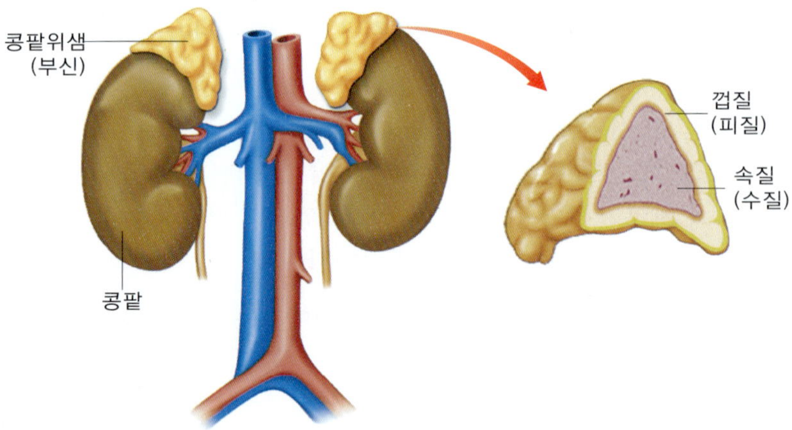

부신속질 THE ADRENAL MEDULLA

부신속질은 **에피네프린**(epinephrine)과 **노르에피네프린**(norepinephrine)이라는 두 개의 호르몬을 방출한다. 이 호르몬들은 교감신경계통(sympathetic nervous system)의 효과가 지속되는 시간을 증가시킨다.

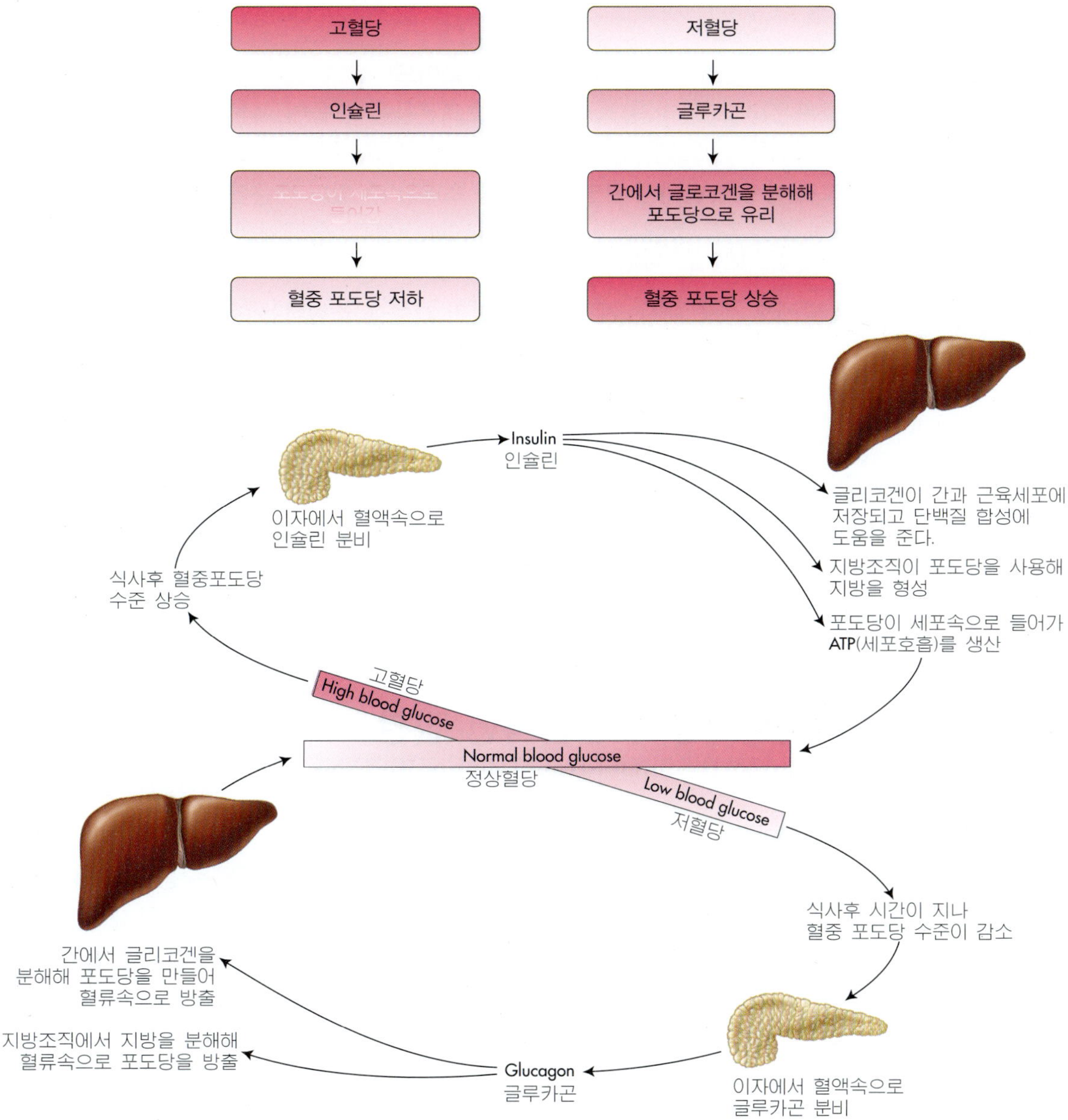

〈그림 10－9〉 이자에서 분비되는 호르몬에 의한 혈당 조절

부신속질에 있는 세포들은 교감신경계통에서 신경전달물질인 노르에피네프린을 받는다.(노르에피네프린은 그것이 유리되는 곳에 따라서 호르몬도 되고, 신경전달물질도 된다.)

신경전달물질은 부신속질에서 혈류 속으로 에피네프린과 노르에피네프린을 유리하도록 하여 심박동수 · 혈압 · 호흡수를 증가시키고, 손바닥에 땀이 나게 하며, 입이 마르도록 한다. 다시 말하면 호르몬의 효과는 신경전달물질의 효과보다 훨씬 오래 지속될 수 있다.

부신겉질 THE ADRENAL CORTEX

부신겉질은 집합적으로 **부신겉질스테로이드**(adrenocorticosteroids : 부신겉질에 있는 호르몬)라고 알려진 스테로이드 호르몬들을 만들며, 뇌하수체 앞엽의 조절에 의해 스테로이드 호르몬을 방출한다. 이러한 스테로이드 호르몬들은 생산이 감소될 때 비교적 빠르게 인체에 치명적인 해를 초래할 수 있기 때문에 매우 중요하다.

이러한 호르몬들 중에는 전해질(electrolyte, 염류)과 체액의 균형을 조절하는 것, 혈당을 조절하는 것, 생식과 2차 성징을 조절하는 책임을 가지고 있는 것 등이 있다. 그 밖에도 세포 대사, 세포 성장, 면역 기능을 조절하는 호르몬들이 있다.

생식샘 The Gonads

생식샘(남자는 고환, 여자는 난소)의 가장 중요한 기능은 생식세포(gametes), 충란(eggs), 정자(sperm)를 생산하고 저장하는 것이다. 생식샘 역시 남자와 여자 모두에서 생식(reproduction)을 조절하는 몇 종류의 성 호르몬, 예컨대 남자의 생식샘에서는 테스토스테론(testosterone), 여자의 생식샘에서는 에스트로겐(estrogen)과 프로제스테론(progesterone)을 생산한다. 자세한 내용은 17장을 참조하도록 한다.

내분비계통의 일반적인 질환
COMMON DISORDERS OF THE ENDOCRINE SYSTEM

테스토스테론에서 유도된 화합물의 하나로서 신체의 성장을 촉진하며 에스트로겐의 효과를 방해하거나 남성화 효과를 촉진하기 위해 합성되는 **동화 스테로이드**(anabolic steroids)는 근육의 크기를 증가시킬 수 있는 스테로이드 분자로 분류된다. 일부 운동선수들은 그들의 경기 수행능력을 높이거나 큰 근육을 얻기 위해 동화 스테로이드를 사용한다. 그러나 인체는 이 스테로이드 호르몬의 수준을 엄격하게 제한하기 때문에, 동화 스테로이드의 과다사용은 많은 부작용을 일으킨다.

치료 목적으로 사용하는 프레드니손(prednisone)의 수준을 생각해 보면, 약물 남용의 수준이 매우 높다는 것을 알 수 있다.

스테로이드를 남용한 남성은 정자 생산의 변화, 유방의 확대, 고환의 축소 등과 같은 증상을 경험할 것이다. 그 반면, 여성은 음성이 저음으로 되고, 유방의 크기가 감소하며, 체모의 지나친 성장같은 증상이 나타난다. 또한, 스테로이드를 남용하게 되면 심장혈관 질환과 콜레스테롤 수치의 증가와 같은 문제가 발생하게 된다. 이 밖에 대부분의 스테로이드제는 면역기능을 억제한다.

더욱이 스테로이드 사용이 불법이기 때문에, 많은 남용자들이 주사기를 나눠 쓰게 되는데, 이때 B형 간염이나 HIV에 노출되기도 한다. 스테로이드 남용은 공격적인 행동 양상을 증가시키는 것과도 관련이 있다. 따라서 모든 프로나 아마추어 선수협회는 스테로이드의 사용을 금하고 있다.

하시모토 질환(Hashimoto's disease)은 자가면역세포가 자신의 갑상샘을 공격하여 나타나는 갑상샘기능저하증(hypothyroidism)의 한 형태이다. 이 질환은 알 수 없는 원인에 의해 면역세포가 갑상샘의 세포를 공격하여 염증과 손상을 일으킴으로써 발생한다. 이 손상은 결국에 갑상샘 호르몬의 생산을 감소시켜서 갑상샘기능저하증을 유발한다. 부가적으로 갑상샘이 붓는 증상까지 동반된다면 통증과 연하곤란이 발생하게 된다. 하시모토 질환은 30~50세 사이의 여성에게서 가장 흔하게 나타난다. 이 질환은 매일 갑상샘 호르몬제을 복용함으로써 치료할 수 있다.

그레이브즈 질환(Grave's disease) 역시 감상샘에 영향을 미치는 면역질환이지만, 이 경우에서는 면역계통이 갑상샘을 자극하여 갑상선 기능항진(hyperthyroidism)과 안구돌출증(bulging eyes)을 일으킨다. 그레이브즈 질환의 치료법은 약물로 갑상샘의 활동을 감소시키는 것이다. 만약 약물로 갑상샘의 기능을 조절할 수 없다면 갑상샘을 제거하고, 지속적으로 갑상샘 호르몬을 투여해야만 한다.

크롬친화성 세포종(pheochromocytoma)은 부신샘에서 발생한 종양으로서, 에피네프린을 과다하게 분비하도록 한다. 종양의 증상은 원인에서 알 수 있듯이 아드레날린 돌진효과이다. 환자는 심한 두통, 다한증, 심장박동수의 증가, 불안, 복통, 열 과민성, 체중 저하의 증상 등을 겪게 된다. 크롬친화성 세포종은 일반적으로 암의 종류는 아니지만, 반드시 제거해야 한다. 그렇지 않으면 에피네프린의 과다 분비로 나타나는 효과가 치명적일 수 있다.

에디슨 질환(Addison's disease)은 부신겉질 스테로이드(adrenocorticosteroid) 호르몬인 코티솔(cortisol)의 생산 부족으로 발생한다. 코티솔의 결핍은 체중 감소, 근력약화, 피로, 저혈압, 과도한 피부색소 침착을 유발하며, 알도스테론 역시 부족해진다. 많은 경우에 에디슨 질환은 자가면역계의 이상으로 발생하며, 치료방법으로 대체 호르몬을 투여하는 방법이 이용된다.

쿠싱 증후군(Cushing's syndrome)은 코티솔의 과다분비로 인해 발생한다. 증상은 상체 비만, 둥그런 얼굴, 멍이 쉽게 드는 현상, 뼈의 약화, 피로, 고혈압, 고혈당 등이 있다. 여성의 경우에는 안면에 털이 많이 나고 생리 불순이 생기며, 남성의 경우에는 생식능력의 감소와 성욕의 감소가 나타나게 된다.

쿠싱 증후군은 프레드니손과 같은 부신겉질 호르몬제의 부작용이나, 뇌하수체 종양 · 폐종양 · 부신 종양 혹은 몇 가지 유전질환 중의 하나에 의해 발생한다. 치료는 질환의 원인에 따라 달라지지만, 보통 초과 생산된 원인물질을 제거하고 대체 호르몬을 투여한다.

〈그림 10-10〉은 몇 가지 내분비 질환의 사례를 보여 주고 있다.

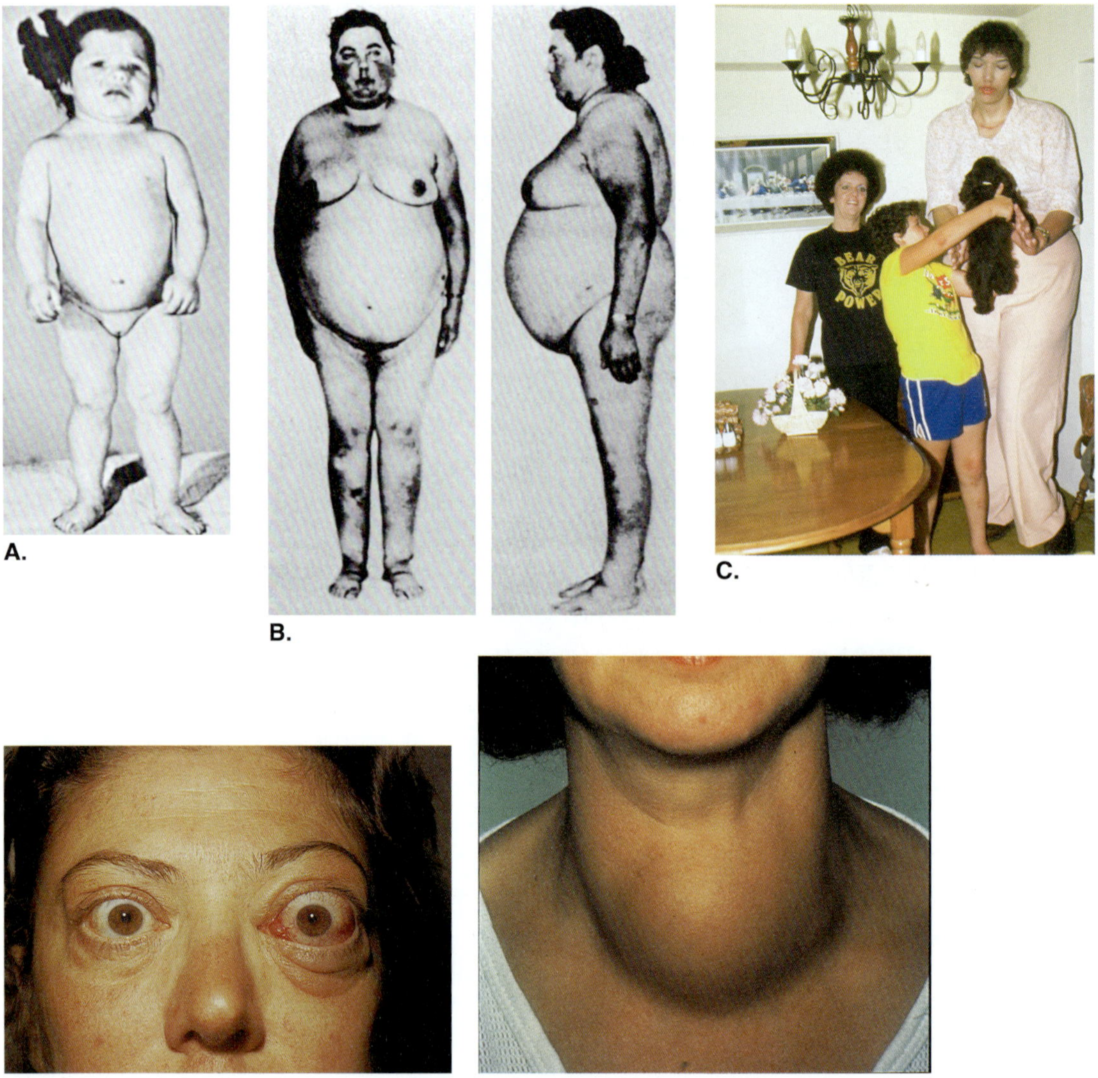

내분비 질환의 예 : (A) 선천성 갑상샘저하증이 있는 6세 어린이

(B) 쿠싱증후군이 있는 환자

(C) 거인증(gigantism)이 있는 환자

(출처 : Bettina Cirrone/Photo researchers, Inc.)

(D) 눈 돌출증(exophthalmos)이 있는 환자 – 갑상샘항진증(그레이브즈 질환)

(출처 : Custom Medical Stock Photo, Inc.)

(E) 갑상샘종(goiter)이 있는 환자

〈그림 10 – 10〉 내분비 질환의 사례

The Sights and Sounds

Chapter 11

감각계통

시각과 소리

여행 중 낯선 도시를 순회하면 다양한 장면과 소리, 맛 등을 경험하게 된다.

낯선 도시는 다양한 유형의 빌딩과 사람들이 넘쳐 나며, 경적 소리나 브레이크 소리와 같은 자동차 소음과 사람들의 대화로 인해 시끌벅적하다.

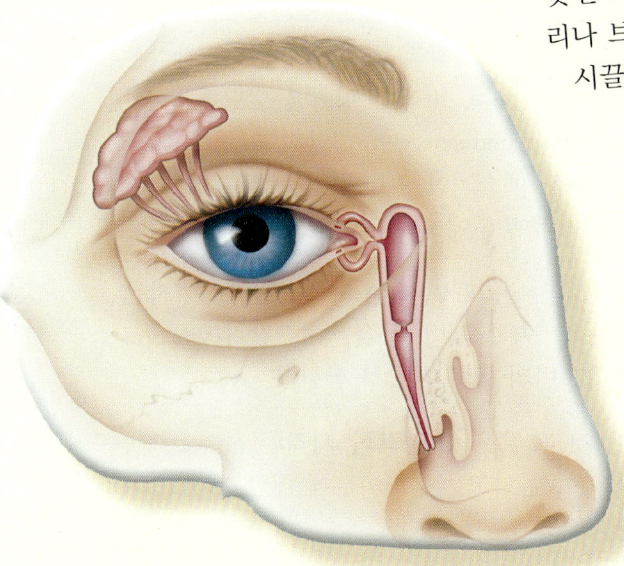

음식점의 창 밖으로 풍겨 나오는 맛있는 음식 냄새를 맡을 수 있는가 하면, 쓰레기 더미의 악취를 맡을 수도 있다. 인간의 감각계통은 투입되는 요소를 받아들임으로써 뇌를 통해 주변에서 발생하는 것들을 파악할 수 있게 해 준다.

또한 감각계통은 신경계통과 상당히 밀접하게 연결되어 있기 때문에 우리로 하여금 위험한 상황에 대해 재빠르게 대응할 수 있도록 해 준다.

예를 들어, 우리가 빠른 속도로 커브를 돌고 있는 차를 보거나 경적 소리를 들었다면 재빠르게 안전지대로 발걸음을 재촉할 것이다.

이 장에서는 감각계통으로 들어온 요소들이 어떠한 운동반응을 일으키는지 살펴보기로 하자.

학습목표 LEARNING OBJECTIVES

- 일반 및 특수 감각계통을 구별할 수 있다.
- 눈의 내부와 외부의 구조 및 기능을 이해할 수 있다.
- 속귀와 바깥귀의 구조 및 기능을 이해할 수 있다.
- 미각, 후각, 촉각과 관련된 과정을 설명할 수 있다.
- 통증의 유형과 이에 따른 반응을 비교할 수 있다.
- 눈과 귀에 관련된 일반적인 장애를 설명할 수 있다.

여러 가지 감각 THE DIFFERENCE SENSES

우리는 몸의 감각을 통해 여행의 여러 측면을 경험하게 된다. 우리는 감각을 통하여 우리 주변의 세계를 보고, 듣고, 냄새를 맡고, 맛보고, 느끼게 된다.

우리의 감각은 환경의 변화를 감지하여 수용체를 통해 정보를 받아들이고 감각 또는 **구심성신경세포**(afferent neuron)를 통해 뇌로 보낸다. 뇌는 정보를 분석하여 여러 상황에 대한 적절한 운동(원심성 반응)과 중추에서 효과기로 전달되는 반응을 만들어 낸다.

우리는 시각, 청각, 후각, 미각, 촉각의 다섯 개의 감각을 가지고 있다. 감각은 특수감각과 일반감각으로 분류된다. 경치를 보는 눈, 소리와 평형을 담당하는 귀, 맛을 보는 혀, 냄새를 맡는 코 등은 특수감각(special sense)에 해당되며, 특수한 곳에 위치해 있다. 그러나 뜨거움, 차가움, 아픔, 메스꺼움, 배고픔, 목마름, 압박감, 접촉 등의 일반감각(general sense)은 몸의 여러 부분에 분산되어 있다.

이러한 감각들은 더 세분될 수 있다. 예를 들면, 피부의 수용체로 받아들여지는 피부감각(cutaneous sense)은 접촉 · 뜨거움 · 차가움 · 아픔을, 내장감각(visceral sense)은 메스꺼움 · 배고픔 · 목마름 · 요의 · 변의 등을 각각 포함한다.

여러 가지 감각 이외에 '마음을 읽는'것과 같은 **초감각적 지각**(extrasensory perception; ESP)이 있다. 이것은 보통 감각이 아니고, 존재 여부에 대한 논쟁도 여전하지만, 이 장에서 이에 대한 암시를 얻게 되기를 바란다.

시각 SENSE OF SIGHT

여행을 하는 동안 보게 되는 놀라운 장면을 저장하여 나중에 다시 보고자 한다면, 카메라와 필름을 지니고 가야 한다. 눈은 카메라와 유사한 점이 많다.

광선이 작은 구멍(렌즈 입구 : 동공에 해당)으로 들어와 투명한 렌즈(수정체)를 통과하여 빛에 민감한 필름(망막)에 초점이 맺히면 카메라는 사진을 찍게 된다.

카메라의 셔터(홍채)는 속도에 따라 열리고 닫힘으로써 필름에 노출되는 빛의 양을 조절한다. 또한 셔터는 적당한 양의 빛을 들어오게 하고 적당한 피사체에 초점을 맞추어서 깨끗한 이미지를 얻도록 한다.

카메라를 여행가방에 넣거나 자동차에 둘 경우, 카메라가 떨어지거나 거친 환경에 노출되지 않도록 보호해야 한다. 카메라 케이스가 카메라를 보호하듯이 눈의 외부 구조 역시 눈을 보호한다. 그리고 카메라 렌즈가 맑아야 깨끗한 사진을 얻을 수 있는데, 눈물샘이 바로 이런 기능을 한다. 이제부터 눈의 상세한 구조와 기능을 알아보기로 하자.

눈의 외부구조 The External Structures of the Eye

눈확(orbit)은 머리뼈(skull)에 의해 형성된 원뿔 모양의 공간으로 안구(eyeball)를 수용하고 보호한다. 이 공간은 충격을 흡수하고 눈을 보호하기 위해 지방조직으로 채워져 있으며, 신경과 혈관이 통과할 수 있는 몇 개의 구멍이 있다. 안구는 눈확 공간(orbital cavity)에 여섯 개의 짧은 근육으로 연결됨으로써 지지되고, 모든 방향을 보기 위한 회전운동을 할 수 있다.

또한 눈을 보호하는 한 쌍의 움직일 수 있는 피부를 눈꺼풀(eyelids)이라고 부르는데, 여기에 속눈썹(eyelashes)이 있어서 큰 이물질이 들어오는 것을 막아 준다. 속눈썹은 외부의 물체가 안구에 접근하면 신속하게 눈을 감게 하는 센서의 역할을 한다.

속눈썹은 강렬한 빛이나 외부의 물체 또는 충격에서 렌즈를 보호해 주는 렌즈커버처럼 눈 둘레를 막고 있다. 속에는 기름샘(sebaceous gland)이 있어서 기름물질을 속눈썹에 분비함으로써 속눈썹을 부드럽게 유지해 주며, 잘 휘어지게 한다. 또 약간 끈끈한 작은 입자들을 달라붙게 하여 눈꼽을 형성함으로써 눈을 보호한다.

결막(conjunctiva)이라고 부르는 보호막은 안구의 표면을 싸고 있어서, 밖으로 노출된 눈의 표면을 보호한다. 각 눈은 눈물을 생산하고 저장하는 **눈물기관**(lacrimal apparatus)을 가지고 있는데, 여기에는 **눈물샘**(lacrimal gland)과 눈물을 운반하는 통로가 있다. 눈물샘(외분비샘으로서, 여기에서 분비되는 눈물이 몸 밖으로 배출된다)에서는 청결과 윤활성을 유지하는 데에 필요한 눈물을 생산하여 눈을 깜빡일 때 눈의 표면으로 퍼지게 한다.

눈에는 항상 눈물이 있으나, 여분의 눈물은 눈 안쪽 구석의 작은 두 구멍을 통하여 코로 배출되기 때문에 넘쳐 흐르지 않는다. 그러나 울 때에는, 많은 눈물이 생산되어서 뺨으로 흘러내리거나 코로 배출된다. 눈물은 안구에서 세균을 없애는 **소독제**(antiseptic) 역할도 한다. 〈그림 11-1〉에 눈물이 배출되는 과정이 나와 있다.

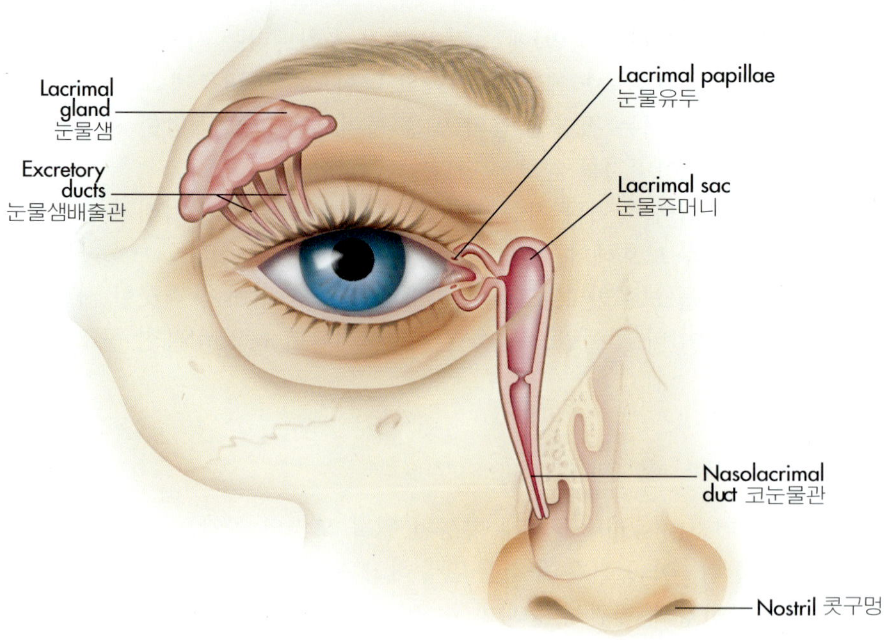

〈그림 11－1〉 눈물길의 구조

눈의 내부구조 The Internal Structures of the Eye

지구 모양의 안구(eyeball)는 시각기관으로서 눈을 보호하는 액체가 채워진 두 방에 나뉘어 있다. 이 '눈의 액체'를 **방수**(aqueous humor)라고 한다. 방수는 홍채(iris)·동공(pupil)·수정체(lens)를 적시고, 눈의 앞방(anterior chamber)과 뒷방(posterior chamber)을 채운다. 또 다른 방의 액체는 **유리체액**(vitreous humor)이라고 하는데, 맑고 젤리 같은 액체로서, 수정체 뒤쪽의 공간을 채운다.

안구는 **공막**(sclera), **맥락막**(choroid), **망막**(retina)의 3층으로 구성되어 있다. 안구의 3층과 눈의 내부 구조가 〈그림 11–2〉에 설명되어 있다.

공막은 가장 바깥의 층으로서 단단한 섬유조직으로 되어 있으며, 흔히 '눈의 흰자위'라고 부른다. 이는 안구의 보호 방패로 작용한다. 공막의 앞쪽 부분은 각막(Cornea)으로서, 투명하여 빛이 통과해서 눈으로 들어갈 수 있도록 되어 있다. 각막의 곡면을 통과한 빛의 파장은 망막 표면에 이미지를 맺히게 한다.

중간층인 맥락막은 혈관이 매우 많고(풍부한 혈액을 공급) 색깔이 있는 부위로, 눈에 영양을 공급한다. 이 층에는 **홍채**(iris)와 **동공**(pupil)이 있다. 홍채는 눈에서 갈색이나 푸른색이 나타나는 부분으로 빛이 통과하여 눈으로 들어올 때 동공의 크기를 조절한다. 홍채는 이완하고 수축할 수 있는 조임근으로서, 빛의 양에 따라 동공의 크기를 조절한다.

빛이 적으면, 홍채가 이완하여 동공을 확장시킴으로써 더 많은 빛이 눈에 들어오게 만든다.

가장 안쪽 층은 망막이다. 이곳은 빛을 받아들여서 파악하는 시각신경으로 연결된다. 동공 뒤에 있는 것은 **수정체**(lens)이다. 수정체는 **섬모체근**(ciliary muscles)으로 둘러싸여 있다. 이 근육은 렌즈의 모양을 얇거나, 두껍게 변형시킴으로써 눈에 들어온 빛이 망막에 모이도록 한다. 이 과정을 조절(accommodation)이라고 하는데, 홍채의 크기와 수정체의 굴절 정도를 통합하여 이미지가 망막의 동일한 장소에 모여 초점이 잡히도록 한다.

망막의 뒤쪽은 시각신경(optic nerve)과 연결된다. 여기에는 **간상체**(rods)와 **원추체**(cones)라고 부르는 두 종류의 광감수성 수용체가 있다. 간상체는 어두운 빛에서 활성화되어 색깔을 인식하지 못하나, 원추체는 밝은 빛에서 활성화되어 색깔을 인식한다.

이 수용체는 **광색소**(photopigment)를 함유하고 있어서 빛이 여기에 도달되면 화학변화가 일어난다. 이러한 화학변화는 자극이 되어 시각신경을 통해 뇌로 전달되며, 뇌에서 이 자극을 인지함으로써 우리는 사물을 보게 된다.

이 과정은 뒤통수엽(Occipital lobe)에 위치한 대뇌겉질(Cerebral cortex)의 시각 부분에서 이루어진다.

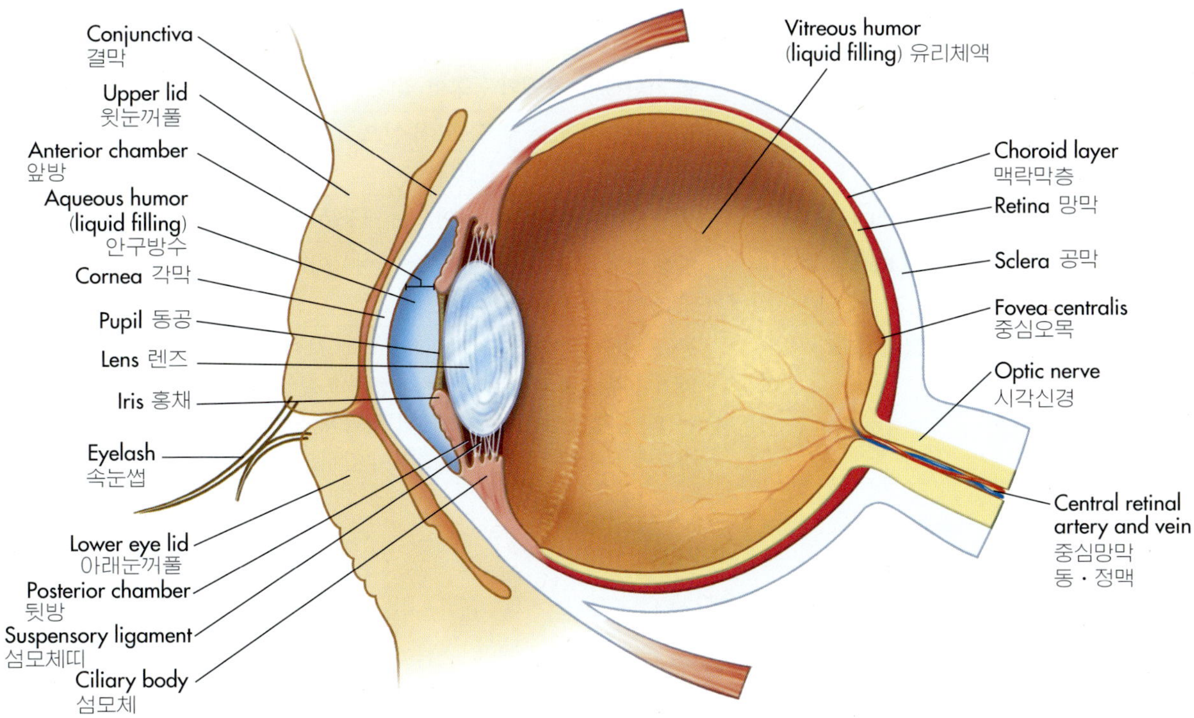

〈그림 11－2〉 눈의 내부 구조

요약하면, 광선이 눈으로 들어와서 결막, 각막, 방수, 동공, 수정체 및 유리체액을 통과하여 망막에 모인다. 여기서 망막의 광수용체가 자극을 만들어서 시각신경으로 보내고, 또 우리가 볼 수 있도록 뇌(9장 참조)로 보내진다. 빛이 통과하는 과정은 〈그림 11–2〉에 설명되어 있다.

〈표 11 – 1〉 눈의 구조 및 기능

기관 또는 구조	주요 기능
눈확 Orbit	원뿔 모양의 공간으로서 안구를 가지고 있고, 지방조직으로 채워져 있으며, 몇 개의 구멍을 가지고 있어서 신경과 혈관이 통과할 수 있다.
안구근육 Eye muscles	여섯 개의 짧은 근육으로서, 안구를 지지하고 회전운동을 한다.
눈꺼풀 Eyelids	움직일 수 있는 접히는 피부로서 속눈썹을 가지고 있어서 강렬한 빛, 외부의 물체 및 충격이나 부상으로부터 눈을 보호한다.
결막 Conjunctiva	안구의 노출된 표면을 감싸고 있는 보호막이다.
눈물기관 Lacrimal apparatus	눈물샘을 가지고 있어서 눈물을 생산하여 눈을 부드럽고 청결하게 유지하며, 눈물이 통과하기 위한 도관이나 통로를 가지고 있다.
안구 Eyeball	지구 모양의 시각기관이다.
공막 Sclera	가장 바깥의 층으로서 '눈의 흰자위'라고 한다. 앞쪽으로는 투명한 곡면의 각막을 가지고 있으므로, 외부의 광선을 굴절시켜서 망막의 표면에 모이도록 한다.
맥락막 Choroid	중간층인 맥락막은 많은 혈관과 색깔이 있는 곳으로 광선의 내부 반사를 차단하며, 홍채와 동공이 있다.
홍채 Iris	눈의 색깔이 있는 부분으로서 눈으로 들어오는 빛의 양을 조절하기 위해 동공의 크기를 조절한다.
동공 Pupi	빛이 통과하여 눈으로 들어오는 개구부이다.
망막 Retina	가장 안쪽의 층으로서, 광선을 받아들이고 파악하여 사물을 보도록 해주는 신경종말을 가지고 있다.
수정체 Lens	동공 뒤에 있으며, 빛이 망막 표면에 모이도록 하는 섬모체근에 의해 얇거나 두껍게 조절된다. 이 과정을 조절(accommodation)이라고 부르는데, 홍채의 크기와 수정체의 굴곡 정도를 통합하여 망막의 동일한 장소에 모이도록 함으로써 초점이 잡히도록 한다.

청각 THE SENSE OF HEARING

우리는 귀를 통해 다양한 소리를 듣는다. 귀는 평형감각을 담당하고 있어서 거칠고 평탄치 않은 곳을 걸을 때에도 넘어지지 않게 해준다. 미세한 심장박동까지도 들을 수 있는 귀의 특수한 구조와 기능에 대해서 알아보자.

귀의 구조 Structures of the Ear

귀는 듣기와 평형유지를 담당한다. 일반적으로 우리가 공기를 통해서 듣는 소리는 뇌신경을 통해 뇌로 전달된다. 귀는 **바깥귀**(external ear), **가운데귀**(middle ear), **속귀**(inner ear)로 나뉜다(그림 11-3 참조).

바깥귀 The External Ear

바깥귀는 우리가 볼 수 있는 외부의 돌출된 부분으로 모양과 크기가 다양하며, 가운데귀로 연결되는 관이 있다. 돌출부위는 **귓바퀴**(auricle)라고 부르며, 여기에서 음파를 모아 **귀길**(auditory canal) 또는 **바깥귀길**(external auditory meatus)이라고 부르는 곳으로 보낸다. 이 귀길에 있는 **귀지**(cerumen)는 **귀지샘**(ceruminous glands)에서 분비되며, 윤활유 역할을 하여 귀를 보호한다. 이 관의 끝은 **고막**(tympanic membrane/ear drum)으로, 여기에서 바깥귀가 끝나고 가운데귀가 시작된다.

가운데귀 The Middle Ear

가운데귀, 즉 고실(tympanic cavity)은 우리 몸에서 가장 작은 뼈인 **망치뼈**, **모루뼈**, **등자뼈**가 들어 있는 곳이다. 세 개의 뼈는 **작은뼈**(ossicles)들로서 서로 연결돼 고막에 도달한 소리를 22배로 증폭시켜서 속귀로 전달한다.

세 개의 뼈는 그 모양에 따라서 각각 이름이 붙여진다. 고막에 붙어 있는 첫 번째 작은뼈는 **망치뼈**(malleus)로, 여기에 **모루뼈**(incus)가 붙어 있으며, 그 뒤에 **등자뼈**(stapes)가 붙어 있다. 등자뼈는 **타원창**(oval window)에 연결되어 있으며 타원창부터는 속귀로 분류된다.

가운데귀에는 코인두와 연결된 **유스타키오관**(Eustachian tubes)이 있다. 이 관을 통하여 양쪽 가운데귀와 외부 대기압의 평형이 유지된다.

가운데귀와 바깥귀의 압력이 같아지면 들어오는 음파에 의해서 고막이 자유롭게 진동할 수 있게 된다. 그러나 비행과 같은 갑작스런 압력변화가 생기면 평형성이 깨져서 압력차이로 인해 고막의 통증이 유발된다.

그러므로 비행기에서 껌을 씹거나 침을 삼키도록 하는 것은, 속귀가 대기 압력의 차이를 더 잘 감지해서 유스타키오관을 통해 빠르게 적응하기 위한 것이다.

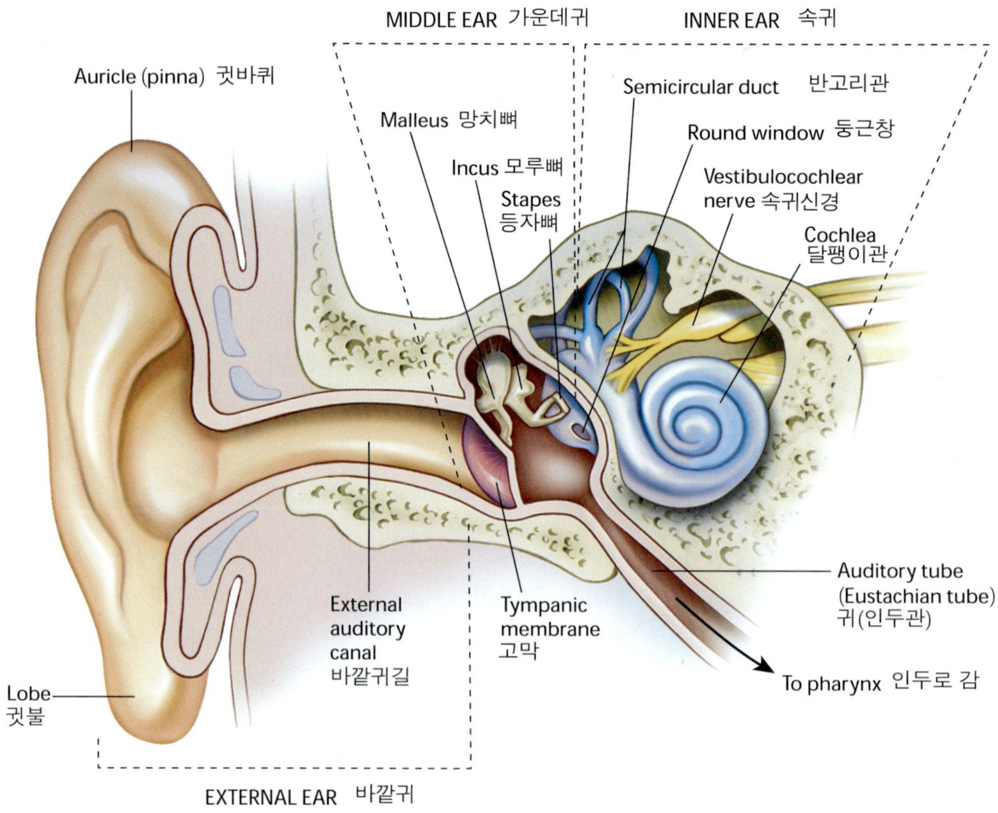

〈그림 11－3〉 귀의 구조

속귀 The Inner Ear

타원창(oval window)은 속귀 또는 미로(labyrinth)로 들어가는 입구이다.

이 영역은 속이 빈 3개의 독립된 곳으로 다시 뼈의 공간을 이루며, 굽어지고 비틀어진 복잡한 미로로 되어 있다. 속귀는 **달팽이관**(cochlea), **안뜰방**(vestibule chamber), **반고리관**(semicircular duct)의 3영역으로 구분된다.

달팽이관은 뼈로 된 나선형 또는 달팽이 껍질 모양이며, 타원창과 연결된 속귀로 들어가는 입구이다(그림 11–4 참조). 여기에는 **외림프액**(perilymph)이라고 부르는 액체가 들어 있어서 소리가 이 영역을 통과하는 것을 돕는다. 달팽이관을 통과한 소리는 막성 미로(maze)의 안에 채워진 **내림프액**(endolymph)에 전달되며, 여기서 털 신경세포로 전달되고, 다시 **청신경**(acoustic nerve) 또는 **속귀신경**(vestibu-locochlear nerve)이라고 부르는 뇌신경(8장 참조)을 통해서 신호를 뇌로 전달한다. 〈표 11–2〉에는 귀의 주요 구조와 기능이 소개되어 있다.

〈표 11－2〉 귀의 구조 및 기능

기관 또는 구조	주요 기능
바깥귀 The External Ear	
귓바퀴 Auricle	연골의 돌출부로서, 위성 안테나가 공중에서 전파를 모으듯이 소리를 모아서 귀길로 보낸다.
귀길 Auditory Cana 또는 바깥귀길 External auditory canal	귀지샘에서 분비되는 귀지를 가지고 있어서 윤활작용을 하고 이물질을 제거한다.
고막 Tympanic memrane	바깥귀와 가운데귀를 구분하는 막이다.
가운데귀 The Middle Ear	
작은뼈 Ossicles	세 개의 작은 뼈(망치뼈, 모루뼈(침), 등자뼈)를 가지고 있어서 소리의 증폭과 전달을 돕는다.
유스타키오관 Eustachian tube	고막의 외부(대기)와 내부(가운데귀)의 압력이 같아지도록 함으로써 고막이 들려오는 소리에 자유롭게 진동하도록 한다.
속귀 The Inner Ear **또는 미로** Labyrinth	
달팽이관 Cochlear	달팽이 모양으로 되어 있는 뼈로, 소리의 전달을 돕는 외림프액을 가졌으며, 속귀로 들어가는 통로 역할을 한다.
반고리관 Semicircular duct	3개의 관 내부는 림프액으로 채워져 있는데, 그 림프액의 미세한 위치변화로 인해 털 모양의 수용체가 자극되면 청신경이나 속귀신경(Vestibulocochlear nerve)에 신호가 전달되어 균형을 유지하도록 돕는다.

요약하면, 음파가 바깥귀길로 들어가서 고막을 진동시키는 과정을 전도(sound conduction)라고 하며, 가운데귀에 있는 세 종류의 작은뼈(ossicles)를 통해서 소리가 증폭되는 과정을 **소리의 골전도**(bone conduction)라고 한다.

작은뼈의 맨 끝에 있는 등자뼈(stapes)를 통하여 진동이 타원창에 전달되면 막성 달팽이 안에 있는 내림프액은 코르티기관(organ of Corti)에 있는 털신경세포를 진동시킨다. 이 진동이 신경자극으로 바뀌어서 **관자엽**(temporal lobe)으로 전달되는 과정을 **감각신경전도**(sensorinueral conduct)라고 부른다.

시계가 째깍거리는 것과 같은 낮은 음파가 진동을 보내면, 청각세포가 파장을 전달하여 뇌에서 음을 감지한다. 또한 총소리 같은 강도 높은 음파가 전달되는 경우에는, 진동이 매우 커서 털신경세포가 지진이 일어난 것처럼 반응한다. 반복적으로 큰 자극을 받게 되면 영구적인 청각손상이 야기될 수 있으므로 소음이 큰 곳에서는 적절하게 청각보호를 하는 것이 좋다.

평형과 균형을 담당하는 **반고리관**(semicircular duct)에는 털신경세포나 신경종말이 있다. 반고리관은 속귀에 있는 3개의 고리인데, 균형유지를 돕는다. 달팽이와 마찬가지로 내림프액으로 채워져 있으며, 감각수용체를 가지고 있다.

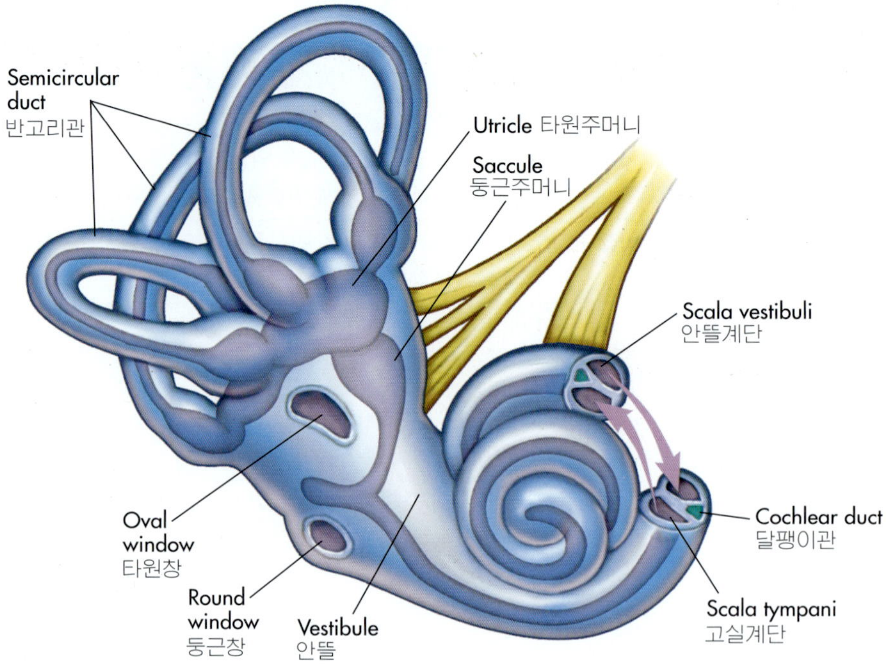

〈그림 11 – 4〉 달팽이관의 내부 구조

사람이 자세를 바꾸면 이 내림프액은 움직이며, 이 움직임을 감각수용체가 감지하여 신경 자극을 유발시킴으로써 뇌줄기(brain stem)와 소뇌(cerebellum)로 보낸다. 소뇌에서는 근육의 협동작용으로 몸의 균형을 유지하게 된다.

그밖의 감각 Other Senses

기타 감각도 주변을 파악하는 것을 돕는다. 미각과 촉각이 여기에 포함된다.

맛 Taste

맛의 감각을 **미각**(gustatory)이라고 부른다. 미각수용체는 혀에 있으며 **맛봉오리**(Taste bud)라고 부른다. 〈그림 11–5〉를 보면, 달고 · 시고 · 짜고 · 쓴 네 종류의 맛이 혀의 서로 다른 부분에 자리잡고 있는 것을 알 수 있다.

최근 다섯 번째 맛인 감칠맛(umami)이 추가되었는데, 이것은 글루타민산의 독특한 맛이다. 몸은 필요에 의해 선호하는 맛이 매우 자주 바뀌는데, 임신한 여성이 다양한 음식을 먹고 싶어하는 것이 그 예이다.

음식맛의 구별은 주로 후각에 의해 이루어진다.

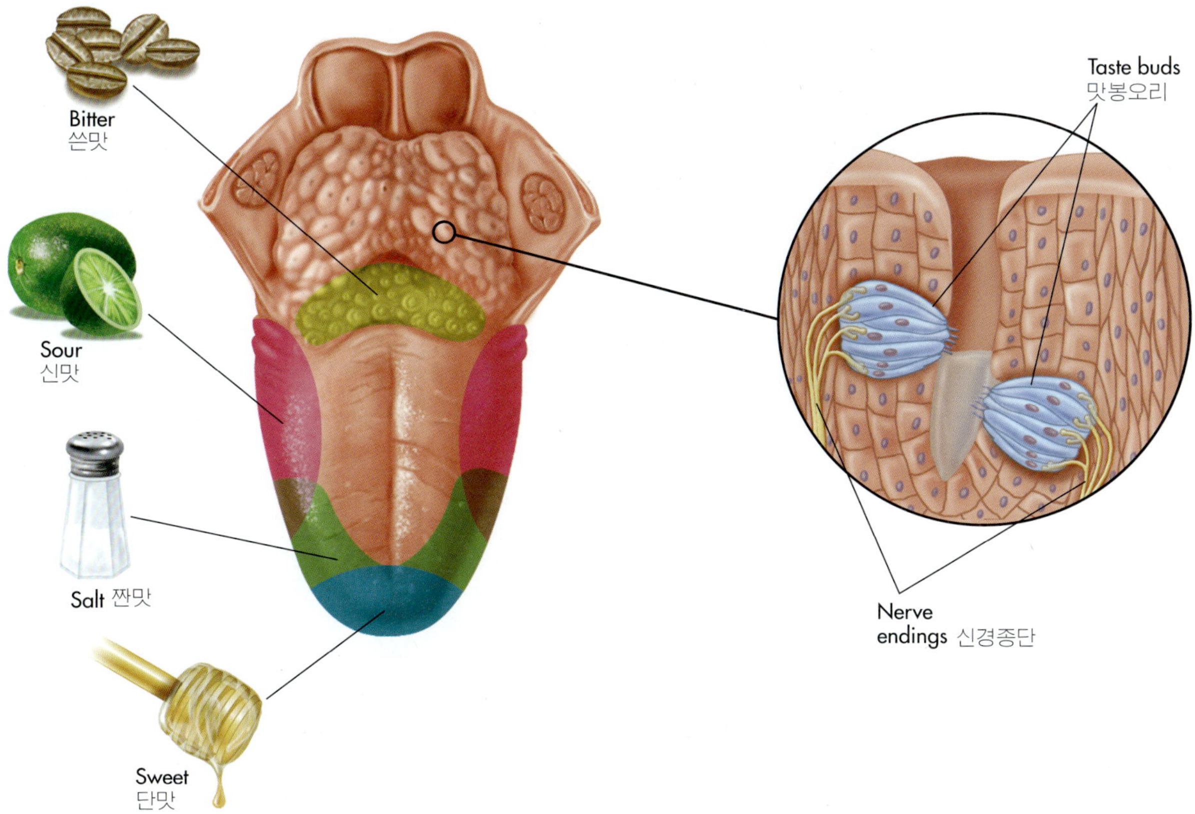

〈그림 11 – 5〉 미각

후각Smell

냄새는 코안(nasal cavity)의 상부에 있는 수용체에서 감지한다(그림 11–6 참조).

우리가 코를 킁킁거리는 것은 후각수용체까지 냄새를 전달하여 그 냄새를 맡기 위해서이다. 맛과 냄새는 밀접한 관계를 가지고 있는데, 심한 감기에 걸리면 음식의 맛을 알지 못하는 것이 그 예이다. 좋아하는 음식을 주문할 때는 소화효소가 촉진되며, 시나몬 애플 파이를 굽는 냄새를 맡을 때면 입에 실제로 침이 고이게 된다.

촉각Touch

작고 둥글게 생긴 촉각수용체는 **촉각소체**(tactile corpuscles)라고 부른다. 피부와 손끝에 특히 집중되어 있으며, 혀의 끝에도 있다. 마취된 환자는 통증을 느낄 수 없지만, 강한 자극을 통해 압박감은 여전히 느낄 수 있다.

온도감각은 피부에서 발견된다. 우리의 몸은 열수용체와 냉각수용체로 분리되어 있다. 이들 수용체는 순응(adaptation), 즉 지속적인 자극에 대해 감각이 둔화되거나 그 자극에 적응되도록 기능한다. 예를 들면, 우리가 찬 곳에 노출되면 우리 몸의 수용체는 차게 느끼는 감각에 순응되어서 차츰 찬 것을 느끼지 못하게 한다.

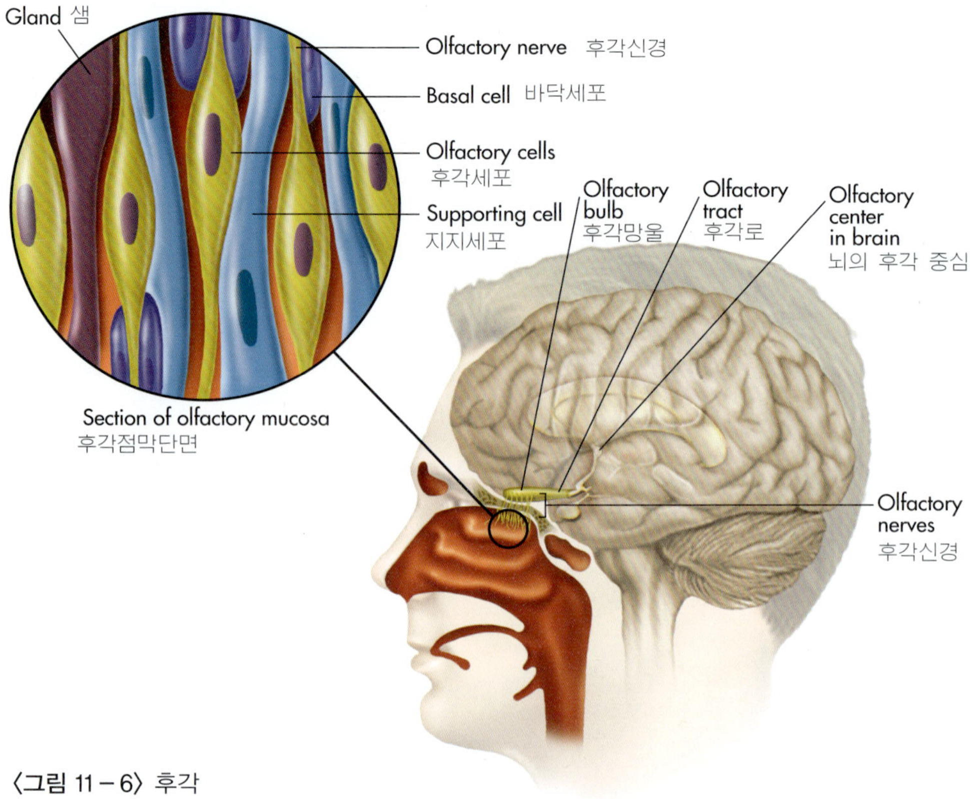

〈그림 11－6〉 후각

또한, 길고 추운 겨울이 끝나면 10°C(50°F)의 온도도 따뜻하게 느껴지며, 같은 온도라도 길고 더운 여름에는 춥게 느껴진다. 다른 예로 뜨거운 물에 몸을 담글 때 처음에는 매우 뜨겁게 느껴지만 시간이 흐른 후에는 더 이상 뜨겁게 느껴지지 않는다. 그러나 물의 온도가 변한 것은 아니다.

통증은 중요한 보호기능으로 일상생활에서 부단히 발생되는 자극으로부터 신체를 방어하기 위한 필수적인 신경활동이다.

질병에 걸린 사람이 느끼는 통증도 유해자극(noxious stimulus)이 신체에 가해질 때 방어를 목적으로 하여 발생하는 생리적 감각이다. 통증은 신체의 거의 모든 부분(피부, 심부, 내장)에서 느낄 수 있으며, **통증수용체**(pain receptor)는 **자유신경종말**(free nerve ending)이라고 부르는 신경섬유의 가지이다.

내부장기에서 시작된 통증이 방사되어 다른 부위의 피부에서도 통증을 느끼는 경우도 있다. 예를 들면, 간질환과 방광질환은 때로는 우측 어깨에 통증을 유발한다. 사지 절단 후에 환상통증(phanton pain)이 나타날 수도 있다. 이것은 절단되어 사라진 팔이나 다리의 통증을 느끼는 것을 말한다.

통각수용체는 열이나 냉각수용체와 같이 순응이 일어나지 않으므로, **마취**(anesthesia)를 하지 않는 한, 자극이 있으면 통증을 느낀다. 그러므로 자각하는 통증의 정도는 사람마다 다를 수 있다.

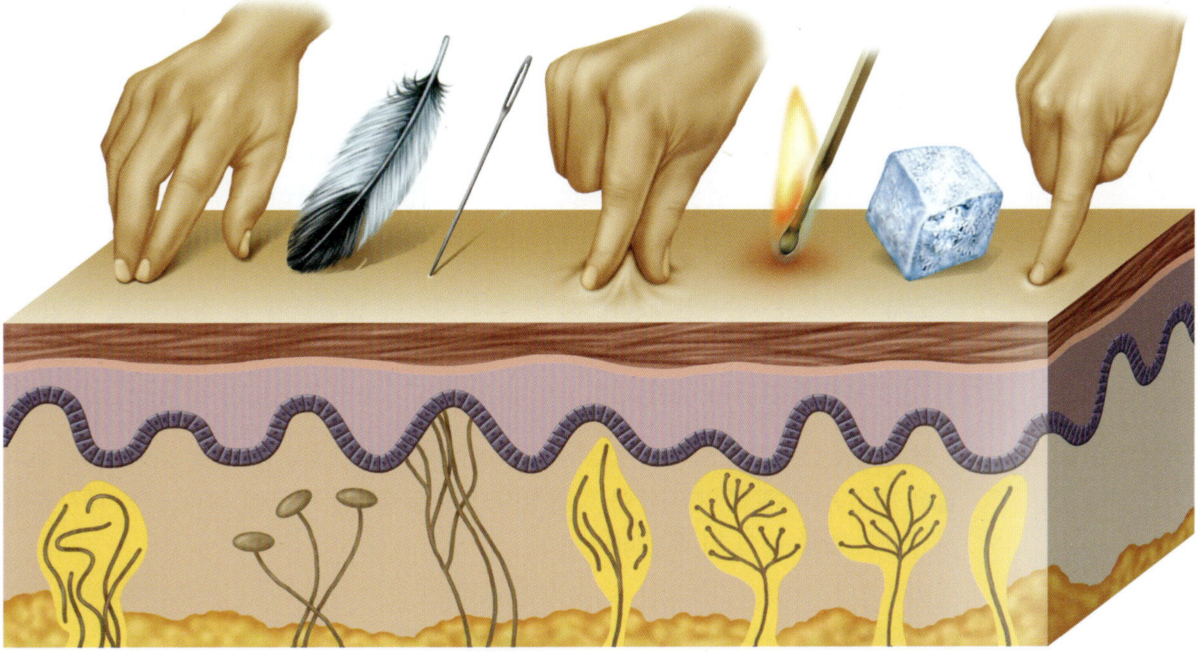

〈그림 11－7〉 촉감의 유형

일반적인 눈과 귀의 이상 Common disorders of the eye and ear

결막염(conjunctivitis)은 눈을 덮는 막에 생기는 염증이다. 결막염은 여러 자극물질 및 세균에 의해서 발병한다. 급성인 상태는 유행성결막(pinkeye)이라고 부르는데, 세균에 의해서 유발되는 전염성이 높은 접촉감염이다.

백내장(cataract)은 수정체가 유연성과 투명성을 상실하여 빛이 혼탁한 수정체를 쉽게 통과하지 못하게 되는 상태이다. 햇빛에 노출이 많으면 백내장의 진행속도가 빨라질 수 있으며, 치료를 하지 않으면 실명으로 이어질 수도 있다.

녹내장(glaucoma)은 실명을 초래할 수도 있다. 이 질환은 눈의 앞방(anterior chamber)에 있는 체액의 압력이 상승하여 발생하는데, 이로 인해 시신경 기능이 방해받는다. 미국의 경우, 40세 이상의 성인 중 20%에서 녹내장이 발병하여 이 중 15%가 실명한다. 그러나 신속한 진단을 통한 녹내장 발견으로 실명을 예방할 수 있다.

눈에는 시력을 손상시키는 몇 가지 요소가 있다. 먼저 빛이 망막에 적절하게 모이지 못해서 가까이 있거나 멀리 있는 사물의 초점을 맞추기 어려운 경우를 살펴보자.

눈이 가까이 있는 사물에 적절하게 초점을 맞추지 못해서 각막과 수정체의 굴절 이상으로 망막 뒤에 상이 맺히게 되는 것은 원시(hyperopia)이다. 나이가 들어감에 따라 동공의 크기를 조절하는 섬모체근이 약화되어 망막으로 들어오는 빛의 양이 줄어든다.

노안(presbyopia)은 원시의 일종으로서 일반적으로 40~45세에 나타나며 수정체가 딱딱해지고 노란색을 띠게 된다. 이와 같이 나이와 관련된 눈의 변화는 노인들이 초점을 맞추기 어렵게 할 뿐만 아니라 야간운전 능력도 저하시킨다.

근시(myopia)는 정시안에 비해서 안축이 길거나 굴절률이 큰 경우로서, 상이 망막 앞에 맺히게 되어 가까운 곳에 있는 사물은 잘 보이나 먼 곳에 있는 사물을 분별하기 어렵게 만드는 것이다.

약시(amblyopia)는 일반적으로 어린이에게서 나타난다. 한쪽 눈의 시력이 좋지 않은 현상은 다른 쪽의 시력이 비정상적으로 우세하기 때문에 나타난다. 대부분의 사람들은 한쪽 눈이 더 우세하다.

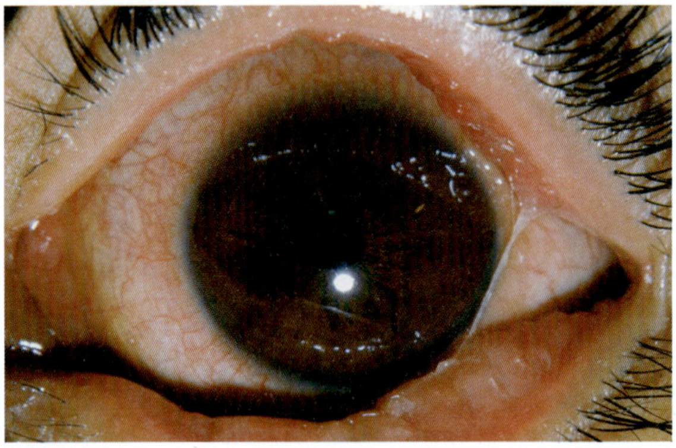

(A) 결막염

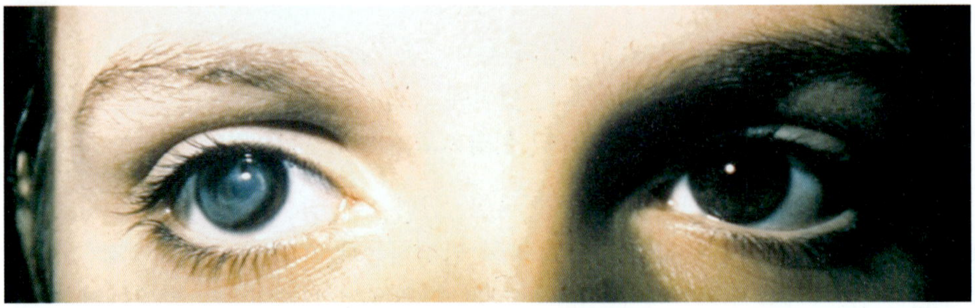

(B) 오른쪽 눈의 백내장

〈그림 11－8〉 일반적인 눈의 질환

이를 확인해 보려면, 양쪽 눈을 뜨고 멀리 있는 작은 물체를 바라볼 때 두 팔을 뻗어 두 손바닥으로 그 물체를 가리고, 손가락을 옮겨 엄지와 검지 사이에 공간이 생기도록 하여 작은 구멍을 만든 후에 멀리 있는 물체를 그 구멍을 통하여 바라본다. 그런 다음, 각 눈을 교대로 감아서 어느 쪽 눈이 선명하게 보이는지를 확인한다. 이때 선명하게 보이는 쪽의 시력이 좋은 것이다. 일반적으로 오른손잡이는 오른쪽 눈의 시력이 더 좋다.

눈은 다른 질환을 진단하는 데에도 도움이 된다. 예를 들면, 노란색 결막(황달)은 간질환을 암시할 수 있으며, PERLA(Pupils Equal, React to Light and Accommodation)라고 부르는 신경학적 평가는 뇌손상 사정 시에 이용될 수 있다. 수면 중의 빠른 눈운동, 즉 REM(Rapid Eye Movement)의 측정으로 수면장애를 진단할 수 있다.

중이염(otitis media)은 가운데귀가 세균이나 바이러스에 의해서 감염된 것으로, 신생아와 소아에게서 자주 발견된다. 이 질환은 일반적으로 감기 같은 상기도 감염(Upper Respiratory Infection; URI)에 의해서 발병한다. 부비강(Paranasal sinus)의 감염은 유스타키오관을 통해서 중이염을 일으킬 수 있다.

미로염(labyrinthitis)은 속귀에 생긴 염증으로, 고열로 인해 발생한다. 미로염은 어지러움이나 공간이 빙빙 도는 느낌을 주는 **현기증**(vertigo)을 유발할 수 있다.

메니에르질환(meniere's disease)은 만성질환으로, 미로를 손상시켜서 진행성 청력손실과 현기증을 유발한다.

청각장애는 귀가 약간 먹먹한 정도부터 귀 밑에서 소리를 질러야 알아듣는 정도까지 다양하며, 좀더 심해져서 말을 전혀 알아듣지 못하는 경우는 귀머거리(deafness)라고 한다. 귀머거리는 고막에 염증이 생기거나 고막이 다친 경우 또는 청신경 손상이나 뇌 손상 등으로 인하여 유발된다.

귀울림(tinnitus)은 귀에서 소리가 울리는 질환이다. 큰 소음에 장기간 노출되거나, 메니에르질환을 앓았거나, 또는 일부 약품에 의해 귀지가 쌓이거나 청신경의 장해 등으로 인하여 나타날 수 있다.

Greetings from

THE CARDIOVASCULAR

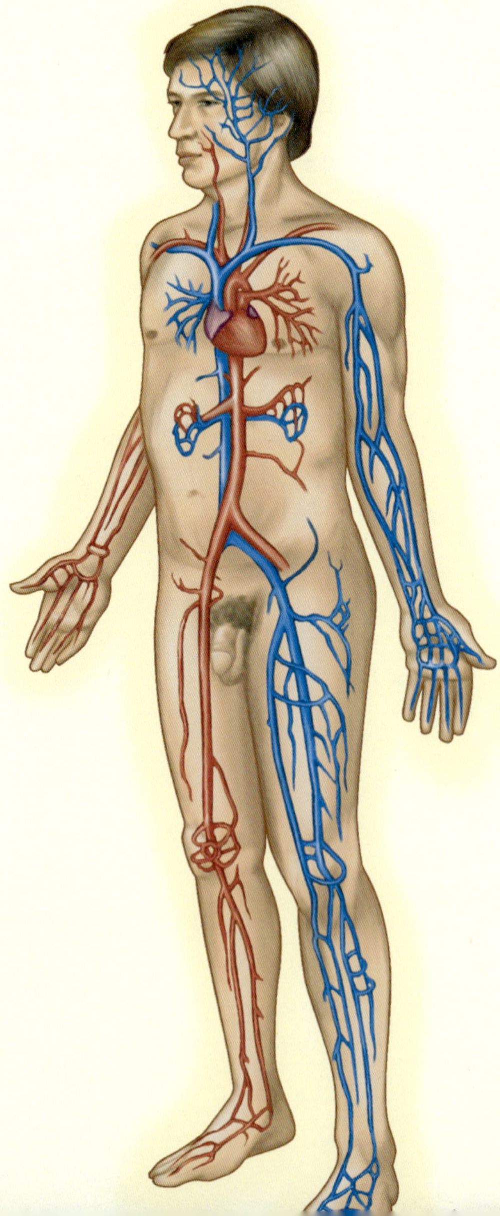

Transport and Supply

Chapter 12

심혈관계통

운반과 공급

여행 중에 우리는 강과 하천 및 운하의 풍경을 볼 수 있다. 역사적으로 물길은 음식물과 공산품의 운반 및 공급에 사용되었다.

이와 유사하게 심혈관계통은 영양분과 산소를 체내의 세포에 수송하고, 세포 대사과정 중에 생긴 이산화탄소와 노폐물을 제거한다.

심혈관계통은 집이나 호텔에 있는 물을 데우는 난로에도 비유할 수 있다. 난로(심장)는 모든 방에서 필요로 하는 열을 전달하기 위해 파이프시스템(혈관)을 통해서 뜨거운 물(혈액)을 공급하여 순환시킨다.

이 장에서는 심장에 대해 올바르게 이해해 보자.

학습목표 LEARNING OBJECTIVES

- 심혈관계통의 구조와 기능을 이해할 수 있다.
- 심장의 방(chamber)과 혈관을 통한 혈류의 흐름을 이해할 수 있다.
- 심장의 순환을 설명할 수 있다.
- 심장의 수축과 전도를 설명할 수 있다.
- 동맥, 정맥, 모세혈관의 차이점을 설명할 수 있다.
- 혈액의 구성성분을 열거하고 그 기능을 설명할 수 있다.
- 혈액형에 대해 설명할 수 있다.
- 혈액의 응고과정을 설명할 수 있다.
- 다양한 심장질환을 기술할 수 있다.

심혈관계통 개요 system overview

심혈관계통(cardiovascular system)의 주요 구성요소는 심장(혈액을 공급하는 기관), 혈액(혈장이라고 부르는 체액성분과 다양한 세포 및 물질들로 이루어진 결합조직의 형태), 혈관(세포로부터 혈액운반을 위한 경로)을 말한다.

혈관은 더 세분할 수 있다. 동맥(arteries)은 심장에서 멀리까지 혈액을 운반한다. 동맥이 세분화된 작은 혈관을 **세동맥**(arterioles)이라고 하며, 이것은 다시 모세혈관으로 나뉜다.

모세혈관은 영양분과 노폐물 및 가스교환이 이루어지는 곳으로, 모세혈관이 모여 **세정맥**(venules)을 이룬다. 이 세정맥은 다시 정맥(veins)을 이루어서 혈액을 심장으로 돌려보낸다. 〈그림 12-1〉

일반적으로 정맥은 동맥과 다르다. 정맥혈은 몸에서 심장으로 혈액을 운반한다. 혈중 산소농도는 동맥혈보다 낮으며, 세포대사과정에서 생성된 노폐물과 이산화탄소의 농도는 더 높다. 또한 정맥은 동맥보다 혈관 벽이 얇고 우리 몸에 넓게 분포되어 있으며, 더 많은 양의 혈액을 보유한다.

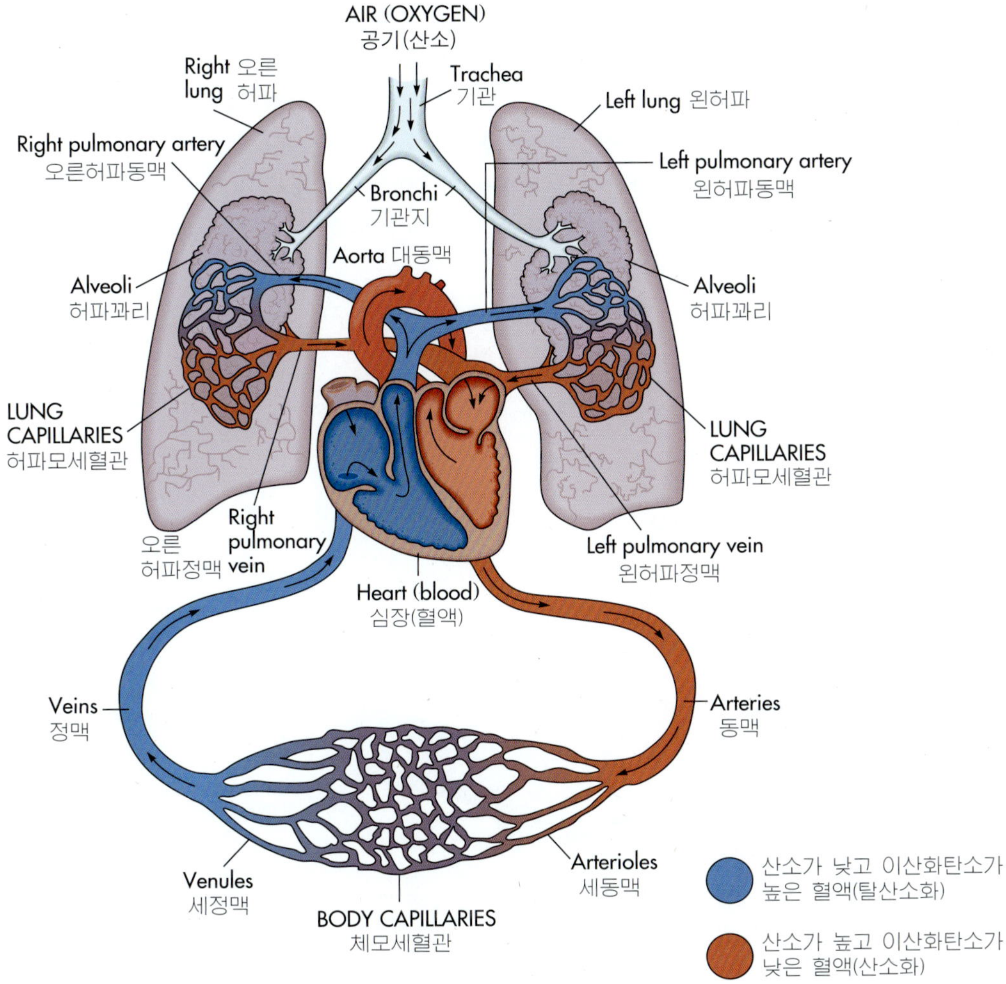

〈그림 12 – 1〉 심혈관계의 개요

놀라운 펌프 : 심장 incredible pumps : the heart

심혈관계의 주요 기관인 심장(heart)은 심혈관계통의 '펌프'로 설명되며 실질적으로 두 개의 펌프가 함께 일을 한다.

일반적인 구조와 기능 structure and function

심장은 주먹만한 크기의 특이한 근육 형태로 속이 비어 있는 공간이며, 전신으로 혈액을 공급한다. 심장은 막으로 둘러싸여 있는데, 이를 심장막(pericardium)이라고 한다. 심장막은 바깥층의 섬유심장막(fibrous pericardium)과 속층의 장막심장막(serous pericardium)으로 구분한다. 〈그림 12–2〉에 심장의 구조가 자세히 나와있다.

심장은 가슴 중앙에서 약간 왼쪽, 그리고 가로막(diaphragm) 위에 있다. 심장의 바닥(base)은 머리에서 가까운 곳이며, 심장의 끝(apex)은 먼 쪽이다.

심장은 한 장기이지만, 두 부분으로 나누어진 펌프가 함께 작동한다고 생각하면 쉽게 이해할 수 있다. 오른심장은, 혈액을 모아서 이산화탄소를 제거하고 산소를 얻기 위해 허파로 보낸다. 왼심장은 허파에서 혈액을 받아서 전신으로 공급한다.

심장과 혈관의 관계를 살펴보면, 혈액이 정맥을 통해 심장으로 유입되고 심장에서 다시 동맥을 통해 혈액이 공급된다.

심장 속을 들여다보면 4개의 방(chamber)으로 구성되어 있다. 위쪽은 심방(atrium), 아래쪽은 **심실**(ventricle)이라고 한다.

〈그림 12-2〉에서 볼 수 있는 4개의 방 중에 왼쪽 윗부분의 작은방이 **오른심방**(right atrium)이다.

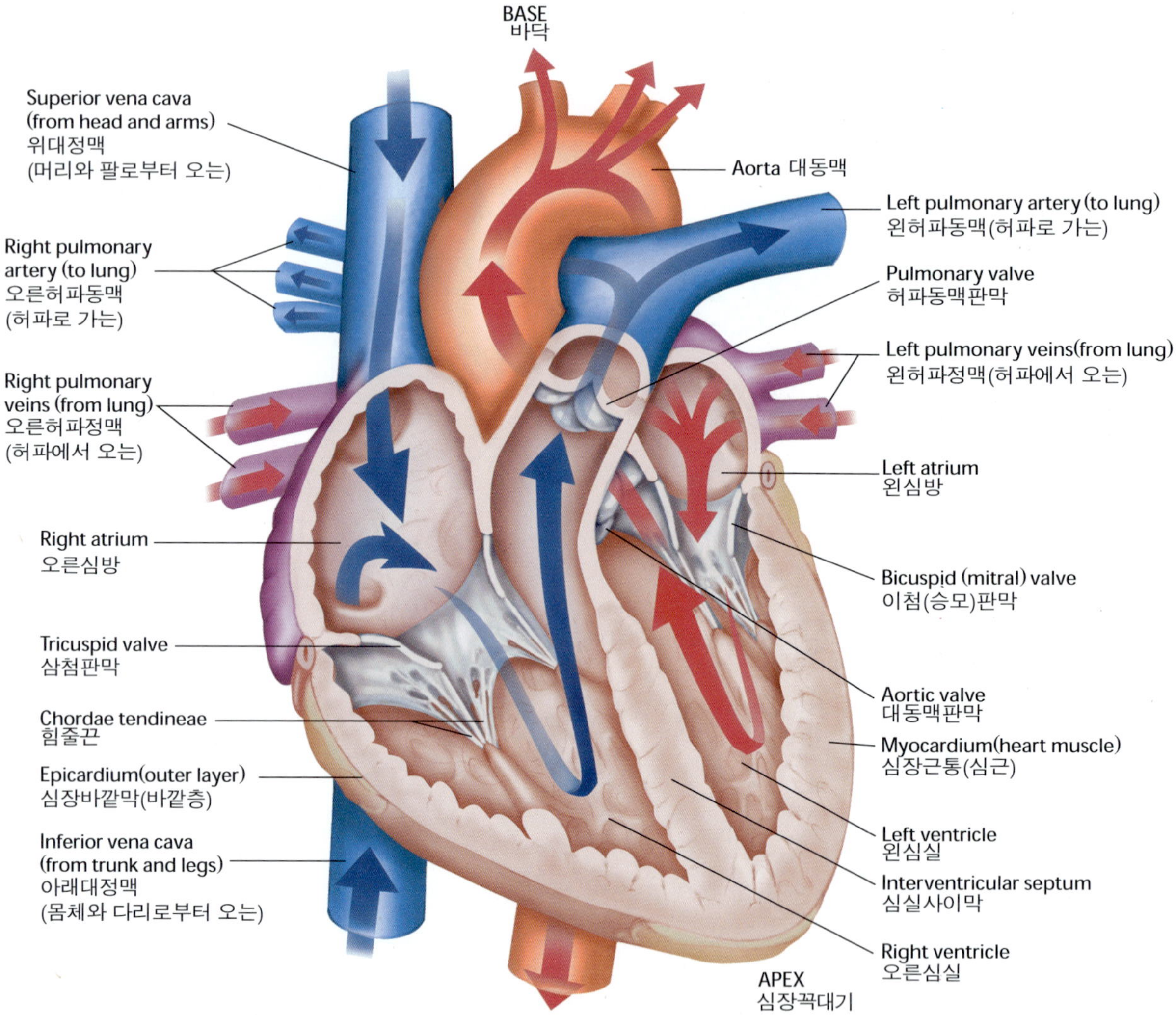

〈그림 12-2〉 심장의 해부도

이곳으로 머리 · 목 · 가슴 · 팔을 순환하고 들어오는 **위대정맥**(superior vena cava)과 몸통 · 장기 · 배 · 골반부위 · 다리를 순환하고 들어오는 **아래대정맥**(inferior vena cava)이 연결되어 전신의 혈액이 모이게 된다.

여기에 모인 혈액은 판막(valve)을 통해 좀더 큰 **오른심실**(right ventricle)로 이동한다. 이 판막을 **방실판막**(atrioventricular valve; AV valve) 또는 **삼첨판막**(tricuspid valve)이라고 한다. 판막은 심장에서 혈액의 역류를 방지한다.

심장주기 cardiac cycle

심장의 운동은 심장주기라고 부르며, 수축기와 이완기로 나눈다. 일반적으로 심장의 운동이라는 것은 심실의 활동을 의미한다.

오른심실이 혈액으로 가득 차면 심장은 수축하기 시작한다. 오른심실의 수축에 의해 허파동맥판막이 열려서 심실 내의 혈액이 **허파동맥**(pulmonary arteries) 쪽으로 흘러나간다.

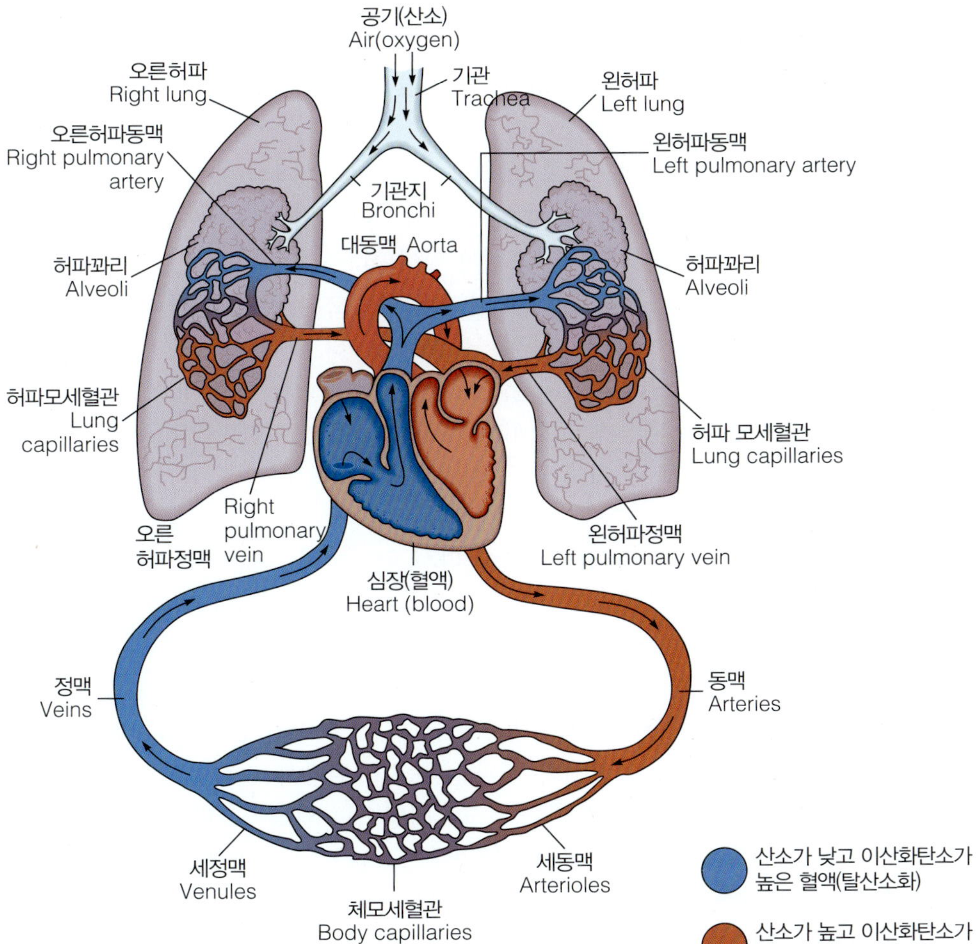

〈그림 12－3〉 심장혈관계통의 순환

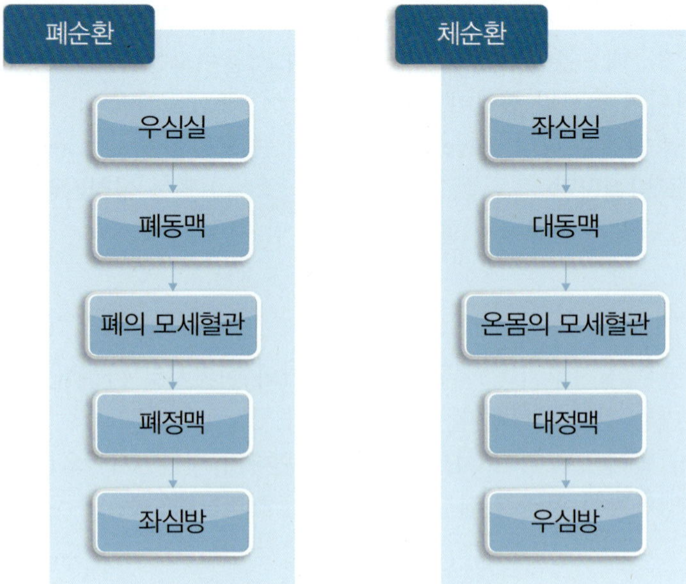
폐순환
우심실
폐동맥
폐의 모세혈관
폐정맥
좌심방
체순환
좌심실
대동맥
온몸의 모세혈관
대정맥
우심방

〈그림 12 – 4〉 폐순환과 체순환

이어 심실의 수축이 끝나고 이완이 시작되면서 허파동맥판막이 닫히는데, 여기까지를 수축기(systole)라고 한다.

허파동맥은 허파와 기관지로 내려가면서 점점 작은 혈관이 되어서 허파꽈리 주변에서는 모세혈관이 망을 이루게 된다. 이곳에서 세포대사과정으로 생성된 이산화탄소와 외부에서 들어오는 산소의 교환이 일어난다.

이 모세혈관은 산소가 풍부한 혈액을 담아서 왼 · 오른 허파정맥을 통해 심장으로 들어간다. 〈그림 12–3〉 이처럼 오른쪽 심장으로부터 허파를 거쳐 왼쪽심장으로 돌아오는 혈류의 경로를 **허파순환**(**폐순환**, palmonary circulation)이라고 한다.

이완기(diastole)에서는 왼심방 압력이 충분히 높아지면 이첨판막(bicuspid valve) 또는 승모판막(mitral valve)이라고 하는 왼방실판막이 열리게 되고 왼심실 안으로 혈액이 유입된다.

왼심실에 혈액이 가득 차면, 심장수축이 다시 일어나며, 대동맥판막(aorticvalve)이 열리고 대동맥으로 혈액이 분출되어 전신을 거쳐 오른 심장으로 돌아오는 경로를 **온몸순환**(**체순환**, systemic circulation)이라고 한다.

한편, 심실의 수축이 끝나기 전에 심방은 이완되지만, 곧이어 심실도 수축이 끝나고 이완되어 심장 전체는 잠시 휴지상태가 되는데, 이를 **이완기**(diastole)라고 한다.

결과적으로 혈액은, 오른심실에서 허파순환을 이루면서 왼심방으로 유입되며, 반면에 왼심실에서는 전신순환을 거쳐서 오른심방으로 되돌아온다.

산소가 풍부한 혈액은 왼 · 오른 **심장동맥**(coronary arteries)에 의해 심장에 공급된다. 이 관상동맥도 계속 작은 가지로 나뉘어 뻗어나가서 망을 이루며, 서로 연결(anastomoses)되어서 심장근육에 지속적으로 풍부한 혈액을 공급한다(그림 12–4 참고).

규칙적인 유산소 운동은 혈관의 수를 증가시켜서 더 많은 혈액을 심장에 공급한다.

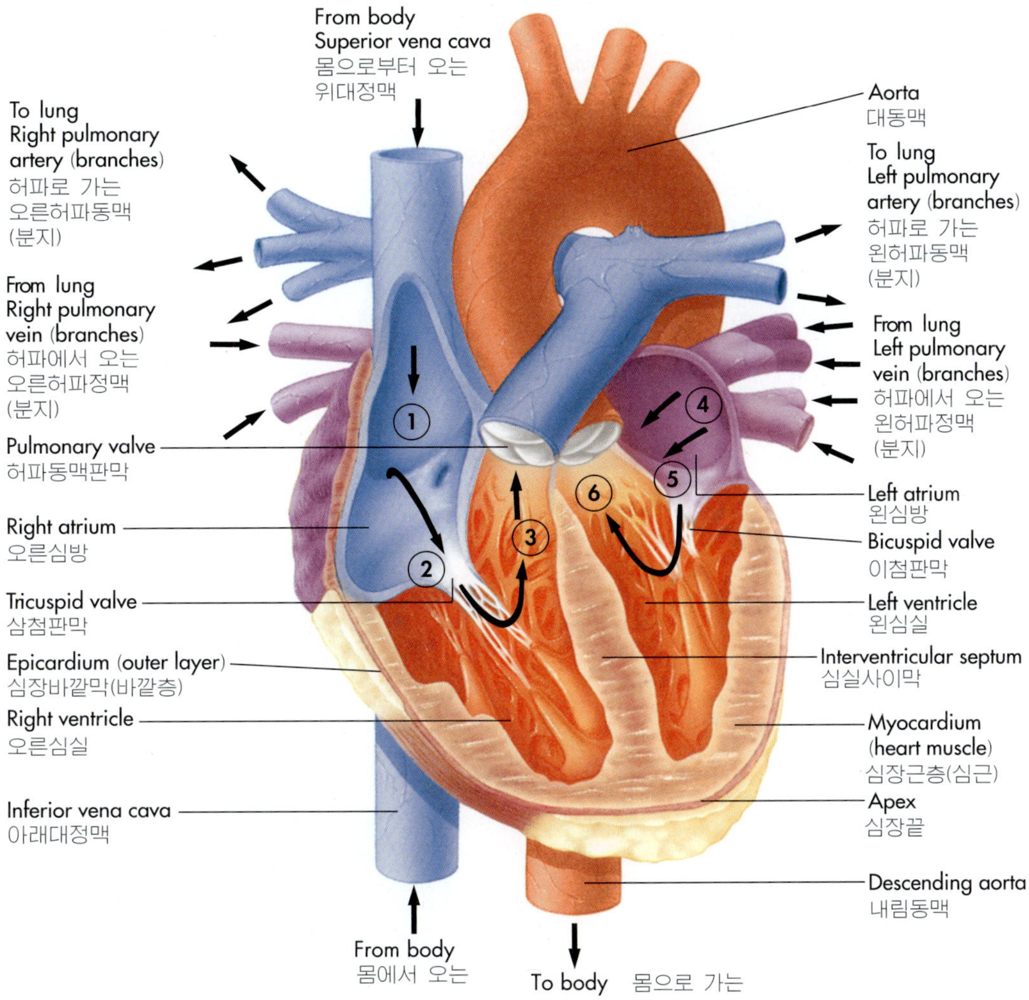

오른심장펌프

1. 몸의 위 · 아래에서 온 정맥혈액이 오른심방에 채워지면 방실판막, 즉 삼첨판막에 압력이 생성된다.
2. 이 압력으로 방실판막이 열리고 혈액은 심실을 채우게 된다. 오른심방의 수축에 의해 심실에 혈액이 끝까지 차게 된다.
3. 오른심실이 수축하면 내부 압력은 증가한다. 이 압력으로 삼첨판막이 닫히고 허파동맥판막은 열리게 되어 허파동맥을 통해 허파로 혈액이 보내진다. 이 혈액은 허파의 모세혈관을 순환하여 산소가 높은 혈액이 되어 심장의 왼편으로 돌아온다.

왼심장펌프

4. 산소가 많이 포함된 혈액이 허파정맥을 통해 허파에서 돌아와 왼심방에 채워지면 이첨판막에 압력이 생성된다.
5. 이 압력으로 이첨판막이 열리고 혈액이 왼심실에 가득 차게 된다. 최종적으로 왼심방의 수축에 의해 왼심실에 혈액이 차게 된다.
6. 왼심실의 수축으로 내부 압력이 증가한다. 이 압력으로 이첨판막이 닫히고 대동맥판막이 열려 대동맥을 통해 산소가 많이 포함된 혈액이 흘러 나가 전신에 산소를 공급한다.

〈그림 12－5〉 심장판막과 혈류의 기능

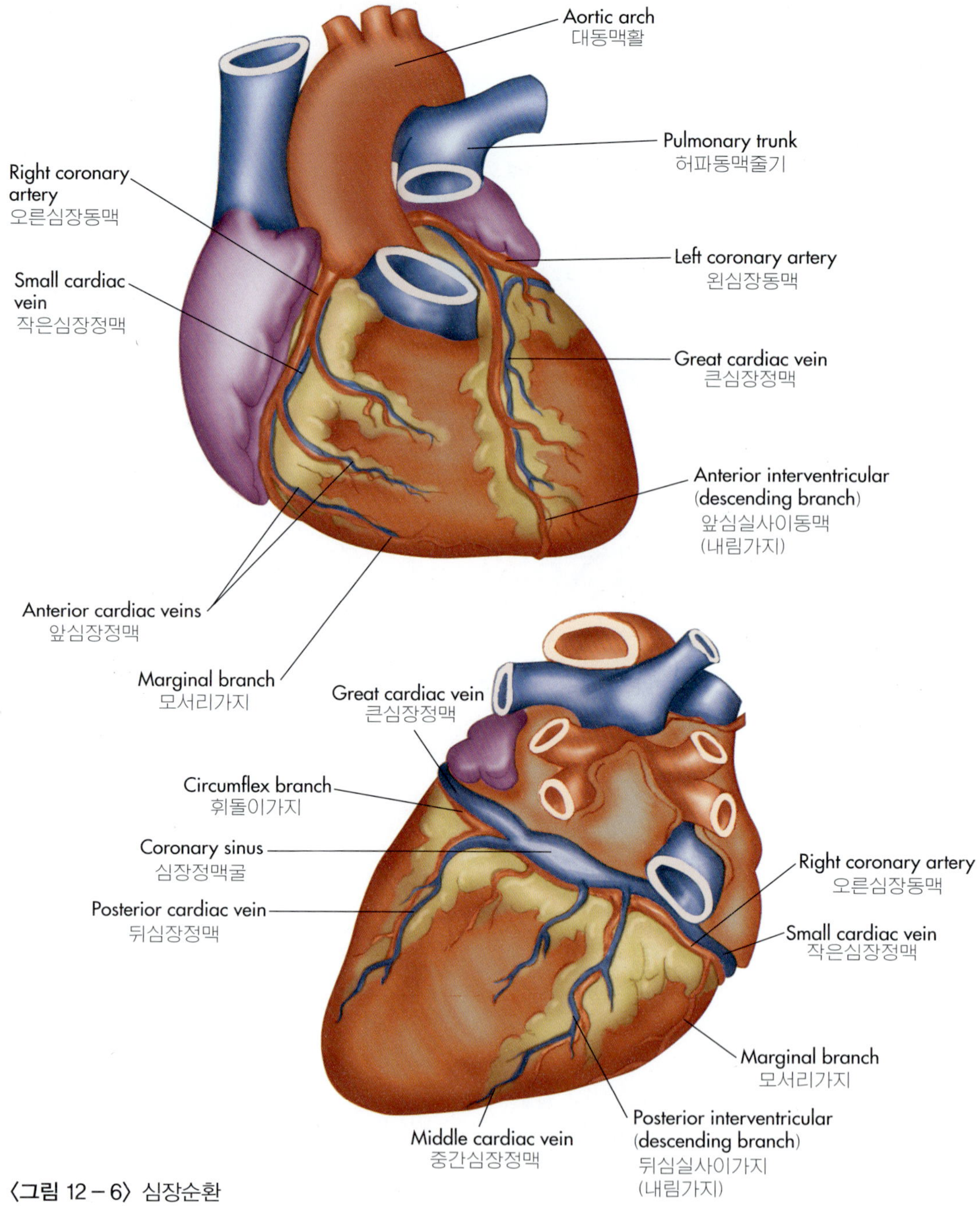

〈그림 12 – 6〉 심장순환

자극전도 경로 the electric pathway

심장은 **자동율동성**(autorhytmicity)이라는 독특한 능력에 의해 자체적으로 수축한다.

심장수축은 전기적 자극에 의해서 생성되는데, 이 때 관여하는 세포가 바로

결절세포(향도잡이세포, nodal cells, pace maker cells)이다. 결절세포는 그 성격에 따라 굴심방결절과 방실결절로 나뉜다. **굴심방결절**(sinoatrial node, SA node)은 전기적 신호를 생성하는 발전기 역할을 하며, 방실결절(atrioventricular node, AV node)은 전기적 신호를 조절, 분배하는 변전소 역할을 한다. 굴심방결절에서 전기자극이 시작되면 이 자극이 방실결절에 도달하게 되고 히스다발(bundle of His)이라고 알려진 방실다발을 통해 계속 전달된다.

심실 사이막까지 내려온 자극은 왼쪽과 오른쪽 다발가지(bundle branch)로 나뉘어 이동한다. 이 가지는 양쪽 심실의 안쪽 표면을 가로질러 퍼져 있다. 자극은 **푸르키니에세포**(Purkinje cells)라는 특별한 세포에 의해 심실근육에 전달된다.

이러한 자극에 의해 심장의 끝에서부터 혈액이 밀어 올려지면서 심장의 수축이 유연하게 심실 윗부분으로 진행된다(그림 12-5).

심장에서 전기자극의 전달은 아래와 같은 활동에 의해 이뤄질 수 있다.

- 왼 · 오른심방은 함께 수축하고 그 수축은 왼 · 오른심실이 수축하기 전에 이루어진다.
- 두 심방이 수축하고 나서 두 심실이 함께 수축해야 한다.
- 심실 수축이 심장의 끝에서 바닥으로 진행해야만 혈액이 심실의 밖으로 분출된다.(치약용기를 생각해 보라.)

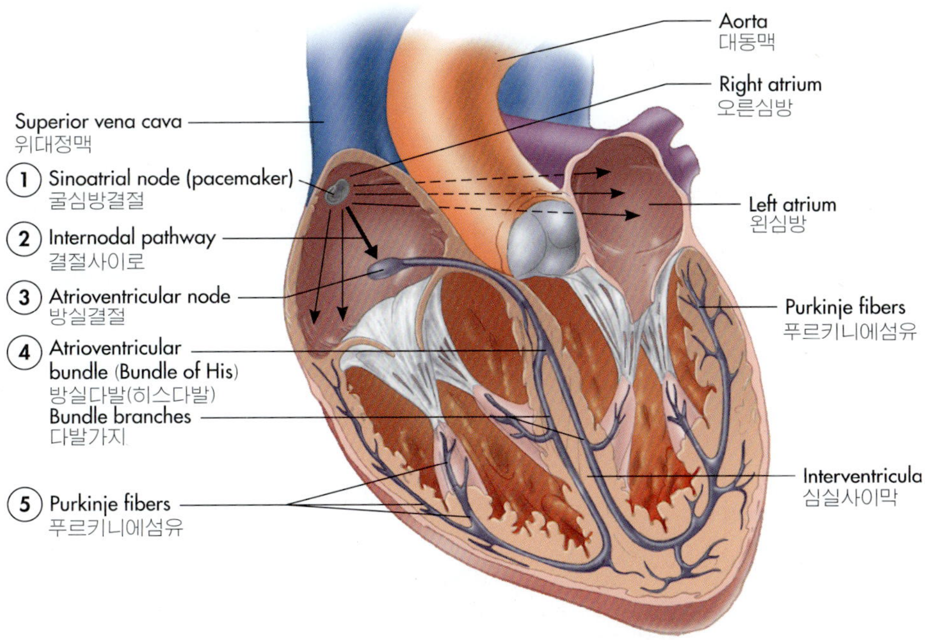

① 굴심방결절은 왼 · 오른심방의 벽을 거슬러 자극을 줌으로써 왼 · 오른심방이 수축하도록 한다
② 이 자극이 방실결절에 도달하여 자극한다.
③ 자극은 즉시 방실다발로 향한다.
④ 자극은 다발가지를 통해 심장의 끝으로 즉시 이동한다.
⑤ 푸르키니에섬유는 양쪽 심실을 가로질러 심실수축을 유발하는 자극들을 퍼트린다.

〈그림 12-7〉 심장의 전도계

혈압 blood pressure

혈액이 혈관 속을 흐르고 있을 때 혈관벽에 미치는 압력으로, 혈관의 이름에 따라 동맥혈압 · 모세관혈압 · 정맥혈압 등으로 구별되는데, 보통 혈압이라고 하면 동맥혈압을 뜻한다. 동맥혈압은 심장박동에 의하여 변동한다.

심실이 수축하여 혈액이 동맥 속으로 밀려나갔을 때의 혈압을 수축기혈압이라 한다. 심실이 확장하여 혈액이 밀려나가지 않을 때에도 동맥벽에 탄력이 있어 혈액을 압박하고 있으므로 혈압이 0이 되지는 않는다. 이때의 혈압을 확장기혈압이라고 하며, 수축기혈압과 확장기혈압과의 차이를 맥압(脈壓)이라고 한다. 심장으로부터 밀려나가는 혈액량이 증가하거나 동맥혈관의 탄성이 낮아지면 맥압이 증가한다.

혈압 분류

분류	수축기(최고혈압), mmHg	이완기(최저혈압), mmHg
정상	≤120	≤80
고혈압 전단계(직전고혈압)	120−139	80−89
1단계 고혈압	140−159	90−99
2단계 고혈압	160−179	100−109
고혈압성 위기	≥180	≥110

맥박 pulse

심장의 박동에 의한 동맥 내압의 변동과 그것에 동반하는 동맥 혈관벽의 파동. 맥이라고도 한다. 보통은 요골 동맥(橈骨動脈)에서 촉진한다. 맥박수는 정상 성인의 경우 1분에 60~80회이다. 이상하게 많은 것(100회 이상)을 빈맥이라 하고, 적은 것(50회 이하)을 서맥, 진동이 불규칙한 것을 부정맥이라고 한다.

혈압과 맥압

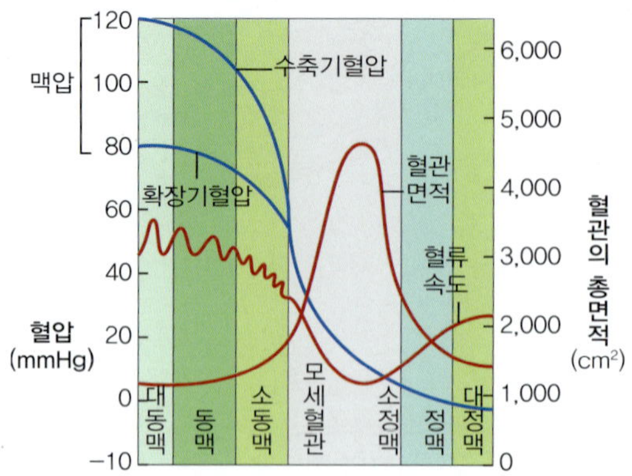

심화 내용의 이해

심전도 EKG'S

전기자극에 의해 심장근육의 수축이 개시되거나 계속될 수 있으며, 이런 수축은 체표면에서 탐지될 수 있다. 이렇게 심장을 통해 흐르는 전기자극을 체표면에서 심전도계(electrocardiograph)를 사용해 기록하는 것을 심전도(electrocardiogram; EKG, ECG)라고 한다(그림 12-8 참조).

정상적인 심전도는 명확한 3개의 파로 나타나며, 특이적인 심장활동을 나타낸다. P파는 심전도상의 첫 번째 파형으로, 굴심방결절(SA node)에 의한 자극과 오른심방의 탈분극을 나타낸다. 두 번째 파형은 QRS 복합파(Q,R,S파가 조합된 형태)이다. 이 파형은 심실의 탈분극을 나타내는 것으로, 심실이 수축하기 전에 오른쪽에서 발생한다. R파 이후 심실은 오른쪽에서 수축하기 시작한다. 심방에 비해 심실의 근육덩어리가 더 크기 때문에 R파는 P파보다 더 크게 파형을 이룬다. 마지막 파형은 T파인데, 다음 수축이 일어나기 전의 안정상태로서 심실의 재분극을 의미한다.

심방의 재분극은 QRS 복합파가 작용하는 동안 발생하나, 대부분 심실의 활동에 의해 가려진다. 건강한 심장의 기록에서는 각 파형마다 높이깊이시간의 길이를 위한 범위가 정해져 있는데, 이러한 요인들이 변하거나 다른 이상 파형이 첨가되면 심부정맥(cardiac arrhythmias)과 같은 심장의 건강문제를 나타내는 지표가 될 수 있다.

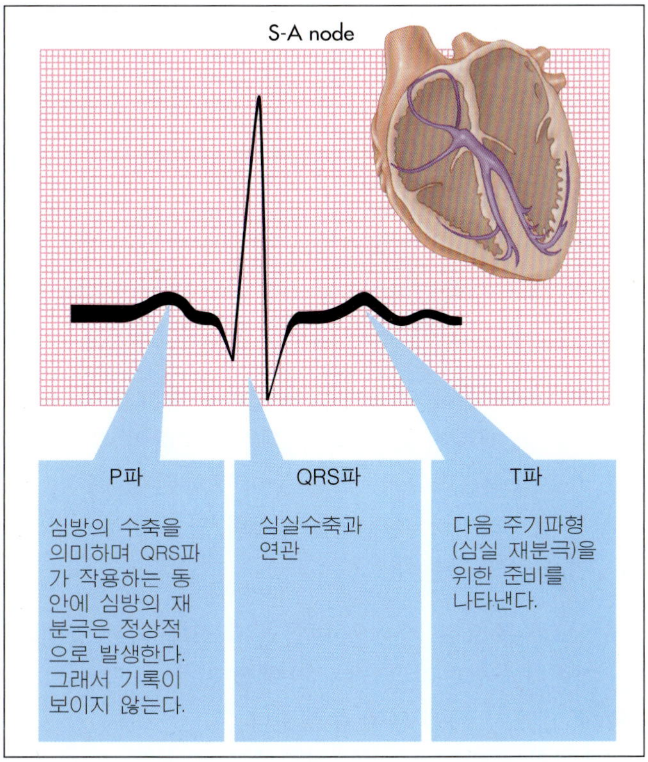

〈그림 12－8〉 전형적인 심전도 기록

운동을 하거나 놀랄 때 심박동이 분당 70~80회로 일정하지 않은 이유는 무엇일까? 휴식시에는 굴심방결절에 의해 일정한 심박동이 유지되지만, 다음과 같은 몇 가지 영향들은 심박동을 증가 또는 감소시킨다.

자율신경계(교감 · 부교감신경계)은 심장근육뿐만 아니라 굴심방결절과 방실결절로 연결되어 있다.

교감신경은 신경전달물질을 유리하여 박동수를 증가시키고 **수축력**(근수축, inotrpism)을 강화시키는 역할을 한다. 이와 반대로 부교감신경은 **미주신경**(vagus nerve)을 통해 신경전달물질을 유리하여 수축력과 박동을 감소시킨다.

이온, 호르몬, 체온에 의해서도 심장박동은 변화할 수 있다. 예를 들어 체온이 증가하면 심장근육의 대사율이 증가하므로 박동률과 수축력은 증가하며, 정상체온보다 낮아지면 박동률과 수축력은 감소한다. 에피네프린은 호르몬 물질로서, 교감신경과 같은 방식으로 심박동을 증가시킨다.

전해질(electrolyte)은 특정 물질이 너무 많거나 적을 때 불균형상태가 되어 영향을 끼친다. 낮은 수준의 포타슘(K^+)은 심박동을 약하게 하며, 높은 수준의 칼슘(Ca^{++})은 심근의 수축을 지연시켜서 심장이 멎게 한다. 연령 · 성별 · 운동력 · 허약감 등으로 인해 전해질 수준은 변동되며, 정상수준에서 벗어나면 심박동에 영향을 미친다. 안정상태에서 여성의 정상적인 심박동은 분당 72~80회이고 남성은 분당 64~72회이다.

혈액 blood

혈액(blood)은 결합조직의 형태인 액상으로 3가지 중요한 기능을 한다.

첫째, 허파의 산소를 비롯하여 소화기계의 영양분과 지방세포, 그리고 내분비샘의 호르몬을 인체 각 세포로 운반하며, 동시에 대사활동에 의해 형성된 다른 노폐물과 이산화탄소를 제거하기 위해 허파나 콩팥 등으로 운반한다.

둘째, 항상성을 유지하기 위해 인체의 다양한 수준에서 균형 조절을 돕는다. 즉, pH(산성, 알칼리 수준)와 전해질(이온)의 수준을 조절하여 정상범위를 유지함으로써 세포가 적절한 기능을 하도록 돕는 기능 등이 포함된다. 또한, 혈액은 뼈대근육에 의해 형성된 열을 흡수하거나 과다하게 증가한 열을 피부로 방출하여 체온조절을 돕고, 체액의 균형조절도 돕는다.

마지막으로, 무엇보다 중요한 기능은 병인과 독소에 의한 감염과 침입으로부터 인체를 보호하는 것이다. 이와 같은 기능은 **백혈구**(White Blood Cells; WBC)와 특별한 단백질인 **항체**(antibodies)에 의해 수행된다.

혈액의 양은 개개인의 신체와 성별에 따라 다르다. 보통 4~6l의 혈액이 우리 몸안에 있으며, 이는 몸무게의 7~9%에 해당된다.

혈액의 구성 blood composition

혈액은 결합조직으로 주된 구성요소는 **혈장**(plasma)과 **고형성분**(formed-elements)이다(그림 12–9).

혈장은 노란빛이나 또는 볏짚 색을 띠는 액체로, 혈액 전체의 약 55%를 차지하며 대략 100가지의 물질들이 그 안에 용해되어 있는데, 혈장의 90% 정도는 물이며, 영양분 · 염분 · 산소는 인체 세포로 전달되기 위해 혈장에 녹아 있다.

호르몬과 세포활성을 조절하는 물질들도 혈장에서 발견된다. 혈장단백질(plasma protein)에는 알부민(albumin), 피브리노겐(fibrinogen), 글로불린(globulin) 등의 중요한 물질이 포함되어 있다. 알부민은 체액의 삼투압을 조절하고, 피브리노겐은 혈액의 응고에 관여하며, 글로불린은 감염으로부터 우리를 보호하는 항체를 형성한다.

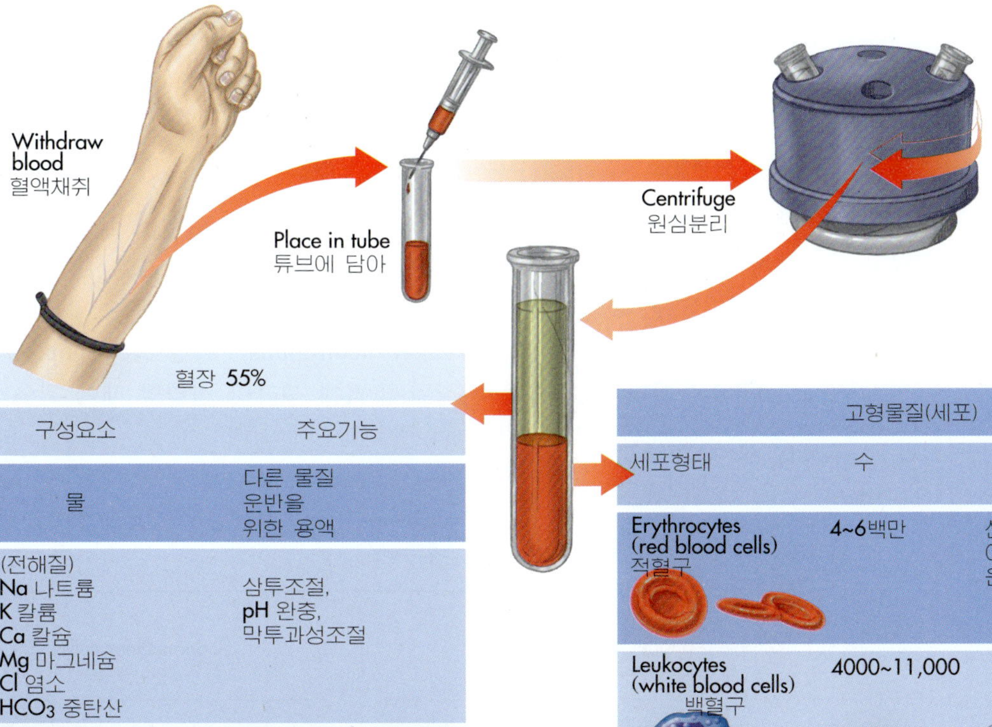

혈장 55%	
구성요소	주요기능
물	다른 물질 운반을 위한 용액
염(전해질) Na 나트륨 K 칼륨 Ca 칼슘 Mg 마그네슘 Cl 염소 HCO_3 중탄산	삼투조절, pH 완충, 막투과성조절
혈장단백 알부민 섬유소원 글로불린	삼투조절, pH 완충 혈액의 응고 방어(항체)와 지질수송
혈액에 의한 물질이동 • 영양소(당, 지방산, 비타민, 아미노산 등) • 대사작용의 소비물질(요소, 요산) • 호흡가스(산소, 이산화탄소) • 호르몬	

고형물질(세포)		
세포형태	수	기능
Erythrocytes (red blood cells) 적혈구	4~6백만	산소운반, 이산화탄소 운반을 도와줌
Leukocytes (white blood cells) 백혈구 Basophil 호염기성 Eosinophil 호산성 Neutrophil 호중성 림프구 단핵구	4000~11,000	방어와 면역
Platelets 혈소판	250,000~500,000	혈액응고

〈그림 12－9〉 혈액의 구성성분

혈액의 고형 또는 고체 구성성분은 아래와 같다.

- 적혈구(Red Blood Cells; RBC, erythrocytes)
- 백혈구(White Blood Cells; WBC, leukocytes) : 더 세분하면 호염기구, 호산구, 림프구, 단핵구, 호중구로 분류된다.
- 혈액응고를 돕는 혈소판(thrombocytes : Platelets)

적혈구 red blood cells

핵이 없어서 세포분화를 할 수 없는 적혈구는 조혈과정(hemopoiesis)을 통해 적골수에서 만들어지며, 도넛 모양과 유사하다. 적혈구는 두 가지의 명확한 기능을 수행한다. 첫째, 철분, 적색 색소를 가진 **헤모글로빈**(hemoglobin)과 함께 허파에서 세포로 산소를 운반하고 둘째, 세포의 대사산물인 이산화탄소가 세포에서 허파로 이동하는 것을 돕는다.

백혈구 white blood cells

백혈구에는 몇 종류가 있다. 다형핵 과립구는 적골수에서 형성되어(단핵세포 백혈구 골수에서 형성) 림프조직과 골수조직에서 성숙하며, 우리 몸을 감염과 침입으로부터 보호한다(그림 12-10).

다형핵 과립구를 구성하는 백혈구는 호중구(neutrophils), 호산구(eosinophil), 호염기구(basophils) 등이다. 호중구는 손상된 조직에 세균이 침입할 때에 관여하는 것으로, 공격성이 가장 큰 백혈구이다.

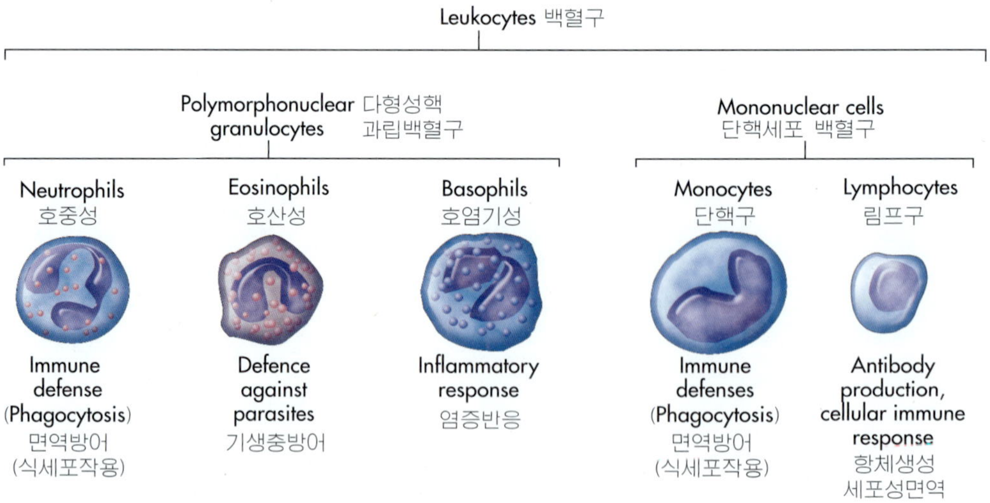

〈그림 12-10〉 백혈구의 기능

식균작용(phagocytosis)은 이물질이 몸안에 들어왔을 때에 그 주변을 호중구가 둘러싸서 탐식하는 동안 **용해소체**(lysosome)라는 가수분해효소를 함유하고 있는 미립자가 유리되어 이물질을 파괴시키는 과정을 말한다. 감염 시에 인체는 정상보다 더 많은 호중구를 생산한다.

호산구는 알레르기를 유발하는 다양한 인체의 자극물질과 함께 기생충 감염 제어에 이용된다. 호염기구는 알레르기원에 대해 인체가 염증반응을 일으키게 하는 알레르기반응에 관여하며, 화학물질인 **헤파린**(heparin)을 분비하여 혈관 안에서 혈액이 응고하는 것을 막는다.

백혈구 중에서 단핵세포 백혈구를 구성하는 세포는 단핵구(monocytes)와 림프구(lymphocytes)이다.

단핵구는 인체의 만성 감염 시에 정상수치보다 더 높게 나타난다. 호중구처럼 단핵구도 식균작용에 의해 이물질을 파괴시킨다. 림프구는 독특한 세포로서, 감염으로부터 우리를 보호한다. 식균작용을 하는 대신에 이들은 이물질을 직접 공격하거나 억제하는 항체를 생산한다. 감염 · 이물질에 대한 인체의 대항은 림프계통과 연관을 지어, 14장에서 설명할 것이다.

혈소판 thrombocytes

혈소판(thrombocytes)은 blood platelets로 알려져 있다. 고형성분 중 가장 작으며, 혈액 **응고**(clot)작용을 한다. 또한 혈소판은 세로토닌(serotonin)을 분비하여 민무늬근을 수축시키며, 혈류를 감소시킨다.

혈액형과 수혈 Blood types and Transfusions

모든 인간의 혈액은 동일하지 않으므로, 수혈이 필요하다고 해서 함부로 혈액을 받을 수는 없다. 혈액형의 차이는 항원에 의해 생긴다. 세포 표면에 존재하는 단백질인 항원은 침입자와 대항할 수 있는 항체를 생성하기 위해 면역계를 자극시킨다. 항원은 상처나 수혈 등을 통해 인체에 들어온 전형적인 이물 단백질로, 우리 몸에 원래 있던 것이 아니기에 **비자기항원**(nonself-antigen)이라고 부른다.

이것은 인체의 세포막 위에 원래부터 존재하고 있는 **자기항원**(self-antigen)과는 다르다. 항원과 항체 사이에 일어나는 항원-항체 반응은 면역반응의 기본이므로, 14장에서 자세히 언급할 것이다.

항체는 항원과 반응하여 **응집**(agglution)이 일어난다. 적혈구의 표면에는 50가지 정도의 각기 다른 항원이 있지만, 여기서 우리의 주된 관심사는 A · B · Rh항원이다.

모든 사람의 혈액형은 A형, B형, AB형, O형 중 하나에 해당한다.

A형은 가장 일반적이고, A형의 적혈구 표면에서는 특별한 자기항원이 발견된다. 즉 A형으로 태어난 사람의 혈장 속에서는 A-항원에 대항하는 항체(antibodies)는 발견되지 않았으나, B-항원에 대항하는 항체가 발견되었다.

B형의 적혈구 표면에는 B−자기항원(self−antigens)이 있으며, 혈장 속에는 A−항체가 존재한다.

AB형의 적혈구 표면에는 A−자기항원과 B−자기항원이 모두 있으며, 혈장 속에는 A−항체 · B−항체 둘 다 존재하지 않는다.

O형의 적혈구 표면에는 A−항원과 B−항원이 없으며, 혈장 속에는 A−항체 · B−항체가 모두 존재한다.

이러한 정보는 수혈을 할 때, 매우 중요한 것이다. 만일 공혈자의 항원이 수혈자의 항체와 반응하여 응집된다면 심한 손상을 입으며 사망에 이를 수도 있다.

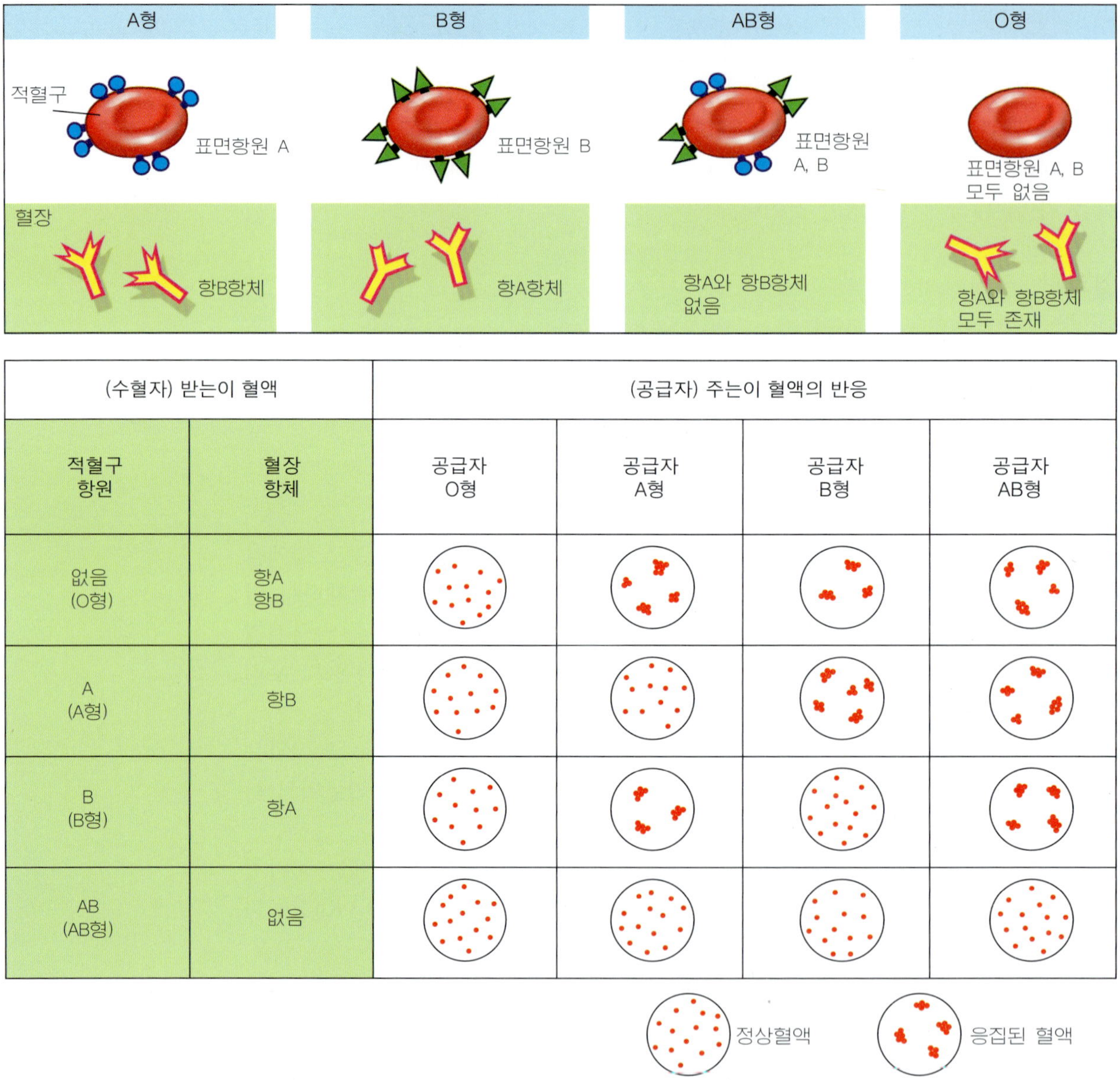

〈그림 12 – 11〉 혈액형 분류와 수혈자와 공급자와의 조합결과

수혈을 할 때, O형은 A항원과 B항원이 없어서 누구에게나 혈액을 다 줄 수 있기 때문에 **만능공혈자**(universal donor)라고 하며, AB형의 혈장 속에는 어떤 혈액이든지 받을 수 있으므로 **만능수혈자**(universal recipient)라고 한다(그림 12-11 참조).

하나 더 알아두어야 할 것이 Rh 요인(Rh factor)이다. 이것은 원숭이의 혈액에서 처음으로 나타나 특별한 혈액 항원으로 인정되었다. 미국 인구의 85~88%가 Rh항원을 소유하고 있는데, 이를 **Rh-양성**(Rh-positive)이라고 한다. 또 항원이 없으면 **Rh-음성**(Rh-negative)이라고 한다.

혈액형을 분류할 때 Rh는 생략하여 O양성(+) 또는 AB음성(-)이라고 부른다. 이것은 Rh양성 아버지와 Rh음성 어머니 사이에서 문제를 일으킨다.

만일 첫 번째 아기가 아버지의 Rh양성 혈액의 특성을 전달받는다면, 출생 시에 태반을 통해 태아의 혈액이 어머니의 혈액 속에 들어갔을 때 어머니의 혈액은 이를 이물질이나 침입자로 인식하게 되므로 항-Rh항체를 생성할 것이다.

이 경우 첫 번째 아기는 괜찮으나 두 번째로 아기를 임신하면 아이는 어머니의 항-Rh항체에 의해 공격을 받게 된다.

혈관 : 혈관계통 BLOOD VESSELS: THE VASCULAR SYSTEM

지금까지 펌프와 혈액에 대해 알아보았고, 이제부터는 심장으로 돌아가서 혈액의 이동경로에 대해 알아보고자 한다.

구조와 기능 Structure and Function

혈액은 심장에서 대동맥을 통해 **동맥**(arteries)이라고 부르는 큰 혈관의 가지로 나오고, 동맥은 점점 작게 나뉘어서 우리 몸으로 퍼져 나간다. 동맥에서 가장 작은 것은 **세동맥**(arterioles)이다. 세동맥은 **모세혈관**(capillaries)으로 이어지고 조직에서는 모세혈관 다발(capillary bed)이 형성된다.

모세혈관 다발은 신선한 산소와 영양분을 세포에 공급하고 이산화탄소와 노폐물을 받아들인다. 모세혈관 다발로부터 혈액은 다시 심장으로 되돌아가기 위해 세정맥(venules)으로 흘러 들어간다. 세정맥은 정맥(veins)으로 합쳐지고 결국 위대정맥과 아래대정맥이라는 큰 정맥으로 합쳐져서 심장으로 들어온다.

대부분의 혈관벽은 속막, 중간막, 바깥막의 3층으로 이루어져 있다. 〈그림 12-12〉을 보면 속막(tunica interna)은 가장 안쪽에 위치한 층으로 얇으며, 느슨한 결합조직 위에 편평상피세포(squamous epithelial cell)가 조밀하게 채워져 있는 것을 알 수 있다(그림 12-13, 12-14 참조).

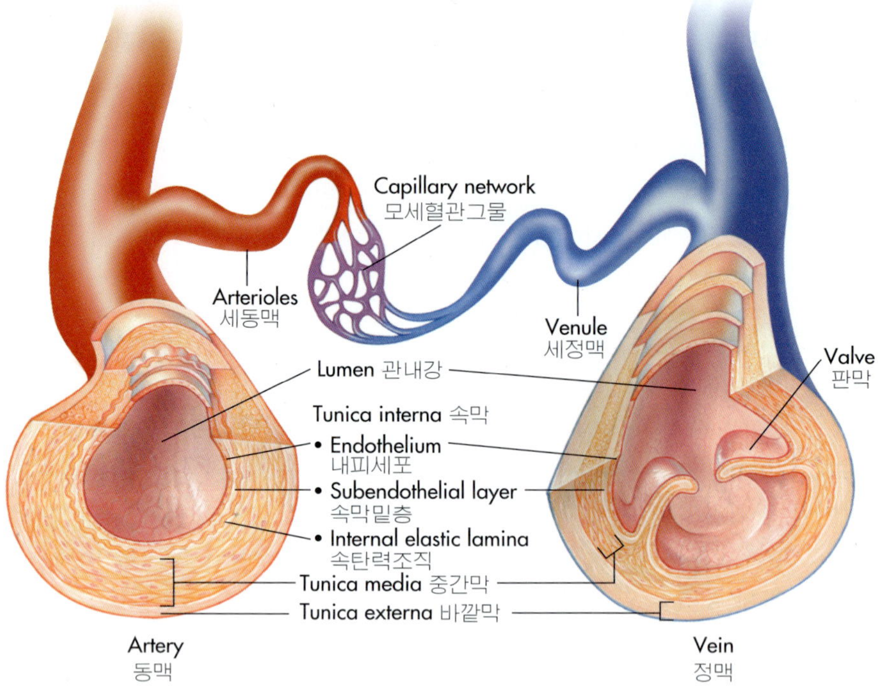

〈그림 12－12〉 혈관과 모세혈관 연접

심화 내용의 이해

혈압의 조절 REGULATION OF BLOOD PRESSURE

혈압은 혈관 직경(말초저항)과 심장(심장펌프)에 의해 방출되는 혈액의 양에 의해 조절되며, 심박출량은 심박동수와 1회 박출량에 의해 결정된다. 1회 박출량은 혈액량의 영향을 받으며, 체액량과 심박동수 및 말초저항의 증가는 혈압을 상승시킨다.

중간층은 두꺼운 층으로 주로 민무늬근과 탄력조직 및 교원질로 구성되어 있으며, **중간막**(tunica media)이라고 부른다. 이 층은 근육의 수축과 이완작용으로 혈관의 직경을 조절하는 층이다. 교감신경계통은 중간층에 작용하여 **혈관수축**(vasoconstrict : 혈관 직경이 감소된 상태)과 **혈관확장**(vasodilate : 혈관 직경이 증가된 상태)에 관여한다.

이러한 혈관 직경의 변화는 혈압의 변화를 초래한다. 예를 들면, 수축은 혈압 상승을 유도한다.

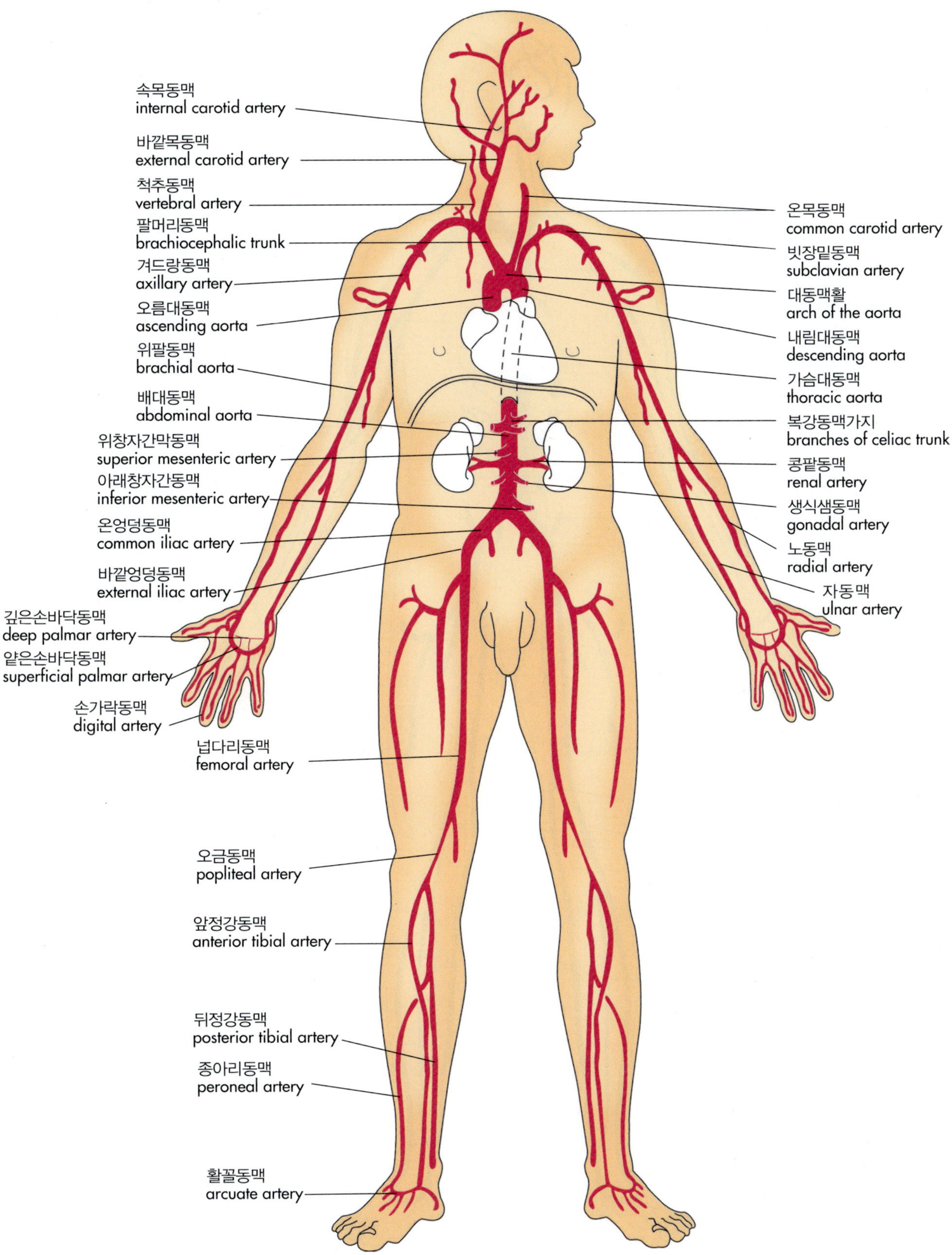

〈그림 12－13〉 인체의 동맥계통

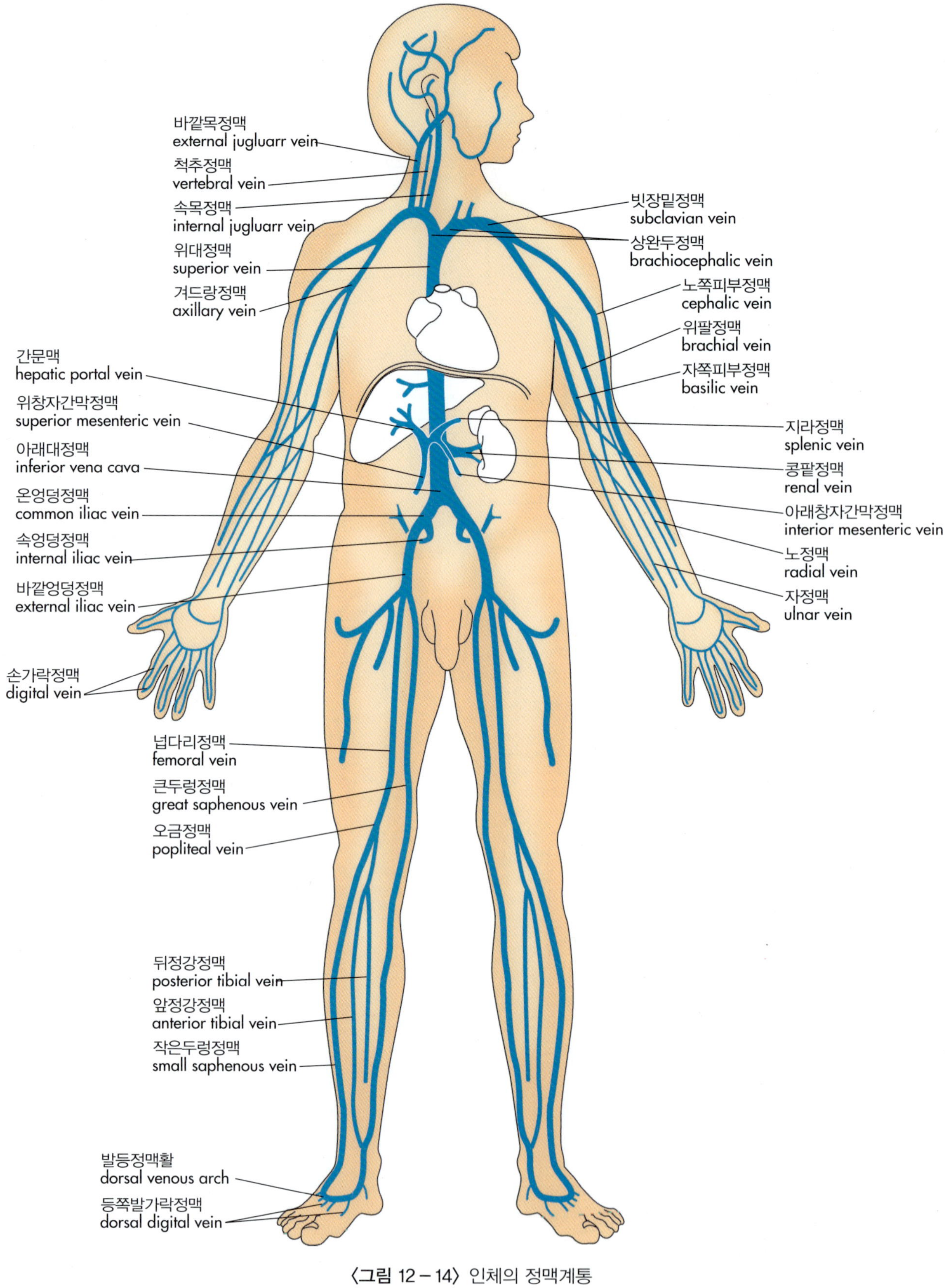

〈그림 12 – 14〉 인체의 정맥계통

〈표 12－1〉

혈압의 분류

평균 이완 혈압 (mm Hg) \ 평균수축혈압(mm Hg)	< 120	120-129	130-139	140-159	160-179	180-209	210 or >
< 80	Optimal						
80-84		Normal					
85-89			High normal				
90-99				Stage 1			
100-109					Stage 2		
110-119						Stage 3	
120 or >							Stage 4

정상 혈압(Normal Pressure): Optimal, Normal, High normal

고혈압(Hypertension): Stage 1, Stage 2, Stage 3, Stage 4

모세혈관 The Capillaries

혈관은 그 기능에 따라 구조가 다르다. 동맥은 정맥보다 압력이 높기 때문에 벽이 더 두껍고, 탄력조직으로 이루어진 중간층이 있다. 정맥벽은 동맥보다 압력이 낮기 때문에 얇고, 직경은 넓어서 동맥보다 더 많은 혈액을 보유할 수 있다.

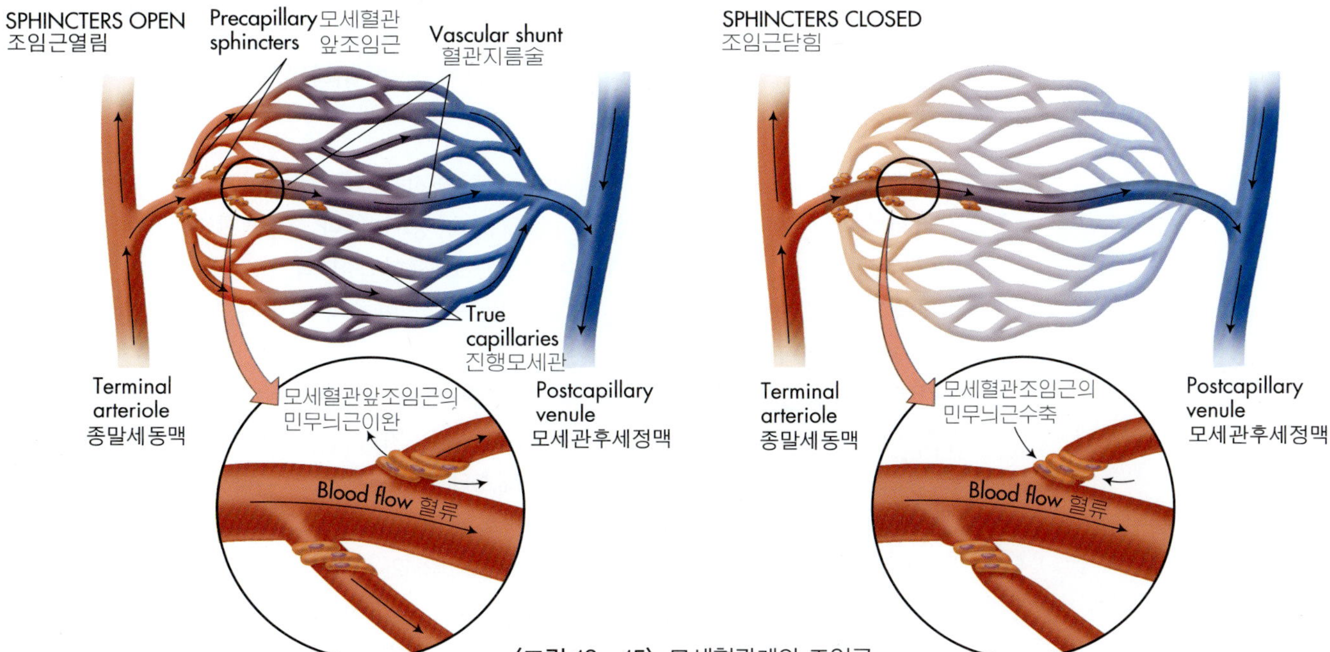

〈그림 12－15〉 모세혈관계와 조임근

정맥에는 혈액의 역류방지를 위한 판막이 있다. 정맥의 압력은 동맥보다 낮으며, 정맥을 둘러싸고 있는 뼈대근육의 수축과 이완에 의해 혈액이 심장으로 흐른다.

모세혈관(capillaries)은 속막으로만 이루어져 있으며, 직경은 0.008mm이다. 모세혈관벽은 조직세포에 영양분과 산소를 공급하고 조직세포로부터 노폐물과 이산화탄소를 받아들일 수 있다. 우리가 안정을 취할 때 조직세포는 최소한 산소 250mL를 필요로 하며 분당 200mL의 이산화탄소를 배출한다(그림 12-15).

심혈관계통의 일반적인 질환

COMMON DISORDERS OF THE CARDIOVASCULAR SYSTEM

울혈성 심장부전(congestive heart failure)은 생명을 위협할 수 있는 질환으로, 왼·오른심장에 영향을 미칠 수 있다. 심한 경우에는 혈관들이 허파순환과 전신순환에 의해 발생되는 압력을 견디지 못하여 혈관에서 체액이 누출된다.

오른쪽 울혈성 심장부전에서는 왼심장은 정상적으로 작동하므로 왼심장의 펌프 작용으로 혈액은 전신을 순환하고 다시 오른심장으로 들어오나, 되돌아 온 혈액이 허파 쪽으로 완전히 이동하지 못하여 혈액이 역류하게 된다.

말초조직도 체액을 보유하여 발목과 발 및 손의 부종을 초래할 수 있는데, 이것은 오른쪽 심장부전(right side heart failure)을 나타내는 징후가 된다.

왼쪽 울혈성 심장부전에서는 오른심장은 건강하게 작동하여 허파순환을 한 혈액이 왼심장으로 들어온다. 그런데 왼심장에 되돌아온 혈액을 다 보유하지 못하므로 허파 쪽으로 혈액이 역류되어 허파 혈관의 압력이 높아짐으로써 체액이 혈관에서 허파조직으로 누출된다. 체액이 허파에 있게 되면 **허파부종**(pulmonary edema)이 발생하여 호흡을 어렵게 만든다.

동맥경화증(arteriosclerosis)은 동맥이 딱딱해지는 것으로, 혈관의 속막이 두꺼워지면서 유연성이 저하되고 쉽게 파열되는 경향이 있다. 이렇게 혈관의 유연성이 떨어지면, 증가된 혈압을 수용할 수 없으므로 고혈압이 되기 쉽다.

정상적인 혈관은 민무늬근을 가지고 있으므로 혈류의 저항을 감소시킴으로써 혈액의 흐름을 촉진시킨다.

반면에 **죽상경화증**(atherosclerosis)은 혈관 안에 지방이 축적되어 혈관 전체나 일부를 막음으로써 생명에 위협을 주는 상태이다. 지방물질들이 쌓여 플라크(plaque)를 만드는데, 이 지방물질들은 대개 **콜레스테롤**(cholesterol)이다.

일반적으로 대부분의 혈관들은 죽상경화에 민감하나, 특히 대동맥이나 심장동맥은 더욱 민감하며 뇌동맥도 영향을 받는다(그림 12-16 참조).

심장동맥의 혈류가 차단되어 심근에 산소가 충분하게 공급되지 못하면, 심근의 조직들이 죽게 되어 **심근경색**(myocadial infarct; MI)이나 심장발작을 초래한다.

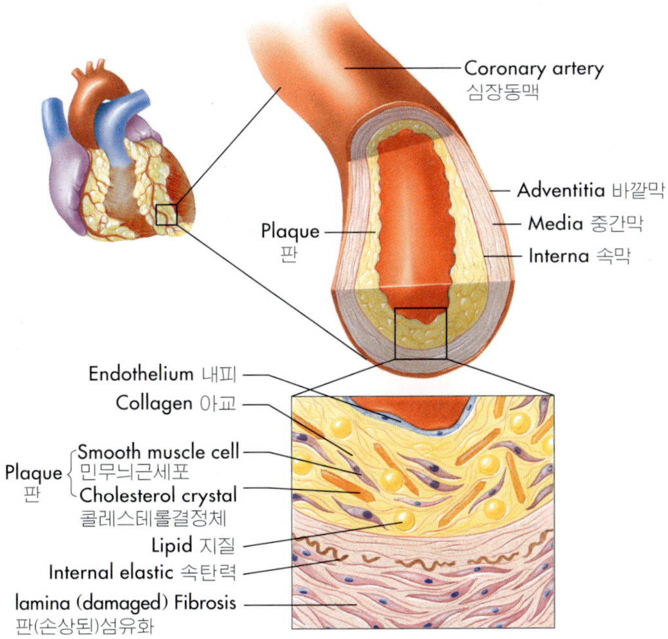

〈그림 12－16〉 아테롬성 동맥경화증

또한 뇌의 혈류가 방해를 받으면 **뇌졸중**(cerebral vascular accident; CVA)이나 뇌혈관발작이 발생할 수 있다. 조직에 혈류 공급이 감소되면 조직은 손상을 입게 되고, **허혈상태**(ischemia)로 진행된다.

죽상경화증은 유전적 요인과 당뇨로 인한 합병증으로 생길 수 있다. 흥미롭게도 많은 의학자들이 당뇨를 심혈관계통의 질환으로 분류하고 있다. 실제로 식이와 생활방식도 죽상경화증에 영향을 미친다.

빈혈(anemia)은 적혈구의 수가 정상보다 적거나, 헤모글로빈이 결핍된 상태를 말한다. 빈혈은 골수기능장애나 철(Fe) · 영양결핍 및 부적절한 적혈구로 인해 발생한다. 빈혈의 증상은 아래와 같다.

- 창백한 피부
- 창백한 점막과 거친 손톱
- 피로와 근허약
- 짧은 호흡
- 심장에 충분한 산소가 공급되지 않아서 생기는 가슴통증

백혈구와 관련된 문제점도 있다. **백혈병**(leukemia)은 주로 골수암에 의한 것으로, 백혈구의 수가 정상보다 많은 것을 의미한다. 백혈구가 많으면 좋을 것이라고 생각할지 모르겠지만, 문제는 그 백혈구가 미성숙하여 감염으로부터 인체를 보호하지 못한다는 것이다.

혈우병(hemophilia)은 혈액의 응고기전에 문제가 생기는 질환이다. 유전으로 인해 혈액응고작용이 지연되거나 억제된 상태를 의미한다.

림프 연접 THE LYMPHATIC CONNECTION

림프계통은 심혈관계통과 연관이 있다(그림 12–17). 림프관계통은 심혈관계통과 상호 작용하며 다음과 같은 세 가지의 중요한 역할을 한다.

- 조직액을 정맥 쪽으로 돌아오게 하여서 체액균형 유지를 돕는 역할을 한다.
- 순환계통으로 직접 들어가지 못하는 영양분과 호르몬을 운반하고, 조직에서 생성된 노폐물을 제거하는 것을 돕는다.
- 림프구를 이용하여 질병과 감염을 예방한다.

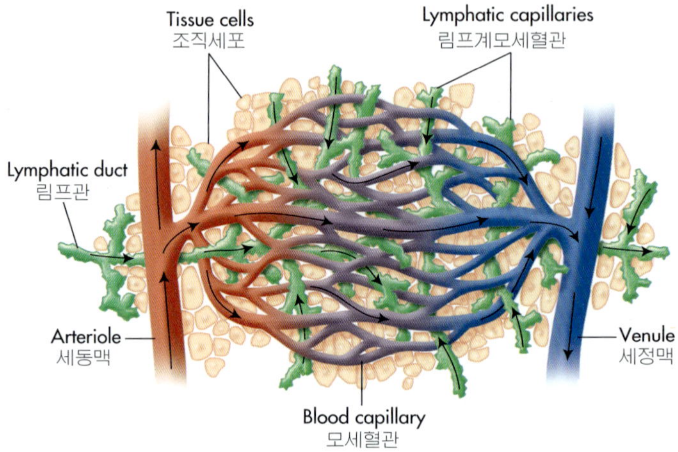

〈그림 12 – 17〉 심혈관과 림프계통의 연관성

It' s a Gas

Chapter 13

호흡계통

가스의 교환

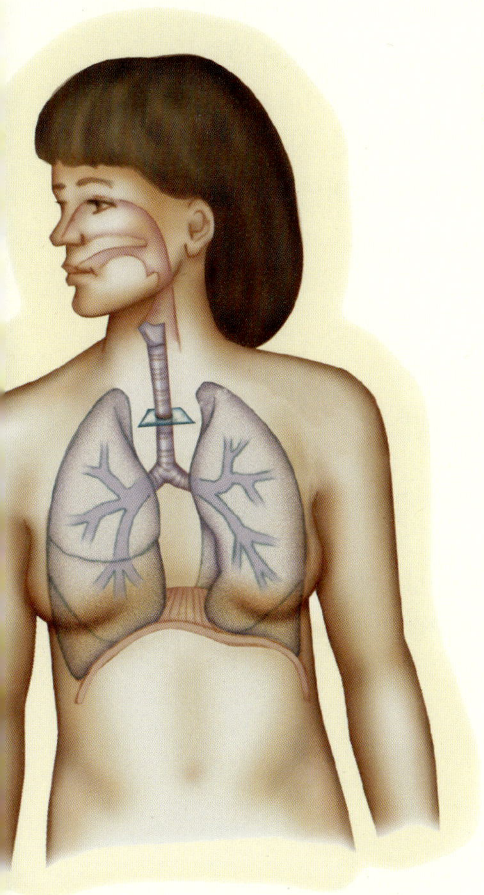

차는 가솔린 없이 움직일 수 없고 비행기는 연료 없이 날아갈 수 없듯이, 에너지가 없다면 사람도 활동할 수 없다.

호흡계통의 일차적인 기능은 우리의 세포, 조직, 기관 등에 대기에서 얻은 산소를 운반하는 것이다. 하루에 1135L의 공기를 허파에서 교환하고 있지만, 우리는 이러한 사실을 깨닫지 못하고 있다.

자동차가 연료를 소모함으로써 배기가스를 밖으로 배출하듯이 호흡계통은 대사과정에서 생기는 CO_2를 제거하여 독소가 쌓이지 않도록 하는 역할을 수행한다.

이 장에서는 O_2가 외부에서 세포와 조직으로 이동하는 과정과 CO_2가 호흡계통에서 배출되는 과정에 대해서 학습할 것이다.

학습목표 LEARNING OBJECTIVES

- 호흡계통을 이루는 구성요소의 기능을 설명할 수 있다.
- 호흡과 환기의 차이를 설명할 수 있다.
- 호흡계통에서 흡입한 공기를 데우고 습기화하는 과정을 설명할 수 있다.
- 점액섬모의 이동 기능과 목적을 설명할 수 있다.
- 허파꽈리의 가스교환과정을 설명할 수 있다.
- 호흡계통과 관련된 다양한 뼈대구조를 설명할 수 있다.
- 호흡의 실질적인 과정을 설명할 수 있다.
- 몇 가지 일반적인 호흡계통의 질환을 설명할 수 있다.

호흡계통의 개요 SYSTEM OVERVIEW

세포는 O_2를 이용하며, CO_2를 만들어 낸다. 만일 가스 노폐물인 CO_2가 몸에 축적된다면 독소로 작용할 것이다. 호흡계통의 일차적인 역할은 대기에서 산소를 얻고 체내에서 생성된 CO_2를 제거하는 것이다. 따라서 호흡계통은 심장 · 순환계통과 긴밀한 관계가 있다. 이들의 관계에 따라 두 시스템을 통합하여 **심허파계통**(cardiopulmonary system)이라고 한다.

호흡계통의 주된 구성요소는 아래와 같다.

- 호흡계통에서 2개의 허파는 생명의 중추적인 기관이다.
- 상기도(upper airway)와 하기도(lower airway)는 외부에서 체내로 공기가 소통하는 길이다.
- 공기주머니의 끝부분을 허파꽈리(alveoli)라고 부르며, 이것은 가스교환을 위한 모세혈관(capillary)으로 둘러싸여 있다.
- 가슴우리(thoracic cage)는 그 안의 내부장기가 잘 기능하도록 보호하는 역할을 한다.
- 호흡은 갈비사이근(intercostal muscle), 가로막(diaphragm), 부속근(accessory muscle)에 의해서 이뤄진다(그림 13-1).

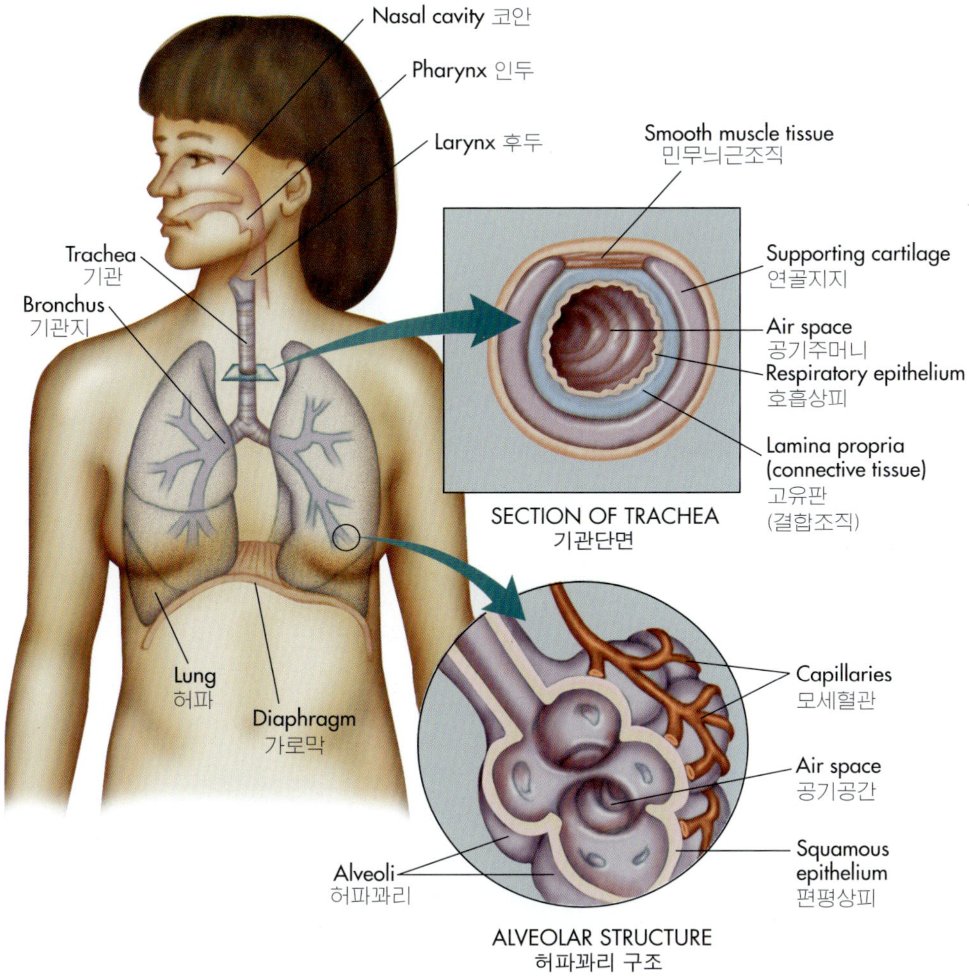

〈그림 13－1〉 호흡계통의 구성요소

환기와 호흡 Ventilation Versus Respiration

불활성 가스인 질소(nitrogen)는 대기에서 가장 많은 비율을 차지하고 있다. 질소는 인체에서 상호교환이나 융화가 될 수 없는 것으로 호흡계통 내부의 순환과 실질적인 교환이 이루어지지 않더라도 일정한 양이 폐에 들어가서 생명을 유지시키는 보조가스로서 매우 중요한 역할을 한다.

그 다음으로 많은 비율을 차지하는 것은 O_2로, 체내에서 생리학적으로 활성화된다. CO_2는 우리가 들이마시는 공기 중에는 낮은 농도로 존재하지만 우리가 내뿜는 공기에는 더 높은 농도로 존재한다.

호흡계통은 외부 공기를 허파의 깊숙한 곳까지 이동시키기 위해 매우 복잡한 구조로 되어 있다. 공기의 이동은 호흡에 의해 이루어진다. 그러나 호흡과정을 더 자세히 보면 실질적으로 2개의 분리된 과정으로 나뉜다.

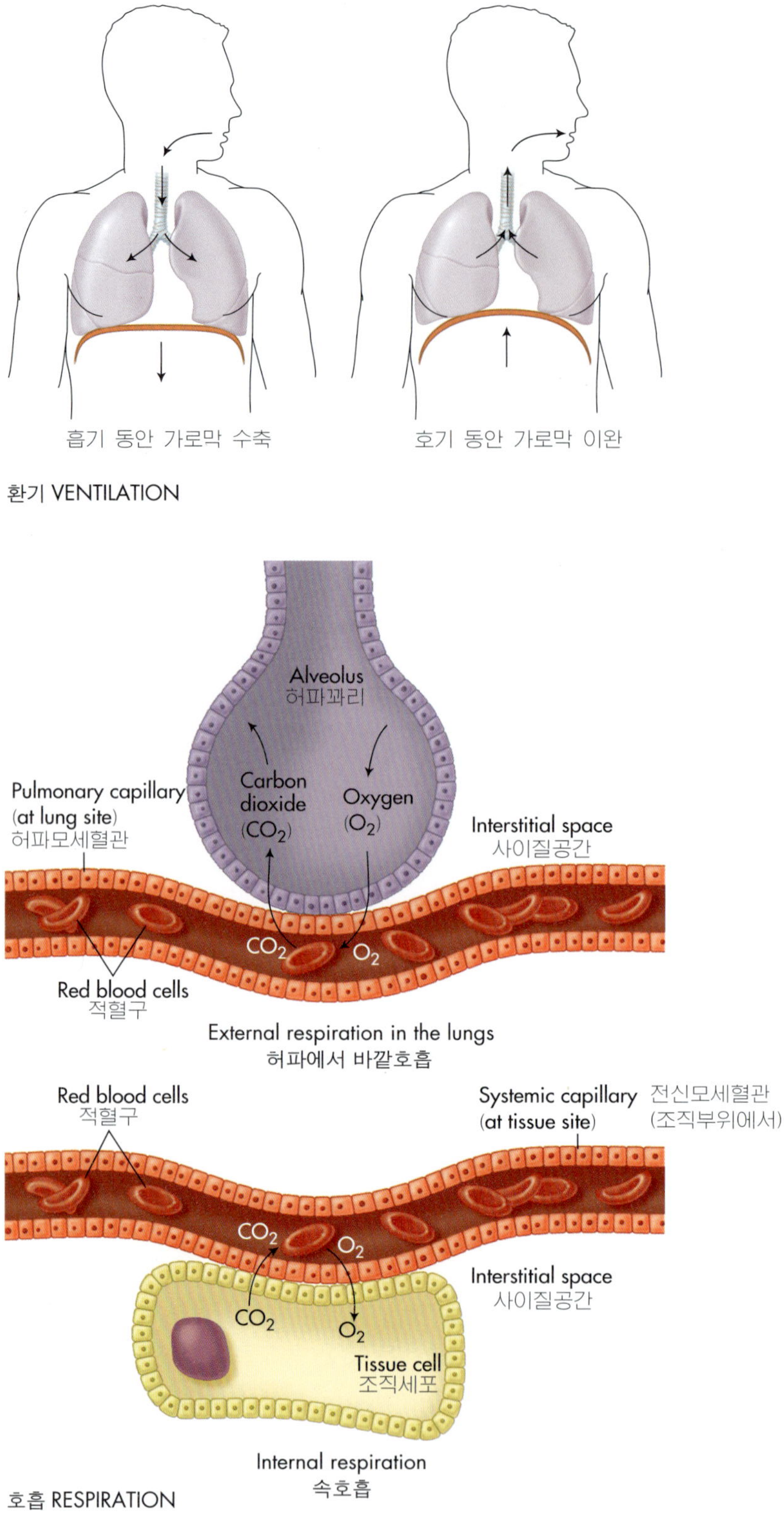

〈그림 13 – 2〉 환기와 바깥 · 속호흡의 차이

호흡계통 THE RESPIRATORY SYSTEM

호흡계통은 인체에 O_2를 운반하고 인체에서 CO_2를 제거하는 역할을 한다. 크기를 바꿀 수 있는 가스저장탱크와 다르게 인체는 산소를 매우 적은 양만 보관할 수 있다. 그래서 인체에 4~6분 동안 산소가 공급되지 않으면 죽음에 이르게 된다. 우리 몸이 대기에 있는 O_2 분자로 계속하여 다시 채워지는 과정을 환기(ventilation)라고 한다. 이제 호흡계통의 내부구조에 대해 알아보자.

숨길과 허파 The Airways and the Lungs

호흡계통은 관으로 되어 있는 **기관지**(bronchi), 이 기관지를 구성하는 **세기관지**(bronchioles) 및 말단부분인 **허파꽈리**(alveoli)로 되어 있으며, 기관지 · 세기관지를 통해 외부의 공기가 호흡계통의 말단인 허파꽈리까지 이동한다. 이 시스템을 더 자세히 보면 마치 브로콜리처럼 보인다.

각각의 허파꽈리는 작은 혈관인 **모세혈관**(capillary)으로 둘러싸여 있는데, 이 같은 허파꽈리와 모세혈관의 조합은 허파꽈리-모세혈관(호흡)막으로 연접하여 있다.

이곳에서 실질적인 가스교환이 일어난다. 이러한 과정을 더 자세히 공부하기 전에 허파꽈리-모세혈관막에 도달하기 위해서는 O_2 분자가 반드시 체내로 들어와야 한다는 사실을 기억해 두자.

호흡관의 상기도 The Upper Airways of the Respiratory Tract

코에서 시작한 상기도는 산소를 흡입하는 역할을 하며, 이 밖에도 다양한 역할을 수행하고 있다(그림 13-3).

상기도의 기능 UPPER AIRWAY FUNCTIONS

상기도는 콧구멍(nare)에서 성대(vocal cords)까지 이어지는 공기의 통로를 말한다. 다음은 상기도의 기능이다.

- 체온유지를 위해 흡입된 가스를 데우거나 또는 식힘(37°C)
- 흡입된 가스에서 분자를 여과
- 흡입된 가스의 100% 습기화
- 후각을 위한 준비
- 발음으로 소리를 만들어 냄
- 환기 또는 전도되는 가스를 하기도로 보냄

입을 통해 호흡을 하는 사람도 있지만, 대부분의 사람들은 코를 통해 호흡한다. 코는 연골과 뼈로 이뤄진 딱딱한 구조이다. **코안**(nasal cavity)이라고 부르는 코의 뒤쪽 공간은 세 부분으로 나눌 수 있다. 코안은 중격연골(septal cartilage)벽에 의해 2개로 나뉘며, 각 코안은 안뜰부위(vestibular region), 후각부위(olfactory region), 호흡부위(respiratory region)를 포함하고 있다(그림 13–3).

안뜰부위는 콧구멍의 안쪽에 해당하며, 거친 털들이 있어서 호흡계통을 방어하는 첫 관문이 된다. 이 털을 코털(vibrissae)이라고 한다. 코털은 기름샘에서 분비된 기름으로 둘러싸여 있다.

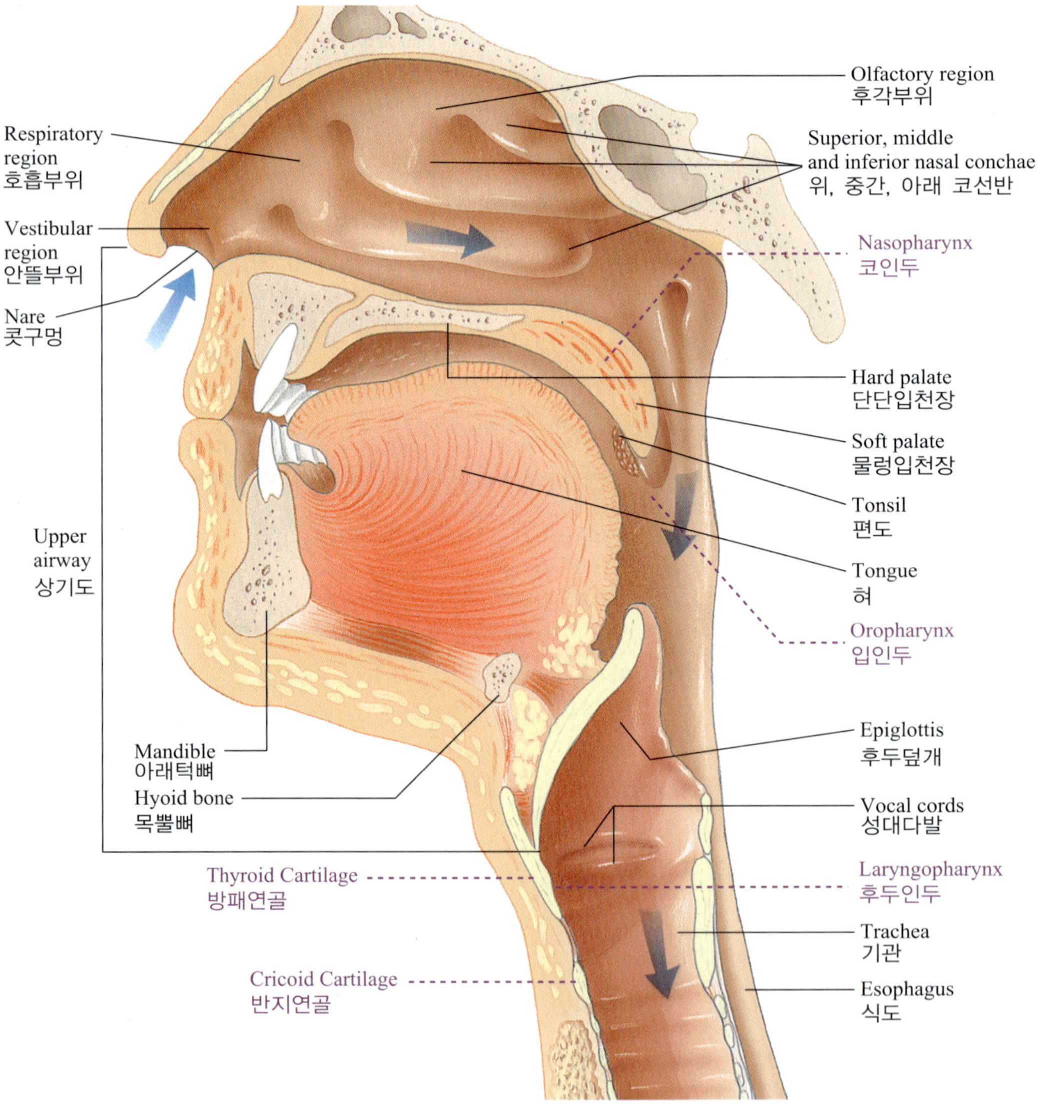

〈그림 13 – 3〉 코의 구조(코인두 · 입인두 · 후두인두)

기름(sebum)은 큰 분자들을 걸러내고, 코털을 유연하고 부드럽게 유지시킨다. 이렇게 안뜰부위는 숨길을 막고 자극하는 큰 입자가 허파로 들어가지 못하도록 여과작용을 한다.

후각부위는 전략적으로 코안(nasal cavity)의 뿌리부분에 위치하여 흡인된 유독한 가스가 허파 깊숙히 전달되지 못하게 하는 역할을 한다. 만약 이 안전경로가 없다면 허파에 심각한 손상을 줄 것이다. 한 가지 흥미로운 사실은 미각능력과 후각이 밀접한 관계를 맺고 있다는 것이다. 심한 코감기에 걸렸을때 섭취한 음식 맛을 느낄 수 없는 것이 그 예이다.

호흡부위는 코안 안쪽에 위치하고 점액성 막으로 되어 있기 때문에 혈액을 풍부하게 공급받으며, 팽이 모양의 뼈로 된 3개의 **코선반**(conchae)을 가지고 있다(그림 13-3).

이 3개의 채널로 가스가 분산됨으로써 가스는 코 점막에 보다 많이 접촉하게 된다. 호흡부위는 20mL의 작은 용적을 가지고 있지만 만약 코선반이 접히지 않았다면 더 넓은 표면적을 가져야 했을 것이다.

더불어 코안은 직선통로가 길지 않으므로 공기의 흐름이 소용돌이쳐서 더 많은 공기가 혈관이 풍부한 점막에 접촉하도록 만들어 주고 흡입된 공기에 열과 습도를 전달해 준다. 놀랍게도 이와 같이 코의 호흡부위 안에서 흡입된 공기는 80%의 상대습도를 지니며 또한 촉촉한 점막을 유지하기 위해 매일 680~1000mL의 물을 필요로 한다.

대기에서 들어온 공기는 체온유지를 위해 따뜻해야 하며, 숨길(airway)과 허파가 마르지 않도록 촉촉해야 한다.

추운 날씨에 집안에 난로를 피우면 흡입된 공기가 현저히 말라서 호흡부위가 딱딱해진다. 이때 가습기로 공기에 적당히 습기를 제공해 주면 체내의 습기화 시스템이 압박감 없이 유지될 것이다.

굴(부비동) The Sinuses

공기머리(air head)라는 말을 들어본 적이 있을 것이다. 머리뼈에는 공기가 차 있는 **굴**(sinus)이 작은 통로를 통해 코안(nasal cavity)에 연결되어 있기 때문에 공기머리라고 부른다. 이들은 코 주변에 위치하고 있기 때문에 코곁굴(paranasal sinus)이라고 부르기도 한다. 굴은 얼굴뼈에서 위치한 곳에 따라 명명된다(그림 13-4).

머리뼈안의 이 공기강(air cavity)은 목에서 만들어진 소리를 강화시키거나 지속하는 데 도움을 준다. 즉, 코곁굴은 머리뼈를 가볍게 해주고 발성할 때 공명에 관여한다.

굴은 태어날 때부터 존재하는 것이 아니라 성장할수록 발달하며, 얼굴 형성에도 영향을 미친다. 또한, 흡입한 공기를 더 습하게 하거나 따뜻하게 하여 공급한다.

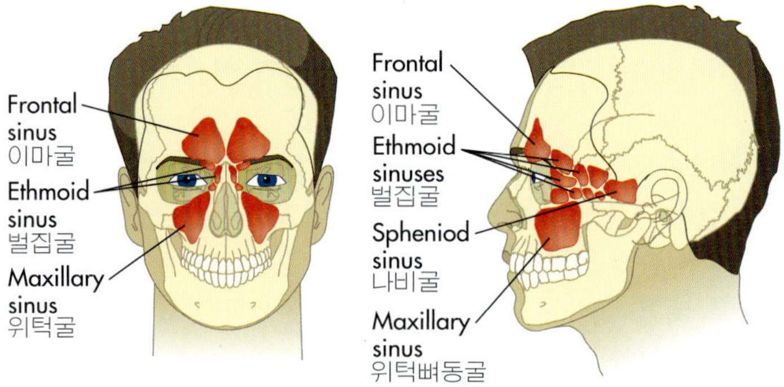

〈그림 13 – 4〉 코곁굴

인두 Tne Pharynx

인두는 상피조직으로, 속이 빈 근육구조이다. 목구멍(throat : 전문용어로 인두라고 함)은 코안 뒤에서 시작하고, 〈그림 13–4〉과 같이 3개의 단면으로 분류된다.

코인두(nasopharynx)는 인두의 가장 윗부분에 위치하며, 코안 바로 뒤에서 시작된다. 숨을 내쉬면 공기는 코인두를 빠져나와서 코를 통해 배출된다. 또한 이곳은 **아데노이드**(adenoid)라고 부르는 면역계의 림프조직과 가운데귀로 연결되는 통로인 **유스타키오관**(eustachian tube)을 포함하고 있다. 코인두가 유스타키오관을 포함하고 있는 것은 코안의 감염이 귀감염으로 진행되는 원인이 된다.

입인두(oropharynx)는 입안 또는 입의 뒤에 위치한다. 입이나 코로 들이쉰 공기는 이곳을 지나게 된다. 입인두는 공기뿐만이 아니라 음식물이 들어가는 통로가 된다.

입안의 목구멍 주변에는 **목구멍편도**(palatine tonsil) · **혀편도**(lingual tonsil) · **인두편도**(pharyngeal tonsil)가 있는데, 모두 림프조직으로서 면역을 담당한다. 목구멍편도는 목구멍 양 옆에, 혀편도는 혀뿌리 끝에, 인두편도는 목젖 주변에 위치한다. 액체나 음식물을 삼키는 동안 음식물이 코안과 코인두(nasopharynx)로 들어가지 않도록 하기 위해 목젖(uvula)과 물렁입천장(soft palate)은 뒤쪽과 윗부분으로 이동한다. 음식을 먹고 삼키는 일은 구강에서만 이뤄지지만 음식을 삼키는 동안 웃음을 터트리면 차단이 제대로 되지 않아 음식물이 코로 올라오는 경우가 있다.

후두 The Larynx

후두는 말을 하기 위해 필요한 중요한 구조이다. **후두인두**(laryngopharynx)는 인두의 가장 아래쪽 부분에 위치한다. 일반적으로 음성상자(voice box)로 알려져 있으며, 반경직(semi-rigid) 구조로 근육과 인대에 의해 연결된 9개의 연골로 구성되어 있다. 이 연골들 사이에 있는 관절은 움직이는 후두근의 작용으로 방패연골(thyroid car-tilage)과 보뿔연골(ary-tenoid cartilage) 사이의 앞뒤에 걸쳐 있는 한 쌍의 성대주름을 조절하여 발성을 하게 된다.

목의 중앙 부위의 가장 큰 방패연골(thyroid car-tilage)에는 후두융기(Adam's Apple)가 위치해 있다. 후두융기의 좌 · 우판의 접합부 상면은 여성(약 120도)보다 남성(약 90도)의 경우가 그 각이 더 예리하다.

또한 표면을 덮고 있는 피하지방층이 얇아서 훨씬 두드러져 있다. 방패연골 바로 밑에는 반지연골(cricoid cartilage)이 있으며, 이들 연골들은 상하로 연결되어 숨길을 유지한다.

후두인두는 공기가 허파로 들어가는 숨길(airway)인 동시에 음식물이 **식도**(esophagus)로 들어가는 통로가 된다. 음식물이 인두점막을 자극하면 물렁입천장(soft palate)이 올라가고 목젖(uvula)이 비인두를 차단하며, 후두의 **후두덮개**(epiglottis)가 올라가서 후두 입구가 차단되는 **연하반사**(swallowing reflex)가 일어난다. 후두 입구가 차단될 때 1~2초 동안 연하성 무호흡이 일어나면 인두근육이 수축하고 식도상부가 이완되어 음식물이 식도입구에 도달하게 된다. 그러나 음식을 삼키면서 웃는다면 음식물이 후두 쪽으로 들어가는 것을 방지하기 위하여 재채기를 함으로써 음식물을 밖으로 내보내게 된다.

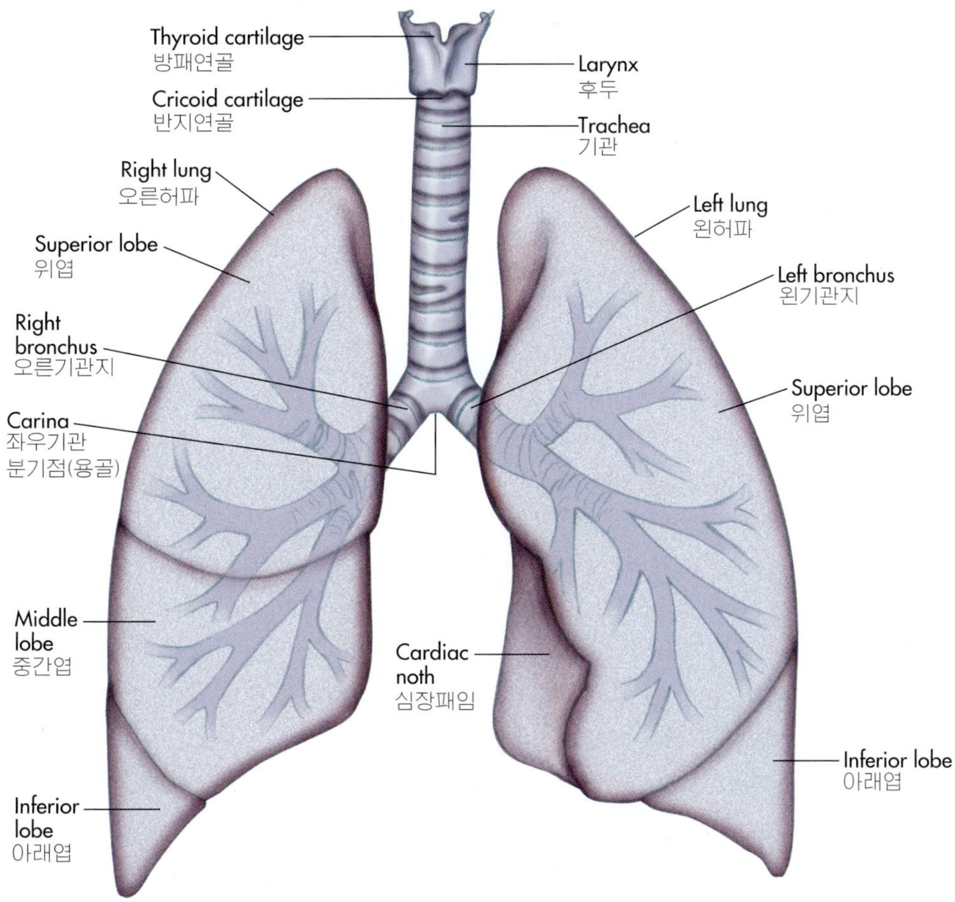

〈그림 13－5〉 관과 기관지의 구조

성대는 상기도와 하기도가 나눠는 곳으로 하기도의 전환점이 된다. 하기도는 성대 아래에서 출발한다. 이제 하기도 및 하기도의 끝부분인 허파꽈리에 대해 알아보기로 하자.

호흡기관의 하기도 THE LOWER RESPIRATORY TRACT

기관(trachea)은 반지연골 아래부터 제5가슴뼈(thoracic vertebrae)까지 분포돼 있다(그림 13-5). 16~20개의 C자형 유리연골(hyaline cartilage)로 이루어져 있으며, 기관연골 뒤끝의 사이는 민무늬근이 많이 섞인 결합조직인 막성벽(membranous wall)으로 막혀 있다. 천식(asthma) 때 발작적인 기침은 이 민무늬근의 경련에 의한 것이다. 기관의 뒷부분이 민무늬근으로 되어 있으므로 기관 뒤로 내려가는 식도로 큰 음식물 덩어리가 내려갈 때 충분히 확장될 수 있다.

기관은 가슴안에 위치하는 탄력성 있는 관으로, 길이가 11cm, 직경이 1.5~2.5 cm이며 제5가슴뼈 사이에 수직으로 위치하고 있다. 기관은 분지되지 않은 상태이므로 0세대라고 한다.

기관지는 허파 속으로 들어가면서 많은 가지들을 뻗고 있기 때문에 기관지가 나누어지는 지점에 따라서 세대별로 이름이 붙여진다. 기관은 1차로 다섯 번째 가슴뼈(좌우 기관 분기점, Carina) 높이에서 왼 · 오른기관지로 나뉘므로 1세대라고 한다. 기관지가 다시 5개의 엽기관지(lobar bronchi), 즉 오른 기관지 3개와 왼기관지 2개로 나눠는 것을 2세대라고 한다. 이렇게 5개로 나뉘어지는 엽기관지는 허파에 있는 5개의 엽과 그 수가 일치한다.

엽기관지가 다시 구역기관지(segmental bronchi)로 나뉜 것을 3세대라고 부른다. 기관에서 구역기관지까지의 점막, 즉 조직층은 후두에서 이어지는 거짓중층섬모원주상피가 분포돼 있어서 섬모운동과 반사운동에 의한 기침으로 객담을 배출시켜 기도를 깨끗하게 유지한다.

그러나 세기관지부터 조직층은 섬모가 없는 단층입방상피로 바뀐다. 중간고유판층(middle lamina propria)은 민무늬근, 림프, 신경을 포함하고 있다. 중간고유판층과 연골 사이에 있는 세 번째 층은 연골성 층을 지지하고 보호하는 역할을 한다.

기관지의 가지는 4~9세대인 구역밑기관지(subsegmental bronchi)와 함께 점점 더 많아지며, 각각 허파의 구역 속으로 뻗어 나간다. 구역밑기관지의 직경은 1~6mm 정도이다. 기관지의 불규칙적인 연골조각들은 밑으로 내려갈수록 사라져서 가스교환이 일어나는 영역이 된다. 직경이 평균 1mm 정도로 매우 좁은 통로인 세기관지(bronchiole)는 10~15세대이다.

허파꽈리관은 관 모양의 단순입방세포(simple squamous cell)로 되어 있으며, 그 끝은 허파꽈리주머니(alveolar sac)와 연결되어 있다. 허파꽈리주머니는 수많은 허파꽈리로 연결된 포도송이 모양의 구조로 되어 있으며, 23세대이다(그림 13-6).

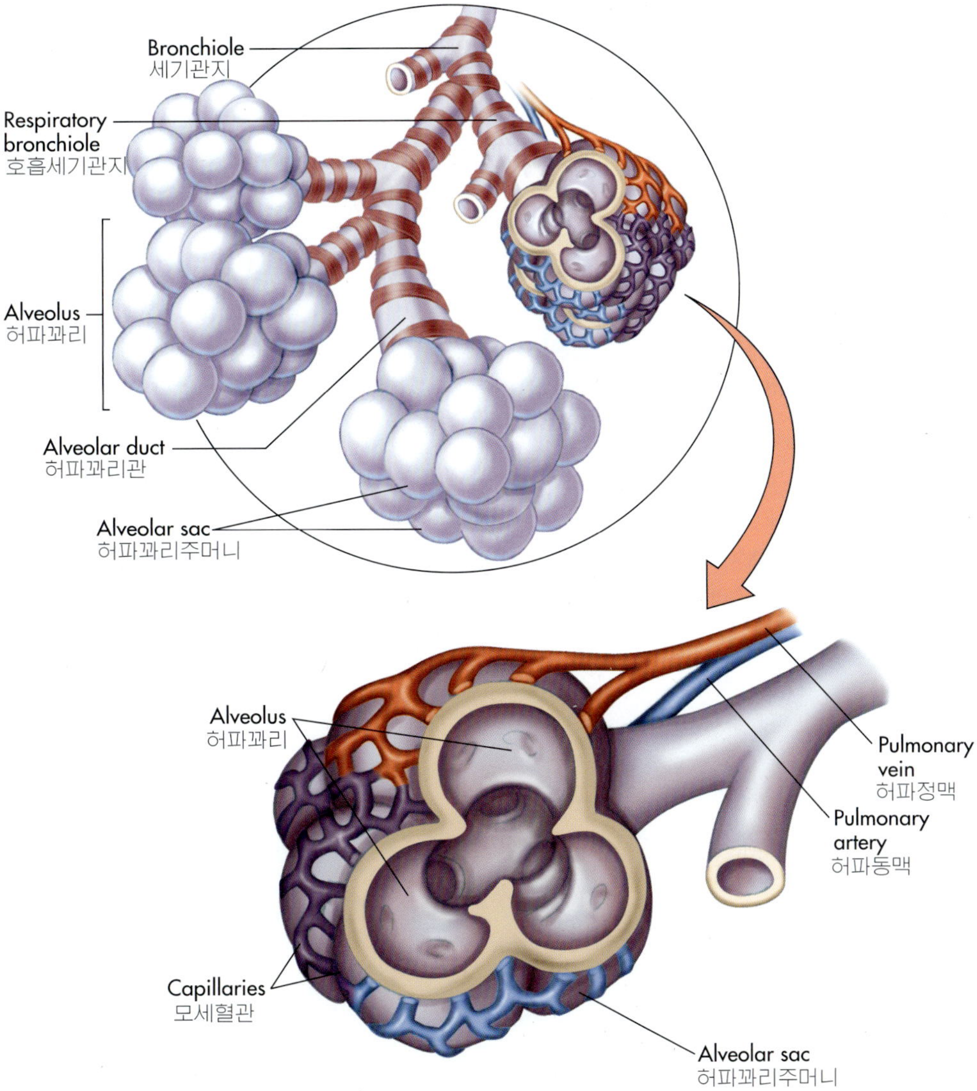

	STRUCTURES OF THE LUNGS 허파의 구조		GENERATIONS 세대	
Conducting zone 전도영역	Trachea	기관	0	Cartilaginous airways 연골성통로
	Main stem bronchi	으뜸기관지	1	
	Lobar bronchi	엽기관지	2	
	Segmental bronchi	구역기관지	3	
	Subsegmental bronchi	구역밑기관지	4~9	
	Bronchioles	세기관지	10~15	Noncartilaginous airways 비연골성통로
	Terminal bronchioles	종말세기관지	16~19	
Respiratory zone 호흡영역	Respiratory bronchioles	호흡세기관지	20~23	Gas exchange region 가스교환부위
	Alveolar ducts	허파꽈리관	24~27	
	Alveolar sacs	허파꽈리주머니	28	

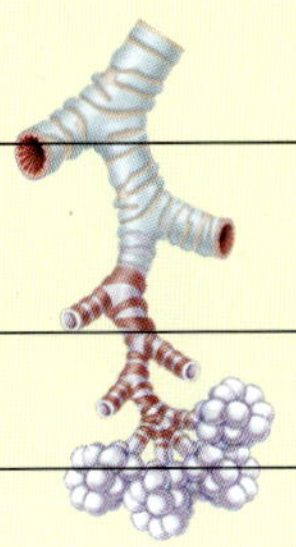

〈그림 13 – 6〉 전도와 가스교환구조 및 기능

허파꽈리 모세혈관막은 어디에서 활동하는가?

The Alveolar Capillary Membrane: Where the Action IS

허파꽈리는 수많은 허파모세혈관과 허파의 기능적인 단위로 잘 알려진 허파꽈리 모세혈관막에 의해 둘러싸인 종말 공기주머니(terminal air sac)이다. 성인의 허파는 평균 3억~6억 개의 허파꽈리로 이루어져 있으며, 허파꽈리의 총 표면적은 80m^{2}으로 체표면적의 40~50배나 된다(테니스코트만한 면적). 허파꽈리를 둘러싼 모세혈관과 허파꽈리 표면 사이에서는 확산에 의한 가스교환이 일어난다.

인체조직에서 오른심장으로 들어오는 정맥혈은 O_2가 낮고 CO_2가 높은 상태이다. 이 혈액은 허파동맥을 통해 허파꽈리에 이르며, 이곳에서 가스교환(바깥호흡)이 일어난다. 즉, CO_2는 허파모세혈관에서 허파꽈리 쪽으로, O_2는 허파꽈리에서 허파모세혈관으로 가스분압차에 의한 확산에 의해 각각 이동된다. 이것을 **바깥호흡**(expiratory respiration)이라고 한다.

한편, 왼심장에서 전신으로 나간 동맥혈은 O_2 농도가 높고 CO_2 농도가 낮다. 그러므로 조직과 모세혈관 사이에서 O_2는 모세혈관에서 조직으로, CO_2는 조직에서 모세혈관으로 가스분압차에 의한 확산에 의해 이동된다. 이것을 **속호흡**(internal respiration)이라고 한다.

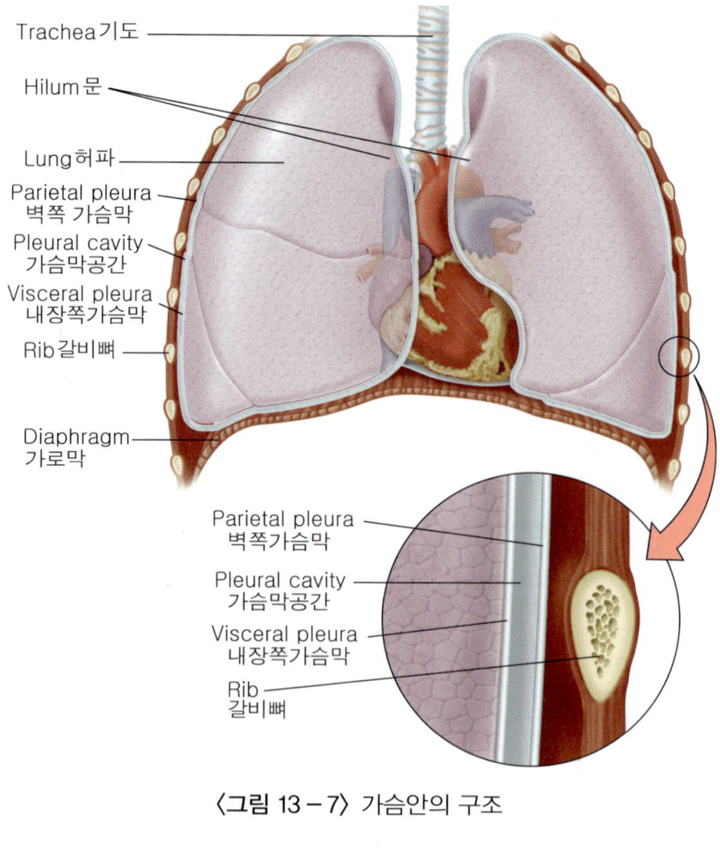

〈그림 13 – 7〉 가슴안의 구조

허파꽈리 모세혈관막을 관찰해 보면 4개의 명확한 층을 볼 수 있다. 첫 번째 층은 **액상표면활성제**(liquid surfactant)로 허파꽈리의 단면이다. 허파꽈리 내면의 표면활성제는 허파꽈리액의 표면장력을 줄여서 흡식운동이 일어나는 동안 허파꽈리를 쉽게 확장시킴으로써 허파의 유순도를 증가시켜 흡식운동을 돕는다.

두 번째 층은 실질적인 조직층 또는 허파꽈리 상피층으로 두 가지 형태의 단순편평세포(simple squamous cell)로 구성되어 있다. 허파꽈리 표면의 주된 형태(95%)를 이루는 것은 편평허파세포(squamous pneumocyte) 또는 Type I 세포라고 부르는 편평하고 얇으며 둥그런 모양의 세포이다. 이러한 형태는 가스분자들이 가스교환과정을 쉽게 마치는 데 도움이 된다.

허파꽈리는 또한 유용한 표면활성제를 생산하며, 이 기능은 내부에 있는 둥근 Type II 세포 또는 과립성 허파세포가 담당한다. 이 대사성 세포는 계면활성제를 만들어 낼 뿐만 아니라 세포의 회복도 돕는다. 최종적으로, 이 영역은 노폐물 제거를 위하여 필요하며 생체의 가스교환을 위한 방어벽 역할을 한다.

이밖에 청소세포(clean up cell)라고 부르는 Type III 세포 또는 자유큰포식세포(wandering macrophage)는 허파꽈리를 통하여 방랑하다가 이물질을 섭취한다.

이 세포는 'pores of Khon'이라고 불리는 허파꽈리 사이의 작은 구멍을 통해 다른 허파꽈리로 이동하면서 포식세포작용을 진행한다.

허파꽈리 모세혈관막의 세 번째 층은 간질공간(interstitial space)이다. 간질공간은 모세혈관 내피의 바닥막과 허파꽈리상피의 바닥막(basement membrane)을 분리시키며 간질액을 포함하고 있다. 이 공간은 매우 좁아서 허파꽈리의 막과 모세혈관이 융합된 것처럼 보인다. 그러나 많은 체액이 이 공간으로 들어오는 간질부종(interstitial edema)인 경우 이 막은 분리된다.

네 번째 층은 모세혈관상피(capillary endothelium)로 모세혈관벽을 형성한다. 모세혈관은 혈액과 산소를 조직까지 이동시키는 적혈구를 포함하고 있다.

허파와 관련된 구조 The Housing of the Lungs and Related Structures

가슴안에는 허파가 위치하여 **가슴세로칸**(mediastinum)으로 나누어져 있으며, 이 밖에도 식도, 심장, 큰 혈관(위, 아래정맥과 대동맥), 기관이 있다(그림 13-7).

손상을 막기 위해 각 허파는 **허파쪽 가슴막**(viseceral pleura)이라고 부르는 장막이나 주머니 안에 담겨 있다. 가슴안과 가로막 윗면은 **벽쪽 가슴막**(parietal pleura)이라고 부르는 막이 연속적으로 연결되어 있는데, 두 가슴막층 사이에는 미끄러운 액체(가슴막삼출액, pleural fluid)가 포함된 가슴막공간(pleural cavity)이 있어서 호흡할 때 마찰을 줄여 주는 역할을 한다.

실질장기인 허파 The Actual Lungs

오른허파와 왼허파는 원뿔 모양의 기관으로, 둥근 꼭지점을 허파의 꼭대기(apex)라고 한다. 허파의 꼭대기는 빗장뼈에서 2.5~5cm 정도 올라와 있다.

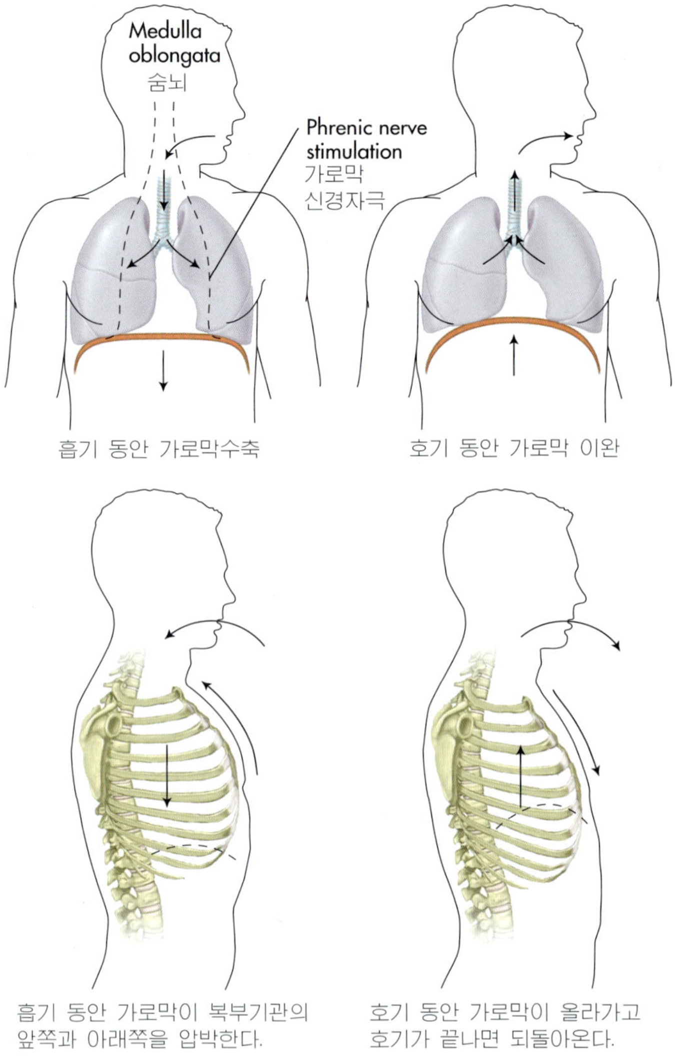

〈그림 13－8〉 호흡은 어떻게 하는가?

반가로막(hemidiaphragm)의 오른쪽과 왼쪽 부분에는 허파의 바닥이 위치한다.

오른허파의 바닥 아래에는 간이 위치하고 있어서 오른쪽이 왼쪽에 비해 약간 높다. 허파의 중막 부분은 심장을 포함하기 때문에 심장패임(cardiac impression)이 존재하는데, 왼쪽 면의 자국이 오른쪽 면보다 더 깊다.

각 허파의 뿌리(root of lung)에는 허파문(hilum)이 부착되어 있으며 그 밖에도 기관지 줄기, 허파동맥, 허파정맥, 신경관, 림프관이 포함돼 있다.

오른허파는 수평틈새와 빗틈새에 의해 나누어진 3개의 엽(lobe), 즉 위엽, 중간엽, 아래엽으로 되어 있다. 왼허파에서 수평틈새, 빗틈새에 의해 나누어진 2개의 엽은 왼쪽 위엽과 왼쪽 아래엽이라고 부른다.

허구역(lingular)은 왼허파에 있으며, 오른중간엽에 상응한다. 심장이 가슴의 왼쪽 앞에 있는 심장패임 안에 놓여 있기 때문에 왼쪽은 2개의 엽으로 되어 있는 것이다. 실질적으로 오른허파는 왼허파보다 더 크고, 가스교환의 약 60%가 오른허파에서 일어난다.

엽은 해부학적 위치와 관련하여 더욱 세분된 영역으로 나뉘는데, 예를 들어 오른쪽 상부엽의 꼭대기는 그 끝부분을 가리킨다.

호흡조절기전

뇌에 위치하는 호흡의 중추를 **숨뇌**(medulla oblongata)라고 한다. 환기에서 흡입은 호흡근(가로막 : 평상시 둥근형태의 근육)의 활발한 작용에 의해서 이루어진다. 가로막신경을 통해 신호가 보내지면 가로막이 수축하여 편평해져서 가슴안의 공간이 증가하게 된다(그림 13–8). 가슴안의 용적 증가는 압력의 감소를 일으킨다. 용적과 압력은 간접적으로 연관되어 있기 때문이다.

가슴안의 압력이 대기압보다 낮아지면 흡입한 공기가 허파쪽으로 들어간다. 이때 바깥갈비사이근(external intercostal muscle)은 갈비뼈가 위와 바깥으로 확장할 수 있도록 도와서 가슴안의 전체 용적을 증가시킨다.

반면에 호기과정은 보다 수동적으로 진행된다. 가로막이 이완되어 둥근 형태가 되면 가슴안의 공간이 줄어듦으로써 내부 압력이 대기압보다 더 높아져서 허파 안의 공기가 밖으로 배출된다. 허파는 탄력조직으로서 흡기나 호기 동안에 늘어난다.

무엇이 숨쉬기를 빠르거나 느리게 조절하고 허파를 뇌에서 조절할까? 우리의 호흡을 느리게 하거나 빠르게 하는 과정은 지각(의식)적으로 이뤄진다고 할 수 있으며, **호흡률은 혈액 내의 CO_2 수준에 의해 조절된다.**

만약 CO_2의 농도가 높아지면, 충분히 CO_2가 환기되지 않은 것을 의미하므로 숨뇌(medulla oblongata)는 호흡근에 신호를 보내서 호흡률을 증가시키고 숨을 깊게 쉬게 한다.

물리적인 활동이 증가하거나 또는 질병에 걸리면 더 많은 산소를 필요로 한다. 부속근은 가슴안에 큰 공간을 만드는 데 이용된다. 부속근으로는 목 부위의 사각근(scalene) · 목빗근(sternocleidomastoid), 가슴쪽의 큰 가슴근, 작은 가슴근이 사용된다.

호기는 좀더 수동적인 과정이므로 특히 질병에 걸린 경우에는 보조가 필요하다. 호기 시에 부속근을 이용하여 복부의 압력을 상승시킴으로써 호기를 더 활발하게 할 수 있는데, 주된 복부근을 이용하여 가로막(diaphragm)을 위로 올리고 뒤쪽 근육을 아래쪽으로 당겨서 **가슴우리**(thoracic cage)를 압박함으로써 호기를 유발한다(그림 13–9).

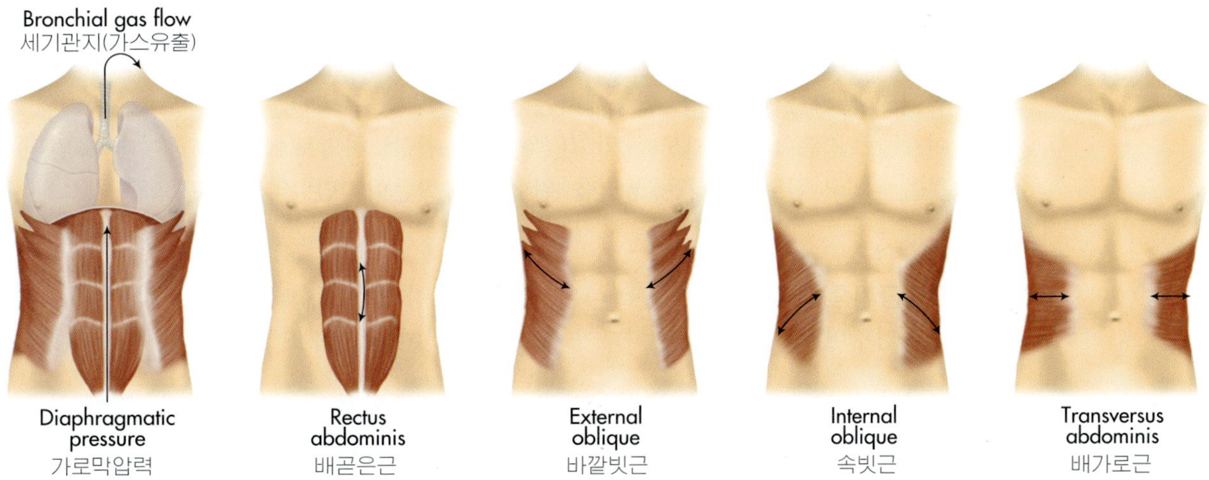

〈그림 13 – 9〉 호기 때 부속근의 움직임

호흡계통의 일반적인 질환

호흡기 질환은 일반적인 질환에 속하므로 의료현장에서 쉽게 볼 수 있다. 특히, **무기폐**(atelectasis)는 병원에서 흔히 볼 수 있는 질환으로, 허파의 공기주머니가 부분적 또는 전체적으로 허탈(collapse)된 상태를 말한다. 무기폐는 허파를 완전히 확장하지 못해서 숨을 깊게 쉴 수 없는 환자에게서 발생할 수 있으므로 호흡 통로를 유지시켜 줘야 한다.

그 예로서 수술 혹은 가슴우리의 손상(갈비뼈 골절)으로 인한 호흡통증을 호소하는 경우를 들 수 있다. 주기적인 깊은 호흡은 허파의 확장뿐만 아니라 계면활성제 생산을 자극하고, 호흡과 호흡 사이에 작은 허파꽈리 공기주머니가 열릴 수 있도록 도와준다.

분비물이 많은 환자의 경우, 기침을 할 수 없기 때문에 무기폐의 위험성이 높다. 분비물이 숨길을 막으면 허파가 허탈되기 때문이다. 무기폐가 지속된다면 72시간 안에 폐렴으로 진행된다. 폐렴은 바이러스, 진균, 세균에 의한 허파 감염이다. 감염된 부위에서 발생한 염증은 세포의 찌꺼기와 체액을 축적시키며, 일부 폐렴에서는 허파조직을 파괴하여 심하면 사망에 이르게 할 수도 있다.

만성폐쇄성 폐질환은 허파 밖으로 공기를 내보내기 어렵고 분비물의 양이 많아지는 것이 특징이며, 주로 허파의 손상에서 기인한다. 천식 · 허파공기증 · 만성기관지염이 복합적으로 발생하거나 하나라도 중복된 질환은 COPD라고 한다.

천식(asthma)은 기관지경련(bronchospasm)이라고 부르는 허파의 숨길 수축에 대한 인체의 과민반응인데, 공기가 허파를 출입하기 어려워 생명을 위협할 수도 있다(그림 13-10). 이때 허파에서 공기가 나갈 수 없는 것을 가스걸림(gas trapping)이라고 하는데, 가스걸림으로 인해 허파는 신선한 공기를 받을 수 없고, 같은 공기를 반복적으로 호흡하게 된다.

그 원인은 숨길(airway)에 생긴 염증으로서, 염증이 악화되면 숨길에서 생산되는 점액의 분비가 증가되고 혈중에서는 낮은 O_2와 높은 CO_2 농도를 보인다. 이와 같이 증가된 분비물은 기도를 막고(점액마개 현상) 허파로 신선한 공기가 유입되는 것을 감소시킨다. 천식은 생명을 위협하는 질환이지만, 약물 사용으로 치료될 수 있다.

폐공기증/폐기종(emphysema)은 허파가 비가역적인 상태로 되는 것, 즉 허파꽈리공기주머니가 파괴되고 허파가 늘어지는 것이다(그림 13-10).

허파꽈리가 파괴되면 허파와 혈액 사이에 가스확산이 어렵게 된다. 또한 허파조직은 취약해지고 쉽게 파괴되며, 공기가 가슴안으로 빠져 나와서 가스교환을 억제한다. 이것은 공기가슴증/기흉(pneumothorax)의 원인이 된다.

만성기관지염(chronic bronchitis)은 회복이 가능한 허파질환으로, 숨길의 감염과 많은 양의 객담을 생산하는 것이 특징이다. 염증이 발생하면 숨길부종으로서, 숨길의 내경이 좁아져서 공기의 유입과 유출이 어렵게 되고 호흡은 증가한다. 호흡이 증가하면 더 많은 O_2를 사용하므로 더 많은 CO_2를 생산하게 된다.

공기가슴증/폐기종(pneumothorax)은 가슴안과 허파의 바깥쪽에 공기가 찬 상태이다. 공기는 두 가지 경우에 의해 가슴안으로 침입한다. 첫째, 찔린 상처나 총상에 의해 밖에서 가슴안으로 빠르게 공기가 유입되는 경우이다. 둘째, 허파의 구조적 변형과 기종(emphysema)과 같은 질병이 발전하여 누출이 발생하는 경우이다.

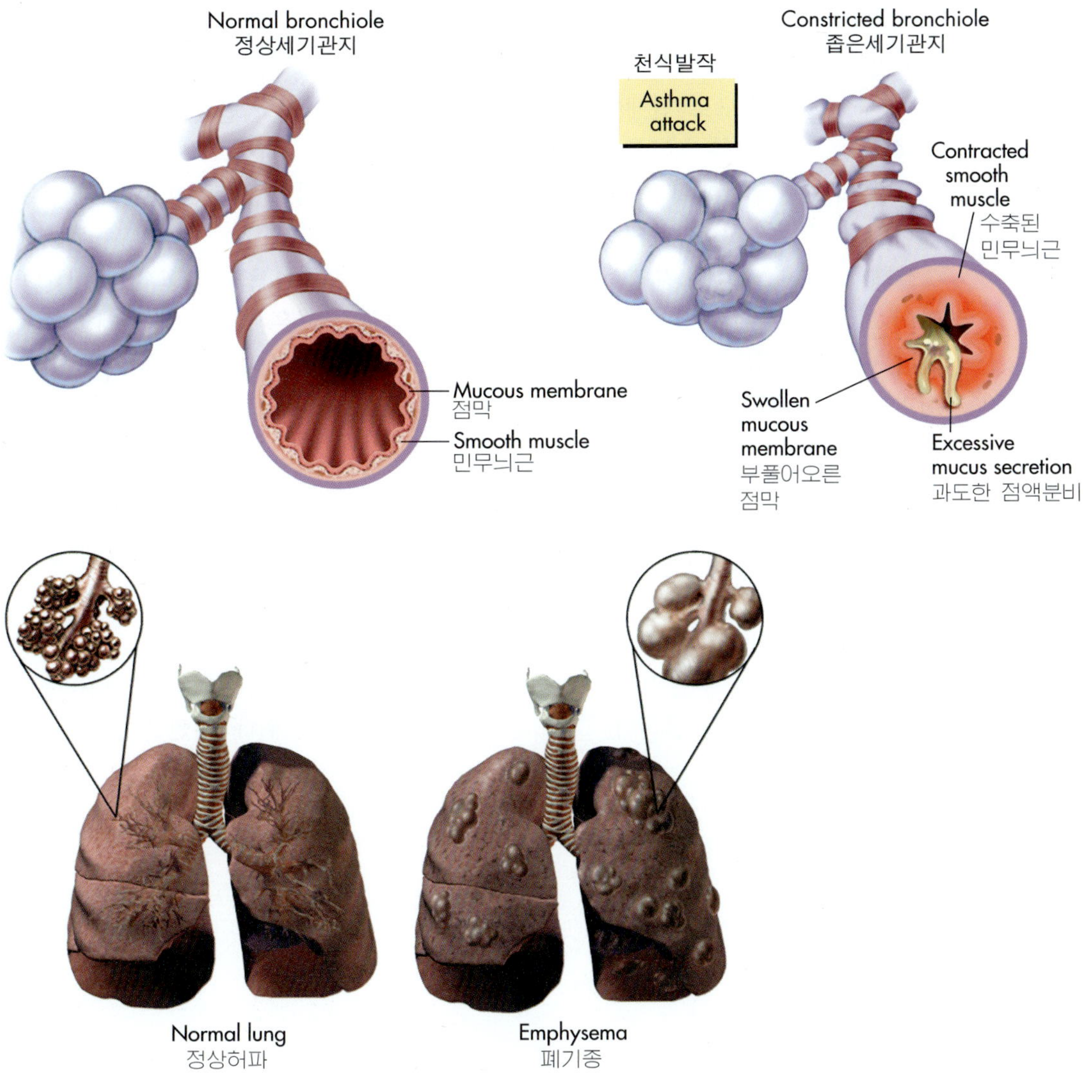

〈그림 13－10〉 천식과 허파기종

이러한 상황에서 흡입된 공기는 허파에서 가슴 안으로 들어온다. 어떤 상황이든 만약 가스가 밖으로 나갈 수 없다면 가슴 안을 채워서 숨을 쉴 때 허파가 확장할 수 있는 공간이 줄어든다. 만일 허파가 확장하는 데 제약이 생긴다면 생명을 위협하는 상황이 발생하게 될 것이다.

가슴막삼출(pleural effusion)은 허파쪽 가슴막과 벽쪽 가슴막 사이의 가슴막 공간에 과도한 체액이 쌓이는 것이다. 이 체액이 **농**(pus)인 경우를 **고름집/농흉**(empyema), 혈액에서 나온 혈청(serum)일 경우를 **물가슴증/폐수종**(hydrothorax), 혈액(blood)인 경우를 **혈액가슴증/혈흉**(hemothorax)이라고 부른다. 체액은 중력의 영향을 받으므로 가슴막삼출의 경우에 가슴막 안의 낮은 지점으로 이동하는 경향이 있다.

만일 가슴막삼출이 심해지면 **공기가슴증**(pneumothorax)과 같은 영향을 줄 수 있다. 이것은 허파 또는 허파의 확장량을 제한하여 허파로 들어오고 나가는 공기의 양이 줄어들게 하므로 인체에서 요구하는 O_2를 충족시키고 CO_2는 제거하기 위해서 환자는 더 열심히 호흡을 하게 된다.

만약 이러한 상황에서 적절한 치료가 이뤄지지 않으면, 환자는 호흡을 하기 위해 에너지를 다 소모하여 더 이상의 호흡을 하지 못하게 된다.

결핵(tuberculosis)은 감염성 질환으로 최근에 발병률이 증가하고 있으며, O_2를 많이 보유하고 있는 허파와 같은 장기를 위협한다. 결핵은 발생하기 전에 몇 년 동안 몸에서 잠재할 수 있으므로 만약 계속적으로 결핵의 감염을 확인하지 못한다면 허파가 심각하게 손상된다. 최근 결핵환자들의 치료에 사용되는 약제에 대한 내성이 증가하여 결핵으로 인한 사망률이 높아지고 있다.

허파질환 환자는 호흡곤란, 빈호흡, 낮은 산소농도로 인한 청색증, 정상적인 호흡을 보조하기 위한 보조근 사용과 같은 증상과 증후를 보여준다. 더불어 심장계통에서는 산소운반을 가속화하고 산소를 운반하는 적혈구 수를 증가시켜야 하므로 빠른맥(tachycardia)을 보인다.

호흡계통 질환의 주된 발생원인은 흡연이다. 미국 내에서 흡연과 관련된 사망자 수는 매년 45만 명에 달한다. 그런 만큼 호흡기 건강을 위해 흡연을 삼가는 것이 좋다.

Your Defense Systems

Chapter 14

림프계통과 면역계통

인체의 방어체계

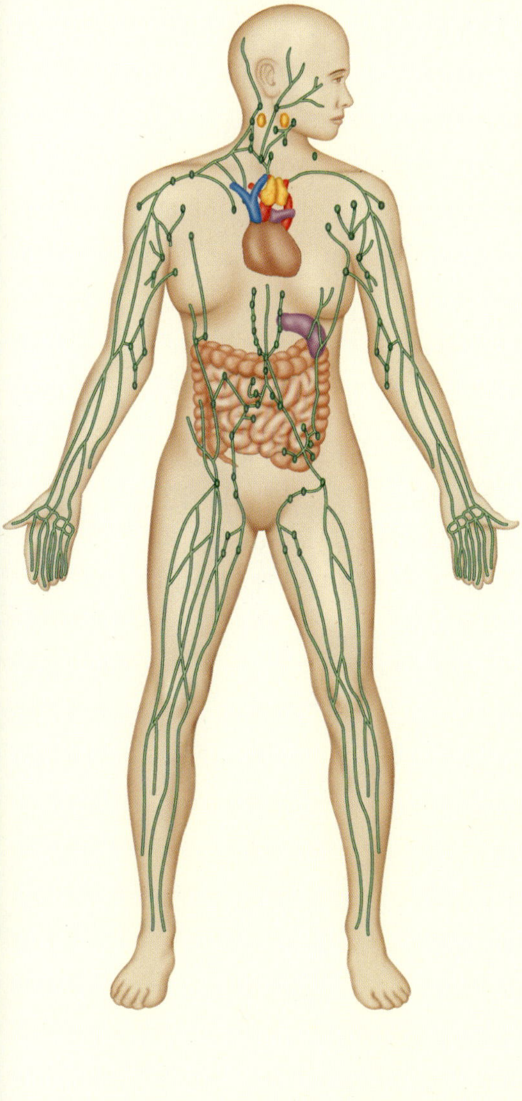

앞 장에서 조절 · 전달계통을 살펴보면서 우리는 각각의 시스템이 어떻게 협력해서 인체를 개체로서 기능하게 만드는지를 알아보았다. 이제 방어체계를 살펴볼 차례다.

도시에는 경찰서와 소방서가 있고 국가에는 군대와 기지가 있다. 마찬가지로 몸에는 면역계통과 림프계통이 있으며, 이곳에 있는 세포들은 방어기능과 관련된 특정한 임무를 수행한다.

또한 질병을 일으킬 수 있는 세균으로부터 몸을 보호하는 것을 돕는 독특한 체계가 존재한다.

만약에 림프/면역계통이 없다면 병원성을 가지고 있는 생물에 노출되는 것만으로도 우리 몸은 엉망이 될 것이다.

학습목표 LEARNING OBJECTIVES

- 림프순환의 중요성을 이해한다.
- 림프절의 기능을 설명할 수 있다.
- 림프배농의 효과를 설명할 수 있다.
- 선천성면역과 후천성면역을 비교할 수 있다.
- 면역반응에서 림프구와 보조세포의 기능을 설명할 수 있다.

개요 OVERVIEW

우리 몸에는 언제든지 해로운 물질이 침입할 수 있다. 그러나 병원균이 몸에 침범하려면 여러 장애물을 넘어서야 한다.

첫째, 병원균은 피부나 점막의 분비로 배설될 것이다. 만약에 침입자가 몸 안으로 들어오면, 우리 몸은 침입자를 이물질로 인식하게 된다. 이러한 인식으로 인해 이물질을 무력화시키는 일련의 과정이 진행된다.

둘째, 특수한 역할을 하는 세포가 면역/림프계통에 의해서 병원균을 물리치는 일에 참여한다. 또, 면역/림프계통은 강력한 화학물질을 방출하여 침입자를 물리치는 것을 돕는다. 이러한 화학물질은 염증반응을 일으키며 몸에서 제거되어야 할 화학성분을 남긴다.

림프계통 THE LYMPHATIC SYSTEM

림프계(lymphatic)는 전달체계이면서 동시에 면역계통의 막사라고 할 수 있다. 림프계통은 혈관계통과 함께 순환기계통에 속한다. 혈관계는 동맥, 정맥, 모세혈관으로 구성되고, 림프계는 림프관, 림프절, 골수(bone marrow), 편도(Tonsil), 지라(비장, Spleen), 가슴샘(흉선, Thymous)으로 구성된다. 림프계는 다음과 같은 기능이 있다.

- 소장으로부터 지방을 혈액으로 운반
- 과잉의 체액을 심장혈관계로 회수
- 조직액과 순환계의 연결
- 세균이나 바이러스 등 해로운 병원체로부터 인체를 방어하는 면역기능
- 전해질을 함유하고 있어 이온의 균형을 유지

림프계통은 심혈관계통과 기능적으로 밀접하게 연관되어 있으며, **모세림프관**(lymph capillaries)이라고 부르는 림프계의 가장 작은 관은 모세혈관과 나란히 놓여 있다. 연결조직의 세포 사이에 망을 형성하고 있는 모세림프관은 구조적으로 모세혈관과 비슷하지만 기능이 다르며, 그 끝은 열려 있다. 따라서 림프계통은 심혈관계처럼 폐쇄체계가 아니다. 모세림프관을 채우고 있는 체액은 **림프액**(lymphatic fluid) 혹은 림프로 알려져 있다(그림 14-1 참조).

몇 개의 모세림프관의 망은 **림프관**(lymphatic vessels)으로 이어진다. 림프관은 밸브를 가지고 있다는 점에서 구조적으로 정맥과 비슷하며, 몸의 움직임과 정맥 벽의 민무늬근 수축을 통해서 림프를 보낸다.

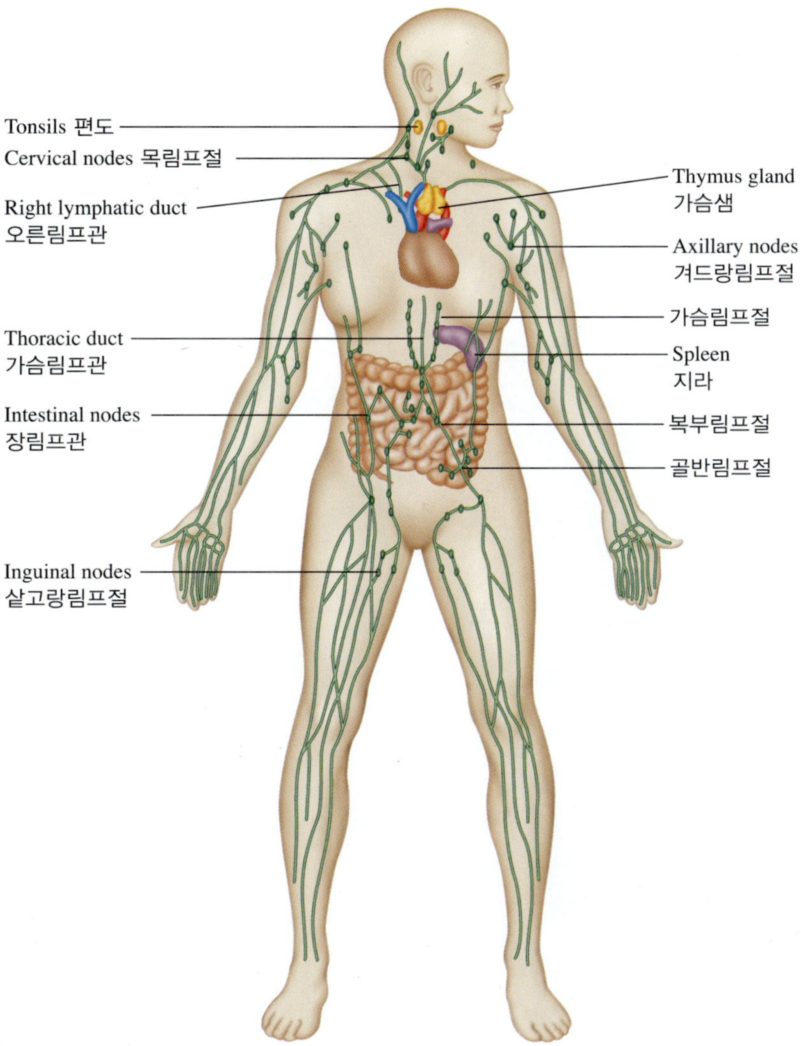

〈그림 14 – 1〉 림프계통의 구조

림프 Lymph

면역과 대사에 중요한 작용을 하는 물질로 모세혈관벽을 통하여 혈액으로부터 여과된 조직액들이 조직쪽으로 스며들면서, 즉 정맥계의 재흡수현상에 의해 형성된다. 비타민, 호르몬, 혈장단백질 등 정맥벽을 통과할 수 없는 대분자량의 물질들을 수송한다. 림프는 물과 같이 맑은 액체로 응고작용이 있으나 혈소판이 없으므로 매우 느리게 응고하며, 모세림프관에서는 투명하나 중심부로 갈수록 지방을 흡수하여 불투명해지며 많은 림프구를 함유하고 있다.

림프관의 종류

1) 모세림프관

조직 내에서 맹관으로 시작되는 모세림프관의 구조는 모세혈관과 유사하나 많은 판막을 가지고 있다. 특히 소장의 융모는 유미관이라는 모세림프관을 가지고 소화관에서 흡수된 지방을 운반한다.

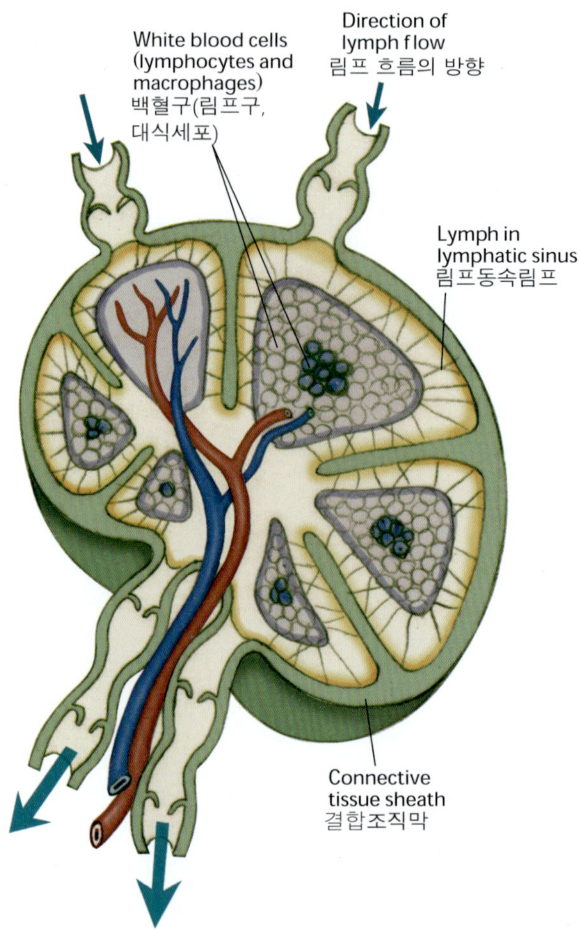

〈그림 14－2〉 림프절의 구조

2) 림프관

정맥과 비슷한 구조로 맹관의 형태로 시작하여 신체의 각 부위에 퍼져 있으며, 정맥보다 벽이 얇고 많은 판막이 있어 곳곳에 림프절이 분포한다. 세포간질 내의 물, 단백질, 기타 물질들을 혈액으로 되돌려 보내는 통로 역할을 한다.

작은 림프관은 큰 림프관으로 이어지며, 큰 림프관은 **림프절**(lymph node)로 이어진다. 림프절은 림프계의 모든 통로나 관에 적절하게 위치하여 필터 역할을 한다.

림프절은 작고 캡슐에 싸여 있으며 여러 부분으로 구획되어 있다(그림 14-2 참조). 각 구획의 내부는 림프구로 알려진 백혈구를 가진 림프조직이 들어 있으며, 이들은 림프액이 채워진 림프동으로 둘러싸여 있다. 몇 개의 림프관이 각 림프절을 출입하며, 모든 림프액은 림프절을 통과함으로써 백혈구에 의한 여과와 병원균의 파괴를 진행하므로 이를 위해 느리게 흐른다.

림프절은 몸의 여러 부위, 즉 목, 겨드랑이, 샅고랑, 골반, 복부, 가슴 등에 존재하며, 허파와 소화기관 및 생식기관과 같이 병원균이 몸에 침투하기 쉬운 곳에 주로 밀집되어 있다.

림프절은 일반적으로 타원형 구조로 크기는 머리핀 정도에서 콩알 크기까지 다양하다. 림프는 정맥으로 들어가기 전에 여러 개의 림프절을 거치는데 인체에는 600개 정도의 림프절이 존재하며 주요 림프절은 다음과 같다.

1) 목림프절(cervical region)

턱 아래와 귀 앞뒤의 큰 혈관을 따라 목 안 깊숙이 위치하며 얼굴과 머리에서 내려오는 림프와 연결되어 있다.

2) 겨드랑림프절(axillary region)

팔과 가슴우리, 유선, 복부 위에서 나오는 림프를 받아들인다.

3) 샅고랑림프절(inguinal region)

다리와 외부 생식기 및 아래 복부 림프를 받아들인다.

4) 골반강림프절(pelvic cavity)

장골 혈관을 따라 골반강 내의 림프를 받아들인다.

5) 복강림프절(abdominal cavity)

장간막동맥, 복 대동맥을 따라 연결된 림프를 받아들인다.

6) 가슴강림프절(thoracic cabity)

종격동 내와 기관, 기관지를 따라 흉부 내장의 림프를 받아들인다.

림프절을 나간 림프관은 몇 개의 **림프줄기**(lymphatic trunks)로 이어진다. 림프줄기는 그 위치에 따라 이름이 붙여지며, 거기에는 허리뼈, 장, 갈비사이(intercostal), 기관지세로칸, 빗장뼈밑 및 목 등이 포함된다.

림프줄기는 두 개의 집합관 중 하나로 이어진다. 허리뼈 · 장 · 갈비 사이의 림프줄기는 모두 복부에서 가로막을 통하여 왼쪽장밑정맥에 이르는 **가슴관**(thoracic duct)으로 이어진다. 림프체계의 2/3 이상이 가슴관에 내용물을 비운다.

기관지세로칸 림프줄기와 빗장밑 및 목 림프줄기는 **오른림프관**(right lymphatic duct)으로 이어지는데, 이것은 우측 가슴부에 있는 우측빗장밑정맥으로 이어지는 작은 관이다(그림 14-3).

모세혈관에서 조직으로 이동한 체액은 림프절에 있는 백혈구에 의하여 여과되며, 여기에서 병원균을 제거하고 심혈관계로 다시 돌아간다.

림프기관으로 알려진 즉 가슴샘과 비장(지라, spleen), 편도는 더 큰 규모의 수집에 관여한다. 이들은 림프절도 아니고 림프순환의 일부분도 아니지만, 림프절과 유사하기 때문에 림프계의 일부로 분류된다.

지라(spleen)는 복부의 좌측 상부 사분부위에 있는 해면기관이다(그림 14-3). 지라는 구조적으로 림프절과 비슷하기는 하지만, 림프동 대신 혈액동을 가지고 있다. 혈액동을 감싸고 있는 것은 림프구를 가진 백색 속질의 섬(island)과 적혈구세포와 백혈구세포를 모두 가지고 있는 적색 속질의 섬이다.

지라의 기능 중 하나는 오래되고 손상되거나 부서진 적혈구세포를 제거하는 것이다. 지라는 림프절과 비슷하기 때문에 림프절이 림프에서 병원균을 여과하는 것과 비슷한 방법으로 혈류에서 병원균을 여과하고 파괴한다.

지라(비장)는 매우 중요한 기관이지만 생명유지기관에 속하지 않으며, 외상 같은 몇 가지 경우에는 외과적으로 절제해야 하는 경우도 있다.

소아의 경우에 비장을 제거하면 질병을 이겨내는 능력이 심각하게 손상되지만, 성인의 경우에는 비장을 제거하여도 그러한 영향이 훨씬 적다.

사람이 나이를 먹으면서 과거에 물리친 적이 있는 감염은 잘 이겨내지만, 처음으로 노출된 경우에는 심각한 문제가 발생한다. 비장에는 혈관이 많기 때문에, 비장이 손상을 받게 되면 종종 내출혈을 일으킬 수도 있다.

가슴샘(thymus)은 대동맥활과 복장뼈 사이에 위치한 부드러운 기관이다.

어린이는 모든 새로운 감염을 물리쳐야 하기 때문에 가슴샘이 매우 크다. 성인의 경우에는 면역계가 완전히 성숙되어 있기 때문에 작거나 심지어는 보이지 않는 경우도 있다.

가슴샘은, 림프구로 둘러싸여 있는데, 그 림프구는 성숙해서 백혈구 형태의 T 림프구가 된다. 가슴샘은 림프절에서 T 림프구의 성숙을 촉진하는 호르몬을 배출하기도 한다.

편도 Tonsil

편도는 소화기와 호흡기의 입구에 위치하여 병원균의 침입으로부터 인체를 지키기 위해 림프구와 항체를 생성한다. 일반적으로 어린이들이 비교적 크고, 인두편도는 인두의 후벽에 있는 림프조직으로 어릴 때는 천정에서 연구개까지 걸쳐 있다. 설편도는 혀 주위의 림프조직으로 후두개까지 걸쳐 있다.

림프배농 Lymphodrenarat

〈그림 14-3〉은 얼굴과 목의 림프배농에 필요한 림프절을 표시한 것이다.

또 일반적으로 림프 흐름은 새로 형성된 림프가 먼저의 림프를 밀어내는 방식으로 이동하거나, 동맥의 맥박운동, 골격근 운동, 장의 연동운동, 흉관 내의 압력변화에 의해 움직여 속도가 매우 느리지만 림프배농을 시행하게 되면 10~20배 정도 빨리 조직액을 림프관으로 흐르게 하여 모세혈관 투과성이 좋아진다.

1) 림프배농 마사지가 효과적인 경우

① 예민한 피부, 여드름성 피부
② 주사나 모세혈관 확장증
③ 구순염
④ 스트레스, 신경과민
⑤ 아토피성 피부염
⑥ 두드러기, 튼살
⑦ 일광피부염
⑧ 수술한 부위
⑨ 부종

2) 림프배농 마사지를 해서는 안되는 경우

① 악성종양
② 급성염증
③ 혈전증
④ 심장부종증

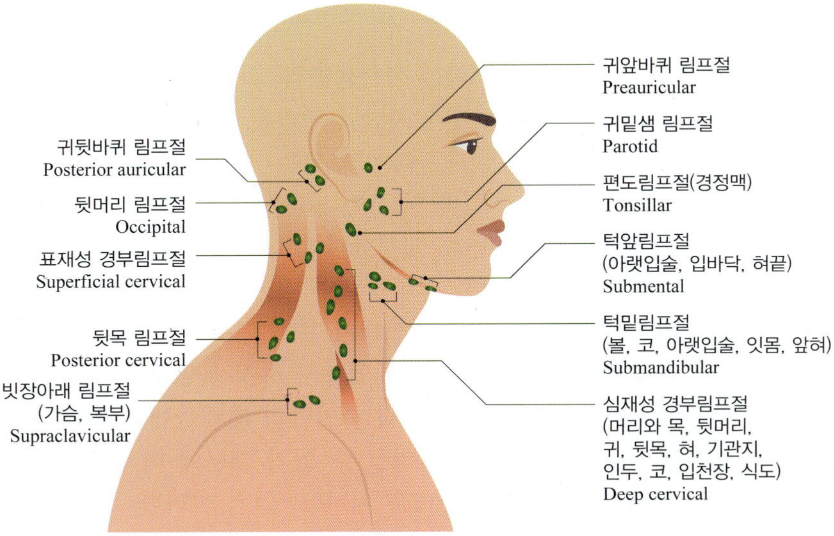

〈그림 14-3〉 림프배농에 필요한 얼굴과 목의 림프절

⑤ 흑색반점
⑥ 갑상선 기능장애
⑦ 천식
⑧ 임신 중인 여성

면역계통 THE IMMUNE SYSTEM

림프계통이 몸의 방어체계를 위한 운반 및 저장시스템이라면 면역계통은 위급한 순간 병원균의 침입으로부터 몸을 보호해주는 일련의 세포와 화학물질 및 장벽 등으로 구성된 최상의 시스템이다.

항원과 항체 Antigens and Antibodies

세포는 막의 외부 표면에 친구와 적을 구분해 주는 분자를 가지고 있는데, 이 분자를 **항원**(antigens)이라고 부른다.

인류는 세균 · 바이러스 · 동물 및 식물을 포함한 다른 살아 있는 것과 마찬가지로 독특한 세포 표면 항원을 가지고 있다. 이러한 독특한 항원은 면역계가 자신의 세포인지 아닌지를 구분하도록 해준다. 이러한 능력을 **자기인지**(self-recognition) 및 **비자기인지**(nonself-recognition)라고 부르는데, 면역계의 가장 중요한 기능 가운데 하나이다.

방어체계의 일부로서, 몸은 항원과 결합하여 결국 파괴되고 마는 단백질을 만들 수 있는데 이것을 **항체**(antibodies)라고 하며, 몸의 방어를 위한 가장 강력한 무기 중 하나이다. 따라서, 낯선 항원이 몸에 침입하면 항체가 작용하기 시작한다.

선천성면역과 후천성면역 Innate Versus Adaptive Immunity

면역계통은 두 전선에서 몸을 방어하는 **선천성면역**(congenital immunity)과 **후천성면역**(adaptive immunity)으로 이뤄져 있다. 선천성면역은 침입에 대한 첫 번째 방어이며, 그 이름이 의미하듯이 감염에 대항하여 싸우는 인체의 타고난 능력이다. 선천성면역은 병원균의 침입을 막으며, 병원균이 내부로 들어오면 침입을 인지한 후 감염이 퍼지는 것을 막기 위해 활동을 개시한다. 그러나 선천성면역은 침입자가 자신의 몸에 속하는 게 아니라는 것을 인식할 뿐이며, 침입자를 분별해 내지는 못한다. 또한 선천성면역은 경험에 따라 개선되지 못하며, 특정한 병원균을 인지하지 못하기 때문에 전에 경험한 감염이라도 기억조차 하지 못한다.

선천성면역은 침입자를 구체적으로 가려내는 일단의 체제들에 의해서 지원을 받는데, 이들은 과거에 만났던 침입자를 기억할 수 있기 때문에 미래의 침입에 대비하며, 또한 경험을 통해 힘을 키우는 능력을 지니고 있다. 이러한 체제들을 후천성면역이라고 부른다. 이는 경험에서 배우고 변하는 면역체계이기 때문이다.

면역의 두 부분을 별도의 것으로 생각하기 쉽지만 실제로 둘은 밀접하게 관련되어 있다. 선천성면역은 일부 병원균을 약하게 하고 후천성면역의 구성요소를 자극하여 후천성면역의 길을 만들어 준다. 후천성면역은 교대로 선천성면역을 더 자극한다. 선천성면역과 후천성면역은 서로 협조하여 침입자가 몸에서 제거될 수 있도록 두 전선에서 공격하는 역할을 수행한다.

면역계통의 구성요소 Components of the Immune system

장벽 BARRIERS

우리 몸에는 침입자가 가장 많이 통과할 것으로 예상되는 곳에 다양한 장벽이 세워져 있다. 장벽은 물리적 장벽과 화학적 장벽으로 나뉜다. 물리적 장벽에는 피부와 눈의 점막, 소화기관, 호흡기관, 생식기관 등이 포함된다. 장벽의 표면은 침투하기 어려울 뿐만 아니라, 침입자를 잡기 위한 백혈구와 모세림프관으로 싸여 있다.

이러한 물리적 장벽과 관련되는 체액은 화학적 장벽으로 작용하는 화학물질을 지니고 있다. 눈물 · 침 · 소변 · 점액 및 땀 등이 그 예로 그 중에서 피부계통의 피부기름샘에서 분비되는 기름은 항균성을 지니고 있다.

세포 CELLS

백혈구(leukocytes)

적혈구, 혈소판과 함께 골수에서 형성되는 백혈구는 이물질이 침입할 때까지 몸의 다른 부분으로 가서 성장하고 성숙된다. 백혈구는 감염이 발생하지 않으면 통상 혈류에 대량으로 방출되지 않는다.

백혈구는 두 그룹으로 나눌 수 있다. 다형핵과립구는 세포질에 과립이나 반점을 가지고 있는 세포이다.

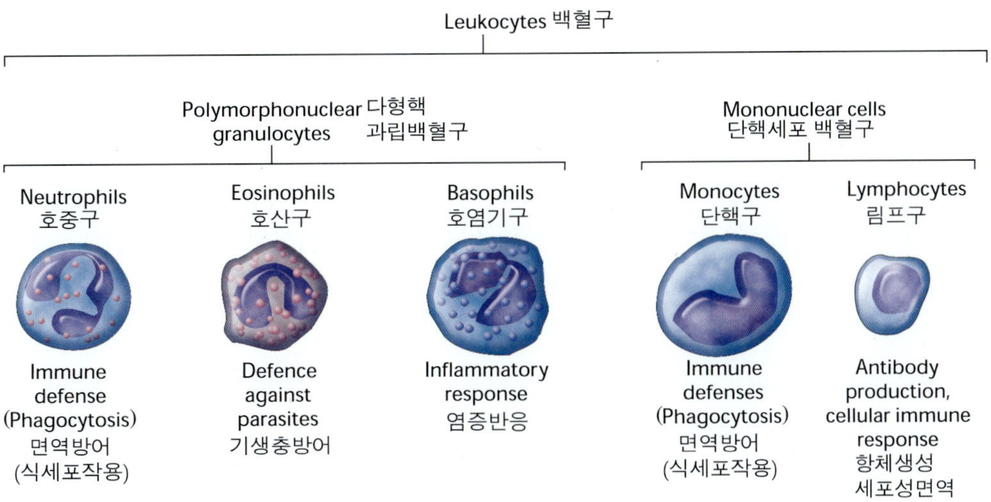

〈그림 14 – 4〉 백혈구의 기능

무과립구 또는 단핵세포는 세포질에 과립을 지니고 있지 않다.

이 두 그룹은 몇 가지 다른 형태의 세포로 구성돼 있다. 〈그림 14-4〉는 혈장에서 발견되는 주요 백혈구를 보여주고 있다.

백혈구의 종류 TYPES OF WHITE BLOOD CELLS

우리 몸은 다양한 상황에서 몸을 보호하는 데에 필요한 여러 종류의 백혈구를 가지고 있다.

중성구(Neutrophils) 중성구는 포식작용을 하는 과립구이다. 중성구는 골수에서 생성되며, 혈류에서 가장 흔한 백혈구이다. 중성구는 손상된 부위에 가장 먼저 도달하여 병원균을 먹어 치움으로써 그 지역을 청소하기 시작하고, 조직손상과 염증을 증가시켜서 면역반응을 촉진하는 화학물질을 방출한다. 중성구는 선천성면역의 일부이다.

대식세포(Macrophages) 대식세포는 변형된 단핵무과립구의 한 종류이며, 혈류에서 조직으로 들어간다. 이 세포도 포식성을 가지고 있으며, 감염의 후기단계에서 활성화된다. 이 세포는 포식작용과 함께 면역계를 자극하는 화학물질을 방출하며, 선천성면역에 속한다.

호염기구와 비만세포(Basophils and Mast Cells) 호염기구와 비만세포는 염증을 촉진하는 화학물질을 방출한다. 호염기구는 이동성이 있는 과립구인데, 혈류에서 감염된 조직으로 들어간다. 호염기구는 감염이 발생하기 전까지는 그 수가 매우 적다.

비만세포는 이동성이 없고 몸 전체에서 정지상태로 발견된다.

호산구(Eosinophils) 호산구는 호염기구 및 비만세포의 활동과 반대로 작용하는 과립구이다. 호산구의 기능은 호염기구와 비만세포가 방출한 화학물질을 분해하여 염증성 반응을 늦추거나 중지시킴으로써 악화되지 않도록 만든다. 감염이나 알레르기가 발생하지 않으면 일반적으로 혈류 중의 호산구 수는 매우 적다. 호산구도 기생충성 벌레의 침입에 대항하여 싸우는 역할을 하며, 선천성면역에 속한다.

가지세포(Dendritic cells) 가지세포는 변형된 단핵세포에 속한다. 이 세포도 약한 포식성을 가지고 있으나 **항원 표시 세포**(antigen displaying cells; ADC)의 역할이 가장 중요하다. 이 세포는 낯선 세포를 먹을 수 있으며, 외부의 항원을 자신의 세포막 안에 가둔다. 그런 다음 항원에 맞는 림프구를 찾기 위해 림프절로 이동한다. 이는 후천성면역의 시발점이 된다.

자연살세포(Natural Killer Cells) 자연살세포(NK세포)는 림프구의 일종이다. 이 림프구는 선천성면역에 속한다. NK세포는 미숙한 무기로서, 병원균이든지 몸의 감염된 세포든지 간에 낯선 항원으로 보이는 모든 세포를 죽이는 화학물질을 방출하여 주위에 있는 세포를 모두 제거한다.

T 림프구(T Lymphocytes) T 림프구(T 세포)는 세포매개면역으로 알려진 후천성 면역을 책임지는 림프구이다. 감염된 세포를 죽이고 면역촉진 화학물질을 방출하는 세포독성 T 세포(cytotoxic T cells: 엄밀한 의미로 'cell poison')를 포함하여, 후천성면역의 다른 부분을 활성화시키는 **보조 T 세포**(helper T cells), 면역반응을 조절하는 **조절 T 세포**(regulatory T cells), 노출 후 병원균을 기억하는 **기억 T 세포**(memory T cells)로 나뉜다.

B 림프구(B Lymphocytes) B 림프구(B 세포)는 항체매개면역으로 알려진 후천성 면역을 책임지는 림프구이다. B 세포는 비자기항원에 항체를 방출하는 **형질세포**(plasma cells), 병원균을 기억하는 **기억 B 세포**(memory B cells)로 나뉜다.

화학물질 CHEMICALS

혈액세포뿐만 아니라, 몸 안에서 발견되는 화학물질도 침입자의 무력화와 파괴를 돕는다. **시토카인**(cytokines)은 염증 증가와 림프구 자극 및 포식작용의 향상을 포함해서 여러 가지 방법으로 면역반응을 촉진하는 역할을 한다. 손상된 조직과 백혈구에서 생산되는 단백질로서, 선천성면역과 후천성면역 모두에 참여한다.

인터페론(interferon)은 바이러스에 감염된 세포에서 생산하는 시토카인이다. 인터페론은 주위의 감염되지 않은 세포와 결합하여, 이 세포가 바이러스를 막을 수 있는 화학물질을 생산하도록 자극한다. 인터페론도 항암제로서 효과를 나타내지만 결과가 확증된 것은 아니다.

염증 INFLAMMATION

조직이 손상되면, 세포는 시토카인의 한 종류인 **히스타민**(histamine) 같은 화학물질을 내보내며, 이는 몇 가지 효과를 나타낸다.

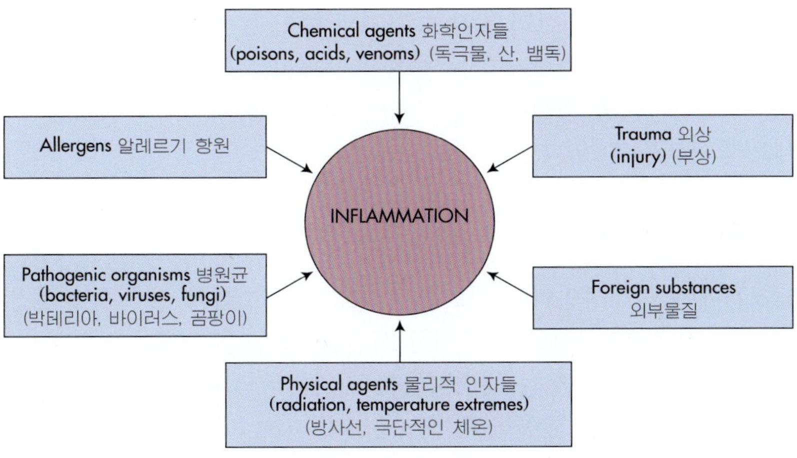

〈그림 14 – 5〉 염증성 반응의 요인

이러한 화학물질은 백혈구를 부상부위로 이끌어서 모세관의 투과성을 증가시키고 국소적 확장을 일으키며, 여분의 체액을 모세관에서 손상된 조직 속으로 이동시켜서 붓기를 유발한다. 또한 더 많은 혈액이 이 부위로 와서 조직의 온도를 높이게 만든다. 이때 백혈구가 이 부위로 들어가서 병원균을 파괴하고 죽거나 죽어 가는 세포를 청소한다.

이 부위로 오는 체액과 세포가 증가하면 압력 또한 증가하는데, 그것이 치료되어 가는 중에 통증이 생기는 원인이 된다. 염증은 선천성면역이지만, 후천성면역에서도 중요한 역할을 한다. 염증성 반응에는 몇 가지 요인이 있다(그림 14-5 참조).

발열 FEVER

감염이 되면, 조직과 면역계의 구성요소에서 시토카인이 염증과 면역반응을 촉진한다. 이 시토카인은 혈류를 통해서 순환하여 때로는 뇌를 포함한 먼 표적에 도착한다. 뇌에 있는 시토카인 표적 중 하나가 체온을 조절하고 유지하는 시상하부이다. 시토카인이 자극하게 되면, 시상하부는 체온을 상승시킨다.

면역계통은 어떻게 작용하는가
HOW THE IMMUNE SYSTEM WORKS

선천성면역 Innate Immunity

시토카인의 방출과 유발된 염증은 대식세포와 NK세포를 감염부위로 유인한다. 대식세포는 포식작용으로, NK세포는 화학물질을 사용하여 각각 감염된 세포를 파괴한다. 두 세포 모두 화학물질을 방출하며, 그것이 염증을 더 촉진하고 더 많은 면역 세포들을 활성화하여 통상 혈액 중에서 불활성으로 존재하는 20종의 단백질이 활성화되는 복합적인 반응을 촉발한다.

이 시점에서 감염된 세포, 혹은 병원체 자체는 방어선에서 포식 작용, 유독성 화학물질, 막의 파열, 응집, 그리고 분자 구조의 변이 등에 의한 공격을 받는다. 화학물질은 시상하부에 체온을 올리라는 신호를 보내고, 그 결과 열이 발생한다.

이것만으로 대부분의 병원체를 물리치는 데 충분하지만, 그 과정에서 감염되지 않은 세포가 파괴될 수 있다.

후천성면역 Adaptive Immunity

어느 경우에는 선천성면역만으로 충분하지만, 대부분의 경우에서 선천성면역은 후천성면역이 B세포와 T세포를 준비할 시간을 벌어 준다. 후천성면역을 담당하는 세포인 B림프구와 T림프구는 병원체들을 기억하고 있어서, 다시 만나면 그 병원체들에 대해 특효가 있는 반응을 한다.

예방접종이 병을 막을 수 있는 것도 후천성면역 덕분이다.

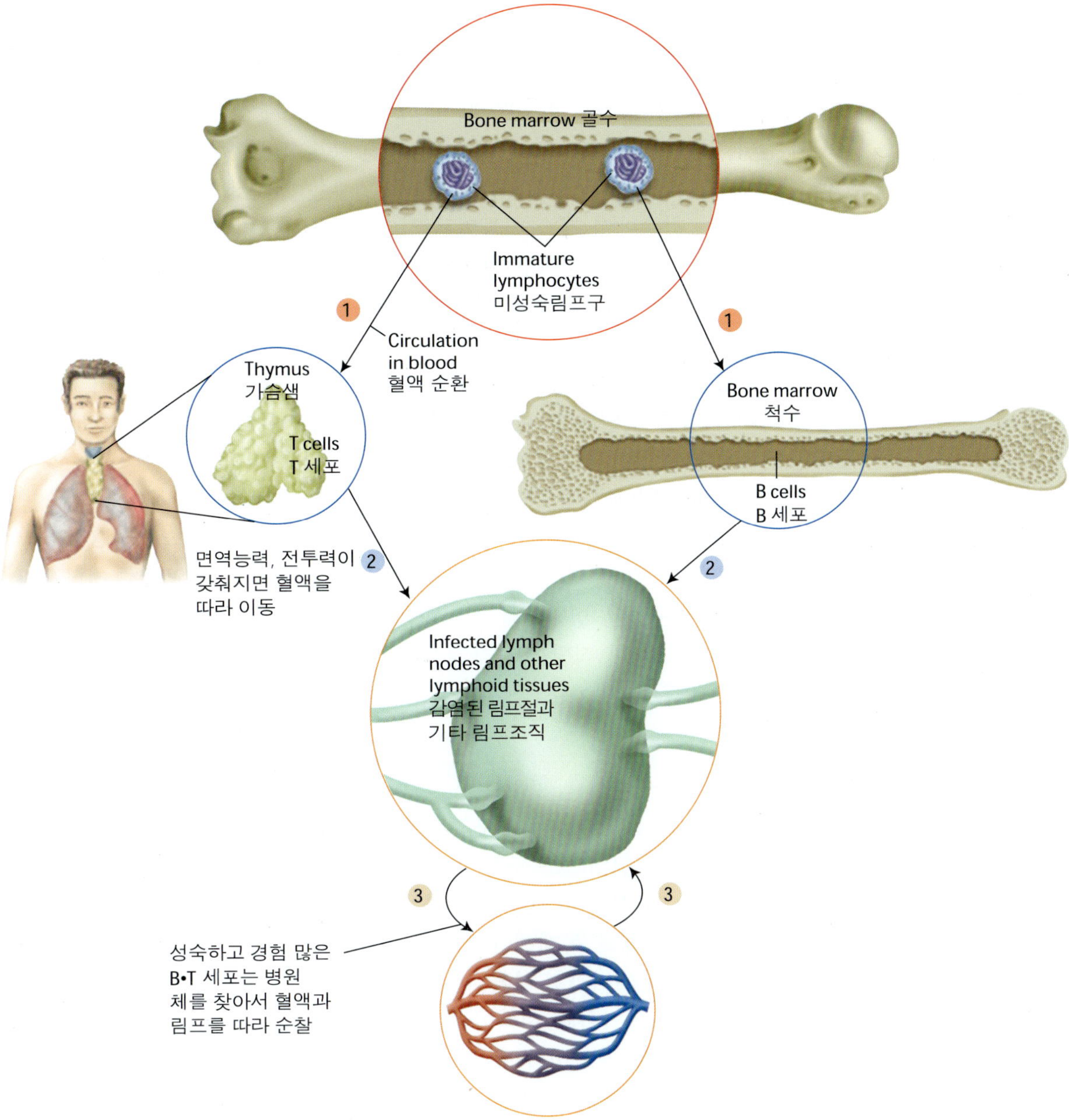

요점 :

1 림프구의 생성 : 림프구 가운데 일부는 가슴샘에 보내져 T세포가 되고 골수에 남은 림프구는 B세포가 된다. 이 세포들은 신병교육대에 갓 입소한 신병과 비슷하다. 교육이 진행되면서 이들은 차츰 정예요원으로 거듭나지만 아직 적과 맞설 수준은 아니다.

2 B · T세포의 면역능력 개발 : 감염이 발생하면 세포들은 무리를 지어 출동할 채비를 갖춘다. 보통 목적지는 항원이 출현한 림프조직이며, 여기서 실제로 전투가 시작된다.

3 항원의 출현과 성숙한 B · T세포 최종 임무 : 격렬한 전투가 벌어지는 동안 림프구는 피와 림프구를 탁고 적을 찾아서 신체 구석구석을 순찰한다.

〈그림 14 – 6〉 림프구의 분화와 활성화

림프구의 분화와 활성화 LYMPHOCYTE ACTIVATION

림프구는 우리 몸이 아주 어렸을 때 평범한 세포로 생겨서 차츰 특별한 세포로 성숙해 간다. 즉, 자라면서 특정한 기능을 가진 특별한 세포가 되는 것이다(분화). 보통 림프구들은 골수에서 생산되는데, 그중 일부는 가슴샘으로 가서 T세포가 된다. 또한 일부는 척수에서 계속 머물면서 성숙하여 B세포가 된다.

특정 기능을 가지게 된 림프구는 림프절에 머물면서 병원체가 나타나길 기다린다. 림프구는 항원을 인식한 순간 활성화된다. 림프구가 병원체를 물리치기 위해서는 모닝콜이 필요하다.

이러한 모닝콜을 가리켜 **림프구 활성화**(lymphocyte activation)라고 하며, 이는 림프구로 하여금 혈류 주변을 돌면서 병원체가 싸우게 만든다. 〈그림 14–6〉에는 면역체계가 림프구를 활성화시키는 방법과 분화과정이 나와 있다.

병원체가 신체 조직에 침투하면, 선천성면역은 즉각 반응할 채비를 갖추며, 감염된 세포와 병원체를 대상으로 식균활동을 시작한다. 대식세포와 가지세포 같은 세포들은 병원체를 먹어치우며, 식균세포의 바깥으로 병원체의 항원이 흘러나온다.

그런 다음 이 세포들은 병원체를 인식한 림프구를 찾아서 병원체들이 출현한 림프절 주변을 돌아다니며 적당한 림프구를 활성화시킨다. 이때부터 림프구는 활동을 개시한다. 림프구의 활동은 곧 후천성면역의 시작을 의미한다.

림프구의 증식 LYMPHOCYTE PROLIFERATION

평소에 인체가 지니고 있는 림프구의 수는 많지 않다. 그러나 일단 감염과 싸우기 시작하면 수백, 수천의 림프구가 필요해지므로 림프구의 단순한 활성화만으로는 충분하지 않다. 활성화된 림프구가 신체에서 복제된 수천의 병원체와 싸워 이기려면 자신을 수천 개로 복제해야 한다. 이러한 림프구의 복제를 **림프구의 증식**(lymphocyte proliferation)이라고 부른다.

B세포와 T세포는 활성화와 선택이라는 동일한 과정을 거치지만 증식은 복제되는 림프구의 형태에 따라 차이가 있다.

보조 T세포는 B세포와 다른 유형의 T세포의 복제에 반드시 필요하다.

따라서 신체를 침입하는 병원체를 막아내기 위해 우리 몸은 〈그림 14–7〉과 같은 하나의 통합된 방어체계를 갖게 된다.

세포들(중성구, 대식세포, 호 · 염기성 세포 등)이 먼저 자극을 받아서 화학물질(시토카인)을 방출하면서 염증과 식균작용을 촉진한다.

세포들이 침략자들 중 일부를 섭취하고 나면, 이제 외부의 항원들을 둘러싸고 있는 대식세포와 같은 세포들은 림프계로 이동하여 림프절을 탐색하여 침입자를 인식할 T세포와 B세포를 찾는다. 이때 보조 T세포가 활성화된다.

보조 T세포는 B세포와 세포독성 T세포를 활성화하고 증식시킬 뿐만 아니라 화학물질을 방출한다. 여기서 방출된 화학물질은 식균세포를 자극하고 염증을 촉진한다. 이에 B세포는 항체를 생산하고, 그것은 침략자를 파괴하며 면역반응을 더욱 촉진한다. 세포독성 T세포는 직접 침략자를 파괴하고 화학물질을 방출한다.

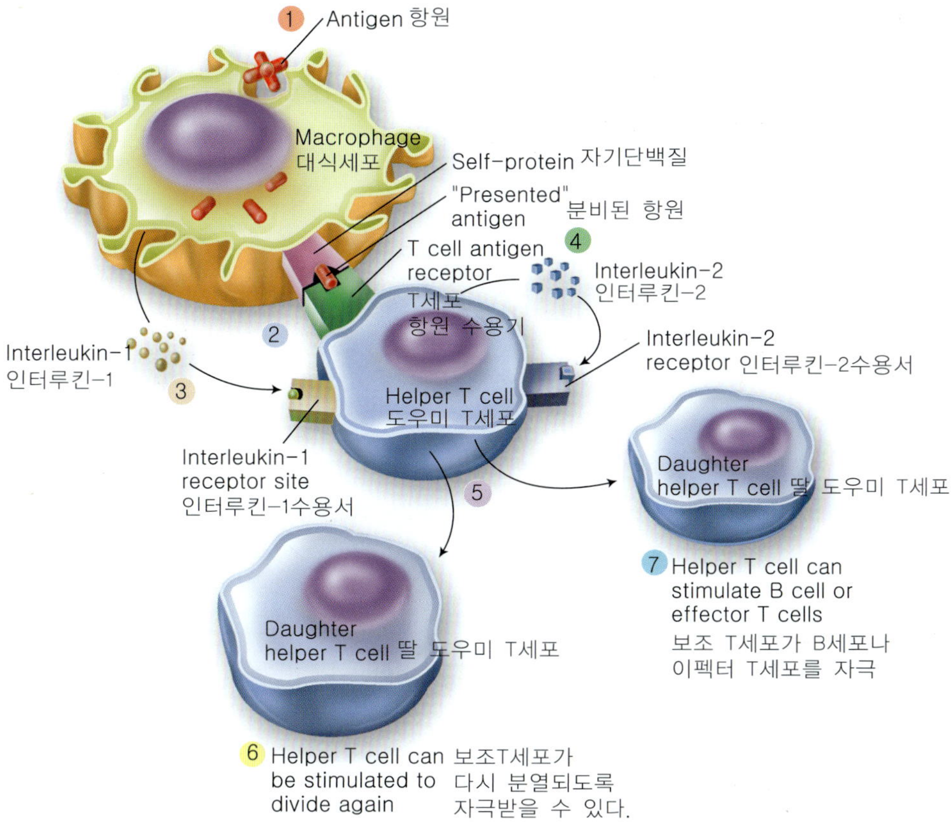

요점 :

1. 대식세포처럼 항원을 만드는 세포들은 병원체를 섭취하고 세포막 위에 항원을 배출한다.
2. T세포가 밖으로 나온 항원을 인식한다.
3. 대식세포는 인터루킨-1이라고 부르는 시카토인을 분비한다.
4. 인터루킨-1은 T세포를 자극해서 인터루킨 수용기와 결합한 인터루킨-2를 분비하게 한다.
5. 인터루킨-2가 수용기와 결합했을 때, T세포의 분열이 시작된다.
6. 모세포와 같이 딸세포도 항원을 노출되면 분열을 시작한다. 이로인해 T세포의 수는 병원체와 엇비슷한 정도까지 늘어난다.
7. T세포가 복제되면서 B세포의 활성화를 자극하고 효과기(effector)를 만든다.

〈그림 14－7〉 보조 T세포의 활성화와 증식

면역반응은 선천성면역과 후천성면역 모두 조절 T세포에 의해 '양의 되먹임 고리'가 적어도 부분적으로 중지될 때까지 계속된다. 기억 B세포와 T세포는 같은 종류의 병원체가 다시 침입할 때까지 림프절에 저장된다.

대식세포와 다른 식균세포들은 면역체계에 의해 수행된 전쟁 뒤에 남겨진 부스러기들을 청소한다. 위험이 지나가면 신체는 정상으로 돌아온다.

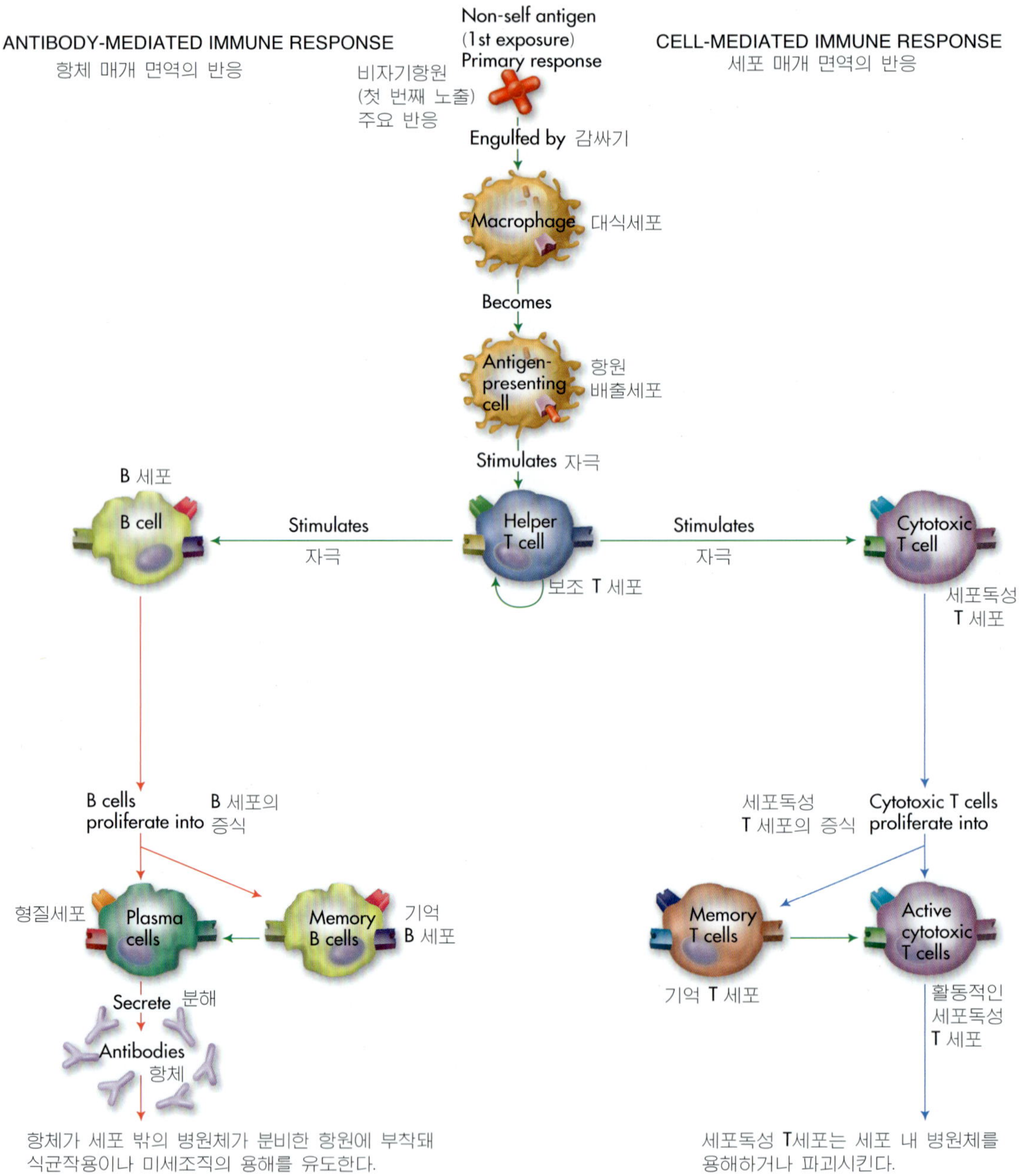

〈그림 14-8〉 몸의 방어체계 전략

일반적인 면역계통 장애
COMMON DISORDERS OF THE IMMUNE SYSTEM

면역장애는 인체 방어체계의 약화나 면역능력 저하로 인해 발생하며, 인체의 방어체계는 바이러스와 같은 신체 외부의 요소의 침입 혹은 신체가 스스로를 공격하는 상태에 의해 약화될 수 있다.

면역결핍증 Immunodeficiency Disorders

면역결핍증은 활동이 불충분한 면역체계를 가지고 있는 것이 특징이다. 면역체계가 병원체의 침략에 적절하게 대응하지 못하므로 감염으로부터 신체를 보호하지 못한다. 면역결핍증 환자는 쉽게 병이 들고 빨리 회복하지 못한다. 또한 사소한 감염이 치명적일 수 있다.

면역결핍증은 바이러스, 유전, 화학물질 혹은 방사능 노출이나 약물에 의해서 생기거나 AIDS, SCID(심한 합병 면역결핍, 유전병), 백혈병(백혈구의 암), 일부 빈혈증, 그리고 화학요법을 받는 환자나 장기이식 후에 면역억제제를 투여하는 환자에게서 발생할 수 있다.

자가면역병 Autoimmune Disorders

자가면역병은 이름 그대로 면역결핍증과 반대되는 질병이다. 즉, 자가면역병은 면역계통이 인체의 일부를 공격할 때에 일어난다.

여러 가지 이유로 인해 면역계통은 '자신'을 인식하지 못하고 자신의 조직을 침략자로 오인하여 파괴하는 경우가 발생한다. 자가면역병의 종류는 수백 가지가 넘는다. 신체의 어느 부분이든지 공격당할 수 있다. 자주 발생하는 자가면역병은 다음과 같다.

- 류머티스 관절염(관절 안층)
- 다발 경화증(중추 신경계의 수초)
- 홍반성 루푸스(모든 조직, DNA도 공격할 것으로 추정)
- 제1형 당뇨병(이자의 베타 세포)
- 중증 근육 무력증(뼈대근의 아세틸콜린 수용체)
- 그레이브스 병(갑상샘)
- 애디슨병(부신)

과민성 반응 Hypersensitivity Reactions

알레르기라고 널리 알려진 **과민성 반응**은 면역체계가 외부 항원에 대해 과다한

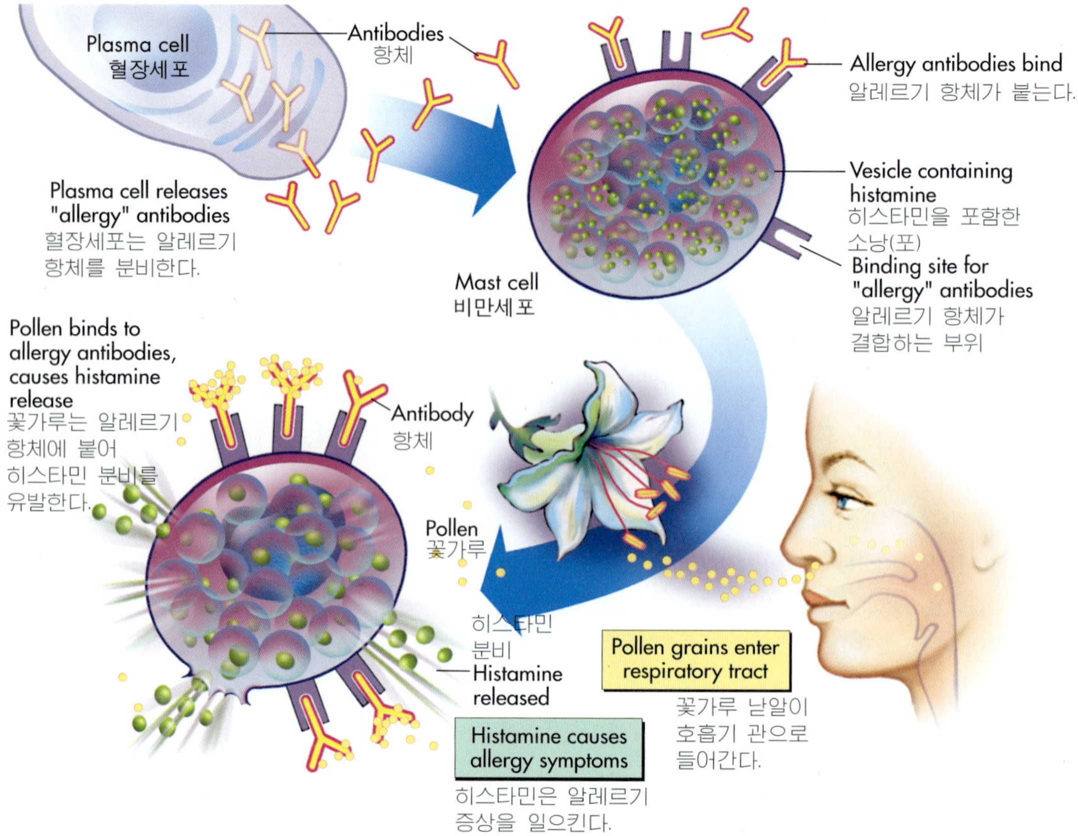

〈그림 14－9〉 알레르기 비염의 발생

반응을 일으키는 것이 원인이며, 종종 잔디나 곰팡이나 곤충이 문 것과 같은 해롭지 않은 항원을 병원체로 취급한다. 건초열 · 두드러기 · 피부 발진과 같은 국소적 과민성 반응은, 일반적으로 약하고 생명을 위협하지 않는다.

〈그림 14-9〉는 코 속의 비만세포가 알레르기 항원에 의해 자극을 받는 과정을 보여 주는데, 그 결과 알레르기 비염(코감기)이 발생한다.

Fuel for the Trip

Chapter 15

소화기계통

여행을 위한 에너지

지금까지 우리는 인체의 다양한 계통에 대해 배웠고, 또한 그것들이 어떻게 상호작용을 하면서 제각기 기능하는지도 배웠다.

이 모든 시스템들이 잘 움직이는 기계와 같이 작동하기 위해서는 긴밀한 상호작용이 필요하다. 하지만 고급 자동차와 같이 아무리 디자인이 훌륭하고 부품이 정밀하게 조립되었다고 하더라도 우리 몸은 연료 없이는 제대로 기능할 수가 없다. 이 장에서는 소화기계가 어떻게,

- 날음식을 섭취하고(ingests)
- 인체가 이용할 수 있도록 물리적 · 화학적으로 소화시키며(digests)
- 흡수하고(absorbs)
- 필요없는 것들을 없애는지(eliminates) 등에 대해 초점을 맞추고 있다.

이러한 과정들은, 주된 그리고 부수적인 장기(organ)와 물질들의 놀라운 배열에 의해 이루어진다.

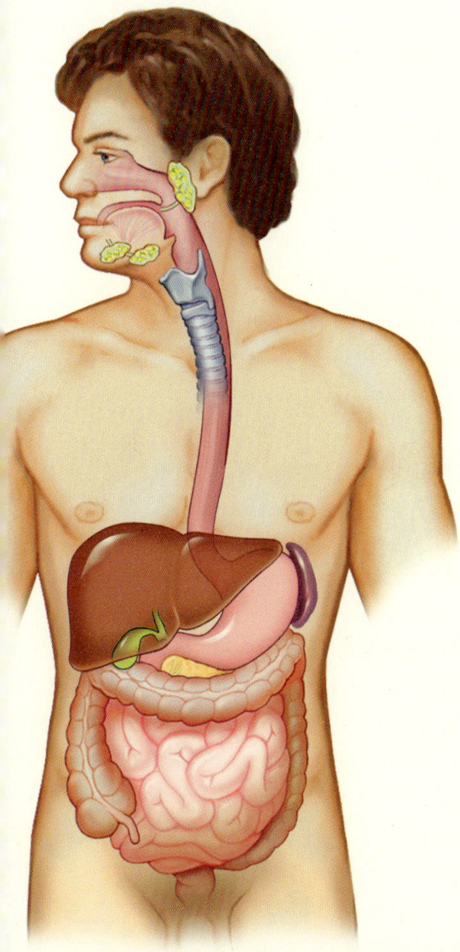

학습목표 LEARNING OBJECTIVES

- 소화기계 주요 장기들의 위치와 기능을 설명할 수 있다.
- 소화를 위한 부속장기들의 위치와 기능을 설명할 수 있다.
- 섭취와 소화, 그리고 화학적 소화와 기계적 소화의 차이를 설명할 수 있다.
- 음식물 덩어리가 입에서 항문으로 이동하는 경로를 설명할 수 있다.
- 다양한 종류의 효소와 소화에 필요한 화학물질을 설명할 수 있다.
- 소화기계의 일반적인 질병을 설명할 수 있다.

소화기계통의 개요 SYSTEM OVERVIEW

소화기관(alimentary tract 또는 alimentary canal이라고도 부른다)은 소화기계통의 장기들로 구성된 터널 모양의 근육으로 이루어진 관이다. 이 관은 입에서 시작해서 항문에서 끝난다. 이 두 지점 사이에 인두, 식도, 위, 작은창자, 큰창자가 존재한다. 또, 부속장기(예컨대 치아, 침샘, 간, 이자, 쓸개 등)가 음식물을 이용 가능한 물질들로 처리하는 데 필요하다(그림 15-1 참조).

소화기계통의 구성요소들은 다음의 단계들을 수행하기 위해서 상호 협력하여 움직인다.

1. 섭취(ingestion)
2. 저작(mastication)
3. 소화(digestion)
4. 분비(secretion)
5. 흡수(absorption)
6. 배출, 배설(excretion, defecation)

음식물이 처음 입으로 들어오는 과정을 **섭취**라고 한다. 일단 음식물이 섭취되면 치아와 혀가 함께 음식물을 잘게 부수는 물리적인 과정을 거친다. 이러한 씹는 행동을 저작이라고 한다. 음식물의 기계적인 혼합과정은 앞으로 우리가 보게 될 소화관에서도 이루어진다.

소화란 음식물을 화학작용에 의해서 잘게 부수는 과정을 말한다. 이러한 과정은 영양분을 소화관의 표면을 통해 **흡수**하는 데 필요하다.

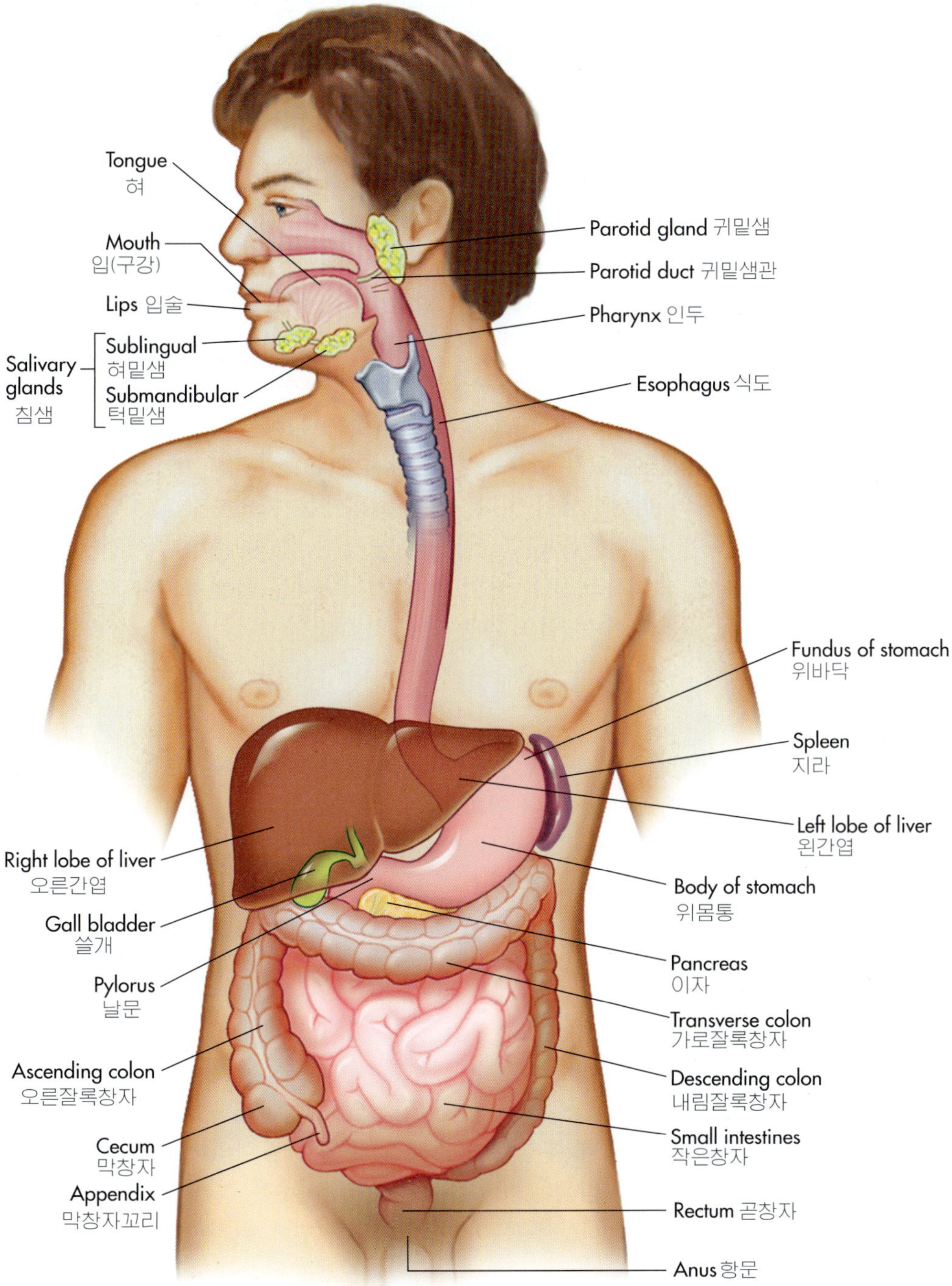

〈그림 15－1〉 소화기계의 구조

산(acid), 완충제(buffer), 효소, 물의 분비는 음식물을 소화하는 데 도움을 준다. 일단 음식물이 기계적 · 화학적으로 잘게 부수어지면 우리 몸이 이용할 수 있도록 소화관의 표면에서 흡수할 준비가 갖추어지게 된다. 최종적으로 잔여물과 필요없는 물질들은 **배출**하게 되며, **배설**을 통해 우리 몸을 빠져 나간다.

입과 입안 THE MOUTH AND ORAL CAVITY

입은 입안으로 가는 입구이며, 입안안뜰(buccal cavity)이라고도 부른다. **입술**(lips, labia)은 입안의 문 역할을 한다. 물렁입천장과 단단입천장은 입안의 천장을 이루며, 혀는 바닥 역할을 한다. 혀뿌리(혀가 붙어 있는 부분)와 물렁입천장에 편칭백 모양으로 달려 있는 목젖(uvula)은 소화관의 다음 부분인 **인두**(pharynx)로 이어지는 경계에 있다. 13장에서 배웠던 것처럼 목젖은 음식물을 삼켜서 인두로 들어가게 도와주며, 음식물이 코로 나오는 것을 방지한다.

목젖 뒤에는 두 쌍의 혀편도샘이 있다. 이는 소화에는 중요하지 않지만, 림프계로서 염증에 대항하는 데 도움을 준다. 입안의 양 옆은 볼(뺨)로 이루어진다. 입과 입안에서는 음식물을 섭취하고 맛을 보며 기계적으로 작은 물질로 부수고 어느 정도는 화학적으로도 잘게 부수는 일도 가능하다(그림 15-2).

혀 Tongue

> **Q** : 혀가 음식물을 인두를 향해 밀어 넣는다면 왜 혀를 삼키지 않는 것일까?
>
> **A** : 그것은 혀를 위쪽으로 들었을 때 보이는 혀소대(liguialfrenulum)라는 막이 존재하기 때문이다. 이러한 혀소대는 음식물을 삼킬 때 뿐만이 아니라 정확한 발음으로 말을 할 때도 필요하다. 비정상적으로 짧은 혀소대는 정확한 발음을 방해하며, 소위 혀 짧은 소리를 내게 한다.

혀는 여러 가지 역할을 하는 근육이다. 혀는 미각자극을 뇌에 전달하고, 온도와 질감을 느끼게 하며, 음식물을 씹는 일과 삼키는 일을 돕는다. 혀가 입 안에서 음식물 주위에서 움직이면서 침이 더해서 음식물을 부드럽게 하는 반면, 치아는 적당한 크기로 잘게 부수는 일을 한다. 혀는 음식물을 **덩어리**(bolus)로 만들어서 인두로 밀어 넣는다.

침샘 Slivary Glands

〈그림 15-3〉과 같이 입안에는 자율신경에 의해 조절되는 세 쌍의 침샘이 존재한다. 크기가 큰 **귀밑샘**(parotid glands)은 귀의 약간 앞쪽과 아래쪽에 위치한다. 이것은 귀밑샘염(볼거리)이 있을 때 부풀어 올라서 양볼을 다람쥐의 볼처럼 보이게 만든다. 가장 작은 침샘인 **혀밑침샘**(sublingual salivary glands)은 혀 밑에 위치한다. **턱밑침샘**(submandibular salivary glands)은 아래턱의 안쪽 면에 위치한다.

평균적으로 이 침샘들은 하루에 약 1.5L의 침을 만들어 내는데, 침은 대부분이 물(99.4%)로 구성되어 있지만, 약간의 항체 · 완충제 · 이온 · 노폐물 · 효소(enzyme)를 포함하고 있다.

침 아밀라아제(salivary amylase)는 소화효소의 하나로서 녹말과 같은 당분을 소화기관에서 쉽게 흡수되는 형태인 글루코스로 바꾸는 화학적 반응의 촉매이다.

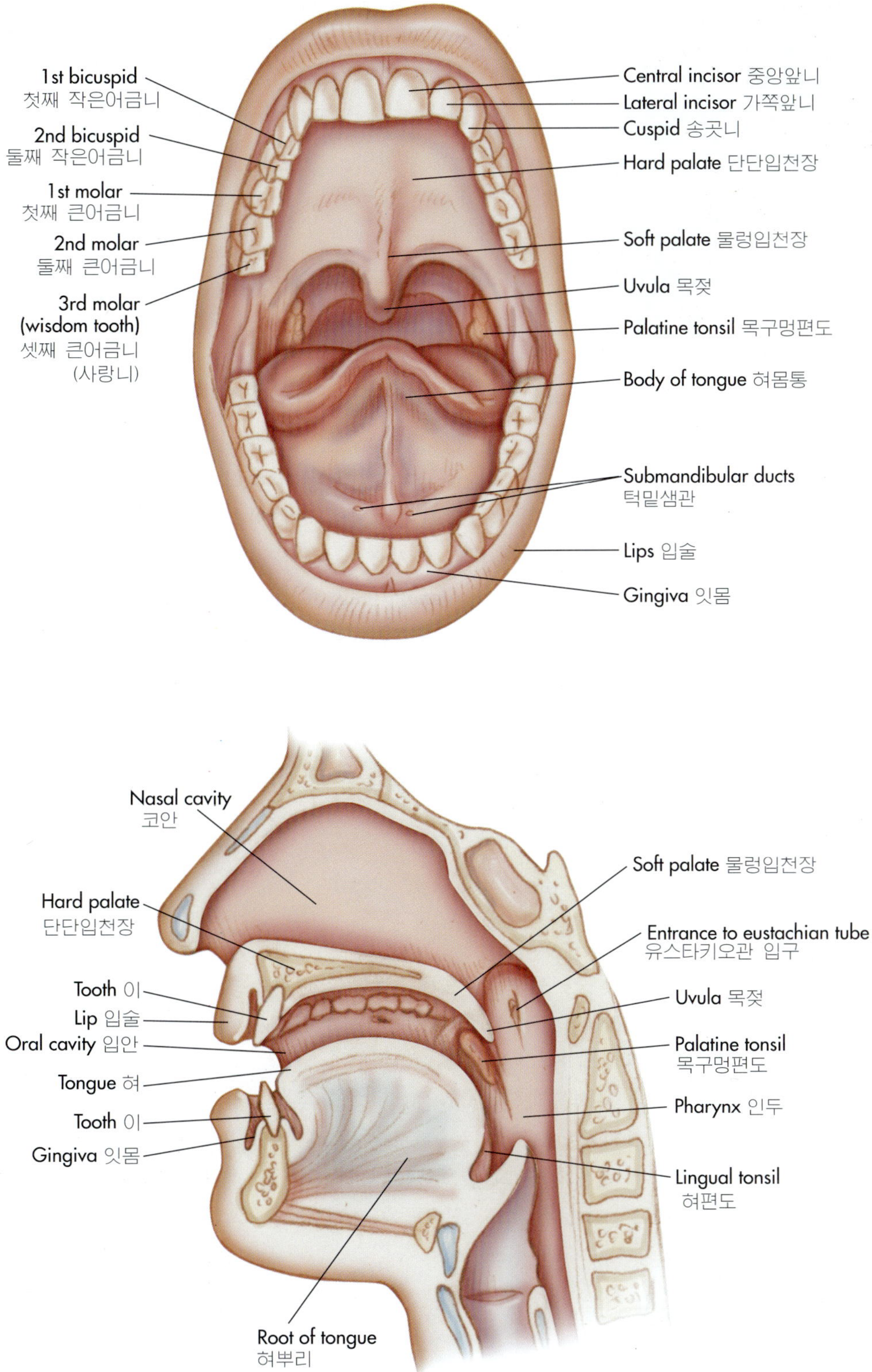

〈그림 15 – 2〉 입과 입안의 구조

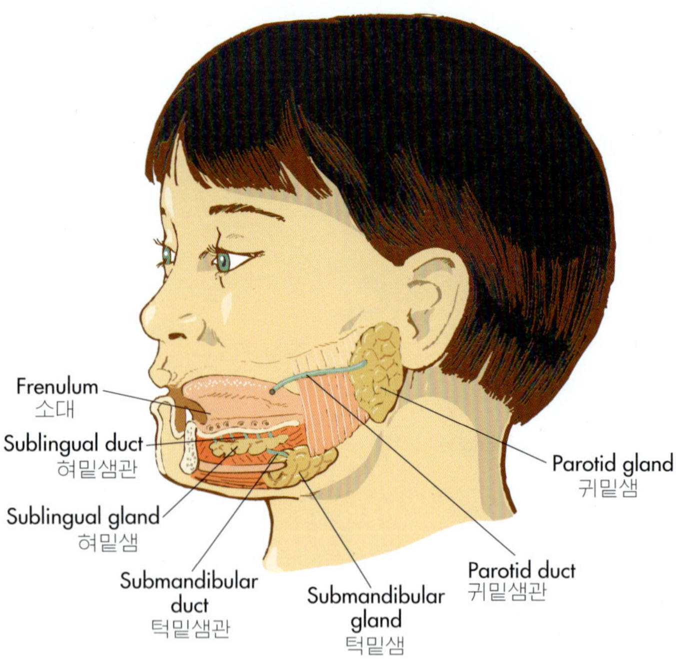

〈그림 15 – 3〉 침샘의 구조

침은 음식물을 삼키고 난 다음에도 지속적으로 소량이 계속 분비되어 입안을 깨끗하게 하고 입안에서 자라는 세균의 수를 감소시킨다. 이러한 작용은 양치질로도 대신할 수 없는 것으로서 매우 중요하다.

치아 Teeth

기계적인 측면에서 소화의 마지막 중요한 구성요소는 치아(이)가 된다.

첫 번째 생기는 치아를 유치(baby teeth), 더 정확하게는 **탈락치**(deciduous teeth)라고 부른다. 생후 6개월 정도가 되면 아래쪽 앞니(incisor)가 제일 먼저 나타나게 되며, 약 2.5년이 되면 20개 모두가 자리를 잡게 된다. 6세에서 12세 사이에 이 유치들은 32개의 큰 영구치(permanent teeth)로 바뀐다.

모든 치아는 각각 저마다의 역할을 가지고 있다. 앞니는 칼 모양으로 생겨서 음식물을 자르는 역할을 한다. **송곳니**(canine teeth)는 음식을 잡고 찢으며 난도질하는 역할을 한다. 작은어금니와 큰어금니는 음식물을 부수고 갈아내는 역할을 한다.

치아의 주요 부분은 상아질, 에나멜질, 시멘트질, 3가지가 있다. 특히 표면을 덮고 있는 에나멜질은 인체에서 가장 단단하다(그림 15–2 참조).

인두 PHARYNX

인두는 음식물뿐만 아니라 물과 공기가 지나가는 공통경로이다. 이는 코인두(nasopharynx), 입인두(oropharynx), 후두인두(laryngopharynx)의 세 부분으로 나뉜다. 코 인두는 호흡기계의 첫 부분이 된다.

입인두와 후두인두는 음식물과 물, 그리고 공기의 통로 역할을 한다. 음식을 삼키는 동안에 코와 호흡기계통으로 가는 통로는 물과 음식물의 유입을 막게 되는데, 코인두는 연구개에 의해 차단되며, **후두개**(epiglottis)가 폐로 가는 기도를 차단한다. 이러한 기전으로 음식물은 식도로만 들어가게 된다.

식도 ESOPHAGUS

식도는 약 25cm 길이의 구조물로, 음식물을 인두에서 위로 운반하는 역할을 한다.

식도는 음식물이 없는 평상시에는 공기가 빠진 풍선처럼 납작한 관(tube) 모양을 하고 있지만, 음식물이 들어오게 되면 식도의 첫 부분인 **인두식도조임근**(pharyngoesophageal sphinter)이 이완되어 문 역할을 한다.

음식물이 식도로 들어오면 식도의 근육은 율동적으로 수축하며 음식물을 아래의 위로 움직이는 연동 운동을 하기 때문에 중력의 영향을 받지 않는다.

음식물이 위로 가기 위해서는 두 번째 문이 열려야 하는데, 이를 하부식도 조임근(loweresophageal sphinter; LES)이라고 한다.

하부식도 조임근은 이완되어 음식물을 위로 들어오게 하고 다시 닫혀서 산성의 위액이 식도로 역류하지 않게 해준다. 가슴의 타는 듯한 통증(heartburn, pyrosis)은 위문이 적절하게 닫히지 않아서 발생한다.

식도는 점액질(mucus)을 분비하여 음식물이 더 잘 통과하도록 해준다. 식도의 안쪽은 중층편평상피(stratified squamous epithelium)로 덮여 있기 때문에 열상, 온도에 의한 손상, 화학적 자극 등으로부터 보호받는다.

삼키는 모든 과정에는 평균 약 9초가 걸린다. 액체는 몇 초 이내에 위에 도달한다.

소화관 벽
THE WALLS OF THE ALIMENTARY TRACT

식도에서 시작하는 모든 소화관은 동일하게 점막, 점막하층(점막밑조직), 근층(근육 표면), 장막의 네 가지 조직 형태로 구성되어 있다(그림 15-5 참조). 관(canal)의 내강을 구성하는 가장 안쪽 층은 점막(mucosa)이다. 이 층은 대부분이 표면상피조직(surface epithelium)과 소량의 결합조직(connective tissue) 및 얇은 민무늬근(smooth muscle)으로 이루어져 있다.

점막은 음식물을 잘게 부수는 소화효소(digestive enzyme)를 분비하는 세포와 윤활역할을 하는 점액(mucus)을 분비하는 술잔세포(goblet cell)를 가지고 있다.

다음 층인 **점막밑조직**(submucosa)은 부드러운 결합조직으로 되어 있으며, 혈관 · 림프관(lymphatic vessels) · 림프절(lymph nodes, Peyer patches) · 신경말단을 포함하고 있다. 다음 층은 **근육표면**(muscularis externa)인데 두 층의 민무늬근으로 이루어져 있으며, 장의 연동운동과 분절운동에 관여한다.

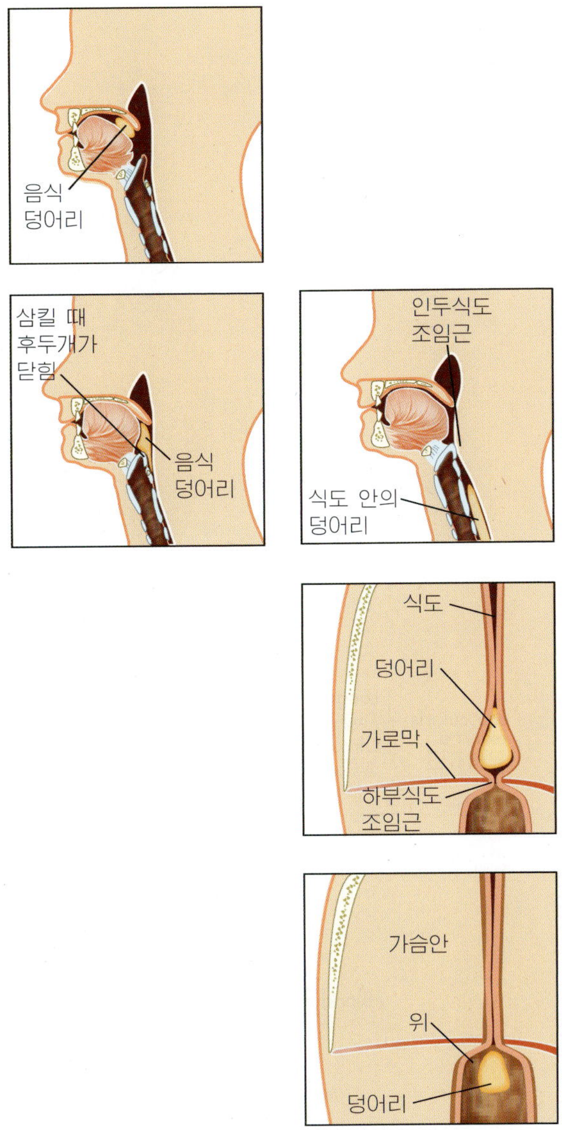

〈그림 15 – 4〉 음식물덩어리의 이동과정(입~위)

소화관의 제일 바깥 층은 장막(serosa)으로 결합조직에 의해 지지되는 한 층의 얇고 납작하며 장액성의 액체를 분비하는 세포로 구성되어 있다. 대부분의 관에서 장막은 장측복막(viceral peritoneum)으로 존재한다. 복막(peritoneum)은 복골반안(abdominopelvic cavity)의 장액성 막이다.

모든 장액성 막과 같이 복막도 두 층으로 구성되어 있다. 장측복막은 장기(organ)들을 덮고 있으며, 벽측복막(parietal peritoneum)은 복골반강의 벽을 감싸고 있다. 이 두 층 사이에는 액체로 채워진 잠재적인 공간인 복막안(peritonral cavity)이 존재한다. 이 액체는 장(intestine)의 표면에 수분을 공급하여 모든 복골반강의 장기들이 움직일 때에 발생하는 마찰을 감소시키는 중요한 역할을 한다.

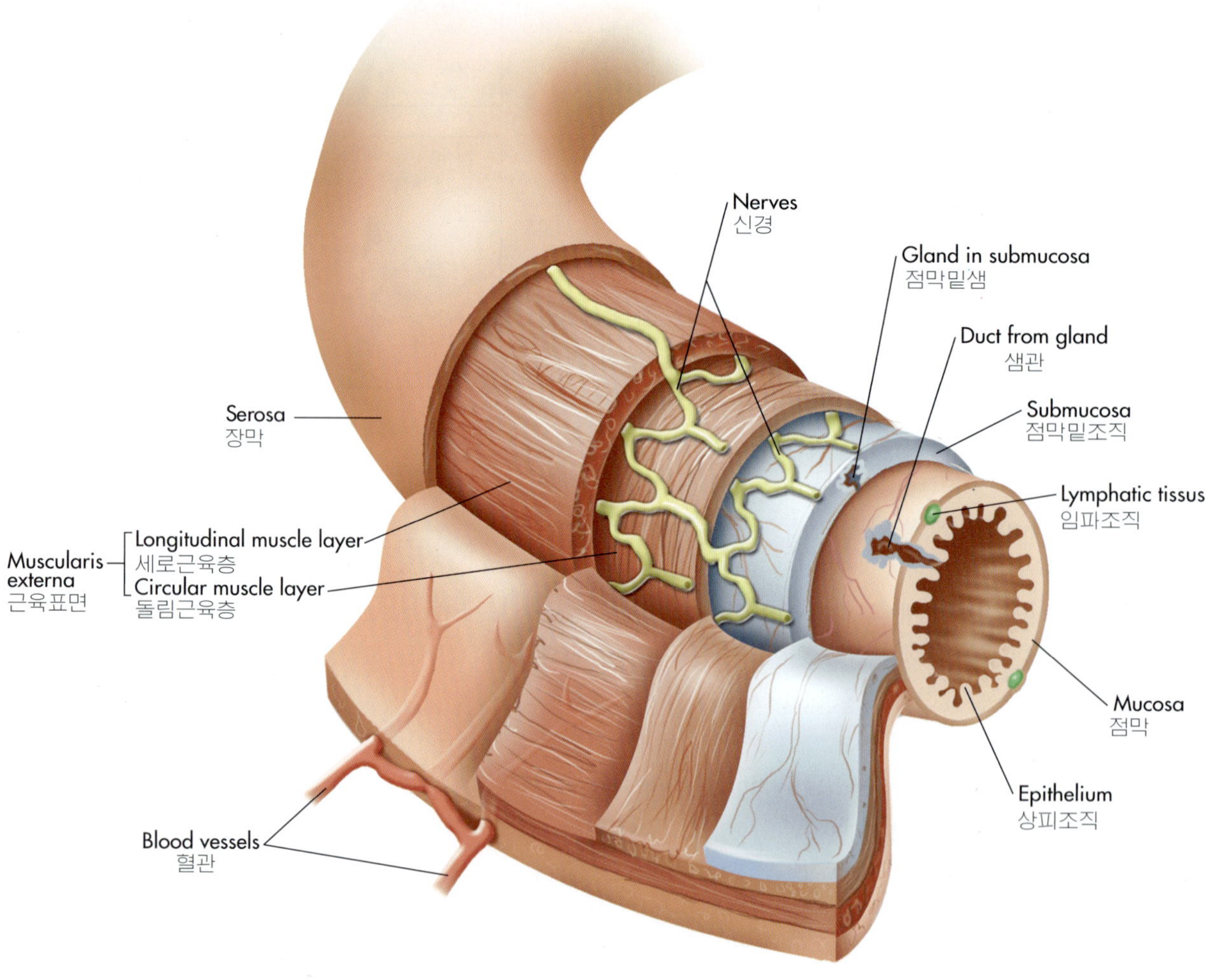

〈그림 15 – 5〉 음식물 통로의 기본조직

위 STOMACH

위는 횡격막 아래 복강의 좌측에 위치하며, 대부분이 간에 의해 덮여 있는 장기이다. 길이는 약 25cm이며, 직경은 음식물 섭취량에 따라 변화한다. 위는 약 4l 정도를 담을 수 있으나 위벽의 깊은 주름(rugae)에 의해 그 직경은 늘어날 수도, 줄어들 수도 있다. 위는 식도에서 음식물을 받아서 여러 가지 역할을 수행하게 된다.

- 들어온 음식물의 일시적인 저장소 역할을 한다.
- 음식물을 섞고 화학적 소화를 시키는 위산 및 효소를 분비한다.
- 부분적으로 소화된 음식물인 미즙(chyme)을 작은창자로 내려보내는 속도를 조절한다.
- 적은 양의 물과 물질들을 흡수한다(위는 알콜을 흡수한다).

식사 후에 위가 음식물을 다 비우는 데는 대략 4시간이 걸린다. 액체와 탄수화물은 아주 빠르게 통과하며, 단백질은 시간이 조금 더 걸린다. 그리고 지방은 그보다 더 느려서 약 4~6시간이 걸린다.

위는 네 구역으로 나뉜다. 심장 근처에 위치하는 분문부(cardiac region)는 아래 식도조임근을 둘러싸고 있다(그림 15-6 참조).

위바닥(fundus)은 분문부의 바깥쪽 약간 위측에 위치하며 처음 들어온 음식물을 일시적으로 저장한다. **위몸통**(body)은 위의 중간부분으로서 가장 크다. 깔대기 모양으로 생긴 위의 마지막 부분을 **날문**(pylorus)이라고 한다. 위의 소화작용은 대부분 여기서 이루어진다. 또한 날문은 미즙이 작은창자로 넘어가는 통로인 **날문조임근**(pyloric sphinter)이 존재하는 부분이다. 관심을 가져야 할 또 다른 두 부분은 작은굽이(lesser curvature)라고 부르는 오목한 곡선형태와 큰굽이(greater curvature)라고 부르는 왼쪽으로 볼록한 형태의 곡선이다.

위의 근육작용은 시멘트 혼합기가 작동하는 방식과 유사하며, 이는 위벽에 존재하는 세 층의 근육에 의해 이루어진다. 세 근육층은 각각 세로(longitudinal), 돌림(circular), 비스듬한(oblique) 방향으로 뻗어 있다.

이와같이 위근육과 위샘에서 분비된 위액의 동반작용으로 위에서 물리적 · 화학적 소화가 일어나게 된다.

위액(gastric juice)은 위산(hydrochloride acids ; HCl), 펩시노젠(pepsinogen), 점액(mucus) 등이 혼합된 형태의 액체를 가리킨다. 위샘에서 하루에 일반적으로 생산되는 위액의 양은 대략 1.5L이다. 펩시노젠은 주세포(chief cell)에서 분비되며, HCl은 벽세포(parietal cell)에서 분비된다.

이 두 세포는 특별한 연관관계를 가지는데, 펩시노젠이 위산과 접촉하게 되면 주된 소화효소인 **펩신**(pepsin)으로 바뀌게 된다. 펩신은 단백질을 소화하는 데 필요하다. 위산은 그 자체로 음식물을 직접 소화시키는 것은 아니지만, 육류의 결합조직을 파괴시킨다. 위산은 pH 1.5~2 정도의 매우 강한 산이므로, 위로 들어온 병원(pathogene)을 죽이는 역할도 한다.

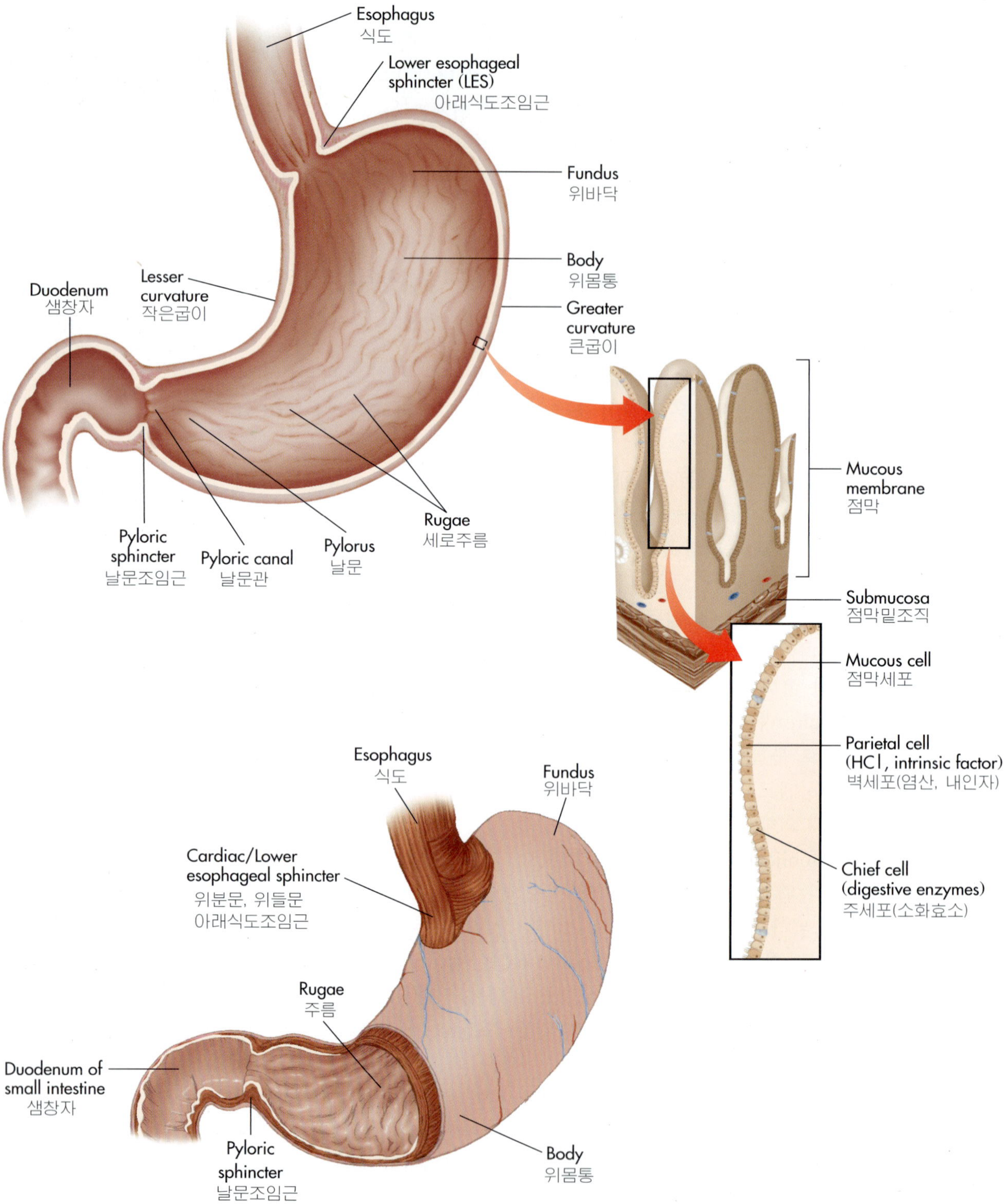
Esophagus
식도
Lower esophageal sphincter (LES)
아래식도조임근
Fundus
위바닥
Body
위몸통
Duodenum
샘창자
Lesser curvature
작은굽이
Greater curvature
큰굽이
Pyloric sphincter
날문조임근
Pyloric canal
날문관
Pylorus
날문
Rugae
세로주름
Mucous membrane
점막
Submucosa
점막밑조직
Mucous cell
점막세포
Parietal cell
(HCl, intrinsic factor)
벽세포(염산, 내인자)
Chief cell
(digestive enzymes)
주세포(소화효소)
Esophagus
식도
Fundus
위바닥
Cardiac/Lower esophageal sphincter
위분문, 위들문
아래식도조임근
Rugae
주름
Duodenum of small intestine
샘창자
Pyloric sphincter
날문조임근
Body
위몸통

〈그림 15－6〉 위의 구조

그렇다면 왜 위는 소화되지 않는 것인가? 건강한 위는 산에 대해 방패역할을 하는 두꺼운 점액(mucous)을 분비하는 점막세포(moucus cell)에 의해 보호받는다. 또 다른 특별한 세포는 비타민 B_{12} 흡수에 필요한 내인자(intrinsic factor)라고 알려진 것을 분비한다. 〈표 15–1〉에 각각의 위샘과 그 기능이 요약되어 있다.

〈표 15 – 1〉 위샘과 기능(Gastric Gglands and Their Function)

소화세포	분비액	기능
주세포 chief cells	펩시노젠	단백질 소화의 시작
벽세포 parietal cells	위산	병원체 살상, 펩시노겐의 활성화, 육류의 결합조직 파괴
점막세포 mucous cells	알칼리성 점액	위 보호
내분비세포 endocrine cells	가스트린	위샘분비 자극

이러한 감각입력은 부교감신경계를 자극하고 **가스트린**(gastrin)이라는 호르몬(hormone)을 분비하게 된다. 일단 가스트린이 혈액을 타고 위에 도달하면 위샘의 분비가 증가되어 음식을 보거나 냄새만 맡아도 위액을 생산하게 된다.

음식물이 위에 들어오면 약 2/3의 위액이 분비되는 **위단계**(Gastric phase)에 이르게 된다. 음식물이 들어오면 위는 늘어나기 시작하고 위가 늘어나면 그 신호가 대뇌로 전달되어 위샘들이 자기의 역할을 수행한다.

위에서 미즙이 형성되면 날문조임근을 통해 작은창자의 첫 부분인 **샘창자**(duodeum)로 넘기게 된다.

이로써 위액 조절의 **창자단계**(intestinal phase)가 시작된다. 샘창자가 늘어나고 미즙의 산(acids)을 느끼고 나면 창자호르몬(intestinal hormone)들이 분비되어 위샘의 분비를 감소시킨다. 대뇌 역시 신호를 받아서 위액의 분비를 억제한다.

일단 미즙이 샘창자에서 움직이기 시작하여 작은창자로 넘어가기 시작하면 위에 들어온 새로운 음식물을 소화시킬 수 있도록 위액분비 억제반응이 잠시 중단된다.

위의 작용은 부교감신경계 중에서도 주로 미주신경(vagus nerve)에 의해 지배된다. 일단 미주신경이 자극되면 위의 운동과 분비속도가 증가하게 된다.

위액 생성의 세 시기(phase)가 〈그림 15-7〉에 나타나 있다. **두부 단계**(Cephalic phase)는 시각이나 후각 같은 감각적인 자극의 결과로 발생한다.

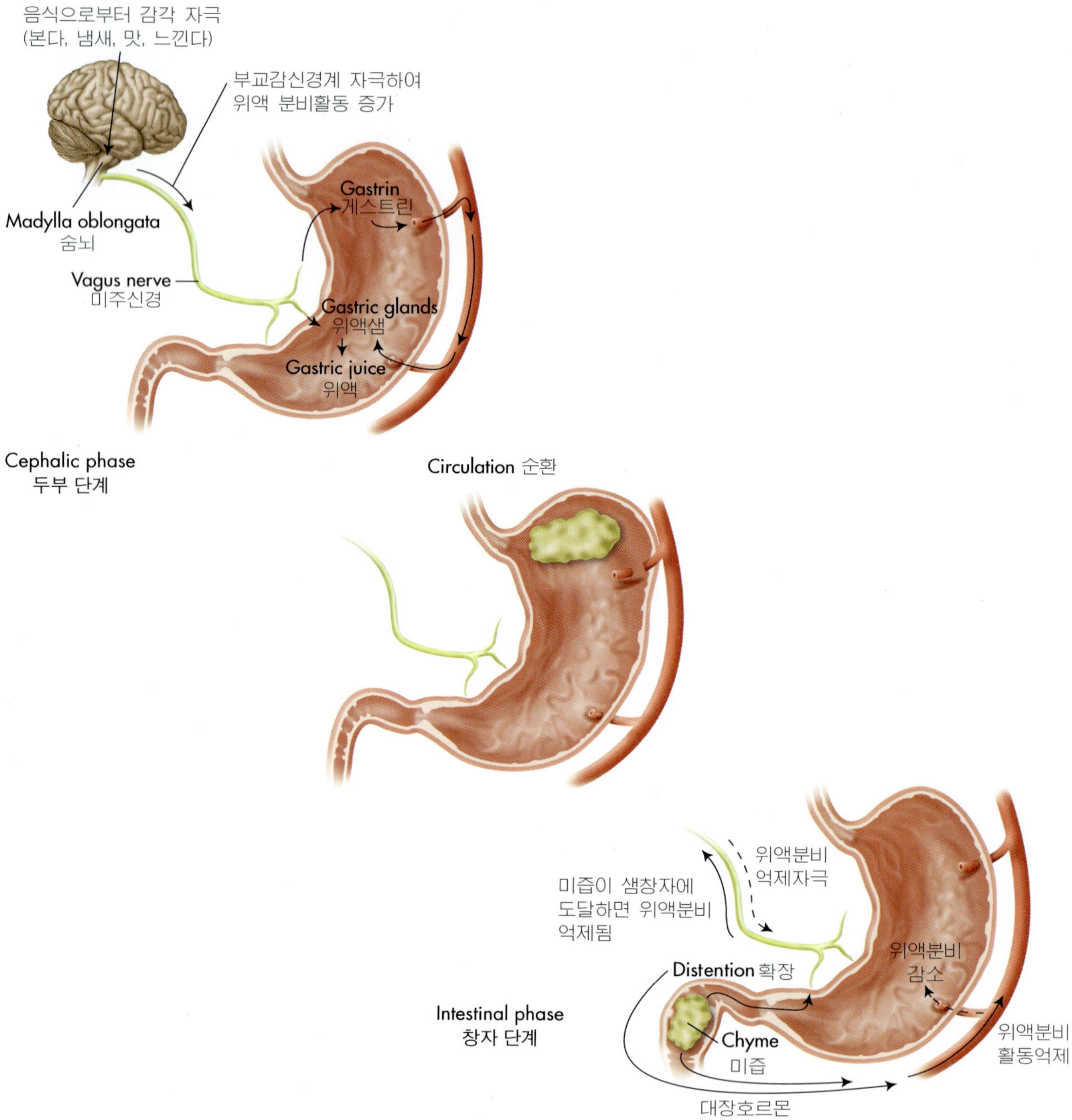

〈그림 15 – 7〉 위액의 분비 단계

작은창자 SMALL INTESTINE

복강의 가운데 쪽 아래에 위치한 작은창자는 소화의 주된 장기로서, 여기서 대부분의 음식이 소화된다(그림 15–8 참조). 작은창자의 직경은 2cm~4cm로 작지만 길이는 약 6m로 소화관 중 가장 길다.

작은창자의 벽은 화학적 소화의 마지막 단계를 위한 여러 가지 중요한 소화효소와 이자(pancreas) 및 쓸개(gall baldder)의 작용을 자극하고 위의 운동을 조절하는 두 가지의 호르몬을 분비한다.

미즙이 작은창자에서 점막의 벽에 닿게 되면서 약 80%의 이용 가능한 영양분이 흡수된다. 아미노산(amino acids), 지방산(fatty acids), 단당류(simple sugar), 비타민, 이온 그리고 물이 여기서 흡수된다. 나머지 20%의 일부는 위에서 이미 흡수되었고, 그 나머지는 큰창자에서 흡수된다. 이용할 수 없는 잔여물들은 우리 몸 밖으로 배출되기 위해서 큰창자로 이동한다.

작은창자는 세 구역으로 나누어진다. **샘창자**(십이지장, duodenum)는 길이가 약 25cm이며 이자의 머리부분 근처에 위치한다. 샘창자는 그 길이가 열두 개의 손가락 너비의 합(25cm)과 같아서 십이지장이라고 부른다.

빈창자(jejunum)는 작은창자의 중간 부분이며 길이는 약 2.5m이다.

작은창자의 마지막 부분은 **돌창자**(ileum)이다. 길이가 약 2m인 돌창자는 돌막창자판막(ileocecal valve)을 통해 큰창자와 연결되어 있다.

이자와 쓸개에서 이뤄진 추가적인 분비가 샘창자에 더해진다. 이자에서는 이자액(pancreatic juice)을 공급하고, 쓸개에서는 쓸개즙(bile)을 공급한다.

쓸개즙은 지방을 유화(emulsify)시키며 지방을 물에서 분해 가능하게 만들어서 지방의 소화를 돕는다. 이자액은 소화효소와 산성의 미즙을 중화시키는 중탄산 나트륨(sodium bicarbonate)을 함유하고 있다.

이자액은 작은창자에서 분비되는 호르몬인 세크레틴(secretin)의 자극을 받아서 분비가 촉진된다. 쓸개즙 역시 작은창자에서 분비되는 호르몬인 **콜레시스토키닌**(cholecystokinin) 또는 CCK라고 알려진 물질에 의해 분비가 촉진된다.

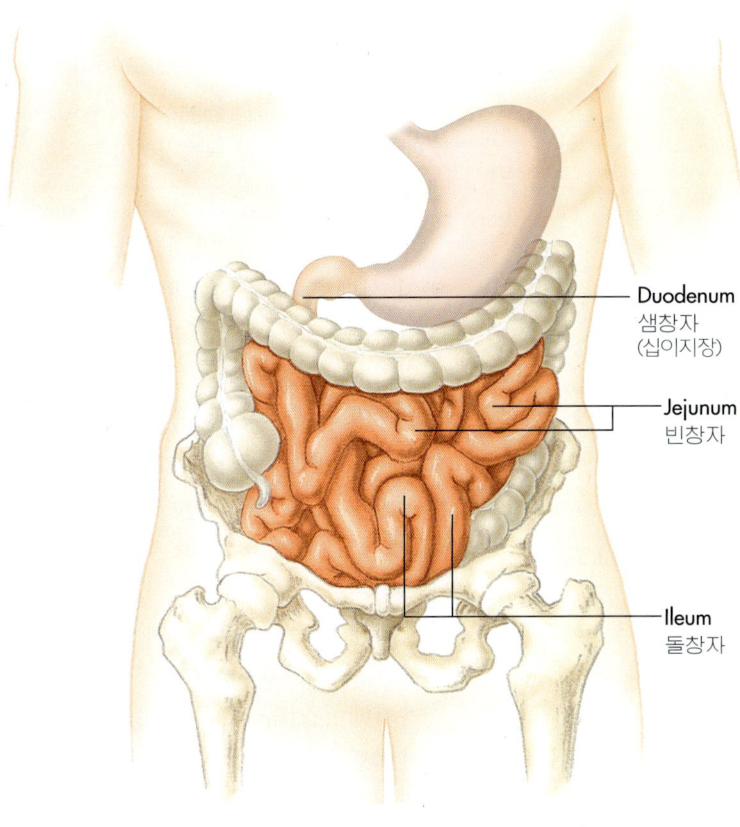

〈그림 15 – 8〉 작은 창자

〈표 15 – 2〉 소화과정에 필요한 호르몬

호르몬	분비기관	작용
가스트린 gastrin	위	위액분비 자극
세크레틴 secretin	샘창자	쓸개즙(간)과 물 및 중탄산나트륨 분비자극 : 위 활동을 천천히 유지
콜레시스토키닌 cholecystokinin	샘창자	쓸개즙(쓸개)과 소화효소 분비자극 : 위 활동을 천천히 유지

심화 내용의 이해

유당불내성 LACTOSE INTOLERANCE

우유나 치즈와 아이스크림 같은 낙농제품에서 발견되는 당(유당, lactose)을 소화시키지 못하는 현상이다. 유당불내성을 가진 사람은 장효소인 유당 분해효소(lactase) 결핍을 보인다. 그 결과로 유당이 완전히 분해되지 않게 되며, 장에서 정상적으로 발견되는 세균이 이 소화되지 않은 당을 이용하여 부산물로 가스(gas)를 생성시킨다. 이것이 TV 광고에 나오는 더부룩한 느낌의 원인이다. 게다가 이 소화되지 않은 당은 작은창자에서 물의 흡수를 방해하여 설사의 원인이 되기도 한다.

흥미롭게도 이러한 현상에는 유전적인 요소가 관여한다. 어떤 경우에는 유당분해효소가 일생을 통해 만들어지기도 한다.

부작용을 피하기 위해서는 우유나 낙농제품의 섭취를 피하거나 이러한 음식을 먹기 전에 유당분해효소를 복용하여야 한다.

작은창자에는 두 가지 형태의 근육운동이 존재한다. **분절운동**(segmentation)은 마치 시멘트혼합기와 같이 미즙과 소화액을 섞는다.

연동운동(peristalsis) 역시 일어나는데, 이는 소화가 안 된 잔여물을 큰창자로 이동시킨다. 〈표 15–2〉에는 소화과정에서 작용하는 호르몬의 역할이 요약되어 있다.

앞에서 언급했듯이 작은창자는 소화효소를 분비하여 화학적 소화를 하는데, 이러한 효소들은 외분비 세포(exocrine)에 의해 만들어진다. 락테이스(lactase : 유당 분해효소), 말테이스(maltase : 맥아당 분해효소), 수크레이스(sucrose : 자당 분해효소) 등은 녹말(starch) 안에 들어 있는 이당류(disaccha–rides)를 분해시키는 데 필요하다.

펩티데이스(peptidase)는 단백질(protein)의 구성요소인 펩타이드(peptide)를 분해하는 데 필요하다.

라이페이스(lipase)는 지방을 소화시키는 데 필요하다. 작은창자 안에 미즙이 존재해야만 이러한 물질들이 분비가 되는데, 이는 미즙 안에 존재하는 산성 성분이 물리적 · 화학적 자극을 주기 때문이다. 이러한 자극과 더불어 작은창자의 팽창은 소화효소와 호르몬 분비를 촉진시킨다.

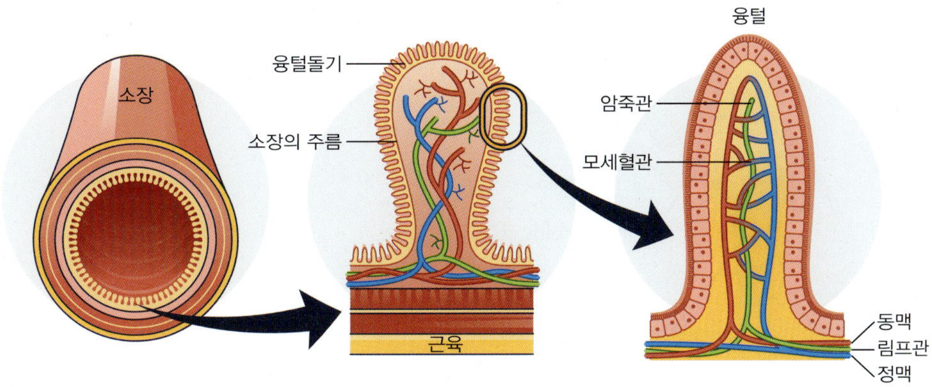

〈그림 15 – 9〉 소장의 내부와 암죽관의 구조

작은창자벽의 구조는 다소 흥미롭게 구성되어 있다. 작은창자벽은 융모(villi)라고 불리는 손가락 모양의 돌기가 윤상주름을 이루고 있으며(그림 15–9 참조), 융모의 표면은 미세융모(microvilli)의 원주상피세포로 덮여 있다.

이러한 주름, 융모, 미세융모는 작은창자의 표면적을 놀라울 정도로 넓게 하는데 기여하며, 테니스장 크기의 면적에서 영양분의 흡수능력을 더욱 증가시킨다.

각각의 융모는 모세혈관과 **암죽관**(lacteal)이라고 부르는 림프관을 포함하며, 장샘은 각각의 융모 사이에 존재한다. 모세혈관은 탄수화물의 소화산물인 당(sugar)과 단백질의 소화산물인 아미노산을 흡수하여 우리 몸에 보낼 수 있도록 처리하기 위해 간으로 이동시킨다.

글리세롤(glycerol)과 지방의 소화 산물인 지방산(fatty acids)은 융모로 흡수되어 하얀색의 우유 같은 물질인 암죽(chyle)이라고 부르는 지단백(lipoprotein)으로 바뀐 다음에 암죽관을 통해 이동한다. 암죽은 림프관을 통해 직접 우리 몸의 각 부분으로 이동한다.

큰창자 LARGE INTESTINE

작은창자의 끝부분과 연결되는 부위에서 시작하여 **항문**(anus)에 이르기까지 **큰창자**는 작은창자와 접해 있으며, 그 기능은 다음과 같다.

- 물의 흡수
- 장내 정상세균들에 의한 비타민 흡수
- 잔여물을 몸 밖으로 배출하기 위한 처리

큰창자 내벽에는 융모가 없기 때문에 영양분의 흡수는 거의 일어나지 않는다.

대략 1.5m의 길이와 7.5cm의 직경을 가진 큰창자는 **막창자**(cecum), **잘록창자**(colon), **곧창자**(rectum)의 세 부분으로 나누어진다. 큰창자는 직경만 클 뿐, 길이는 짧다.

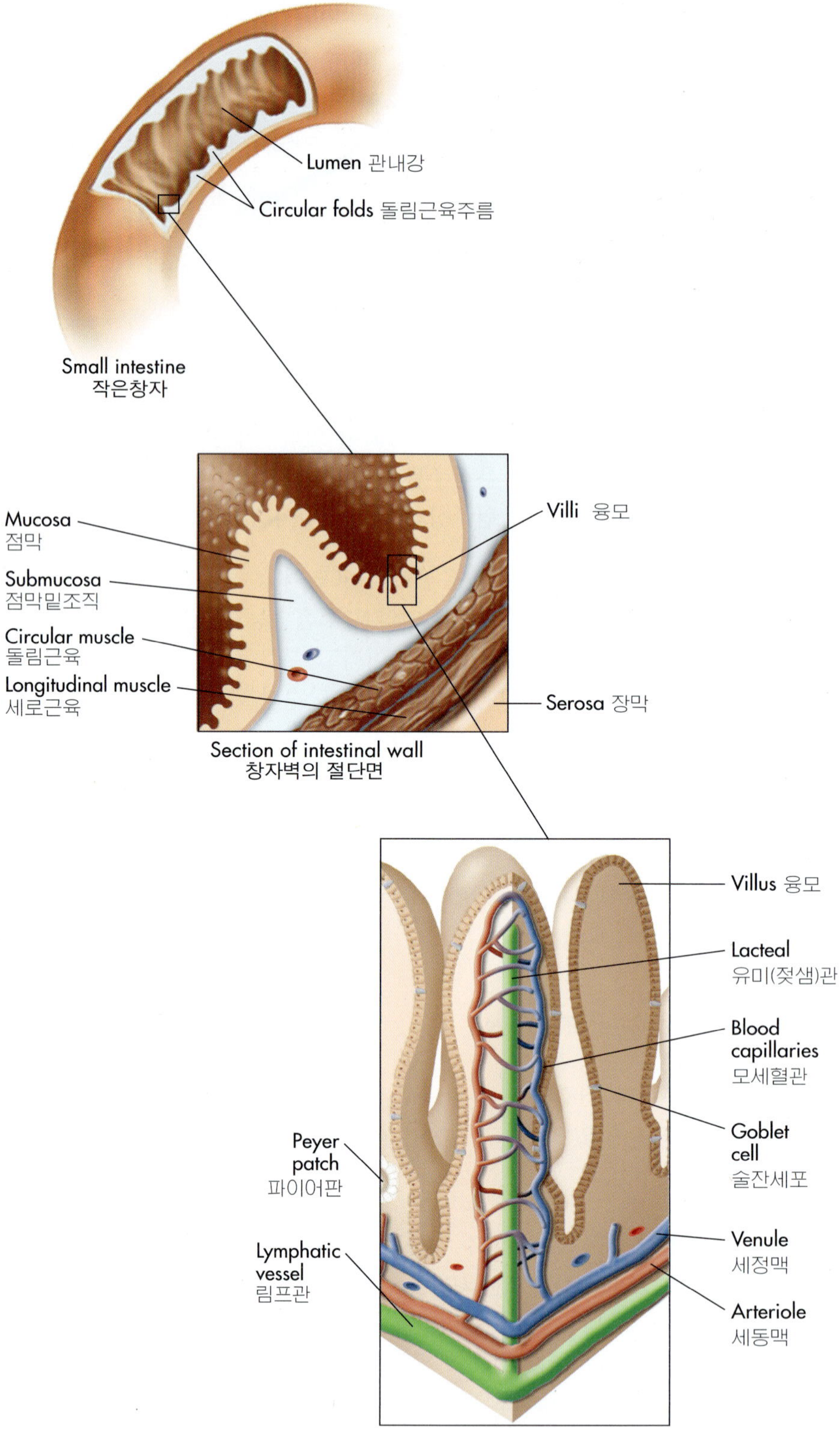

〈그림 15－10〉 작은창자의 융모

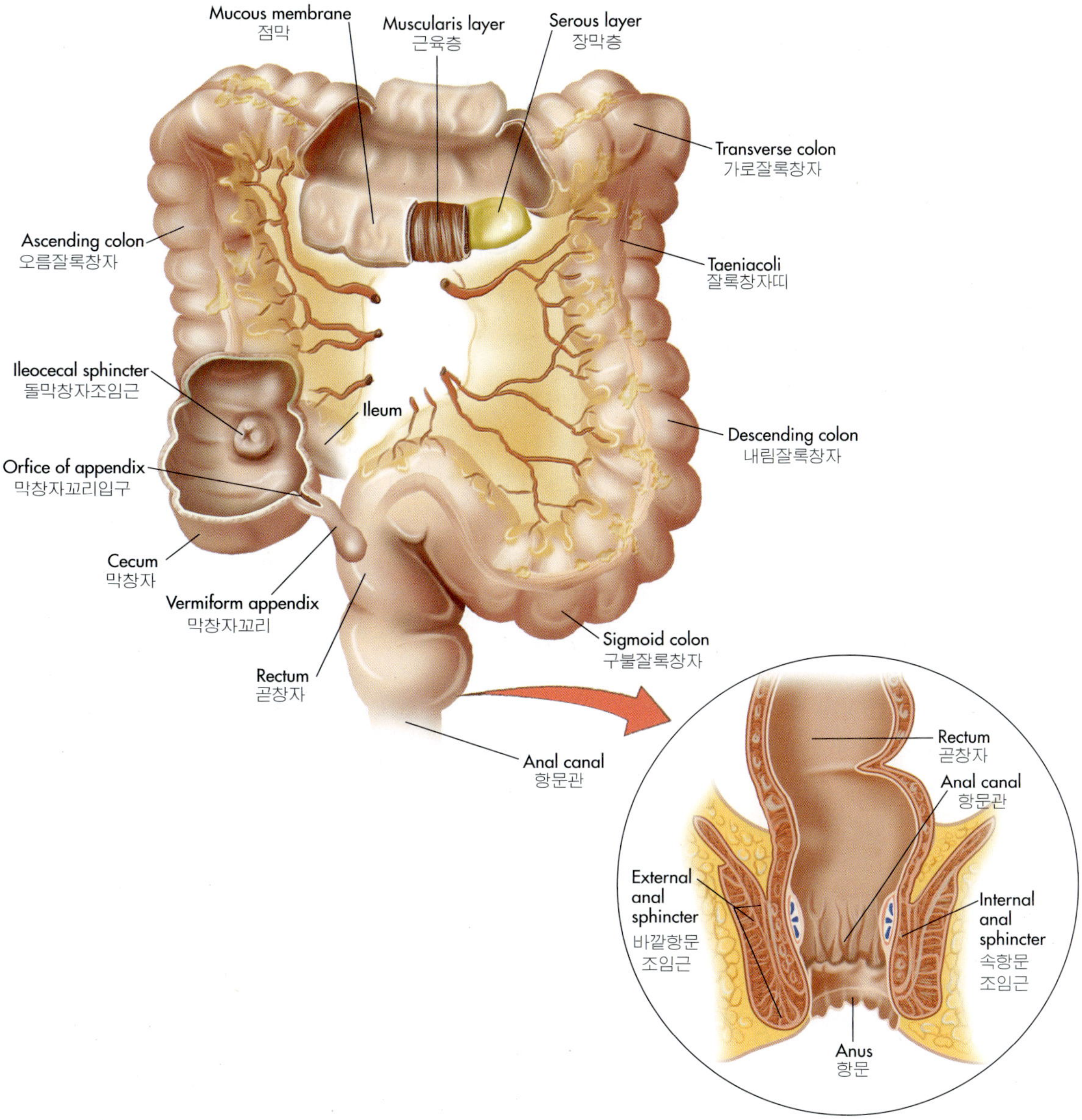

〈그림 15 – 11〉 큰창자의 구조

주머니 모양의 막창자는 셀룰로오스와 같은 소화되지 않은 음식물과 물을 작은 창자의 돌창자에서 받는다. 악명 높은 **막창자꼬리**(appendix)는 막창자에 붙어 있다. 날씬하고 속이 비어 있으며 끝이 막힌 튜브 모양의 장기이다.

막창자꼬리는 인류가 진화하면서 그 크기와 기능이 감소된 흔적이거나 퇴화된 장기로 여겨진다. 어떤 연구에서는 막창자꼬리가 림프조직을 가지고 있기 때문에 감염에 대항하는 것으로 보았다. 막창자꼬리가 막히게 되면, 막창자꼬리염이 발생하는데, 치료는 항생제 투여 혹은 외과적 막창자꼬리 제거술에 의한다.

약간의 물과 전해질이 막창자와 오름잘록창자(ascending colon)에서 재흡수된다. 비록 상대적으로 적은 양의 물이 재흡수되지만, 우리 몸의 적절한 수분균형을 위해서는 꼭 필요하다.

잘록창자는 다시 오름잘록창자(ascending colon), 가로잘록창자(transverse colon), 내림잘록창자(descending colon), 구불잘록창자(sigmoid colon)의 네 부분으로 나뉜다. 오름잘록창자는 우리 몸의 오른쪽으로 이어져서 간(liver)이 있는 위치까지 올라간다. 가로잘록창자는 간과 위의 아래를 옆으로 지나며, 지라(spleen) 근처에서 구부러짐으로써 내림잘록창자가 된 다음 우리 몸의 왼쪽 아래로 이어지다 구불잘록창자에 이른다.

구불잘록창자는 곧창자에 이어진다. 곧창자는 이완되어 고체의 배설물(대변)을 몸 밖으로 내보내는 항문과 연결된 항문관(anal canal)으로 이어진다. 연동운동은 느린 속도로 일어난다. 이러한 느리고 간헐적인 움직임은 대변으로 배설할 물질을 곧창자로 이동시킨다.

이때 물이 제거되면서 대변은 점차 반고체 형태로 바뀌어 간다. 이렇게 해서 곧창자가 변으로 채워지면 곧창자의 근육은 수축하고 항문의 근육은 이완되는 배변반사(defecation reflex)가 일어나게 된다.

큰창자 안에서 상주하는 세균은 두 가지 중요한 역할을 한다. 첫째, 덜 소화된 물질의 분해를 돕고, 둘째, 비타민 B군과 혈액응고에 필요한 비타민 K의 대부분을 생산한다.

이러한 사실은 정상적으로 존재하는 세균이 우리 몸의 건강을 지켜 주는 이유가 된다. 만약에 이런 세균이 큰창자에 머물지 않고 혈액을 타고서 우리 몸을 떠돌게 되면 치명적인 결과를 초래한다.

부속장기 ACCESSORY ORGAN

입의 침샘뿐만 아니라 다른 부속장기들도 소화에 필요하다.

간 Liver

무게가 약 1.5kg이며 횡격막 아래에 위치한 간은 가장 큰 샘장기(glandular organ)이며, 동시에 복골반강에서 가장 큰 장기이다. 이 장기는 인체가 생존하는데 필요한 여러 기능을 수행한다. 〈그림 15-12〉에서 볼 수 있듯이, 간은 큰 우엽과 작은 좌엽의 두 구역으로 나뉜다.

소화의 최종산물을 나르는 혈관인 간은 간문맥(hepatic potal vein)과 산소가 풍부한 혈관인 간동맥(hepatic artey)에서 분당 약 1.7*l*의 혈액을 받는다.

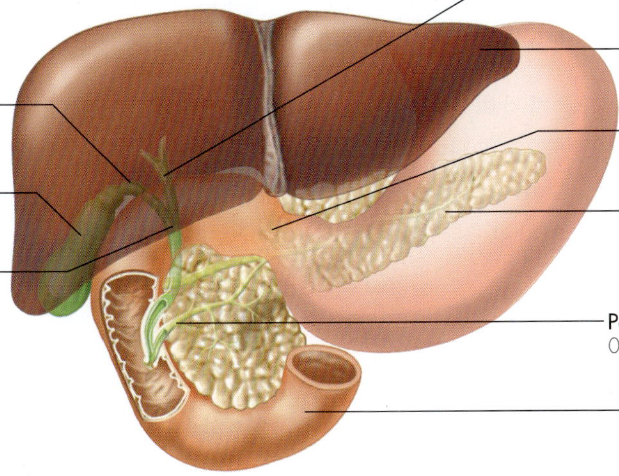

〈그림 15 – 12〉 간의 구조

비록 이 장에서는 소화기계에 초점이 맞추어져 있지만, 간은 우리 몸의 신진대사(metabolism)에 핵심적인 역할을 하기 때문에 이 놀라운 장기의 모든 기능을 이해둘 필요가 있다. 다음은 간의 주요 기능이다.

- 약물이나 알콜 같은 몸에 해로운 물질을 해독한다.
- 체온을 생성한다.
- 오래된 혈액세포를 파괴시키고 이용 가능한 것들을 재활용하는 한편, 빌리루빈(billirubin)과 같은 필요없는 물질을 제거한다. 빌리루빈은 쓸개즙에서 제거되어 대변의 색깔을 나타낸다.
- 알부민(albumin)과 글로불린(globulin) 같은 혈장 단백질을 생산한다.
- 섬유소원(fibrinogen)과 프로트롬빈(prothrombin) 같은 응고인자를 생산한다.
- 항응고 인자인 헤파린(heparin)을 생산한다.
- 지방의 소화에 필요한 쓸개즙을 생산한다.
- 우리 몸의 세포가 사용할 수 있도록 지방을 변형 · 저장한다.
- 단백질 대사산물인 요소(urea)를 만들어서 체외로 배출시킨다.
- 단당인 글루코스를 글리코겐(glycogen) 형태로 저장한다. 혈액 내 당의 수치가 정상 이하로 떨어지게 되면, 간은 글리코겐을 글루코스로 바꾸어서 혈액으로 내보내 적절한 농도가 되도록 해 준다.
- 철분(iron)을 비롯하여 비타민 A, B_{12}, D, E, K를 저장한다.
- 콜레스테롤을 생산한다.

샘창자 호르몬인 세크레틴의 자극으로 생산되는 쓸개즙은 간의 소화기능에서 중요한 역할을 한다. 쓸개즙 안의 염(salt) 성분은 세제와 같은 작용으로 지방을 작은 방울들로 쪼개어서 소화효소가 더 잘 작용할 수 있게 한다.

게다가 쓸개즙은 작은창자의 지방흡수를 도우며, 빌리루빈과 과잉된 콜레스테롤을 제거하기 위해 장으로 운반된다. 일단 쓸개즙이 간에서 생산되면 간을 떠난 후에 **간관**(hepatic duct)를 따라서 쓸개관(cystic duct)을 거쳐 쓸개에 도착한 다음 저장되며 필요할 때 작은창자로 분비된다.

쓸개 Gallbladder

쓸개는 주머니 모양의 장기로 길이는 약 7.5~10cm이고 간 우엽의 오른쪽 아래에 위치한다(그림 15–13 참조).

쓸개즙이 쓸개에 저장돼 있는 동안 쓸개는 쓸개즙의 물을 흡수하여 간에 있을 때보다 약 6~10배 정도 농축시킨다. 이때 어느 정도의 균형이 필요한데, 만약 너무 많이 농축시키면 쓸개즙은 담석을 형성하게 된다.

샘창자로 지방이 들어오게 되면 샘창자는 콜레시스토키닌(cholecystokinin, CCK)을 분비하고, CCK는 쓸개벽의 민무늬근을 수축시켜서 쓸개관과 온쓸개관(common bile duct)을 통해 쓸개즙을 샘창자로 분비시킨다.

이자 Panceas

내분비계에서 공부했지만, 이자는 소화에서도 중요한 역할을 한다. 이자는 15cm 길이로 위(stomach)의 뒤쪽에 위치하여 샘창자부터 지라(spleen)에 걸쳐서 자리잡고 있다(그림 15–13 참조).

이 장기의 외분비 부분은 완충제와 소화효소를 만들어서 이자관을 통해 샘창자로 분비한다. 완충제는 작은창자로 들어온 산성의 미즙(chyme)을 중화하는 데 필요하다. 즉, pH 7.5~8.8 정도로 중화시켜 장벽의 손상을 막아 주는 것이다. 이러한 분비기능은 샘창자에서 분비되는 호르몬에 의해 활성화된다.

이자에서 분비되는 일반적인 소화효소는, 당과 녹말에 작용하는 탄수화물 분해요소(carbohydrase), 지방에 작용하는 지방분해효소(lipase), 단백질에 작용하는 단백질 분해효소(proteinase), 핵산에 작용하는 핵산 분해효소(neuclease) 등이다.

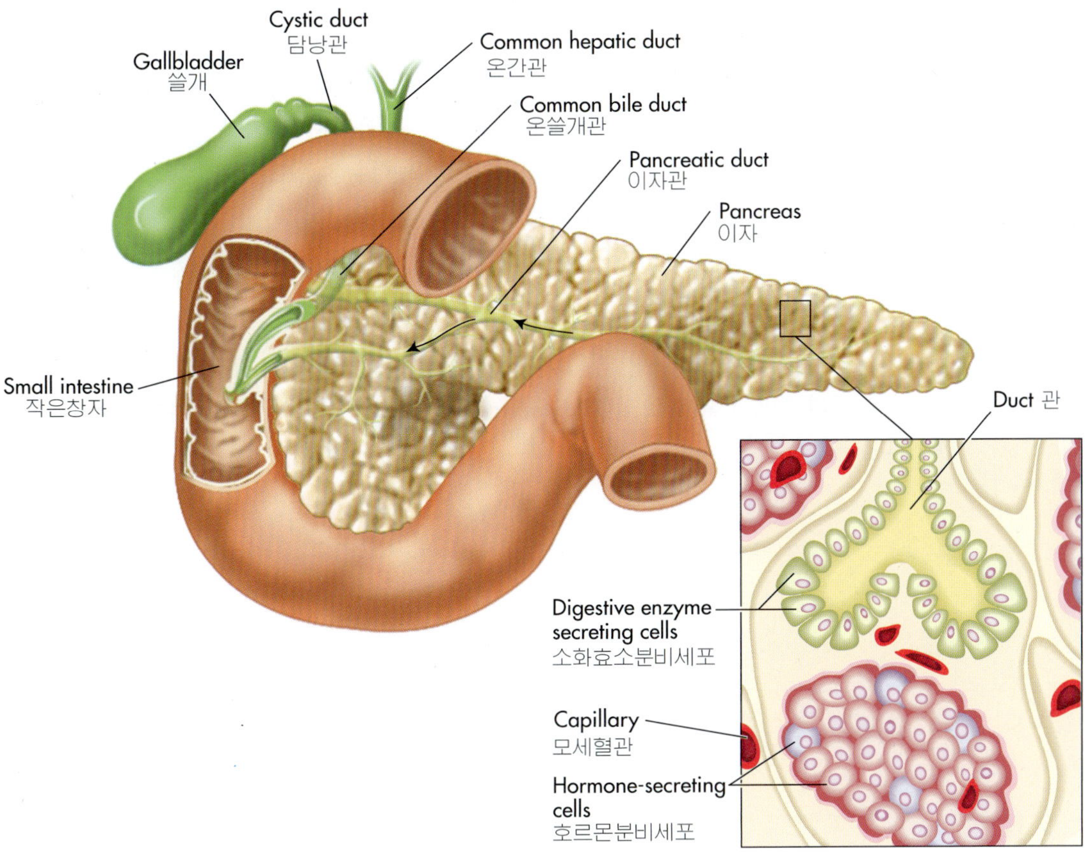

〈그림 15 – 13〉 이자의 구조

소화기계통의 일반적인 질환
COMMON DISORDER OF THE DIGESTIVE SYSTEM

소화기계 질병은 일반적으로 다음의 증상을 포함한다.

- 구토(vomiting)
- 설사
- 변비(constipation)
- 복통

구토는 소화기관에서 자극적인 물질이나 과도한 양의 음식을 제거하기 위해 일으키는 보호작용이다. 자극적인 물질이나 소화기관의 과도한 팽창은, 감각신경섬유를 통해 뇌의 구토중추에 신호를 보낸다. 운동신호가 횡격막과 복근에 전달되면 식도 입구의 조임근을 쥐어짜서 음식물이 역류하게 된다.

설사는 작은창자 함유물의 수분이 적절히 흡수되지 않은 상태에서 큰창자로 쏟아져 내려간 결과이다. 적절한 전해질 및 영양분의 흡수도 이루어지지 않기 때문에 심각한 결과를 초래하게 된다.

변비는 설사와 반대로 대변이 너무 오래 큰창자에 머물러서 수분 흡수가 많아짐으로써 딱딱해져서 몸 밖으로 밀어내기가 힘들어지게 된 것이다.

급변하는 사회로 인해 더 흔해진 질병 중의 하나는, 식도 · 위 · 샘창자벽을 침범하는 **소화성 궤양**(peptic ulcer disease; PUD)이다. 가장 흔히 침범되는 곳은 작은창자의 가장 상부인 샘창자이다. 이는 과도한 위산을 포함한 위액 생성의 불균형으로 소화관의 점액벽이 부식되는 것이 원인이다.

대부분의 궤양은 소화관벽 점막에 상처를 내어서 위액과 위산의 공격을 용이하게 하는 헬리코박터 파일로리(*Helicobacter pylori*)라는 세균에서 기인한다고 알려져 있다.

Filtration and Fluid Balance

Chapter 16

비뇨기계통

여과 및 수분균형

도시는 댐이나 강에서 안전하고 믿을 만한 물을 공급받으며, 때로는 음용수로 쓰기 위해 우물을 여럿 가지고 있다.

물이 귀한 사막에서 살아가려면 바닷물의 염분을 제거하여 담수로 만드는 특별한 공장이 필요하다. 어떤 경우라도 신선한 물을 구할 수 있는 방법이 필요하다.

정수공장에서는 물이 수도꼭지에 도달하기 전에 화학물질과 찌꺼기를 제거하고 소독한다. 컵에 진흙이 가득하고, 세균이 득실거리는 물이 채워져 있는 장면을 상상해 보라. 우리가 정수공장의 기능을 정확히 이해하기는 어렵지만, 만약 이 공장이 멈춘다면 우리의 삶은 극도로 불행해질 것이다.

우리의 몸 역시 수분과 혈액을 정화하는 공장을 가지고 있다. 간이 어느 정도 정화를 담당하지만, 우리 몸의 전해질과 수분 조절을 책임지는 것은 비뇨기계통이다.

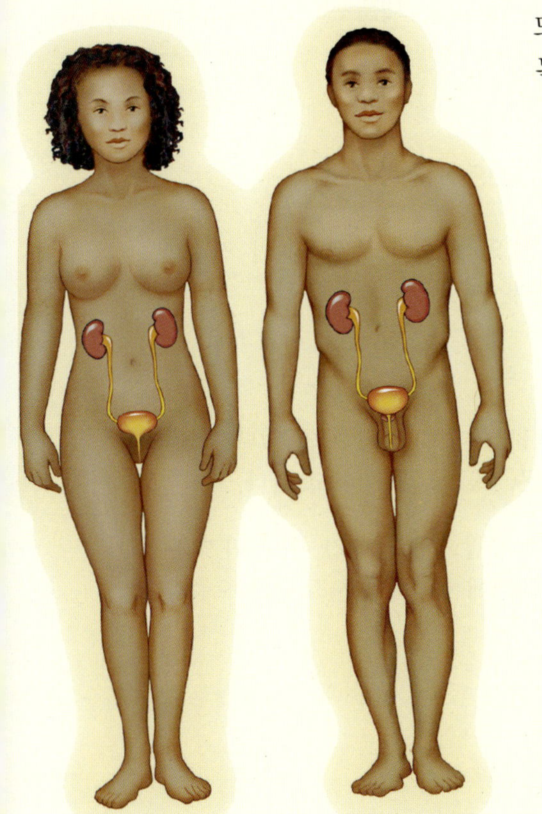

신장(콩팥, kidney)은 혈액을 거르고 분비된 전해질을 재흡수하고 오줌을 생성한다. 이러한 작용들이 멈추면, 수분 및 전해질 불균형 · 불규칙한 혈압 · 질소배설물의 축적 등으로 인해 사망에 이르게 된다.

학습목표 LEARNING OBJECTIVES

- 비뇨기계통 장기와 그 기능을 설명할 수 있다.
- 콩팥의 속 · 바깥 구조와 기능을 설명할 수 있다.
- 오줌 생성과정을 설명할 수 있다.
- 생체 물질의 분비와 재흡수 경로를 설명할 수 있다.
- 콩팥과 호르몬의 관계를 설명할 수 있다.

비뇨기계통의 개요

비뇨기계통은 혈액으로부터 체내 배설물인 오줌을 만드는 윗등쪽 복강 좌우에 위치한 1쌍의 콩팥, **콩팥**(kidney)에서 아래 골반속에 위치한 **방광**(urinary bladder)까지 오줌을 운반해주는 관인 **요관**(ureter)에서 운반되어 온 소변을 배출할 때까지 일시적으로 저장하는 방광, 방광에 저장된 오줌을 몸 밖으로 내보내는 **요도**(urethra)로 이루어져 있다(그림 16–1).

비뇨기계통의 기능은 오줌을 만들어 인체의 수분과 전해질의 균형을 조절하고 체외로 보내어 배설물을 제거하는 것으로 여과(filtration), **재흡수**(reabsorption), **분비**(secretion)의 세 단계가 필요하다.

콩팥의 구조와 기능 THE ANATOMY OF THE KIDNEY

콩팥은 매우 복잡한 여과시스템으로 좌, 우 두 개의 콩팥이 존재하지만 건강한 하나의 콩팥만으로도 실질적인 기능수행이 가능하다.

외부구조 External Anatomy

콩팥은 **콩팥피막**(renal capsule)이라고 부르는 섬유성 막에 의해 싸여 있다. 움푹 파여서 콩팥을 콩 모양으로 만드는 구조물을 **콩팥문**(renal hilum)이라고 한다.

혈액은 콩팥문에서 여과를 위해 콩팥동맥을 통해 콩팥으로 들어간 후 여과가 된 혈액은 콩팥정맥을 통해 콩팥을 빠져 나간다. 콩팥문에 붙어 있는 요관은 오줌을 콩팥에서 방광으로 보낸다(그림 16–2).

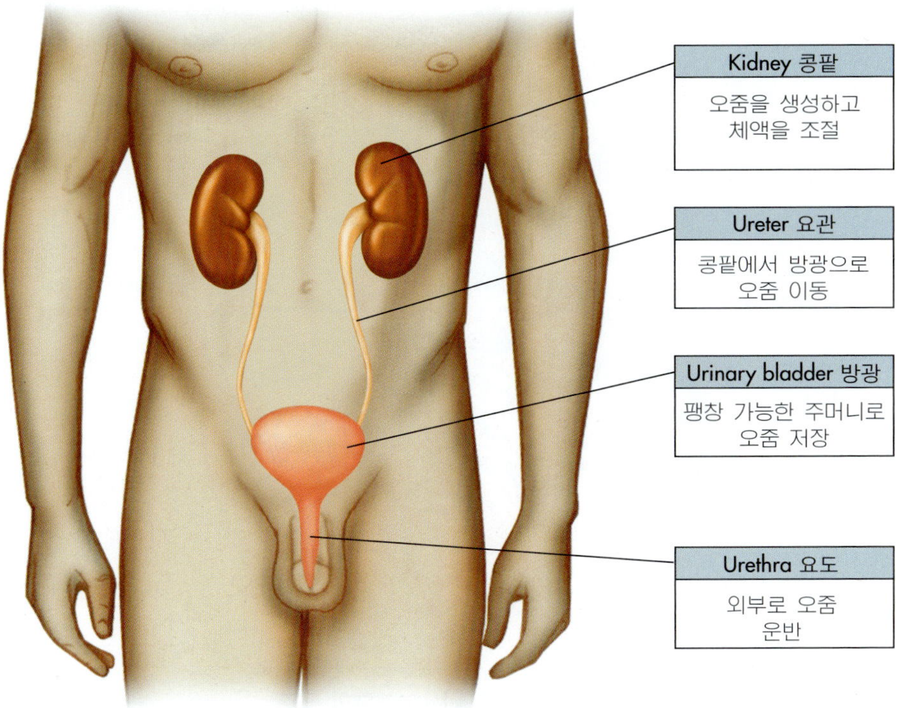

〈그림 16 – 1〉 비뇨기계통의 구조

내부구조 Internal Anatomy

콩팥의 내부 구조는 세 층으로 나뉜다(그림 16–2). 가장 바깥쪽 층을 **콩팥겉질**(renal cortex), 중간 층을 **콩팥속질**(renal medulla), 가장 안쪽 층을 **콩팥깔때기**(renal pelvis)라고 부른다.

콩팥겉질은 혈액이 실질적으로 여과되는 곳이다.

콩팥속질은 수많은 삼각형의 띠와 같은 영역을 가지고 있기 때문에 **콩팥피라미드**(renal pyramids)라고 부른다. 콩팥피라미드는 콩팥에서 만들어진 오줌을 모으는 집합관(collecting tubules)으로 구성되어 있다. 피라미드 근처는 겉질까지 뻗어 있는 좁은 **콩팥기둥**(renal columns)으로 되어 있다.

콩팥깔때기는 깔때기 모양으로 되어 있다. 깔때기는 두 개 또는 세 개의 **큰술잔**(renal calyces)이라고 부르는 컵 모양의 구조물로 나뉜다. 각각의 큰 술잔은 여러 개의 **작은 술잔**(minor calyces)으로 나누어진다. 술잔은 콩팥피라미드 근처에서 컵 모양의 구조를 이루어 오줌을 모은다. 콩팥은 본질적으로 여과와 수집(collection)을 담당하는 결합체계이다.

혈액은 겉질에 있는 수백만 개의 작은 여과기에 의해 걸러져서 속질에 있는 작은 관을 통해 흐르며, 그 결과로 콩팥깔때기에 오줌이 모이게 된다. 콩팥깔때기는 단순히 커져 있는 요관의 가장 근위부로 오줌을 비우게 된다.

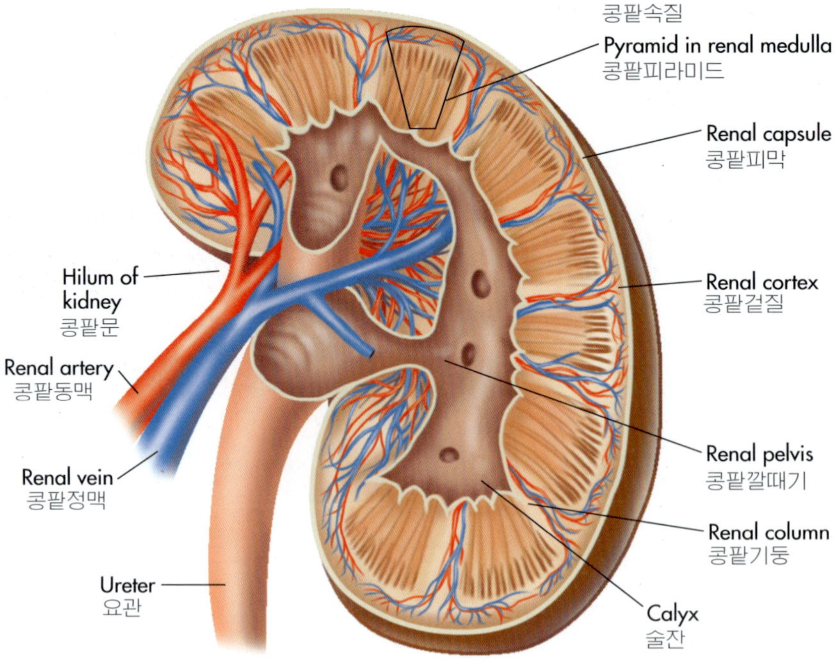

〈그림 16－2〉 비뇨기계통의 구조

혈관 BLOOD VESSELS

콩팥은 혈액을 여과하는 일을 하므로 혈액이 콩팥에 도달해야 한다. 이러한 여과 기능을 수행하기 위해 콩팥조직은 혈관의 그물망(network)을 필요로 한다. 하나의 콩팥동맥은 각각의 콩팥문으로 들어가 5개의 **분절동맥**(segmental arteries)으로 나누어져서 콩팥기둥을 통과한다.

동맥에서 기원하여 겉질에 혈액을 공급하는 수많은 작은 동백들을 **들세동맥**(afferent arteries)이라 한다. 각각의 들세동맥은 토리(glomerulus)라고 부르는 공모양의 모세혈관이 된다. 토리를 빠져나온 **날세동맥**(efferent arteries)은 세뇨관주의 모세혈관(peritubular capillaries)과 콩팥의 기능적 단위인 콩팥단위(renal nephron)와 연관된 특수모세혈관으로 분화된다. 콩팥단위 근처의 혈관은 마치 허파꽈리 근처 폐모세혈관처럼 확산과 수분, 전해질의 효율적 이동이 가능하다.

세뇨관주위 모세혈관들은 콩팥단위의 세뇨관 주위를 감싸고 있는데, 이는 허파꽈리 근처에 폐모세혈관이 존재하는 것과 유사하다.

네프론(신) 단위 The Nephron

콩팥은 수 백만 개의 깔때기와 세뇨관(tubules)으로 구성되어 있다. 이러한 기본적인 콩팥의 기능적 단위를 **콩팥단위**(nephron)라고 한다(그림 16–3).

Glomerular Filtration 토리여과	Tubular Reabsorption 세뇨관재흡수	Tubular Secretion 세뇨관분비
콩팥동맥을 통해서 들어온 혈액속의 물, 염분, 영양소, 노폐물이 토리에서 보우만주머니 쪽으로 여과된다.	세뇨관에서 세뇨관 주변의 모세혈관 쪽으로 영양소와 염분의 능동적 재흡수가 일어나며, 이로 인해 생긴 삼투압 경사에 의하여 물이 재흡수된다.	인체에서 제거되기 위하여 먼쪽세뇨관에서 세뇨관 주변의 모세혈관 쪽으로 H^+이나 K^+이 이동(분비)한다.

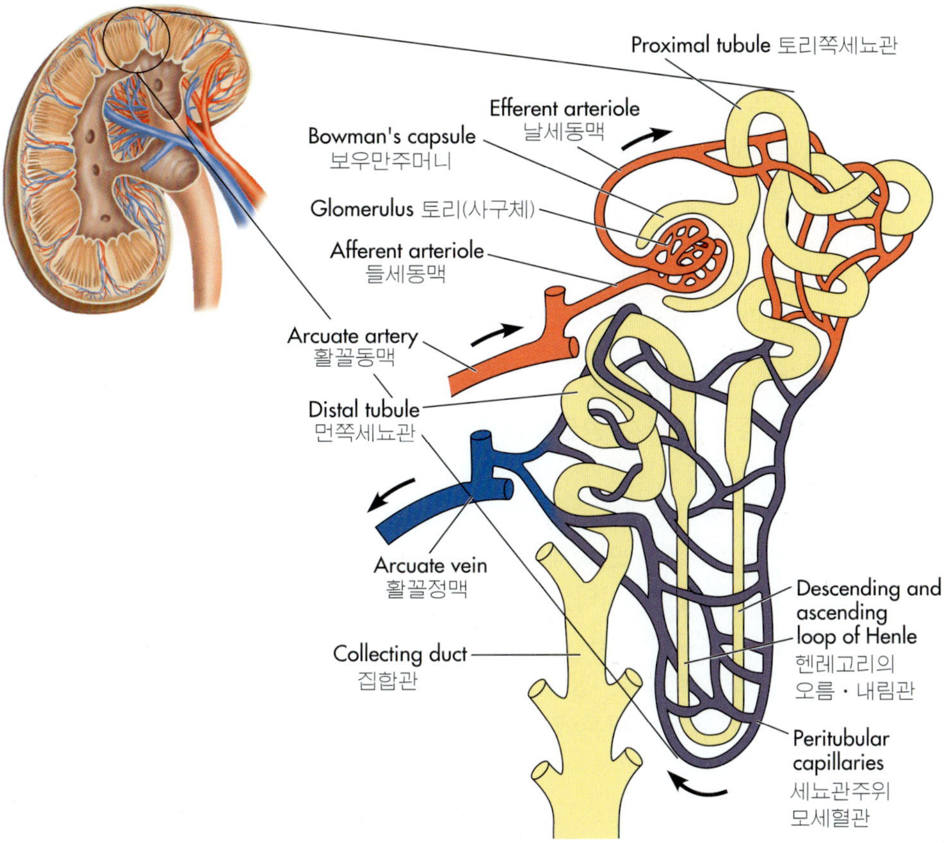

〈그림 16－3〉 콩팥의 기능적 단위

콩팥단위는 **콩팥소체**(renal corpuscle)와 **콩팥세관**의 두 부분으로 명확히 나뉘어진다. 콩팥소체는 마치 커피 필터와 같은 여과기(filter)이다. 혈액은 공 모양을 이룬 모세혈관인 **토리**(glomerulus)를 통해 콩팥미립자로 들어온다. 토리는 **토리주머니**(glomerular capsule, Bowman's capsule)라고 부르는 이중막으로 둘러싸여 있다.

토리주머니의 막은 가슴막(pleura)이나 심장막(pericardium)의 장막(serous membrane)과 유사하다. 토리주머니의 안쪽막 또는 장막(visceral membrane)은 토리 모세혈관이 둘러싸고 있다. 이 장막은 **발세포**(podocyte)라고 부르는 분화된 단층 편평상피(simple squamous)로 이루어져 있다. 토리모세혈관벽을 이루는 발세포와 단층편평상피세포는 매우 효율적인 여과기를 만든다.

토리주머니의 바깥막 또는 벽측막(parietal membrane)은 단층편평상피세포로 여과기의 용기(container) 역할을 한다. 토리로 들어오는 혈구세포, 분자량이 큰 물질, 대부분의 단백질을 제외한 모든 물질 등이 여과기에서 걸러져서 토리주머니로 가게 된다. 혈액에서 토리주머니로 걸러진 물질을 **토리거른액**(glomerular filtrate)이라고 한다. 이제 왜 오줌에서 발견된 혈구세포나 과도한 단백질이 콩팥의 여과기능에서 문제가 되는지를 알았을 것이다.

토리주머니의 안쪽은 분화된 단층 편평상피세포로 이루어져 효율적인 여과기능을 하며 바깥쪽은 여과기의 용기 역할을 한다. 토리 주머니로 걸러진 토리거른액을 콩팥세뇨관의 첫부분인 토리쪽세뇨관으로 흐른다.

콩팥단위의 또 다른 부분은 콩팥세뇨관으로 마치 햄스터의 하비트레일 시스템(햄스터가 놀 수 있도록 연결시켜 놓은 터널)과 같이 생겼다(그림 16-5).

이제 다시 콩팥으로 돌아가자. 토리거른액은 토리주머니에서 콩팥세뇨관의 첫부분인 **토리쪽세뇨관**(proximal tubule)으로 흐른다.

토리쪽세뇨관의 벽은 미세융모를 가진 입방편평세포로 구성되어 있다. 토리쪽세뇨관에서 토리거른액은 다시 **콩팥세관고리**(nephron loop, Henle's loop)로 흐른다. 콩팥단위고리는 토리쪽세뇨관과 구조가 유사한 **내림다리**(descending loop)와 미세융모가 없는 단층입방상피세포로 구성된 **오름다리**(ascending loop)로 나뉜다. 콩팥단위고리에서 토리거른액은 **먼쪽세뇨관**(distal tubule)으로 흐른다. 먼쪽세뇨관의 구조는 콩팥단위고리의 상행고리와 유사하다.

먼쪽세뇨관에서 토리거른액은 역시 입방상피세포로 이루어진 여러 개의 **집합관**(collecting ducts)으로 흐른다. 집합관은 작은술잔, 큰술잔, 콩팥깔때기, 요관으로 이어지게 된다. 여기서 토리거른액은 오줌이다.

오줌 생성 URINE FORMATION

콩팥은 우리 몸의 물 정화체계이다. 오줌량과 그 구성물을 조심스럽게 조절함으로써 수분과 전해질 균형을 조절한다. 콩팥은 질소함유 잔여물과 다른 불순물을 혈액에서 제거한다. 오줌을 생성하기 위해서 콩팥단위는 세 가지 과정, 즉 **토리여과**(glomerular filtration), **세뇨관 재흡수**(tubular reabsorption), **세뇨관 분비**(tubular secretion)를 거친다.

토리 여과과정 중에 물과 분자들은 토리 모세혈관에서 토리주머니로 이동하여 토리주머니의 세포와 모세혈관벽으로 구성된 여과기를 거친다. 콩팥세뇨관의 여과량은 재흡수와 분비에 의해 조절된다.

콩팥세뇨관에서 세뇨관주위모세혈관으로 재흡수된 물질은 우리 몸에 남게 되지만, 세뇨관주위모세혈관에서 세뇨관으로 분비된 물질은 결국에는 오줌을 통해 우리 몸을 떠난다. 이 세 가지 과정이 오줌 생성에 모두 필요하다.

여과는 수분과 화학물질을 혈액에서 콩팥단위로 이동시키고 재흡수와 분비는 오줌의 양과 화학물질의 농도를 조절한다. 토리거른액은 화학적 조성이 혈액과 비슷하나, 그 반면에 오줌은 매우 다르다. 글루코스와 같은 물질은 완전히 재흡수되고 분비된 요소와 크레아티닌과 같은 대사 산물은 혈액보다 오줌에서 더 농축된다.

토리와 토리주머니도 대부분의 여과기와 같이 콩팥미립자의 모세혈관벽과 세포는 일정한 입구를 가진 여과기를 만든다. 혈장과 혈장에 용해되어 있는 많은 물질들은 여과기를 통과하지만, 백혈구 · 적혈구 · 혈소판 · 분자량이 큰 물질 · 단백질 등은 건강한 콩팥을 통과하지 못하고 혈액 속에 남게 된다.

여과기에 걸러지는 것은 여과기 입구의 크기에 의해 결정된다. 정상적인 상황에서 단백질은 토리 여과기를 통과하기에는 너무 크다. 그래서 콩팥세뇨관이나 오줌으로 나가지 못하는 것이다. 다만 여과기가 손상을 입은 경우에는 단백질이 여과기를 통과하여 오줌으로 배출된다.

여과율 FILTRATION RATE

여과율은 여과기 안팎의 압력차가 바뀜으로써 조절된다. 가장 확실하게 압력을 조절하는 방법은 토리 모세혈관의 압력을 변화시키는 것이다. 토리의 높은 압력은 여과율을 증가시키고 낮은 압력은 여과율을 감소시킨다. 혈압의 변화가 토리 여과율을 변화시켰다고 생각할지도 모르지만 그런 생각은 논리적 결론에 불과하다. 토리는 **자가조절**(autoregulation)이라는 기전에 의해 혈압의 변화에서 보호된다.

혈압이 올라가면 들세동맥이 수축하여 토리로 가는 혈액량을 줄인다. 따라서 적은 양의 혈액이 토리로 들어와도 혈압은 상승하지 않는다. 자가조절은 이런 방법으로 걸음을 옮길 때와 같은 급격한 혈압의 변화로부터 예민한 여과기를 보호한다.

혈압이 조절되면 자가조절은 멈춘다. 콩팥은 수분량을 조절한다는 점에서 신체혈압을 조절하는 심혈관계와 유사하다.

세뇨관 재흡수와 분비의 조절 CONTROL of TUBULAR REABSORPTION AND SECRETION

토리여과는 여과의 속도를 조절하고 최종적으로 생성되는 오줌의 양을 조절하며, 세뇨관의 재흡수와 분비는 오줌의 화학적 조성과 양을 조절한다.

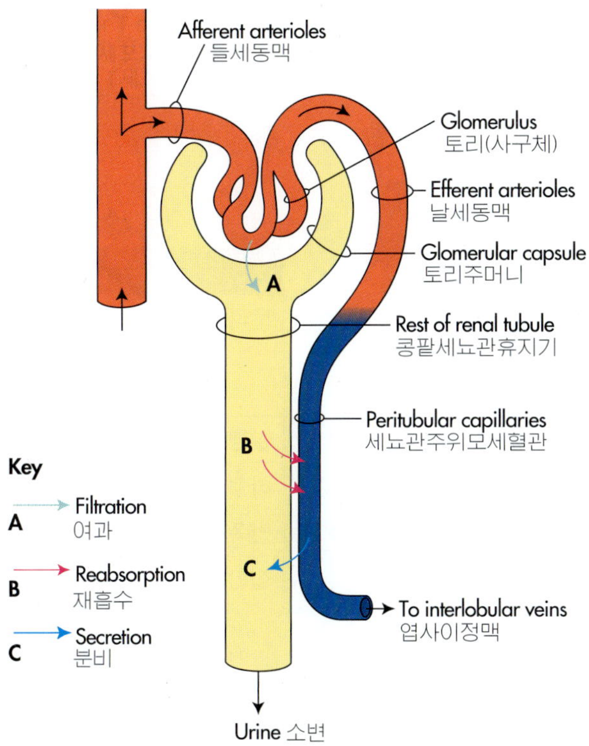

〈그림 16 – 4〉 오줌 생성의 세 단계

세뇨관에서 재흡수된 물질은 세뇨관 주위 모세혈관을 통해 혈관으로 이동하고 몸 안에 남게 되지만 물질은 세뇨관에 남아 오줌을 통해 결국 우리 몸을 떠난다.

그러므로 재흡수와 분비에 영향을 미치는 어떤 것이라도 결국에는 오줌의 화학적 구성에 영향을 미친다.

세뇨관 재흡수와 분비에 영향을 미치는 첫 번째 요인은 세뇨관의 투과성(permeability)이다. 세뇨관의 각 부분은 서로 다른 물질을 재흡수하고 분비한다. 분자들은 각각 다른 방법으로 막을 통과한다는 사실을 기억하라. 확산(diffuse)은 높은 농도에서 낮은 농도로 이동하는 움직임이면, 삼투(osmosis)는 반투막을 통한 물의 움직임이다. 어떤 물질은 오직 단백질에 의해 운반되어야만 막을 통과할 수 있다.

이러한 형태의 움직임을 능동적 수송(active transport)이라고 한다. 세뇨관 투과성에서 나타나는 차이는 세뇨관의 각 부분에서 재흡수되고 분비되는 분자들의 차이를 의미한다. 〈표 16-1〉에 각각의 세뇨관 부분에서 재흡수되고 분비되는 물질들이 기술되어 있다.

세뇨관 재흡수와 분비에 영향을 미치는 두 번째 요인은 **역류순환**(countercurrent circulation)이라고 하는 콩팥단위고리 옆에서 이뤄지는 특별한 형태의 혈액순환이다.

재흡수와 분비에 영향을 미치는 세 번째 요인은 혈압을 조절하는 호르몬이다. 이 기전은 이미 혈압조절에서 소개된 적이 있다. 콩팥이 이온과 수분균형을 조절하기 때문에 이러한 기전이 콩팥기능에 영향을 미치는 것은 놀라운 일이 아니다.

콩팥에서 분비되는 호르몬은 다양한 기능을 한다. 이러한 호르몬은 심혈관계통과 내분비계통에서도 볼 수 있다.

〈표 16－1〉 세뇨관의 기능

세뇨관	물질 재흡수 혹은 분비
토리쪽세뇨관	칼륨, 염화물, 나트륨, 마그네슘, 중탄산염, 인산염, 아미노산, 포도당, 과당, 갈락토스, 젖산, 시트르산, 물, 수소이온, 신경전달물질, 담즙, 요산, 약, 암모니아
상행고리	물
하행고리	나트륨, 칼륨, 염화물
먼쪽세뇨관	나트륨, 칼륨, 염화물, 수소이온, 물
집합관	나트륨, 칼륨, 염화물, 물

• **항이뇨호르몬**(Antidiuretic Hormone; ADH)은 시상하부(hypothalamus)에서 만들어져서 혈압이 저하하거나 혈중 이온농도가 증가하면 뇌하수체(pituitary gland) 후엽에서 분비된다. ADH는 먼쪽세뇨관과 집합관의 투과성을 증가시킴으로써 더 많은 물이 재흡수된다. 그렇게 해서 혈액량을 늘리고 혈압을 증가시키며 이온 농도를 묽게 한다.

많은 물이 흡수될수록 오줌의 양이 줄어들기 때문에 항이뇨호르몬이라고 부른다. 알콜 또는 커피는 실질적으로 ADH의 작용을 억제하며 먼쪽세뇨관과 집합관이 물의 투과성을 높이는 것을 억제한다. 그래서 물이 집합관에 머물게 되고 방광으로 보내져서 오줌량이 증가한다. 이러한 물질이 든 음료수를 많이 마시면 탈진할 수도 있다.

• **알도스테론**(Aldosterone)은 부신의 겉질에서 분비되는 스테로이드 성분인 부콩팥겉질호르몬(adrenocorticosteroid)이다. 알도스테론은 혈장 나트륨이 감소되거나 혈장 칼슘이 증가할 때에 분비된다. 알도스테론은 먼쪽세뇨관과 상행고리를 통해 나트륨이온의 재흡수를 증가시키고 칼슘이온의 분비를 높인다. 알도스테론이 작용하면 소디움이 혈액 속으로 재흡수되고 따라서 더 많은 물이 재흡수되어 결국에는 오줌량이 줄어들게 된다.

• **나트륨이뇨펩타이드**(Atrial natriuretic peptide; ANP)는 혈액량이 증가했을 때 심장의 심방에서 분비된다. ANP는 나트륨의 재흡수를 감소시키고 그렇게 해서 배뇨량을 증가시킨다.

• **레닌-안지오텐신-알도스테론계**(renin-angiotensin-aldosterone system)는 여러 다른 방법으로 혈압을 조절하는 일련의 화학반응이다. 콩팥으로 가는 혈류량이 감소하면 토리방장치(juxtaglomerular apparatus)라고 부르는 토리 근처의 특별한 세포에서 혈액 속으로 레닌을 분비한다. 레닌은 간에서 만들어지는 안지오텐시노겐(angiotensinogen)을 안지오텐신 I로 바꾼다.

폐에서 만들어지는 호르몬인 안지오텐신 전환 효소(angiotensin converting enzyme; ACE)가 이를 안지오텐신II로 바꾼다. 안지오텐신II는 이 밖에도 여러 가지 기능을 가진다. 갈증이 생기면 ADH 분비가 증가하고 알도스테론이 증가하여 혈관을 수축시킨다.

증가된 ADH 또는 알도스테론은 물 유입으로 인한 수분량의 증가와 오줌량의 감소와 같은 방법으로 혈압을 증가시킨다. 어떻게 콩팥, 폐, 간이 같이 작용하여 혈압을 조절하는지 생각해 보자. 고혈압을 가진 환자는 앞서 기술한 모든 효과를 억제하는 ACE억제제를 투여받음으로써 혈압을 떨어뜨린다.

방광과 배뇨반사
The Urinary Bladder And Urination Reflex

토리거른액은 집합관에서 작은술잔으로, 그리고 큰술잔과 콩팥깔때기로 이동한다. 일단 집합관을 떠난 토리거른액은 그 농도가 변하지 않으며, 오줌으로 배출된다.

오줌은 콩팥깔때기에서 모인 후에 요관을 따라 **방광**으로 이동한다.

방광은 치골결합 후방의 복막 뒤에 위치한 작고 속이 빈 장기이다. 방광은 이행성 상피세포(transitional epithelium)로 덮여 있으며, 오줌이 채워지면 팽창할 수 있도록 늘어난다.

방광은 여러 층의 환상으로 된 민무늬근으로 이루어진 근육벽을 가지며 결합조직과 벽측복막으로 싸여 있다(그림 16-5).

오줌이 모이면 방광이 차서 늘어나면 방광을 비우는 일인 배뇨(urination, voiding)를 시작하게 된다.

방광이 차면 신호가 방광에서 척수로, 그리고 교뇌(pons)로 전달된다. 교뇌는 부교감 신호를 척수로 내려 보냄으로써 방광의 근육벽을 수축시키고 방광을 비우게 된다.

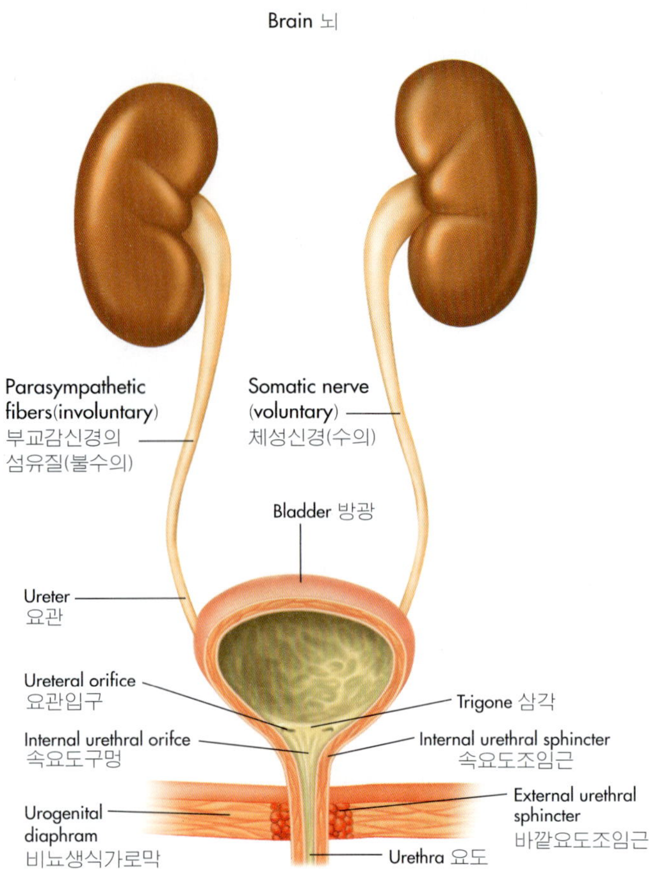

〈그림 16 – 5〉 방광의 오줌조절

뇌의 일정 부분에서는 방광과 요도 사이 접합부의 밸브인 **속요도조임근**(internal urethral sphincter)과 골반 바닥 근육의 일부인 **바깥요도조임근**(external urethral sphincter)을 조절함으로써 배뇨를 억제한다.

비뇨기계통의 일반적인 질환
COMMON DISORDERS OF THE URINARY SYSTEM

약물의 과용이나 남용은 콩팥 기능에 여러 영향을 미친다.

진통제 사용으로 인한 콩팥질환(analgesic nephropathy)은 이부프로펜(ibuprofen)이나 나프록신(naproxyn)과 같은 비스테로이드성 항염증약(nonsteroidal anti-inflammatory drug; NSAIDs)과 카페인이나 코데인(codeine) 또는 아세트아미노펜(acetaminophen)을 함께 장기 복용할 때에 발생한다.

이 약들은 처방전 없이 살 수 있는 용량만으로도 콩팥부전을 야기하는 만성적인 콩팥손상을 일으킬 수 있다.

만성콩팥부전(chronic renal failure)은 점차적으로 진행되는 콩팥질환이다. 종종 그 질환의 진행은 손상의 기저 원인을 치료하거나 혈압과 혈중 콜레스테롤을 조절함으로써 중단되기도 한다.

만성콩팥부전은 말기단계의 콩팥부전(end stage renal failure)을 야기하기도 한다. 말기단계의 콩팥부전을 치료하는 방법은 콩팥투석이나 콩팥이식뿐이다.

요붕증(diabetes insipidus)은 ADH에 대해 콩팥이 반응하지 않는 것이 특징인 내분비질환이다. 정상적인 ADH 분비가 없으면 많은 양의 오줌이 만들어진다. 환자가 탈진이 된다고 할지라도 오줌의 생성량은 줄어들지 않는다. 비정상적인 갈증기전으로 야기되는 희귀한 이 질환은, 환자가 조절할 수 없을 정도로 물을 많이 마시게 만든다.

이 조절할 수 없는 갈증을 가진 환자는 실제로 너무 많은 양의 물을 마심으로써 물중독(water toxication : 많은 양의 물에 희석돼 위험할 정도로 낮은 나트륨 농도을 나타내는 상태)에 빠져서 뇌손상 또는 사망에 이른다.

신토리염(glomerulonephritis)은 토리에 염증이 생기는 것이고, **토리경화증**(glomerulosclerosis)은 토리가 손상되는 질환이다. 둘 다 예민한 여과기에 손상을 준다. 여과기가 손상되면 혈구세포나 혈장 단백질이 여과기를 통과해서 오줌에 나타난다. 잔여 배설물의 제거는 감소하고 오줌의 화학적 조성이상으로 인해 전해질 균형은 비정상적으로 바뀐다.

신토리염의 원인은 세균감염, 당뇨병성 콩팥질환, 전신성 홍반성 루푸스, 알포트 증후군(Alport's syndrome), 굳 파스처 증후군(Good-pasture's syndrome) 등이다.

용혈성 요독 증후군(hemolytic uremic syndrome)은 전형적으로 덜 익힌 육류를 섭취함으로써 세균인 대장균(*E. coli*)에 감염돼 일어나는 질환이다. 세균은 소화기에 감염되어 독성물질을 분비하고 그로 인해 적혈구가 파괴된다.

손상받은 적혈구는 콩팥의 혈관에 끼임으로써 콩팥단위로 가는 흐름을 막는다. 치료하지 않으면 영구적인 콩팥손상을 초래한다.

Greetings from

THE REPRODUCTIVE

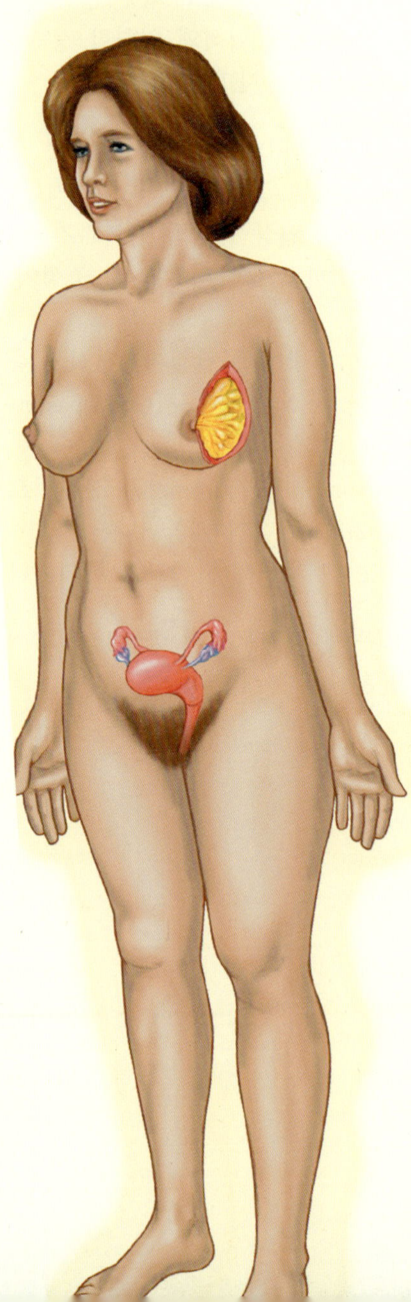

Replacement and Repair

Chapter 17

생식기계통

대체와 재생

도시 전체가 매끄럽게 작동되려면 사회기반 시설, 즉 건물, 도로, 운동장, 학교 등이 지속적으로 재생되거나 만약 재생이 어렵다면 새 것으로 대체되어야 한다. 또한 인구가 증가하고 있다면 자본과 자원을 동원해서 도시의 영역을 넓혀야 한다.

인체도 도시와 유사하다. 세포나 조직은 끊임없이 손상당하거나 소멸되므로 세포나 조직을 재생하거나 새 것으로 대체하여야 한다. 세포가 정밀하게 자신의 복제물을 만들어 내는 무성생식이나 유사분열은 인체의 건강하게 유지하는 데 필수적으로 요구되는 과정이다.

우리는 이미 3장에서 유사분열에 대해 논의한 바 있다.

세포의 증식은 궁극적으로 인간이 새로운 인간을 탄생시키는 복잡한 과정, 즉 유성생식으로 유도된다. 만약 생식능력이 없었다면 인류는 오래 전에 멸종했을 것이다. 다행히 인류는 여러 세대를 거치는 동안 그 다양성을 잃지 않았고, 삶이라고 부르는 여행에 더할 나위 없이 큰 즐거움을 안겨주고 있다.

학습목표 LEARNING OBJECTIVES

- 유사분열과 감수분열의 차이를 설명할 수 있다.
- 남녀 생식기관의 위치를 설명할 수 있다.
- 남녀 생식기관의 기능을 설명할 수 있다.
- 월경 주기의 단계에 대해 설명할 수 있다.
- 남녀 생식기계에 미치는 호르몬 조절효과에 대해 설명할 수 있다.
- 분만과 출산단계에 대해 설명할 수 있다.
- 남녀 생식기계와 관련된 흔한 질환을 설명할 수 있다.

조직의 성장과 대체 TISSUE GROWTH AND REPLACEMENT

3장에서 이미 언급하였으므로, 이 장에서는 유사분열에 대해 세포의 증식이라는 관점에서 간단히 복습해 보자. 세포 증식은 모든 생식을 위한 기초이며, 동시에 좋은 출발점이다.

유사분열 Mitosis

세포증식(cellular reproduction)은 새로운 세포를 만드는 과정이다. 이것은 또한 **세포분열**(cell division)이라고 알려져 있는데, 증식할 때 1개의 세포가 2개의 세포로 분열되기 때문이다. 세포는 다른 세포에서 분열한다. 세포가 다른 세포와 관련 없이 그 자신과 동일한 복제본을 만들 때, 이 과정을 **무성생식**(asexual reproduction)이라고 부른다.

동물세포나 식물세포, 그리고 박테리아를 포함한 대부분의 세포는 무성생식으로 그 자신을 증식할 수 있다.

a = *withou*
eukaryotic cell
(you care ee AH tic sell)

인체를 구성하는 세포는 **진핵세포**(eukaryotic cell)로 알려져 있다. 진핵세포는 핵과 세포내 소기관 그리고 핵 안에 염색체를 가진다.(세포의 유전인자인 DNA는 염색체로 알려진 염색질 다발이라는 사실에 주의하라.)

염색체가 세포에 대한 모든 지시를 담고 있기 때문에, 세포는 증식 후에 완전한 구조를 갖춰야 한다. 이러한 지시는 우리 몸 안에서 세포가 기능하는 법부터 증식을 위한 설계에 이르기까지 모든 사항을 포함한다.

하나의 세포에 한 개의 염색체가 있는 박테리아부터 46개의 염색체를 가진 사람에 이르기까지 모든 염색체는 반드시 세포가 분열되기 전에 복제되어야 한다.

이제 세포증식의 좀더 복잡한 형태를 알아보자. 인체에 들어 있는 진핵세포는 증식을 위해 더 복잡한 과정을 거쳐야 한다. 인체의 세포들은, 46개의 모든 염색체를 복제해야 할 뿐만 아니라, 각각의 세포가 모든 염색체와 세포내 소기관을 갖추어야 한다.

각각의 새로운 세포에 모든 유전인자를 정확한 수로 복제하는 과정을 **유사분열**(mitosis)이라고 한다. 유사분열은 진핵세포가 무성생식으로 증식할 수 있는 유일한 방법이다. 유사분열에 대한 자세한 설명은 3장을 참조하기 바란다.

신체의 유사분열 MITOSIS IN THE BODY

무성생식인 유사분열은 인체 내에서 다양한 목적으로 활용된다. 언제라도 인체 세포는 대체되어야 하므로, 유사분열은 세포가 대체될 때 주로 쓰이는 방법이다. 뼈 · 상피세포 · 피부 · 혈구세포와 같은 인체 조직의 대부분은 유사분열에 의해 주기적으로 대체돼며, 손상된 조직의 복구와 재생 역시 유사분열에 의해 이루어진다.

만약 손에 상처가 났다면, 먼저 교원섬유에 의해 피부가 대체된 다음 모조직에 의해서 근본적으로 대체된다. 즉, 상처 부위 세포에서 유사분열이 증가하여 손상되거나 파괴된 세포를 대체하는 것이다. 골절된 뼈도 같은 방법으로 대체된다.

성장 또한 유사분열로 이루어진다. 인간이 성장할 때 뼈가 길어지는 것과 운동 때문에 근육량이 증가하는 것은, 실제로 조직이나 기관 내의 세포가 유사분열을 하기 때문이다. 유사분열 없이는 인체는 성장할 수 없고, 늙거나 손상된 세포가 대체될 수도 없다.

유성생식 SEXUAL REPRODUCTION

지금까지 성장과 재생을 위한 세포분열의 문제를 살펴 보았지만, 이제부터는 종족의 영속과 관련된 유성생식에 초점을 맞춰 보자.

감수분열 Meiosis

많은 동물은 성을 통해 종족을 재생산한다. 생식은 또 다른 개체의 도움을 필요로 하며, 그 결과 자신과 동일하지 않은 자손을 낳는다. 유성생식은 한 유기체의 세포와 같은 종의 다른 유기체의 세포 간 결합을 포함한다. 동물의 경우, 유성생식을 목적으로 암컷은 **난자**(eggs)를 생산하고 수컷은 **정자**(sperm)를 생산한다. 이런 특별한 세포들은 **생식체**(gametes)로 알려져 있다.

gametes (*ga MEET*)
meiosis (*my OH sis*)

생식체는 **감수분열**로 알려진 특이한 세포분열에 의해 생산된다. 감수분열의 말기에 생산된 딸세포는 모세포가 가진 염색체 수의 절반만 가진다(비록 우리가 수컷의 세포분열에 관해 논의하더라도 세포는 모세포와 딸세포로 부른다는 사실에 주의하라).

딸세포들이 염색체들의 반만 가지는 것은 유성생식에 의해 나머지 반과 서로 결합할 것이기 때문이다. 인간의 세포에 있는 염색체 총수는 46개이다. 만약 생식체의 염색체 수가 세포분열과정에서 반으로 감소하지 않는다면, 유성생식을 거친 세포는 필요로 하는 염색체 수의 두 배를 가질 것이다(92개 염색체).

그러므로 감수분열은 세포의 염색체 수 조절을 위해 절대적으로 필요한 과정이다. 너무 적거나 또는 너무 많은 염색체를 가진 세포는 대부분 사멸한다.

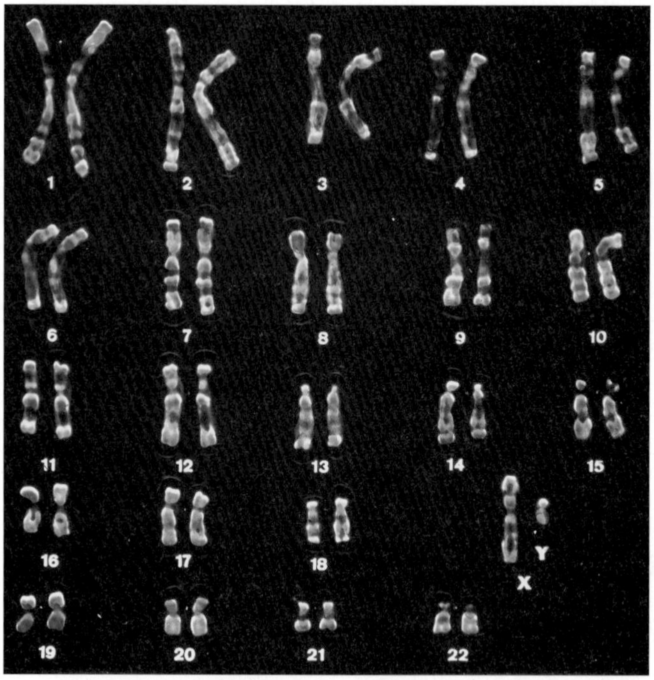

〈그림 17-1〉 인간 염색체 분석사진 : X와 Y 염색체 둘 다 사진에 나타나므로 남성 표본임을 알 수 있다. XX는 여성, XY는 남성이다.

우리는 아버지의 정자와 어머니의 난자의 결합에 의해 태어났다. 우리가 가지고 있는 46개의 염색체는 사실은 23쌍의 염색체를 의미한다. 염색체 각각의 쌍은 아버지의 염색체 하나와 어머니의 염색체 하나로 구성된다. 염색체가 쌍으로 구성되어 있다는 생각은 염색체의 크기와 형태 및 유전자 운반과 관련하여 조화될 수 있다.

즉, 아버지의 1번 염색체와 어머니 1번 염색체가 결합될 것이다. 또한, 염색체 2, 3, 4, 그리고 22번까지 이와 같은 방법으로 결합될 것이다.

염색체 23번 쌍은 성염색체의 쌍이다. 염색체의 일치가 태아의 성을 결정하므로 성염색체라고 부른다.

여성은 항상 X를 제공하나, 남성은 X 또는 Y 염색체를 제공할 수 있다. 남성은 생식과정에서 Y염색체와 X염색체를 제공해서 태아의 성을 실제적으로 결정한다.

인생 주기 THE HUMAN LIFE CYCLE

유사분열과 감수분열 모두 인생에서 절대적으로 필요한 부분이다. 이것들이 없으면 소멸한 세포는 대체될 수 없고, 손상된 세포는 재생되지 않으며, 새로운 인간이 출생할 수 없다. 유사분열과 감수분열의 중요성은 인생 주기를 보면 쉽게 이해할 수 있다(그림 17–2).

인간의 충란과 정자들은 다른 세포들이 갖는 염색체 수의 반을 가진다. 이것들은 **생식샘**(gonad)이라고 알려진 특별한 장기에서 감수분열에 의해 생산되는데, 남성 생식샘은 **고환**(testes), 여성 생식샘은 **난소**(ovaries)라고 부른다. 유성생식을 하는 동안 생식체(충란과 정자)의 유전인자는 서로 접합하고 결합한다. 이 유전인자의 접합과 결합을 **수정**(fertilization)이라고 부른다.

수정된 난자는 **접합체**(zygote)라고 부른다. 23개의 염색체를 가진 생식체와 다르게, 접합체의 염색체 수는 인간세포의 전형적인 염색체 수(46개)와 동일하다.

접합체가 배아에서 태아로 성장하는 동안 여성의 몸 안에서는 백만 번의 유사분열과 발육이 진행된다. 이 단원의 나머지 부분은 인간의 유성생식을 설명하는 데 할애될 것이다.

인간생식기계통 THE HUMAN REPRODUCTION SYSTEM

우리는 생식기관들을 **생식기**(genitalia)라고 부른다. 1차 생식기는 생식체를 생산하는 생식샘이고, 2차 생식기는 생식과정에 도움을 주는 또 다른 구조물 전체이다. 이 장에서는 먼저 여성의 해부학적 구조와 생리기능, 그리고 남성의 해부학적 구조와 생리기능에 관하여 논의할 것이다.

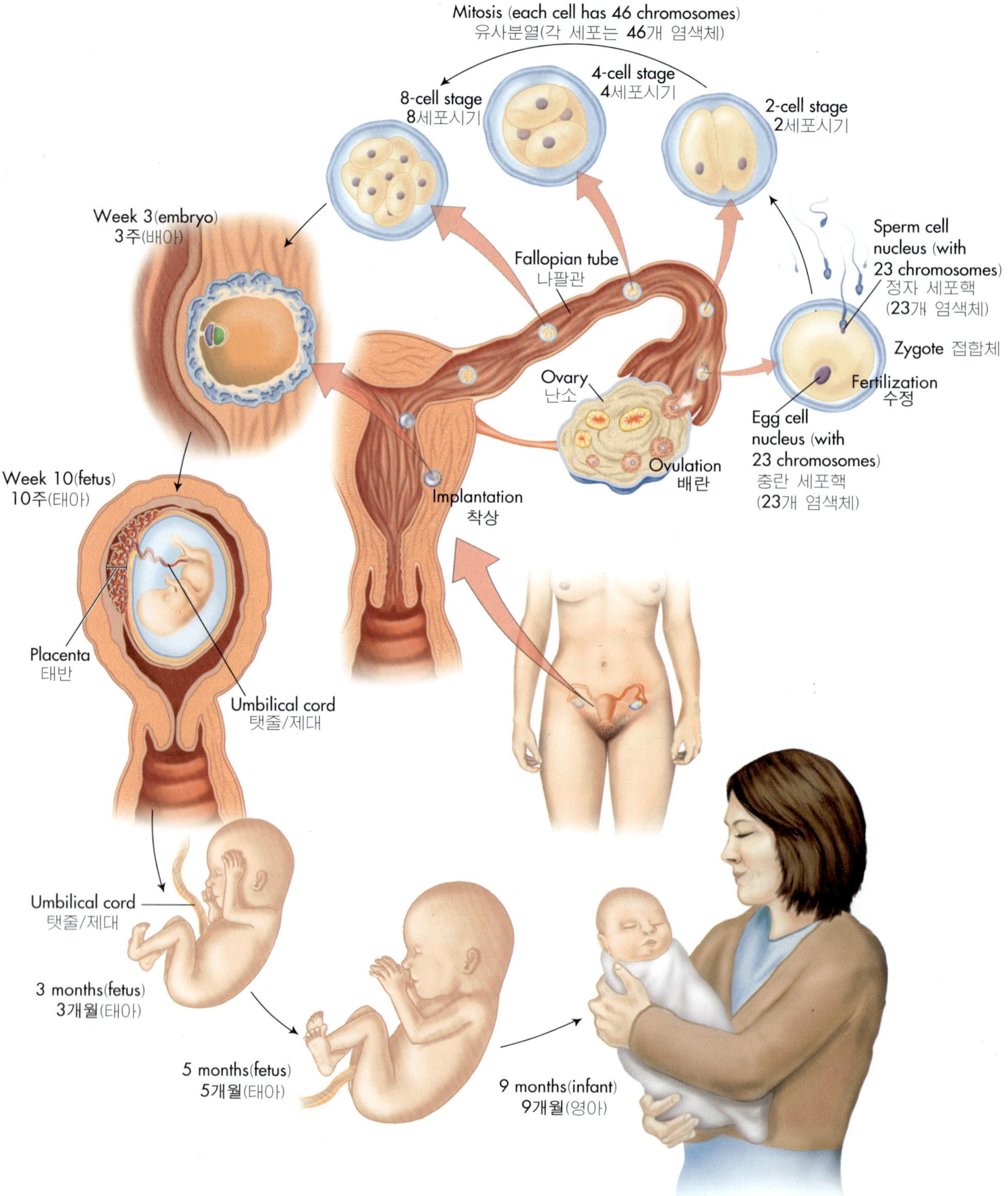

〈그림 17－2〉 인생주기의 초기 단계

여성의 해부학적 구조 Female Anatomy

여성의 1차 생식기는 난소이며, 2차 생식기는 **난관**(uterine tube) · **자궁**(uterus) · **질**(vagina) 그리고 **외음부**(vulva)로 구성된 외부생식기이다.

난소는 한 쌍의 구조물로서, 길이가 약 3cm이며 복강 내에 위치해 있다. 자궁 옆에는 각각 하나의 난소가 몇 개의 인대에 매달려 고정되어 있다. 즉, 난소간막은 난소를 매달고 있으며, 걸이인대와 난소인대가 각각 골반 외측 벽과 자궁벽에 난소를 고정시킨다. 혈관과 난소 동맥 그리고 자궁 동맥의 난소가지는, 난소간막(mesovarium)과 난소걸이인대(suspensory ligament)를 지나면서 난소에 산소가 풍부한 혈액을 공급한다(그림 17–3 참조).

난소 THE OVARY

난소는 입방상피로 구성된 백색막(tunica albuginea)이라고 부르는 섬유막으로 둘러싸여 있다. 난소의 내부는 난자를 가지고 있는 피질과 혈관 및 신경, 그리고 느슨한 결합조직으로 둘러싸여 있는 림프조직을 포함하는 수질로 구분된다. 피질의 해부학적 구조는 비교적 복잡하다. 생리기능은 논의과정에서 설명할 것이다.

난관 THE UTERINE TUBES

수란관(fallopian tubes) 또는 나팔관(oviducts)이라고 알려진 난관은 난자가 자궁까지 가는 통로이다. 난관은 큰 깔때기 모양의 누두부에서 시작하며, **자궁관술**(fimbria)이라고 부르는 섬모 융기로 둘러싸여 있다. 누두부는 팽대부라고 부르는 넓은 부위와 협부라고 알려진 길고 좁은 부위까지 이어진다.

난관은 자궁의 윗부분에 연결된다. 난관은 엷은 민무늬근 층으로 된 많은 주름과 섬모 및 단순원주상피로 덮여 있다. 또한 바깥쪽은 장측복막으로 덮여 있고, 자궁관간막으로 알려진 장간막에 의해 유지되어 있다.

자궁 THE UTERUS

자궁은 골반강 안, 방광의 후상방, 직장 앞쪽에 있다. 자궁의 주요 부분은 자궁몸통이라고 부른다. 난관 사이 둥근 상부는 기저부이고, 좁은 하부는 협부이다.

자궁목(cervix)은 자궁의 판막 같은 부위로 질을 향해 돌출되어 있고, 반대쪽으로는 자궁 경관이 질과 연결되어 있다. 난소와 같이, 자궁도 여러 인대에 매달려서 고정되어 있다.

자궁간막은 자궁을 골반 외측 벽까지 붙이고(자궁간막과 난소간막의 결합체를 넓은인대라고 부른다), 외측 경부 인대는 자궁목과 질을 골반 외측 벽에 달라붙게 하며, 원인대는 자궁을 골반강 앞쪽 벽에 고정시킨다.

속빈 장기나 관과 같은 대부분의 장기에서 보았듯이, 자궁의 벽은 3층으로 구성되어 있다. 가장 바깥층은 장측 복막인 **바깥막**(perimetrium)이다(심장의 가장 바깥층도 장측 심외낭이다).

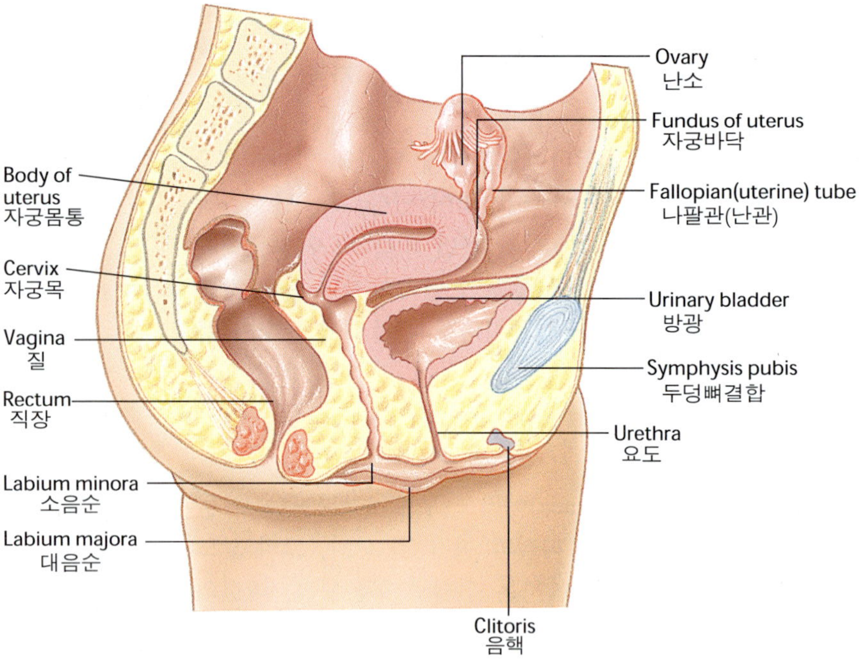

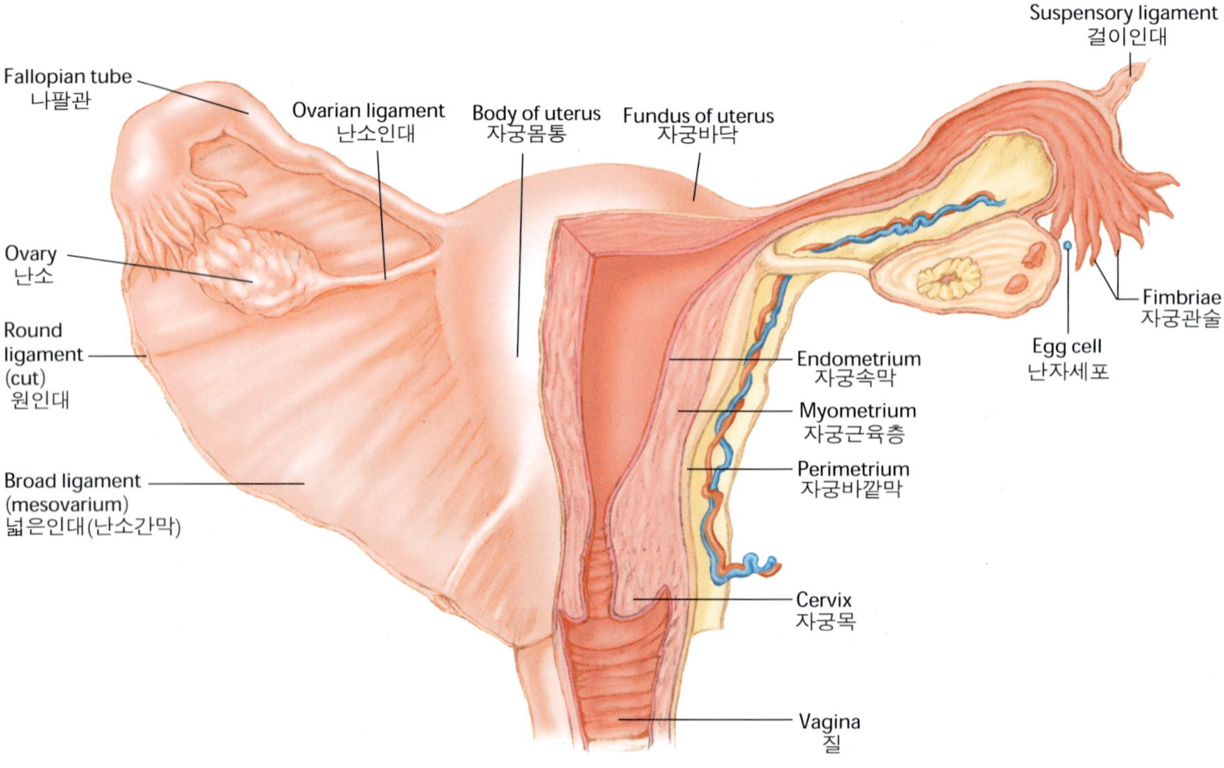

〈그림 17－3〉 여성의 속 생식기관

민무늬근으로 구성된 **근육층**(myometrium), 그리고 가장 안층인 **자궁속막**(endometrium)은, 원주상피와 분비세포가 있는 점막층이다.

점막은 두 부위로 나뉘어 있다. **바닥층**(basal layer)은 매달 자궁내막을 재생시키는 역할을 한다. **기능층**(functional layer)은 여성의 생리기간에 약 28일 간격으로 탈락한다. 자궁속막은 혈관이 많으므로(가임여성이라면 크게 놀랄 일은 아니다) 양쪽 속엉덩이동맥에서 가지쳐 나온 자궁동맥에 의해 혈액을 공급받는다.

질 THE VAGINA

질은 약 10cm 정도의 관이며, 자궁에서 신체 외부까지 이어진다. 질의 주 기능은 성교가 이뤄지는 동안 음경을 받아들이고, 자궁에서 나온 생리혈을 통과시키는 것이다. 질은 또한 산도로 알려져 있는데, 질의 1차 기능이 출산이 이뤄지는 동안에 자궁 안에서 외부로 태아의 운동을 허용하기 때문이다.

질의 외구부는 처녀막이라고 부르는 관통된 막으로 둘러싸여 있다. 파열된 처녀막은 여성이 성경험이 있었음을 증명할 수 있다고 일단 생각해 볼 수 있다. 그러나 대부분의 처녀막은 자전거를 타거나 달리기와 같은 운동에 의해서 쉽게 파열되고 관통된다. 완전한 처녀막은 처녀성을 시험하는 고려대상이 더 이상 아니다. 그런데, 어떤 문화권에서는 아직도 이런 잘못된 믿음을 진실로 여기고 있다.

바깥생식기 THE EXTERNAL GENITALIA

바깥생식기(그림 17–4)는 일괄하여 외음문으로 알려져 있으나, 생식에서 복잡하고 중요한 부위인 남성의 외부 생식기와 달리 뚜렷하지는 않다. 외음문은 **대음순**(labia majora)이라고 부르는 2개의 융기에 의해 양쪽으로 둘러싸여 있다.

대음순은 외부생식기의 나머지를 융합하고 보호하는 지방층으로 부풀려져 있다. 대음순은 앞쪽에서 불두덩 형태로 만난다. 불두덩과 대음순은 모두 음모로 덮여 있다.

대음순의 양쪽 반 사이에 **외음부 틈새**(pudendal cleft)라고 알려진 개구부가 있다.

대음순 틈새 안에 질 **전정**(vestibule)이 있고, 그 공간에 요도(앞)와 질(뒤)이 있다.(남성생식기계와 다르게, 여성비뇨기계는 생식기계와 완전하게 분리되어 있다.)

질 전정의 외연은 엷은 **소음순**(labia minora)이 형성되어 있고, 그것은 앞쪽에서 **포피**(prepuce) 형태로 융합한다. 몇 개의 분비선이 질 전정 주위를 촉촉한 상태로 유지해 준다.

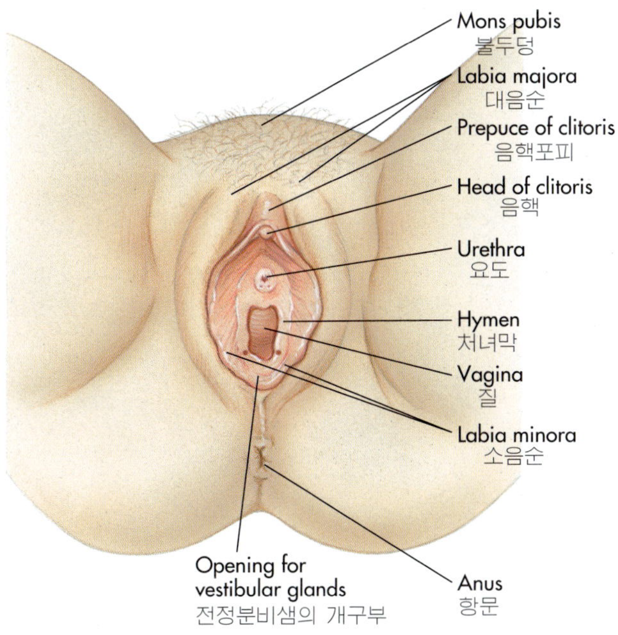

〈그림 17 – 4〉 여성 바깥생식기(외음문)

포피 바로 뒤인 질 전정 앞에 있는 직경 2cm 정도의 작은 발기성 구조물은 음핵(clitoris)이다. 음경과 같이, 음핵도 줄기(체간)와 귀두(끝)를 가지며 성적으로 흥분하는 동안에 혈액이 충만된다. 그러나 직경이 증가하지 길이가 늘어나는 것은 아니다.

젖샘 MAMMARY GLANDS

여성의 또 다른 외부 부속 성기관은 치부로부터 멀리 떨어진 **젖샘**(mammary gland)이다. 젖샘은 모유를 생산하는 분비선으로 유방 안에 있다(그림 17–5). 유아기에는 여아와 남아의 유선조직이 실제적으로 동일하지만 사춘기에는, 난포호르몬과 황체호르몬이 여아의 유방 발육을 자극한다.

성인여성은 유방이 15개 내지 20개 엽으로 구성되어 있고, 그 안에 분비샘과 많은 지방 조직이 있다. 각 엽은 더 작은 소엽으로 나뉘고 그 안에는 수유 중(모유 생성)인 여성들이 꽈리라고 부르는 모유 분비낭이 있다.

꽈리에서 만들어진 모유는 관과 동을 통해 최후에 젖꼭지나 젖꽃판에 다다른다. 모유 생성은 프로락틴이라는 호르몬에 의해 조절된다.

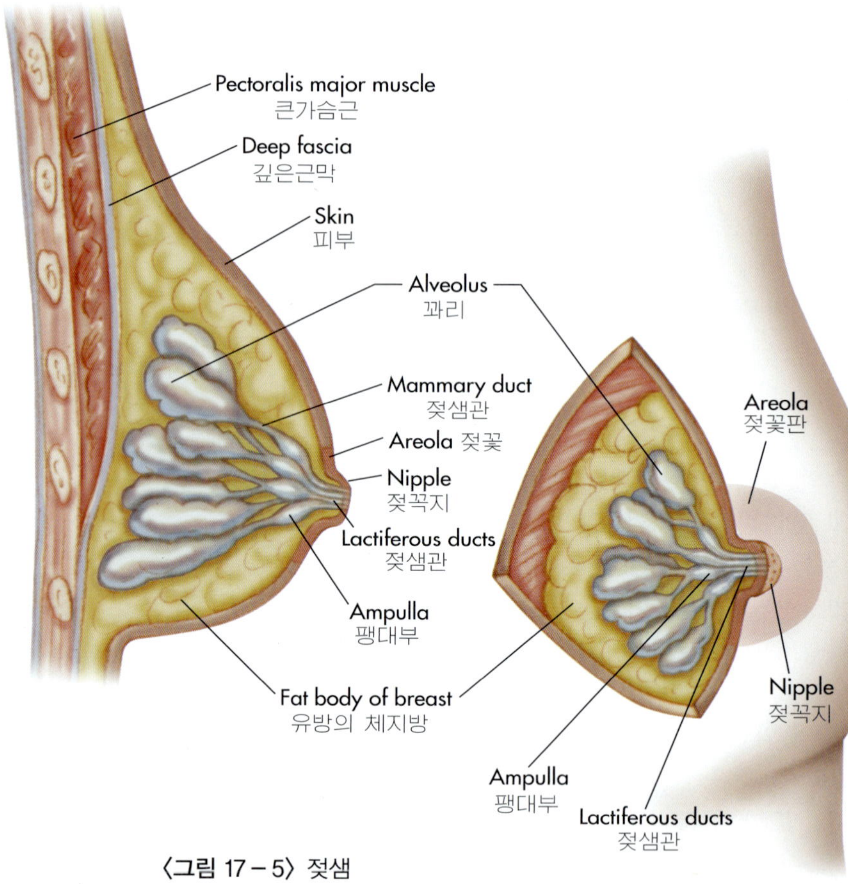

〈그림 17 – 5〉 젖샘

생식 생리학 : 여성 REPRODUCTIVE PHYSIOLOGY: FEMALE

여성의 생식 생리학은 주기와 밀접하게 관련되어 있다. 이 주기는 호르몬 조절에 의해 규칙적인 양상을 띤다.

월경주기 The Menstrual Cycle

여성 생식은 일괄적으로 생리주기로 알려져 있으며, 난소와 자궁을 포함해 약 28일을 주기로 하여 이뤄진다. **난소주기**(ovarian cycle)는 난소로부터 성숙한 난자의 방출을 포함한다. **자궁주기**(uterian cycle)는 자궁내막의 증식과 쇠퇴와 탈락으로 구성된다. 이 주기는 사춘기가 시작되는 여성의 10대부터 시작해서 폐경기의 끝인 40~50대 사이에서 끝난다. 주기의 궁극적 목표는 난자가 방출되어 수정이 이루어진 후 자궁에 착상된 수정란에 영양분을 제공하여 임신이 이뤄지도록 하는 것이다. 만약에 임신이 되지 않는다면 자궁내막은 탈락하고 주기가 다시 시작된다.

임신하지 않은 성적으로 성숙한 여성에게 매달 약 28일마다 일어나는 월경주기는 **월경**(menses)의 첫날부터 시작된다. 월경은 자궁내막이 탈락하는 것이다.

아마 여성들에게는 menstruation이라는 용어가 더 친숙할 것이다. menstruation은 자궁내막이 실제 탈락하는 것이고, 그 반면에 menses는 여성이 월경 중인 기간을 가리킨다. 즉, 좀더 흔한 용어인 menses는 여성의 '월경'이 진행되는 시간이고 menstruation은 '월경' 그 자체이다. 월경은 전형적으로 4~5일 동안 지속되나 어떤 여성에게는 더 짧거나 길 수도 있으며 동일한 여성일지라도 다달이 다를 수 있다.

일단 월경이 끝나면, 자궁속막의 증식이 시작된다. **배란**(ovulation)이 이뤄지는 동안 난소에서 방출되는 난자를 받아들일 준비를 하는 것이다. 1일부터 14일까지 난소 또한 활발하게 작동한다. 난소와 난자 또는 **난모세포**(oocyte)에서는 14일째에 배란을 위해 수많은 발육성 변화가 진행된다.

배란은 난소에서 성숙한 난자가 방출되는 것이다. 난자는 난소부터 자궁까지 유영하며, 자궁에서는 난자를 받아들일 준비가 이루어진다. 난모세포가 정자에 의해 수정되면 두꺼워진 자궁속막에 착상된다. 만약 며칠 내에 난자가 착상되지 않는다면 자궁내막의 쇠퇴가 시작되고, 배란 후 약 2주일경에 월경이 시작될 것이다.

난포기(follicular phase) 또는 **증식기**(proliferative phase)는 월경 끝과 배란 사이의 기간으로, 자궁속막이 증식하고 난포가 난소에서 성숙한다. 난포는 난자를 대신하여 사용하는 용어로서, 조력세포를 연계시킨다. 배란과 월경 사이 기간은 **황체기**(luteal phase) 또는 **분비기**(secretory phase)로 알려져 있는데, 난소에서 황체라고 불리는 구조물의 발육과 자궁 내 분비가 시작된다.

월경주기의 통제에 관한 정보나 세부사항 없이 기술한다면, 월경주기는 무척 단순하게 보일 수도 있다. 월경주기를 이해했다면 이제 핵심 질문을 던져보자. 난자는 어떻게 성숙하고 주기는 어떻게 통제될까?

난자형성, 난포 발육, 그리고 배란 OOGENESIS, FOLLICLE DEVELOPMENT, AND OVULATION

난자를 형성하는 과정을 **난자형성**(oogenesis)이라고 부른다. 난자형성은 난소의 **난조세포**(oogonia)나 난자 줄기세포에서 시작한다. 난조세포는 유사분열에 의해 수많은 **제1차 난모세포**(primary oocyte)를 생성한다.

이 현상은 여성의 일생 중 초반부에 일어난다. 즉, 수많은 난모세포는 태아기에 생산된다. 이게 사실이라면 여성이 가지고 있는 모든 난자는 그들이 태어나기 전 다섯 달부터 항상 가지고 있는 것이다.

제1차 난모세포는, 유사분열을 통해서 형성되기 때문에 아직 46개 염색체 모두를 가지고 있다. 생식체가 되기 위해서는, 감수분열에 의해 염색체 수가 23개로 나누어져야 한다. 기억해야 할 점은 생식체는 수정(난자와 정자의 성공적인 결합)에 의해 정상적인 46개의 염색체를 가지기 위해서 23개의 염색체만을 가져야 한다는 것이다.

따라서 제1차 난모세포는 감수분열을 시작하지만 발육속도가 매우 더디다. 제1차 난모세포는 그들의 발육이 끝나는 사춘기 때까지 성장이 중지되어 일종의 가사 상태로 머무른다(이 기간이 적어도 10년이다).

제1차 난모세포는 과립세포라고 부르는 조력세포에 의해서 둘러싸이게 된다. 일단 과립세포에 의해 둘러싸이게 되면, 제1차 난모세포와 이를 둘러싼 세포를 **원시 난포**(primordial follicles)라고 부른다.

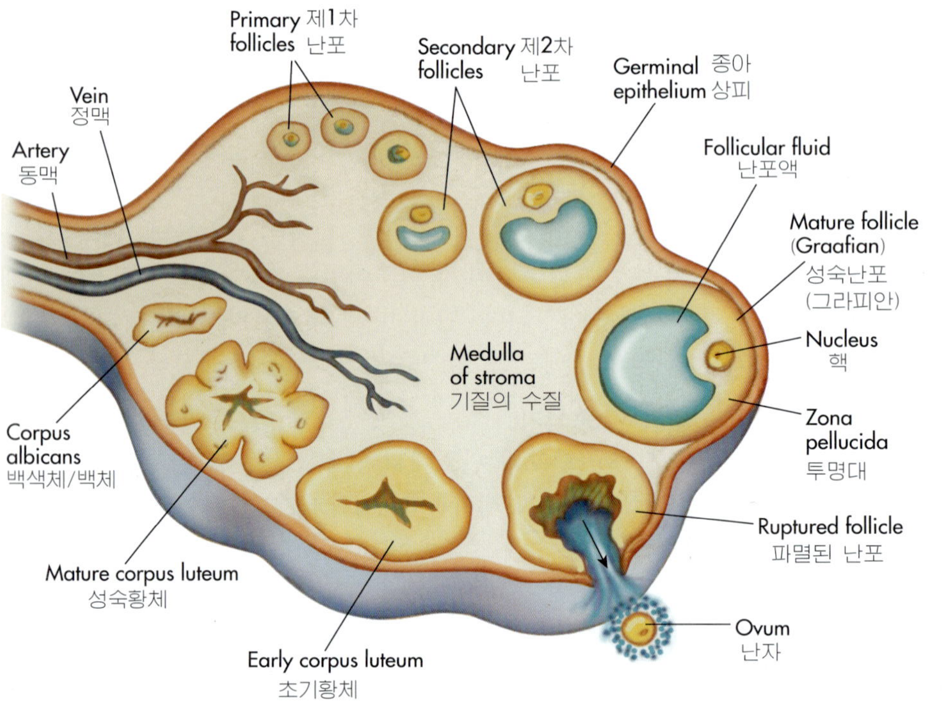

〈그림 17 – 6〉 난포의 성숙

원시난포는 사춘기까지 휴면상태에 머물게 된다. 사춘기 동안 호르몬적 신호는 원시난포가 약간 커지고 과립세포의 수가 증가하는 원인이 된다. 이렇게 커진 세포를 **제1차 난포**(primary follicle)라고 한다(그림 17-6).

일단 소녀가 사춘기에 이르면, 한 개의 제1차 난포가 **제2차 난포**(secondary follicle)가 될 것이다. 제2차 난포는 배란과 수정이 이루어지지 않으면 발육이 완성될 수 없다. 배란 직전에, 제2차 난포에는 액체가 채워지고 난소의 표면을 향해 움직이기 시작한다. 이때 난소에서는 눈에 띄는 덩어리가 형성된다.

자궁관(oviduct)의 자궁관술(fimbria)은 난소의 표면을 훑으며 난포가 터지는 원인이 된다. 난포가 파열돼 난자(이제는 난모세포)가 복강으로 방출되면 자궁관술은 난자를 자궁관으로 당기고 난관을 향하여 잡아끈다.

난자가 난관(역시 수란관 또는 자궁관이라고 부름)을 향해 유영할 때까지는, 수정이 되었거나 안 되었을 수도 있다. 난관 내에 정자가 있고 정자의 모든 상태가 양호하다면 정자는 난자로 침입하여 수정이 이루어지고 난자의 발육은 정지된다. 성공적으로 수정된 난자는 46개의 염색체를 가지며, **접합체**(zygote)라고 부른다. 접합체가 자궁으로 들어가면 새롭게 증식된 자궁내막이 접합체를 기다린다.

접합체가 성공적으로 자궁 내에 착상되면 결과적으로 임신이 되고 여성은 월경을 더 이상 하지 않을 것이다. 배란이 이루어지는 동안, 난소에 남은 파열된 난포는 **황체**(corpus luteum)가 되어서, 푹신한 자궁속막을 유지하는 데 도움을 주기 위해 호르몬을 분비하며 거기서 자라는 태아에게 영양분을 제공한다.

또한 난관 내에 정자가 없거나 정자의 상태가 좋지 않았거나, 또는 수정 후에 어떤 나쁜 일이 진행되었으면, 접합체는 자궁 내에 착상되지 않을 것이다.

만약 며칠 내로 착상되지 않는다면 자궁내막은 퇴행하기 시작할 것이고 여성들은 월경 기간을 겪게 될 것이다. 황체는 백색체가 될 것이고, 결국은 사라진다(그림 17-7).

호르몬 조절 HORMONAL CONTROL

여성 생식기계의 복잡한 주기적 변화를 조절해야 할 무엇인가가 있다는 것은 명백해 보인다. 자궁 및 난소의 협조 관계를 유지하는 조절계는 내분비계이며, 좀더 확실하게 시상하부 · 뇌하수체 · 난소호르몬 등으로 구성된다.

호르몬은 약간 멀리 떨어진 다른 기관이나 조직을 조절하기 위해 혈류를 통해 한 개의 기관에서 방출되는 화학신호라는 것을 기억해야 한다. 호르몬 수준은 일반적으로 음성되먹임 기전에 의해 조절된다. 호르몬 수준이 상승하면, 호르몬을 방출하는 기관은 호르몬 방출량을 감소시킨다. 호르몬은 보통 계층구조의 한 부분이므로 뇌하수체를 조절하는 시상하부방출호르몬에 의해 지배된다고 할 수 있다.

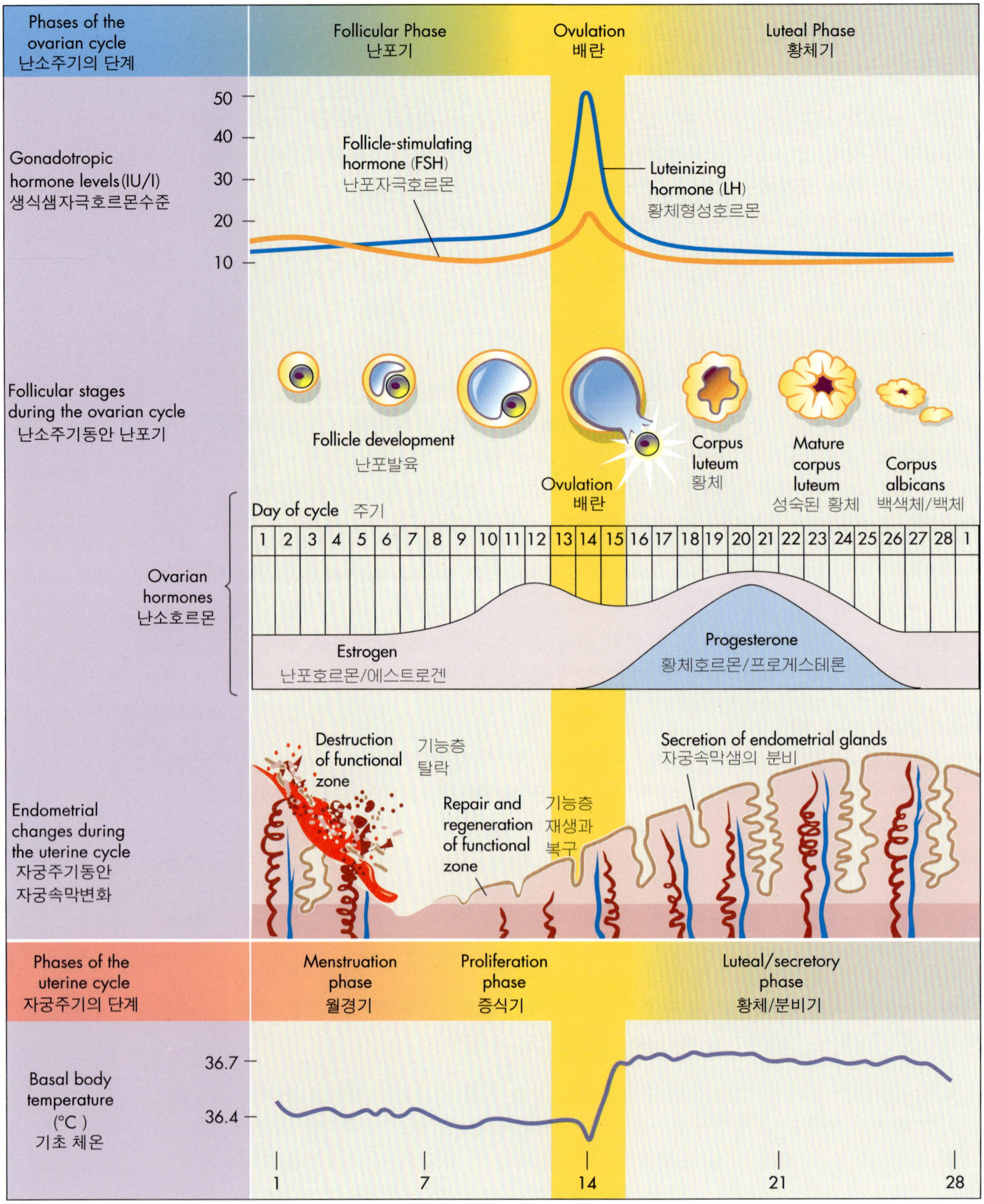
Phases of the ovarian cycle
난소주기의 단계
Follicular Phase
난포기
Ovulation
배란
Luteal Phase
황체기
Gonadotropic hormone levels(IU/l)
생식샘자극호르몬수준
50
40
30
20
10
Follicle-stimulating hormone (FSH)
난포자극호르몬
Luteinizing hormone (LH)
황체형성호르몬
Follicular stages during the ovarian cycle
난소주기동안 난포기
Follicle development
난포발육
Ovulation
배란
Corpus luteum
황체
Mature corpus luteum
성숙된 황체
Corpus albicans
백색체/백체
Day of cycle 주기
1 2 3 4 5 6 7 8 9 10 11 12 13 14 15 16 17 18 19 20 21 22 23 24 25 26 27 28 1
Ovarian hormones
난소호르몬
Estrogen
난포호르몬/에스트로겐
Progesterone
황체호르몬/프로게스테론
Endometrial changes during the uterine cycle
자궁주기동안 자궁속막변화
Destruction of functional zone
기능층 탈락
Repair and regeneration of functional zone
기능층 재생과 복구
Secretion of endometrial glands
자궁속막샘의 분비
Phases of the uterine cycle
자궁주기의 단계
Menstruation phase
월경기
Proliferation phase
증식기
Luteal/secretory phase
황체/분비기
Basal body temperature (°C)
기초 체온
36.7
36.4
1
7
14
21
28

〈그림 17－7〉 월경주기

여성생식기계를 조절하는 호르몬도 예외는 아니다. 월경주기는 4종류의 호르몬, 즉 난소의 **난포호르몬**(estrogen)과 **황체호르몬**(progesteron) 그리고 뇌하수체의 **황체형성호르몬**(luteinizing hormone; LH)과 **난포자극호르몬**(follicle stimulating hormone; FSH)에 의해 조절된다. 사춘기가 시작되면, 난소에서 난포호르몬과 황체호르몬의 분비가 중대하게 증가하며, LH와 FSH의 분비도 증가한다.

시상하부에서 **생식샘자극호르몬분비호르몬**(gonadotropin releasing hormone; GnRH)이 방출되면 뇌하수체에서 분비되는 LH와 FSH의 양이 증가한다. FSH는 매달 제1차 난포를 발육시키는 데 관여하고, LH는 배란을 촉진시킨다. 이 주기 동안(난포기 또는 증식기), 난포호르몬의 수준은 지속적으로 증가하여 발육된 난포에 의해 분비된 것보다 많은 양이 된다.

난포호르몬의 증가는 GnRH의 분비를 증가시키고 따라서 LH와 FSH의 분비도 증가시킨다. 이런 양성되먹임 기전은 난포발육을 자극하고 배란을 촉진시키며, 상승된 난포호르몬 수준은 또한 자궁내막(자궁속막)의 증식을 자극한다.

일단 배란이 일어나면 되먹임 기전은 사실상 반전된다. 파열되고 남은 난포는 새로운 황체가 되어 황체호르몬을 분비하고 적은 양의 난포호르몬을 분비하기 시작한다. 황체호르몬의 영향으로 인해 난포호르몬은 시상하부와 뇌하수체에 음성되먹임 기전으로 작용하여 GnRH와 LH 및 FSH 분비를 감소시킨다.

황체호르몬 역시 시상하부 및 뇌하수체에 음성되먹임 기전으로 작용한다. 따라서 황체기 또는 분비기 동안에는 황체호르몬 수준이 증가하는 동안 LH와 FSH 및 난포호르몬 수준은 떨어진다. 이 호르몬의 변화가 다른 난자의 성숙을 방해한다.

배란 후 약 10일 동안은 황체에서 호르몬이 지속적으로 분비되어 황체호르몬 수준이 높게 유지된다. 자궁에서 황체호르몬은 자궁속막의 증강을 유지하고 자궁수축을 감소시킨다. 반면에, 임신이 아니라면 황체는 퇴화하고 황체호르몬 생성도 멈출 것이다.

황체호르몬 감소는 자궁속막의 퇴화를 야기하고 월경이 뒤따른다. 황체호르몬 감소 역시 시상하부 및 뇌하수체의 억제를 일으킨다. 그래서 FSH와 LH 수준은 상승하고 주기가 다시 시작된다(그림 17-7 참조).

결과적으로 임신이라면, 착상된 수정란에서 **인간생식샘 자극호르몬**(human chorionic gonadotropin; HCG)이라고 부르는 호르몬을 분비한다. HCG는 황체를 자극하여, 자궁내막을 유지하기 위한 황체호르몬과 적은 양의 난포호르몬의 분비를 유도한다. 임신 3개월 정도가 되면, 태아의 내분비기관이 되는 태반에서 자신의 황체호르몬과 난포호르몬의 분비가 시작된다(표 17-1 참조).

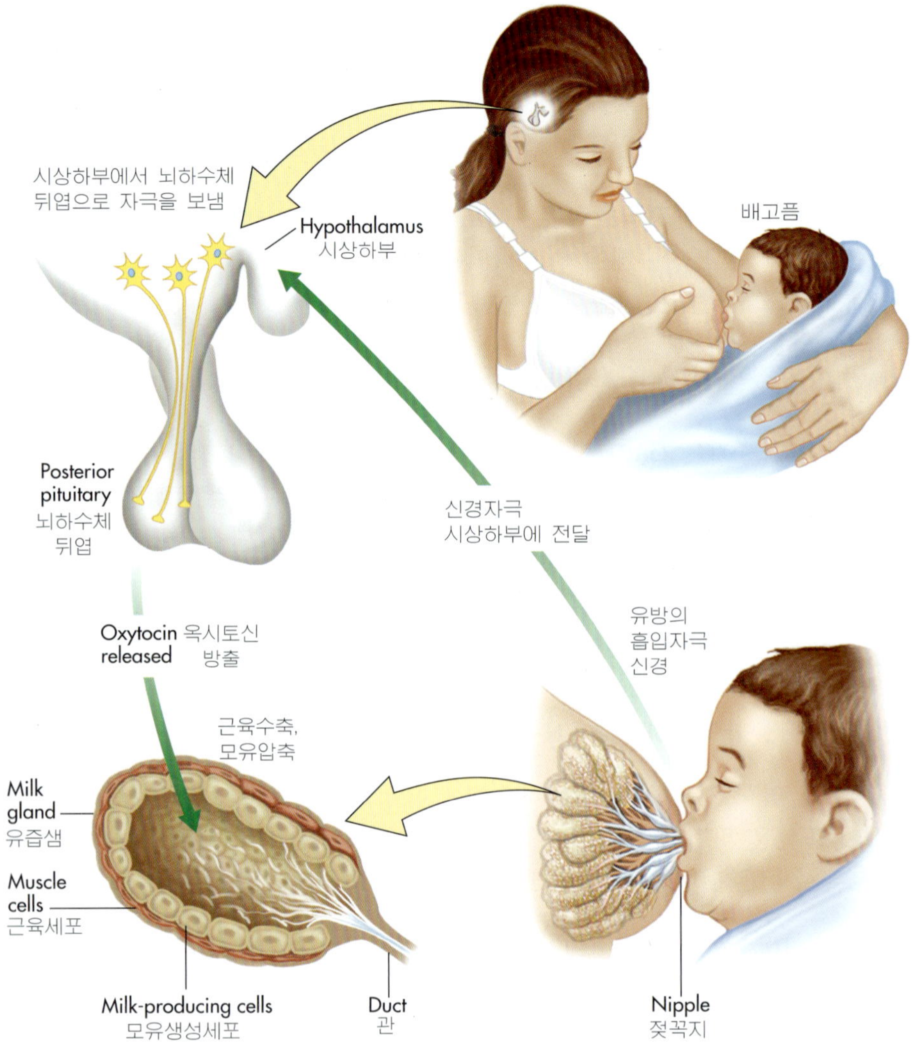

〈그림 17－8〉 옥시토신과 수유

〈표 17－1〉 임신에 관여하는 호르몬

호르몬	분비 장소	원인
인간생식샘자극 호르몬	착상된 수정란	황체기능 유지 : 임신검사 양성에 기여
난포호르몬과 황체호르몬	임신 첫 2달 동안 황체/ 그 후는 태반	자궁속막과 젖샘 발육자극 황체호르몬은 임신 기간 동안 자궁수축 억제 난포호르몬은 골반 관절의 이완 · 진통이 시작되면 자궁수축(황체호르몬의 효과를 억제)과 옥시토신에 대한 자궁근층의 감수성 증진
프로락틴	뇌하수체 앞엽	유방의 모유 생산 촉진
옥시토신	뇌하수체 뒤엽	진통 시작을 위한 자궁수축, 유방에서 모유 분비 자극(그림17－8)

생식 생리학 : 남성 REPRODUCTIVE PHYSIOLOGY: MALE

여성 생식기계와 달리, 남성 생식기계는 생리가 한 달 주기로 정확하게 통제되지 않는다. 이제 남성생식기계와 생리과정을 알아보자.

남성의 해부학적 구조 Male Anatomy

여성 생식기계와 같이 남성의 생식기계는 고환이라고 부르는 한 쌍의 생식샘 또는 1차 생식기를 가진다. 고환은 난자를 향해 유영해야 하는 남성 생식체나 정자를 생산한다. 여성과 다르게, 남성의 1차 생식기는 외부에 있다. 또한, 남성의 2차 생식기는 여러 개가 있다.

남성의 생식기계는 외부로 정액을 전달하는 기관인 **음경**(penis), 몇 개의 정자관, **부고환**(epididymis), **정관**(vas deferens), 그리고 **요도**(urethra) 등으로 구성되며, 부속샘으로 **전립샘**(prostate gland), **정낭**(seminal vesicle), 그리고 **망울요도샘**(bulbourethral gland)이 있다(그림 17-9 참조).

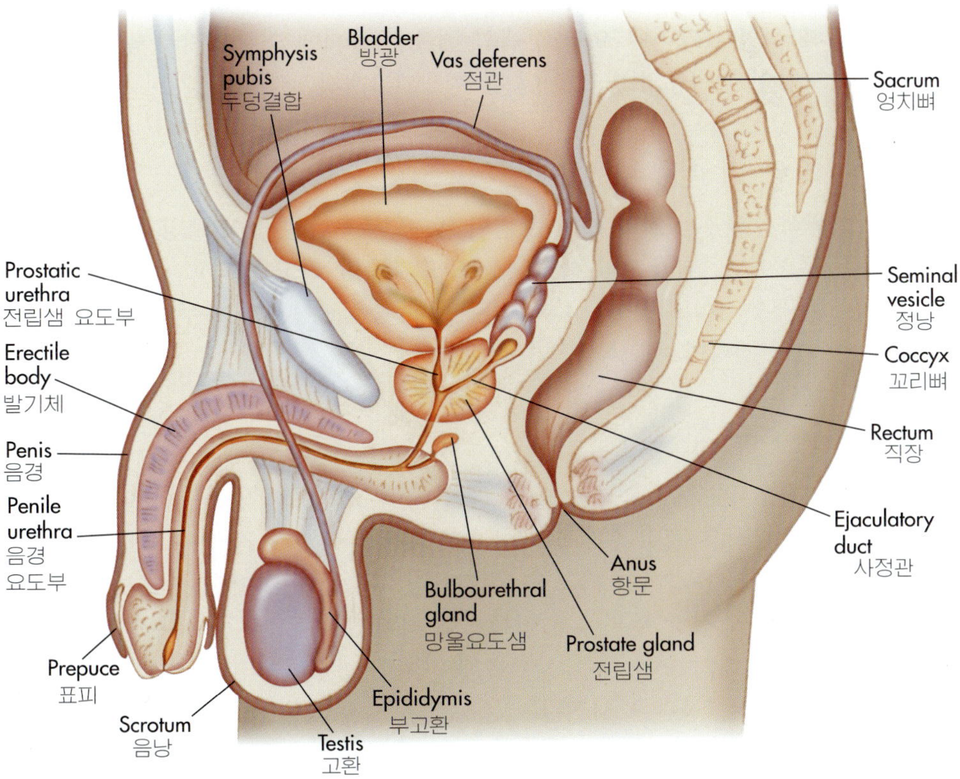

〈그림 17-9〉 남성 생식기계 해부학적 구조

고환(정소) THE TESTES(TESTICLES)

1차 생식기인 고환(정소)은 **음낭**(scrotum)이라고 부르는 주머니 속에 쌍으로 매달려 있는 샘이다. 고환은 외부생식기로 음경의 양쪽에 하나씩 매달려 있다(생명력 있는 정자는 정상 체온에서 형성될 수 없다). 각각의 고환은 복막에서 발생된, 초막이라고 부르는 장액성 막으로 둘러싸여 있다.

고환의 내부에는 250개 내지 300개의 쐐기 모양으로 분할된 소엽이 있고, 그 각각은 1개 내지 4개의 **정세관**(seminiferous tubules)을 포함한다. 상피와 윤문상 조직으로 이루어진 정세관은 정자 줄기세포와 **정자 조력세포**(**지주세포**, sertoli cells)를 포함한다.

음경 THE PENIS

남성의 외부생식기의 다른 부위는 음경이다. 라틴어 **꼬리**(tail)에서 유래된, 음경은 여성에게 정액을 옮겨 주는 정액전달기관이다. 음경이 달라붙어 있는 곳을 뿌리, 자유롭게 움직이는 부위는 줄기 또는 체부라고 부른다.

음경의 끝 부분은 귀두인데, 남성이 포경수술을 하지 않았다면 표피라고 부르는 거북스런 피부에 의해 덮여 있다. 내부를 보면, 음경은 요와 정액을 운반하는 요도를 포함하고 있다(그러나 요와 정액의 배출은 동시에 이루어지지 않는다). 음경은 스펀지 모양인 혈액동의 망으로 된 관 형태의 3개의 발기체를 가지고 있다.

부고환 THE EPIDIDYMIS

남성 생식기계에는 여러 개의 관들이 있다. 부고환은 콤마 모양의 관으로 고환의 후외측 부위에 있다(각각의 생식샘을 털모자처럼 덮고 있다). 관은 꼬여 있으며, 그 길이는 무려 6미터나 된다. 부고환은 위중층섬모상피와 민무늬근으로 구성되어 있다. 여기서 정자가 자란다.

정관 THE VAS DEFERENS

정관은 겨우 45cm에 불과한 짧은 관이다. 부고환처럼 위중층섬모상피로 이루어져 있으나, 두터운 근육층과 외막이라고 부르는 결합조직층으로 둘러싸여 있다. 정관은 음낭부터 음경까지 비교적 복잡한 경로를 통해 이어진다.

정관은 음낭의 전방 부위에서 양쪽으로 하나씩 나온 다음, 복부 벽(서혜부관)을 지나서 골반강 내의 요관 내측 상부를 통하여 방광후벽을 따라 이어진다.

방광 후부에서, 정관은 **사정관**(ejaculatory duct)을 형성하기 위해 정낭과 합쳐진다.

사정관은 전립샘을 관통하여 지나고 요도로 흘러 들어간다.(남성의 요도는 정액과 요를 함께 운반한다) 서혜부관과 음낭 사이에서 관을 통해 정관 및 혈관과 신경이 함께 이어지는 것을 일괄하여 **정삭**(spermatilc cord)이라고 부른다.

부속샘 ACCESSORY GLANDS

남성 생식기계에는 3가지 부속샘이 있다. 정낭은 매우 꼬여 있는 샘으로 방광 뒤쪽에 있고, 위중층상피세포와 민무늬근 그리고 결합조직으로 이루어진다. 전립샘은 밤 크기의 샘으로 방광 바로 밑에서 요도를 싸고 있으며, 치밀한 결합조직 및 민무늬근과 함께 묻혀 있다. 망울요도샘은 완두콩 크기의 샘으로 전립샘 밑에 있다.

정자형성 Spermatogenesis

고환에서 정자생성은 소년이 사춘기에 다다를 때에 시작해서 지속적으로 진행되어 보통 사망할 때까지 계속된다. 이러한 정자생성과 정자형성의 조절은 난자형성 조절보다 훨씬 단순하다.

정자줄기세포 또는 **정조세포**(spermatogonia)는 **제1차 정모세포**(primary spermatocyte)를 형성하기 위해 유사분열을 한다. 1차 난모세포와 달리, 제1차 정모세포는 감수분열이 진행되는 시간이 아주 짧다. 제1차 정모세포는 2개의 **제2차 정모세포**(secondary spermatocyte)로 분열된다. 제2차 정모세포는 정자세포(spermatid)를 형성하기 위해 감수분열을 거치며, 정자세포는 **미성숙 정자**(spermatozoa) 형태로 발육기간을 거친다.

이러한 모든 것이 일어나는 장소는 고환 내의 정세관이다. 정자의 성숙시기는 서로 다르다. 정조세포는 정세관 벽을 향하여 줄을 지어 서 있고, 성숙한 정자들은 정세관 내강 근처에 무리지어 있다(그림 17–10).

성숙한 정자는 정세관에서 부고환까지 이동한다. 그곳에서 정자는 약 2주를 보내면서 유영할 수 있는 능력을 갖춘다.

남성생식의 호르몬 조절 HORMONAL CONTROL OF MALE REPRODUCTION

남성호르몬(testosterone)이 가장 중요한 남성호르몬이라는 사실에는 논란의 여지가 없다. 출생 전, 태반에 의해 분비된 HCG는 배아(아직 발육 중)의 고환에서 남성호르몬을 분비하도록 하여 태아가 남성화된다(남성호르몬에 노출되지 않았거나 민감하지 않은 태아들은 여성이 되는 것으로 생각된다).

출생 후, 사춘기까지 소량의 남성호르몬이 분비되며, 사춘기 때는, 성적 성숙이 시작되는 것을 신호로 두 가지 호르몬의 변화가 일어난다.

첫째, 고환의 남성호르몬 분비가 극적으로 증가한다.

둘째, 남성호르몬과 GnRH 및 LH, 그리고 FSH 사이의 관계가 변화한다(여성생식과 남성생식의 조절 호르몬은 같다).

사춘기 전에는, 고환에서 적은 양의 남성호르몬이 분비되어 GnRH 분비를 억제하지만 사춘기 후에는, 남성호르몬이 더 이상 GnRH 분비를 억제하지 않는다.

따라서 사춘기 후에는 GnRH와 FSH 및 LH 분비가 증가한다. 사춘기가 시작되고 나서야 FSH와 LH 역시 남성호르몬 분비에 중요한 양성되먹임 기전을 보강해 준다.

사춘기에 남성호르몬의 분비는 남성의 이차 성징인 신체적 변화를 명백하게 보여 주며, 몸 · 얼굴 · 음모 성장을 포함한다. 이때부터 목소리가 굵어지고 근육량이 증가하고 골격이 커진다.

LH와 FSH는 여성과 마찬가지로 남성에게도 영향을 주는데, 주로 생식체 발육을 자극한다. LH와 FSH는 남성의 경우도 여성과 같은 방법으로 조절한다. GnRH는 시상하부에서 방출되고, 그것은 뇌하수체의 LH와 FSH 분비를 자극한다.

발기와 사정 ERECTION AND EJACULATION

남성이 성적으로 흥분하면, 음경 내부의 발기체(스펀지 같은 공간에 혈액이 고이는 조직으로 기억하라.)에 혈액이 충만하게 되므로 음경은 단단해지고 확장된다. 이러한 음경의 변화된 양상을 **발기**(erection)라고 부른다.

정자가 남성 생식기계를 떠나려면 사정이 일어나야만 한다. **사정**(ejaculation)은 요도에서 **정액**(semen : 정자와 갖가지 화학물질)이 분출되는 것이다. 남성 생식기계의 관과 분비샘을 지나는 민무늬근의 수축 및 부고환에서 정관까지 정자의 운동으로, 정자는 골반강으로 이동한다.

정자가 정낭을 지날 때, 정자에 당과 화학물질이 추가된다. 그 후 정자와 화학물질은 사정관 안으로 들어간다. 전립샘을 통하여 사정관이 지나는 부위에서 전립샘액이 첨가되고, 정액은 액화되면서 알칼리성 물질 분비에 의해 질의 산성환경에서 정자를 보호한다. 그런 다음 정액은 망울요도샘을 지나며, 이때 정액에 점액질이 첨가된다. 정자는 요도로 들어가서 몸 밖으로 배출된다.

남성이 여성과 성교접이 이루어져서 사정하였다면, 정자는 질로 들어가고, 통로를 따라 자궁과 난관에 다다른다. 여성 생식기계는 특별히 정자를 호의적으로 받아들이지 않으므로 수많은 정자들이 난관까지 유영하는 동안 살아남지 못한다.
난관에서 수정을 기다리는 난자가 있다면, 정자는 난자를 찾아 유영하게 되고 난자의 벽을 뚫는 시도를 하여 수정이 이루어진다.

새로운 연구에서는 난자가 수정과정에서 수동적 참가자가 아님을 암시하고 있는데, 적극적으로 정자를 빨아들이고 심지어 난자 내부에서 정자 선택을 허용한다는 설이 있다.
하나의 정자만이 난자와 수정될 수 있으며, 만약 난자가 수정되고 모든 다른 조건이 충족되면, 결과적으로 임신이 이루어진다.

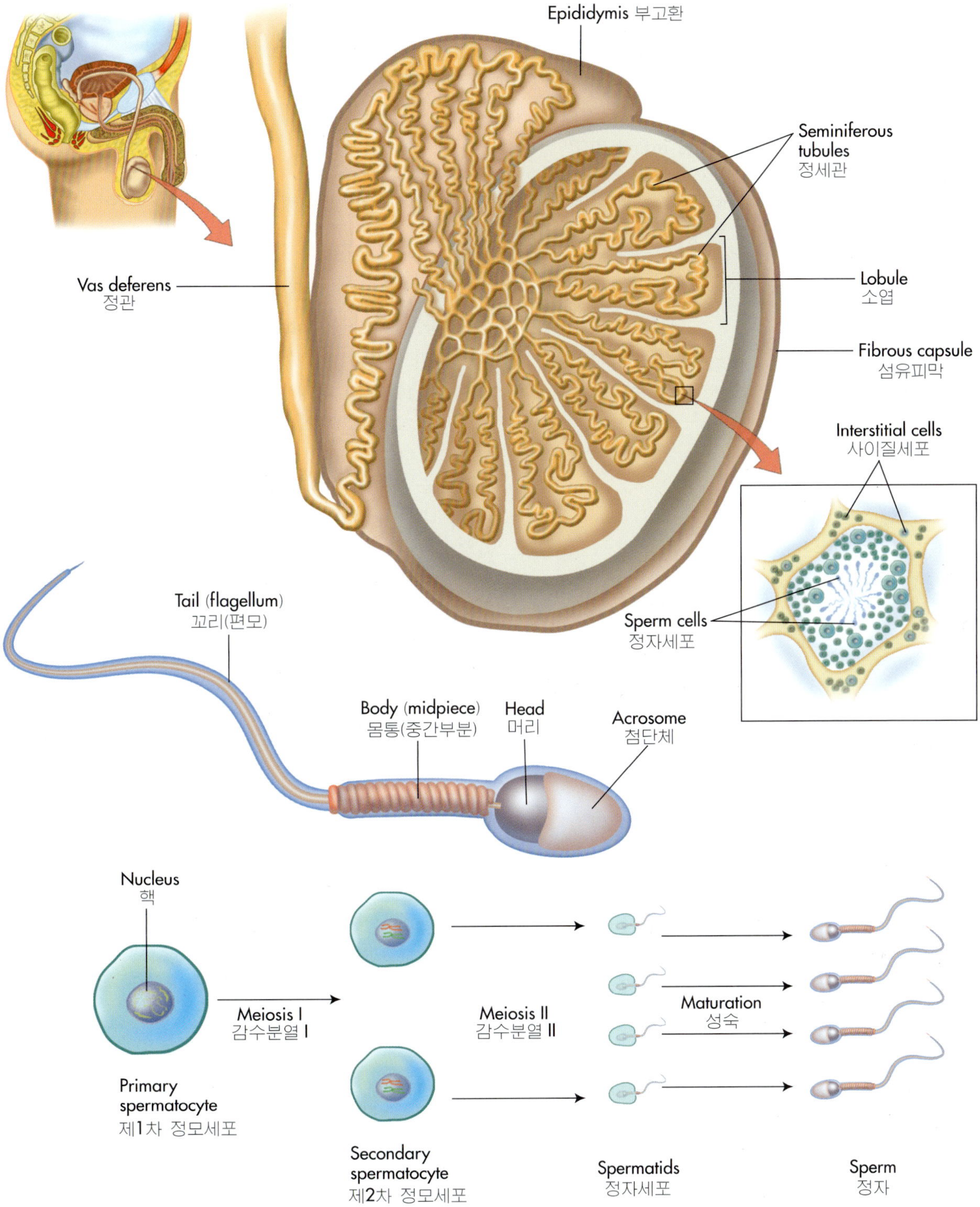

Epididymis 부고환
Seminiferous tubules
정세관
Vas deferens
정관
Lobule
소엽
Fibrous capsule
섬유피막
Interstitial cells
사이질세포
Tail (flagellum)
꼬리(편모)
Sperm cells
정자세포
Body (midpiece)
몸통(중간부분)
Head
머리
Acrosome
첨단체
Nucleus
핵
Meiosis I
감수분열 I
Meiosis II
감수분열 II
Maturation
성숙
Primary spermatocyte
제1차 정모세포
Secondary spermatocyte
제2차 정모세포
Spermatids
정자세포
Sperm
정자

〈그림 17－10〉 정자 형성

임신 PREGNANCY

임신은 난자가 정자에 의해 수정되고 여성 생식기계 안에 착상될 때에 일어난다. 자궁 안에서 발생한 태아가 성장하는 동안의 기간을 재태기간이라고 부르며, 이 기간은 약 40주이다. 재태기간이 37주에 못 미쳐서 태어난 신생아를 미숙아(premature infant)라고 한다.

난자가 정자에 의해 수정되어 자궁벽에 착상될 때까지 8주의 시간이 걸리는데, 이때 발생한 태아를 **배아**(embryo)라고 부른다.

배아기간 동안 기본적인 장기와 기관들이 형성된다. 8주 후에서 출생하기 전까지 발육된 태아를 'fetus'라고 부른다. 성숙한 태아는 태반이라고 부르는 해면구조물에 의해 영양을 공급받으며, 태반은 제대를 통해 산모와 태아를 연결한다.

태아는 양막이라고 부르는 막성 낭에 둘러싸여 있는데, 태아가 부유할 수 있도록 양수가 채워져 있다. 진통은 태아가 자궁에서 질을 통하여 외부 세상으로 나오는 과정에서 시작된다.

분만은 3단계로 구성된다.

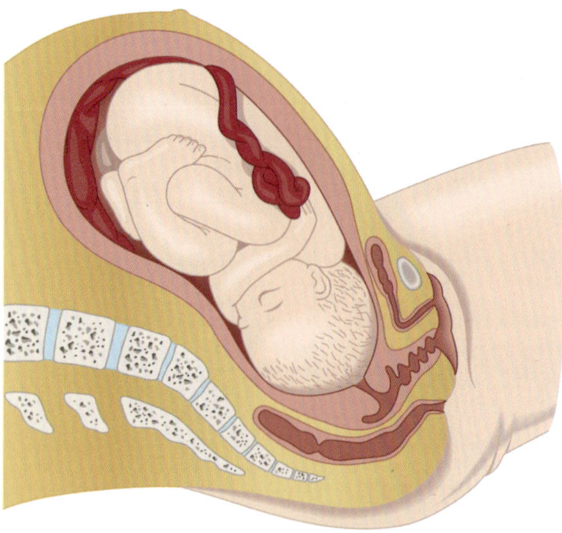

DILATION STAGE: 확장단계
자궁경부 확장을 위한 첫 자궁수축

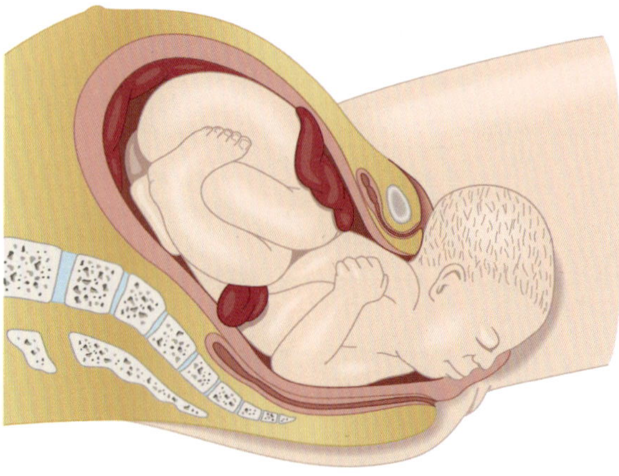

EXPULSION STAGE: 만출단계
만출 또는 아기 출산

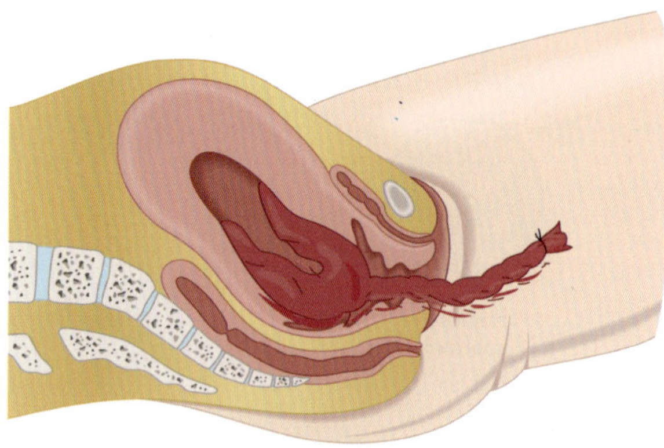

PLACENTAL STAGE: 태반단계
태반의 분만

〈그림 17－11〉 분만의 단계

확장단계는, 자궁의 민무늬근이 수축하기 시작함으로써 자궁하부로 태아가 움직여서 자궁경부가 확장되는 기간이다.

자궁경부가 완전히 확장되면서(10cm), 태아가 자궁 밖으로 나오는 제2기(만출)가 시작된다.

일반적으로 태아의 머리가 처음으로 나타나므로, 이를 'crowning'이라고 부른다. 이때는 태아의 입을 통해 태아의 폐로 양수가 들어가는 것을 예방하기 위해 태아의 첫 호흡 시작 전에 흡인(suction)을 해 줄 때이다. 가끔, 태아가 회전을 하여 엉덩이가 먼저 보이면 둔위분만이라고 하는데, 분만을 어렵게 만드는 원인이 된다.

분만의 마지막 단계는, 최종 자궁수축 때문에 태반이 만출되거나 또는 후산(afterbirth)이라고 하는 태반단계로 이어진다(그림 17-11).

생식기계통의 일반적인 질환
COMMON DISORDERS OF THE REPRODUCTIVE SYSTEM

남성 및 여성 생식기계는 많은 질환들에 민감하다. 남녀 생식기계 모두에 흔한 것은 성병(STD)이다. 그렇지만, 각 생식기계는 성별에 따른 해부학적 그리고 생리학적 차이로 인해 특징적인 질환과 연계되어 있다.

여성 생식기계통의 질환 Diseases of the Female Reproductive System

여성 최초의 월경을 초경이라고 하며, 폐경은 월경 활동의 끝을 의미한다. 이 둘은 여성 생식기계의 정상 주기에 해당된다. 그러나 이 정상적인 주기가 파괴될 수 있다. **무월경**(amenorrhea)은 월경이 없는 것이다. 임신이나 폐경, 정서적인 스트레스, 극단적인 체중감소, 좋지 않은 건강과 같은 여러 원인이 작용하여 발생한다. **월경곤란증**(dysmenorrhea)은 일반적으로 복통으로 귀결되는 월경 장애이다.

월경전증후군(premenstrual syndrome; PMS)은 월경 시작 며칠 전에 나타난다. 이것은 정서적인 영역을 포함하며, 신체의 많은 기관들에 영향을 끼쳐서 나타나는 것이 특징이다. 이러한 증상들은 여성들마다 다양하게 나타나고, 월경이 시작될 무렵에 일반적으로 완화된다(그림 17-12 참조).

다른 어떤 기관과 마찬가지로, 생식기계도 병원체에 감염될 수 있다. **질염**(vaginitis)은 질에 생긴 염증인데, 일반적으로 박테리아 또는 곰팡이와 같은 미생물이 원인이 된다.

질염은 반드시 성병의 결과는 아니다. 성병은 남녀 생식기계 양쪽 모두에서 발견되는 수많은 감염으로 나타난다. 그리고 박테리아나 바이러스 또는 곰팡이가 원인일 수도 있다. 자궁경부는, 암의 존재를 검사하기 위해 자궁경부 세포를 채취하여 검사하는 **PAP검사**(George Papanicolaoua를 기념하여 명명)가 실시되는 부위이다. 주기적인 PAP검사는 암을 조기 발견하고, 성공적인 치료 가능성을 증가시킨다.

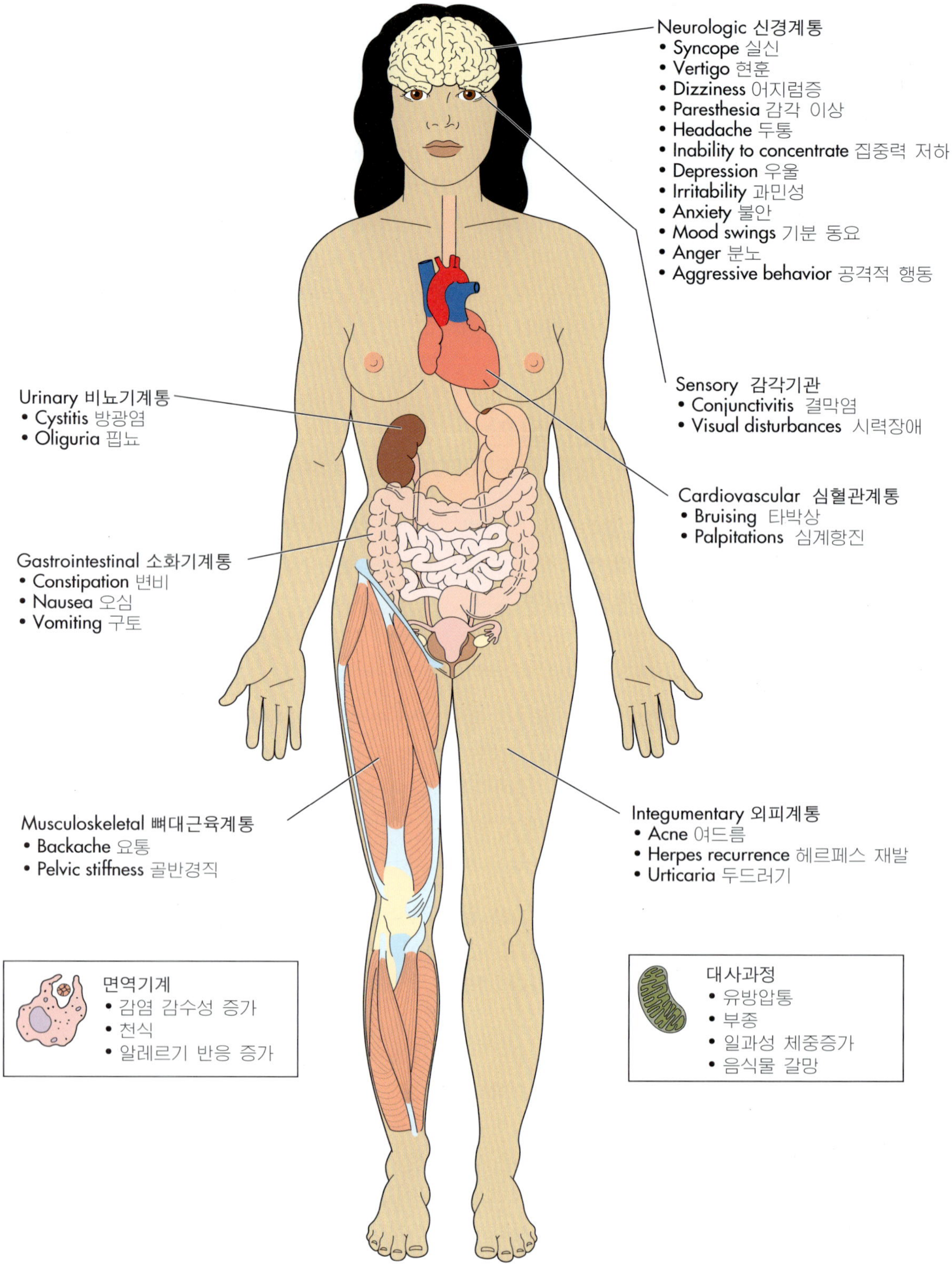

〈그림 17－12〉 월경전증후군의 다중계 영향

유방자가검진을 왜 하는가?

유방자가검진은 쉽고 좀더 자주 시행할 수 있으며 보다 더 용이하게 유방암을 발견할 수 있기 때문에 매월 실시하는 것이 좋다. 유방의 어떤 상태가 정상이라는 느낌을 알고 있을 때 유방에 생긴 변화를 빨리 알아차릴 수 있다. 조기발견은 성공적 치료와 치유의 관건이 된다.

(기억하기) 유방자가검진은 유방과 생명을 구하는 일이다. 대부분의 유방 멍울은 여성 자신에 의해서 발견된다. 실제로 유방 멍울은 대부분 암이 아니지만, 유방자가검진은 가장 안전하고 확실한 방법이다.

유방자가검진은 언제 하는가?

유방자가검진을 실시하는 가장 좋은 시기는, 월경 직후에 유방이 부풀고 압통이 없을 때이다. 만약 규칙적인 월경 주기를 가지고 있지 않거나 또는 가끔 한 달을 건너뛰면 매월 같은 날에 실시한다.

유방자가검진은 어떻게 하는가?

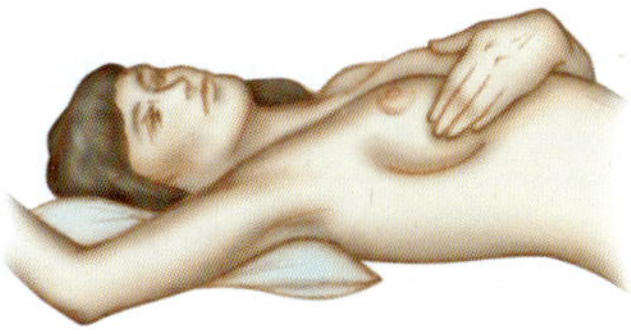

1. 누워서, 오른쪽 어깨 아래에 베개를 둔다.
2. 왼손에 있는 세 개의 손가락을 모아서 유방의 멍울이나 두터운 부위를 느껴 본다. 손가락모음은 각 손가락 상위의 1/3에 해당되는 부위이다.

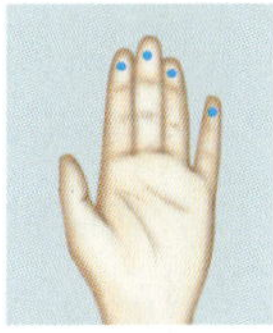

3. 유방이 어떻게 느껴지는지 알 수 있을 만큼 충분히 압력을 가해서 눌러야 한다.
4. 만약 압력을 가하는 방법이 어려워서 자가진단에 어려움을 느낀다면, 건강관리자에게 물어서 손가락모음을 사용하는 방법을 익히도록 시도한다. 이때 유방에 느껴지는 최대압력을 알아두어야 한다. 각 유방의 낮은 부위 곡선에서 느껴지는 단단한 융기는 정상이다.
5. 세트 방식으로 유방 주위를 돈다. 원형이나(A) 위아래(B), 아니면 쐐기 모양(C) 등에서 선택할 수 있으며, 매번 같은 방법으로 검사해야 한다. 그러면 유방 전체의 검진이 확실해지고, 유방이 어떤 상태인지를 기억하는 데 도움이 된다.

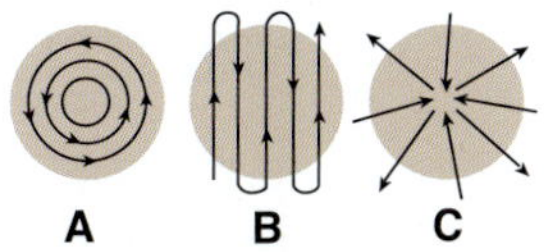

6. 오른손 손가락모음을 사용하여 좌측 유방을 검진한다.
7. 만약 어떤 변화를 발견했다면, 곧바로 의사에게 진찰받아야 한다.

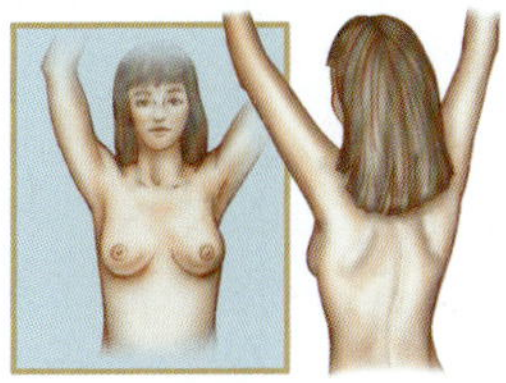

FOR ADDED SAFETY:

매월 유방자가검진을 실시한 후에 곧바로 거울 앞에 서서 유방을 검사해 본다. 이때 유방에 어떤 변화가 있는지 살펴야 한다. 피부가 움푹 들어갔거나 유두에 변화가 있거나 발적이나 부종 같은 변화가 있는지 관찰한다.

샤워하는 동안에도 유방자가검진을 할 수 있다. 비누 묻은 손이 젖은 피부 위로 미끄러지는 순간에 유방의 느낌을 검사하기는 어렵지 않다.

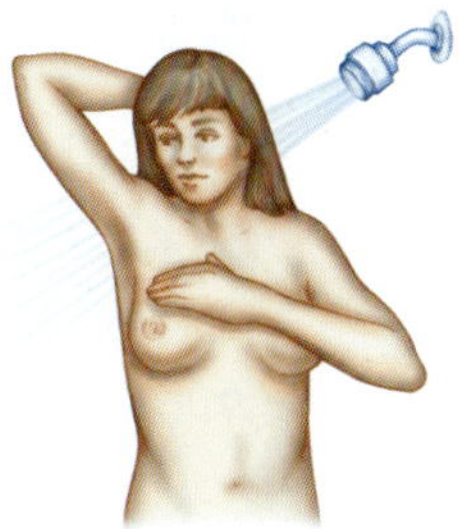

〈그림 17 – 13〉 유방자가검진

어떤 임신의 경우에는, 수정란이 자궁까지 완전히 내려가지 않고 난관에 착상된다. 이것은 **자궁외 임신**(ectopic pregnancy) 또는 **난관임신**(tabal pregnancy)으로, 외과적 중재를 요구한다. **태반조기박리**(abruptio placentia)는 태반이 임신 20주 전에 자궁벽에서 떨어지는 응급상황이다.

산후우울증(postpartum depression)은 아이가 태어난 후에 나타날 수 있는 심각한 정신적 상태를 가리킨다. 산모나 아기 또는 모두에게 해를 끼칠 수 있기 때문에, 산모에게 어떤 증상이나 징후가 나타나는지 자세히 관찰해야 한다.

유선염(mastitis)은 유방에 생길 수 있는 염증으로, 남성이나 여성 그리고 어느 나이에서나 발생하지만, 수유 중인 여성에게서 흔히 나타난다. **유방암**(brest cancer)은 32~52세의 사이 여성들의 주요 사망 원인 중의 하나로, 연간 약 46,000명의 여성이 유방암 때문에 사망한다.

남성 역시 유방암을 가질 수 있으나 발생률은 낮다. 2003년도에는 182,000명의 여성 유방암 환자가 발생한 반면에 남성 환자의 수는 약 1,000명 정도였을 것으로 추측된다. 유방암은 전부 또는 부분적 유방절제수술을 필요로 할 수도 있지만, 초기에 발견된다면 좋은 결과로 이어질 수 있다. 유방자가검진에 대한 과정을 〈그림 17-13〉에서 볼 수 있다.

남성 생식기계통의 질환 Diseases of the Male Reproductive System

발기부전장애(erectile clystunction disorder; ECD)란, 음경이 충분히 발기를 할 수 없는 상태이다. 약물치료로 음경의 혈류량을 증가시키는 데 도움을 줄 수 있고, 발기부전의 몇몇 형태를 치료할 수 있다. 발기의 무능력은 종종 성욕감퇴로 이어질 수 있다.

고환이 음낭으로 내려오지 못하는 상태를 **잠복고환**(crypto-chidsm)이라고 하며, 외과적 수술이 요구될 수도 있다. 만약 고환이 내려가지 않고 남아 있으면, 그 남성은 체온에 의해 정자가 파괴되어 불임이 될지도 모른다. 고환 내에 비정상적인 액체가 고였을 경우에 이를 **음낭수종**(hydrocele)이라고 한다.

성욕감퇴를, 정자 수 부족 때문에 아이를 가질 수 없는 경우와 혼동하는 경우가 많다. 그러나 이는 부정확하다. 남성 불임을 결정하기 위해서는 정액분석을 실시해야 한다. 정액은 성적 활동을 삼가한 후 3~5일 동안에 모아진다. 정액은 정자의 운동성, 숫자, 모양 등으로 분석된다.

정관을 묶는 정관절제수술의 효과를 판단하기 위해서 사용하는 방법으로, 수술 6주 후의 정액시료에서 정자의 유무를 확인하는 것과 같은 방법으로 정액을 분석한다.

양성 전립샘비대증(benign prostatic hypertrophy; BPH)은 전립샘이 커지는 질환으로, 50세 이상의 남성에게서 흔히 볼 수 있다(그림 17-14).

전립샘암(prostate cancer)은 천천히 자라는 암으로, 50대의 남성에게 주로 발생

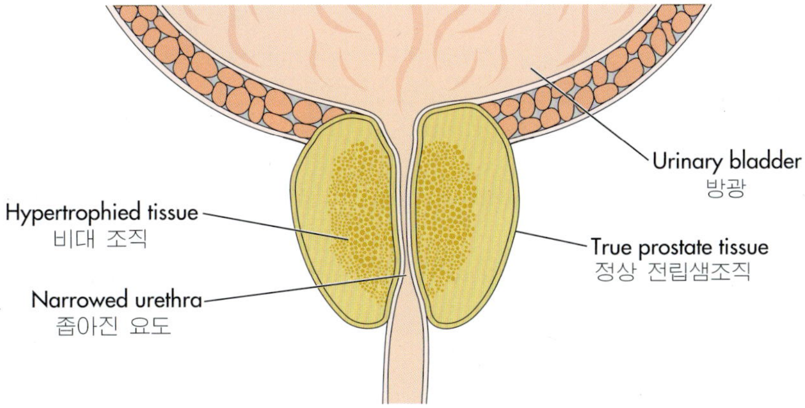

〈그림 17 – 14〉 양성 전립샘비대증

하며, 조기에 발견된다면 효과적으로 치료할 수 있다. PSA 테스트, 전립샘특이항원검사(prostate specific antigen)는 조기 발견에 도움을 준다.

찾아보기

ㄷ

ㄹ

ㅁ

ㅂ

ㅇ

ㅈ

ㅎ

기타

미용인을 위한

NEW 해부생리학 [개정판]

2012년 3월 6일 초판 발행
2015년 2월 3일 수정2판 1쇄 발행
2017년 12월 1일 수정2판 2쇄 발행
2022년 3월 1일 개정판 발행

저 자 COLBERT / ANKNEY / LEE
역 자 진 김기영 / 김봉인 / 김영희 / 김은영 / 김주리
신규옥 / 정선희 / 정인정 / 주은령 / 최성임

발행인 주병오 / 주민기
발행처 메디시인

경기도 파주시 회동길 209
파주출판문화정보산업단지
영업부 (031) 955-7566·7577
편집부 (031) 955-7731
FAX (031) 955-7730

등록번호 2005년 2월 16일 제 406-2005-000045 호

ISBN 979-11-90839-50-1 정가 28,000 원

총판 (주)지구문화

PEARSON Prentice Hall